D1724720

C. Lehmann, B.R. Ruf, N. Jung (Hrsg.)

FAQ Infektiologie

**In der Reihe FAQ sind bis jetzt folgende Titel erschienen:**
Klinische Notfallmedizin ISBN 978-3-437-15380-8

Wir widmen dieses Buch unseren Kindern
Anna, Carl, Clara, Dora, Hanna, Julian, Luisa, und Martha

C. Lehmann, B.R. Ruf, N. Jung (Hrsg.)

# FAQ Infektiologie

## Antworten – prägnant und praxisnah

1. Auflage

**Mit Beiträgen von:** Boris Böll, Köln; Christoph Boesecke, Bonn; Marianne Breuninger, Köln; Oliver A. Cornely, Köln; Rika Draenert, München; Luisa Durán Graeff, Köln; Gerd Fätkenheuer, Köln; Julia Fischer, Köln; Jörg Gielen, Köln; Daniel Gillor, Köln; Thomas Glück, Trostberg; Rafael S. Grajewski, Köln; Henning Gruell, Köln; Stefan Hagel, Jena; Laura Hamacher, Köln; Axel Hamprecht, Köln; Frank Hanses, Regensburg; Florian Hitzenbichler, Regensburg; Alexandra Huth, Köln; Stefanie Jansen, Köln; Nathalie Jazmati, Köln; Norma Jung, Köln; Achim J. Kaasch, Düsseldorf; Ulrich Kastenbauer, München; Matthias Kochanek, Köln; Carsten Köhler, Tübingen; Philipp Köhler, Köln; Clara Lehmann, Köln; Helmar C. Lehmann, Köln; Lorenz H. Lehmann, Heidelberg; Thorsten Lichtenstein, Köln; Jan-Christoffer Lüers, Köln; Stephan Meller, Düsseldorf; Wolfram Metzger, Tübingen; Dirk Nierhoff, Köln; Christina Otto-Lambertz, Köln; Martin Platten, Köln; Stefan Reuter, Leverkusen; Siegbert Rieg, Freiburg; Philipp Roehr, Leverkusen; Jan Rybniker, Köln; Max Schlaak, Köln; Stefan Schmiedel, Hamburg; Julian Schulze zur Wiesch, Hamburg; Carolynne Schwarze-Zander, Bonn; Ulrich Seybold, München; Alexander Shimabukuro-Vornhagen, Köln; Christoph D. Spinner, München; Alina Sprenger, Köln; Christoph Stephan, Frankfurt; Isabelle Suárez, Köln; Jörg Janne Vehreschild, Köln; Maria Vehreschild, Köln; Nasstasja Wassilew, Borstel; Ulrike Wieland, Köln; Oliver Witzke, Essen; Timo Wolf, Frankfurt

ELSEVIER

# ELSEVIER

Hackerbrücke 6, 80335 München, Deutschland
Wir freuen uns über Ihr Feedback und Ihre Anregungen an books.cs.muc@elsevier.com

ISBN 978-3-437-15335-8
eISBN 978-3-437-17169-7

**Alle Rechte vorbehalten**
1. Auflage 2018
© Elsevier GmbH, Deutschland

**Wichtiger Hinweis für den Benutzer**
Ärzte/Praktiker und Forscher müssen sich bei der Bewertung und Anwendung aller hier beschriebenen Informationen, Methoden, Wirkstoffe oder Experimente stets auf ihre eigenen Erfahrungen und Kenntnisse verlassen. Bedingt durch den schnellen Wissenszuwachs insbesondere in den medizinischen Wissenschaften sollte eine unabhängige Überprüfung von Diagnosen und Arzneimitteldosierungen erfolgen. Im größtmöglichen Umfang des Gesetzes wird von Elsevier, den Autoren, Redakteuren oder Beitragenden keinerlei Haftung in Bezug auf jegliche Verletzung und/oder Schäden an Personen oder Eigentum, im Rahmen von Produkthaftung, Fahrlässigkeit oder anderweitig, übernommen. Dies gilt gleichermaßen für jegliche Anwendung oder Bedienung der in diesem Werk aufgeführten Methoden, Produkte, Anweisungen oder Konzepte.

**Für die Vollständigkeit und Auswahl der aufgeführten Medikamente übernimmt der Verlag keine Gewähr.**
Geschützte Warennamen (Warenzeichen) werden in der Regel besonders kenntlich gemacht (®). Aus dem Fehlen eines solchen Hinweises kann jedoch nicht automatisch geschlossen werden, dass es sich um einen freien Warennamen handelt.

**Bibliografische Information der Deutschen Nationalbibliothek**
Die Deutsche Nationalbibliothek verzeichnet diese Publikation in der Deutschen Nationalbibliografie; detaillierte bibliografische Daten sind im Internet über http://www.dnb.de/ abrufbar.

18  19  20  21  22          5  4  3  2  1

Für Copyright in Bezug auf das verwendete Bildmaterial siehe Abbildungsnachweis.

Um den Textfluss nicht zu stören, wurde bei Patienten und Berufsbezeichnungen die grammatikalisch maskuline Form gewählt. Selbstverständlich sind in diesen Fällen immer Frauen und Männer gemeint.

Planung: Dr. Andreas Dubitzky
Projektmanagement: Elisabeth Märtz
Redaktion: Sigrid Schäfer, Sindelfingen; Dr. Nikola Schmidt, Berlin
Herstellung: Dietmar Radünz, Leipzig; Elisabeth Märtz, München
Satz: abavo GmbH, Buchloe
Druck und Bindung: Drukarnia Dimograf Sp. z o. o., Bielsko-Biała/Polen
Umschlaggestaltung: SpieszDesign, Neu-Ulm

Aktuelle Informationen finden Sie im Internet unter www.elsevier.de.

# Vorwort

Die Infektiologie ist ein spannender Fachbereich mit kontinuierlicher Fortentwicklung und großen Herausforderungen. Beispiele hierfür bestehen in der weltweiten Zunahme antibiotikaresistenter Bakterien, dem Auftreten neuer Infektionen (SARS, MERS, Ebola etc.) und in der fehlender Kontrolle von weltweiten Epidemien (HIV, Tuberkulose).

Neben diesen Beispielen, die meist im Mittelpunkt des öffentlichen Interesses stehen, sind die meisten Infektionen jedoch weiterhin durch antibiotikaempfindliche Erreger verursacht. Die Diagnostik und Therapie dieser Infektionen stellt daher weiterhin eine zunehmende Herausforderung dar. Einhergehend mit dem medizinischen Fortschritt sind Patienten vermehrt dem Risiko von Infektionen ausgesetzt. Durch neue hochpotente immunsuppressive Medikamente sowie innovative chirurgische Verfahren auch im höheren Lebensalter sind mehr Patienten vulnerabel und erleiden häufiger Infektionen.

Spezialisten für Infektionskrankheiten behandeln Patienten jeden Alters mit unterschiedlichsten Organmanifestationen und arbeiten interdisziplinär mit vielen verschiedenen Fachbereichen zusammen. Kein Fall ist wie der andere, und es existiert kein einfaches „Kochrezept" zur Diagnosefindung und Therapieoptimierung.

Das vorliegende Buch soll durch den Aufbau im Frage-und-Antwort-Stil mit Integration vieler klinischer Beispiele die Grundprinzipien der Infektiologie vermitteln und wir hoffen, dass die Leser einen Zugang zur Herangehensweise an eine infektiologische Detektivarbeit mit Spaß erhalten.

Köln und Leipzig, im Herbst 2017
*PD Dr. med. Clara Lehmann, Köln*
*Prof. Dr. med. Bernhard R. Ruf, Leipzig*
*PD Dr. med. Norma Jung, Köln*

# Adressen

## Herausgeber

PD Dr. med. Clara Lehmann
Leitung Infektionsambulanz
Klinik I für Innere Medizin
(Onkologie, Hämatologie, Klinische Infektiologie, Klinische Immunologie,
Hämostaseologie, Internistische Intensivmedizin)
Uniklinik Köln
Kerpener Str. 62
50937 Köln

Prof. Dr. med. Bernhard R. Ruf
Geschäftsf. Chefarzt der Klinik f. Infektiologie/Tropenmedizin, Nephrologie und
Rheumatologie
Klinikum St. Georg gGmbH
Delitzscher Str. 141
04129 Leipzig

PD Dr. med. Norma Jung
Personaloberärztin der Klinik I für Innere Medizin
(Onkologie, Hämatologie, Klinische Infektiologie, Klinische Immunologie,
Hämostaseologie, Internistische Intensivmedizin)
Leiterin infektiologischer Konsilservice
Uniklinik Köln
Kerpener Str. 62
50937 Köln

## Autoren

PD Dr. med. Boris Böll
Uniklinik Köln
Klinik I für Innere Medizin
Kerpener Str. 62
50937 Köln

Dr. med. Christoph Boesecke
Medizinische Klinik und Poliklinik I, Universitätsklinikum Bonn
Ambulanz für Infektiologie & Immunologie
Sigmund-Freud-Str. 25
53127 Bonn

Dr. med. Marianne Breuninger
Uniklinik Köln
Klinik I für Innere Medizin
Kerpener Str. 62
50937 Köln

Prof. Dr. med. Oliver A. Cornely
CECAD Cluster of Excellence, Translationale Forschung, Universität zu Köln
Uniklinik Köln
Klinik I für Innere Medizin
Kerpener Str. 62
50937 Köln

Prof. Dr. med. Rika Draenert
Leitung Stabsstelle ABS
Ärztliche Direktion
Klinikum der Universität München
Marchioninistr. 15
81377 München

MD Luisa Durán Graeff
Uniklinik Köln
Klinik I für Innere Medizin
Studienzentrum Infektiologie 2
Herderstr. 52-54
50931 Köln

Prof. Dr. med. Gerd Fätkenheuer
Uniklinik Köln
Klinik I für Innere Medizin
Kerpener Str. 62
50937 Köln

Dr. med. Julia Fischer
Uniklinik Köln
Klinik I für Innere Medizin
Kerpener Str. 62
50937 Köln

Dr. med. Jörg Gielen
Uniklinik Köln
Institut für Medizinische Mikrobiologie, Immunologie und Hygiene
Goldenfelsstr. 19–21
50935 Köln

Dr. med. Daniel Gillor
MVZ Innere Medizin Köln
Hohenstaufenring 59
50674 Köln

Prof. Dr. med. Thomas Glück
Kliniken Südostbayern AG
Kreisklinik Trostberg, Abteilung Innere Medizin
Siegerthöhe 1
83308 Trostberg

PD Dr. med. Rafael S. Grajewski
Universitäts-Augenklinik Köln
Kerpener Str. 62
50937 Köln

Dr. med. Henning Gruell
Uniklinik Köln
Klinik I für Innere Medizin
Kerpener Str. 62
50937 Köln

Dr. med. Stefan Hagel
Universitätsklinikum Jena
Zentrum für Infektionsmedizin und Krankenhaushygiene
Am Klinikum 1
07747 Jena

Laura Hamacher
Uniklinik Köln
Klinik I für Innere Medizin
Kerpener Str. 62
50937 Köln

PD Dr. med. Axel Hamprecht
Uniklinik Köln
Institut für Medizinische Mikrobiologie, Immunologie und Hygiene
Goldenfelsstr. 19–21
50935 Köln

PD Dr. med. Frank Hanses
Universitätsklinikum Regensburg
Interdisziplinäre Notaufnahme
Franz-Josef-Strauß-Allee 11
93053 Regensburg

Dr. med. Florian Hitzenbichler
Universitätsklinikum Regensburg
Stabsstelle Infektiologie
Franz-Josef-Strauß-Allee 11
93053 Regensburg

Alexandra Huth
Uniklinik Köln
Klinik I für Innere Medizin
Kerpener Str. 62
50937 Köln

Dr. med. Stefanie Jansen
Uniklinik Köln
Klinik und Poliklinik für Hals-, Nasen- und Ohrenheilkunde
Kerpener Str. 62
50937 Köln

Dr. med. Nathalie Jazmati
Uniklinik Köln
Institut für Medizinische Mikrobiologie, Immunologie und Hygiene
Goldenfelsstr. 19–21
50935 Köln

Prof. Dr. med. Achim J. Kaasch
Universitätsklinikum Düsseldorf
Institut für Medizinische Mikrobiologie und Krankenhaushygiene
Universitätsstr. 1
40225 Düsseldorf

Dr. med. Ulrich Kastenbauer
Ainmillerstr. 26
80801 München

PD Dr. med. Matthias Kochanek
Uniklinik Köln
Klinik I für Innere Medizin
Kerpener Str. 62
50937 Köln

Dr. med. Dr. rer. nat. Dipl.-Biologe Carsten Köhler
Eberhard Karls Universität Tübingen
Universitätsklinikum, Institut für Tropenmedizin, Reisemedizin,
Humanparasitologie
Kompetenzzentrum Tropenmedizin Baden-Württemberg
Wilhelmstr. 27
72074 Tübingen

Dr. med. Philipp Köhler
Uniklinik Köln
Klinik I für Innere Medizin
Kerpener Str. 62
50937 Köln

Prof. Dr. med. Helmar C. Lehmann
Uniklinik Köln
Klinik und Poliklinik für Neurologie
Kerpener Str. 62
50937 Köln

Dr. med. Lorenz H. Lehmann
Universitätsklinikum Heidelberg
Innere Medizin III/Klinik für Kardiologie, Angiologie und Pneumologie
Im Neuenheimer Feld 410
69120 Heidelberg

Dr. med. Thorsten Lichtenstein
Uniklinik Köln
Institut für Diagnostische Radiologie
Kerpener Str. 62
50937 Köln

PD Dr. med. Jan-Christoffer Lüers
Uniklinik Köln
Klinik und Poliklinik für Hals-, Nasen- und Ohrenheilkunde
Kerpener Str. 62
50937 Köln

PD Dr. med. Stephan Meller
Universitätsklinikum Düsseldorf
Klinik für Dermatologie
Moorenstr. 5
40225 Düsseldorf

Dr. med. Wolfram Metzger
Universitätsklinikum, Institut für Tropenmedizin, Reisemedizin,
Humanparasitologie
Wilhelmstr. 27
72074 Tübingen

PD Dr. med. Dirk Nierhoff
Uniklinik Köln
Klinik für Gastroenterologie und Hepatologie
Kerpener Str. 62
50937 Köln

Dr. med. Christina Otto-Lambertz
Uniklinik Köln
Klinik für Orthopädie und Unfallchirurgie
Kerpener Str. 62
50937 Köln

Dr. med. Martin Platten
Uniklinik Köln
Klinik I für Innere Medizin
Kerpener Str. 62
50937 Köln

Prof. Dr. med. Stefan Reuter
Klinikum Leverkusen gGmbH, Medizinische Klinik 4
Allg. Innere, Infektiologie
Am Gesundheitspark 11
51375 Leverkusen

Prof. Dr. med. Siegbert Rieg
Universitätsklinikum Freiburg
Klinik für Innere Medizin II, Abteilung Infektiologie
und IFB-Zentrum für Chronische Immundefizienz (CCI)
Hugstetter Str. 55
79106 Freiburg

Philipp Roehr
Klinikum Leverkusen gGmbH, Medizinische Klinik 4
Allg. Innere, Infektiologie
Am Gesundheitspark 11
51375 Leverkusen

PD Dr. Dr. med. Jan Rybniker
Uniklinik Köln
Klinik I für Innere Medizin
Kerpener Str. 62
50937 Köln

PD Dr. med. Max Schlaak
Uniklinik Köln
Klinik für Dermatologie und Venerologie
Kerpener Str. 62
50937 Köln

Dr. med. Stefan Schmiedel
Bernhard-Nocht-Klinik für Tropenmedizin
1. Medizinische Klinik und Poliklinik (Gastroenterologie, Hepatologie,
Infektiologie, Tropenmedizin) & Ambulanzzentrum Infektiologie
Universitätsklinikum Hamburg Eppendorf (UKE)
Martinistr. 52
20251 Hamburg

PD Dr. med. Julian Schulze zur Wiesch
Bernhard-Nocht-Klinik für Tropenmedizin
1. Medizinische Klinik und Poliklinik (Gastroenterologie, Hepatologie,
Infektiologie, Tropenmedizin) & Ambulanzzentrum Infektiologie
Universitätsklinikum Hamburg Eppendorf (UKE)
Martinistr. 52
20246 Hamburg

PD Dr. med. Carolynne Schwarze-Zander
Medizinische Klinik und Poliklinik I
Universitätsklinikum Bonn
Ambulanz für Infektiologie & Immunologie
Sigmund-Freud-Str. 25
53127 Bonn

PD Dr. med. Ulrich Seybold
Medizinische Klinik und Poliklinik IV
Sektion Klinische Infektiologie
Klinikum der Universität München
Pettenkoferstr. 8a
80336 München

Dr. med. Alexander Shimabukuro-Vornhagen
Uniklinik Köln
Klinik I für Innere Medizin
Kerpener Str. 62
50937 Köln

PD Dr. med. Christoph D. Spinner
Klinikum rechts der Isar, TU München
Klinik und Poliklinik für Innere Medizin II
Ismaninger Str. 22
81675 München

Alina Sprenger
Uniklinik Köln
Klinik und Poliklinik für Neurologie
Kerpener Str. 62
50937 Köln

Prof. Dr. med. Christoph Stephan
Universitätsklinikum Frankfurt
Zentrum der Inneren Medizin
Medizinische Klinik II, Infektiologie
Theodor-Stern-Kai 7
60596 Frankfurt

Dr. med. Isabelle Suárez
Uniklinik Köln
Klinik I für Innere Medizin
Kerpener Str. 62
50937 Köln

Prof. Dr. med. Jörg Janne Vehreschild
Uniklinik Köln
Klinik I für Innere Medizin
Herderstr. 52–54
50931 Köln

PD Dr. med. Maria Vehreschild
Uniklinik Köln
Klinik I für Innere Medizin
Herderstr. 52–54
50931 Köln

Dr. med. Nasstasja Wassilew
Medizinische Klinik/Klinische Infektiologie
Forschungszentrum Borstel
Parkallee 35
23845 Borstel

Prof. Dr. med. Ulrike Wieland
Uniklinik Köln
Institut für Virologie
Fürst-Pückler-Str. 56
50935 Köln

Prof. Dr. med. Oliver Witzke
Universitätsklinikum Essen
Klinik für Infektiologie
Hufelandstr. 55
45147 Essen

PD Dr. med. Timo Wolf
Universitätsklinikum Frankfurt, Zentrum der Inneren Medizin
Medizinische Klinik II, Infektiologie
Theodor-Stern-Kai 7
60590 Frankfurt

# Abkürzungen

| | | |
|---|---|---|
| A | Aspergillus | |
| ACTH | adrenocorticotropes Hormon | |
| AEP | ambulant erworbene Pneumonie | |
| AFP | Alpha-Fetoprotein | |
| Ag | Antigen | |
| Ak | Antikörper | |
| ALT | Alanin-Amino-Transferase | |
| AML | akute myeloische Leukämie | |
| ANA | antinukleäre Antikörper | |
| ANCA | anti-Neutrophile zytoplasmatische Antikörper | |
| ART | antiretrovirale Therapie | |
| B. | Bacillus | [S. 97] |
| B. | Bartonella | [S. 207–209] |
| B. | Brucella | [S. 204–205] |
| B. | Borrellia | [S. 201–209] |
| BAL | bronchoalveoläre Lavage | |
| BCNU | Etoposid, Ava-C, Melphalan (Hochdosischemotherapie) | |
| BSI | Blutstrominfektion | |
| BSG | Blutkörperchen-Senkungsgeschwindigkeit | |
| C | Candida | [S. 285–292] |
| C | Cryptococcus | [S. 293–296] |
| C. | Chlamydia | [S. 136–139; 144] |
| C. | Capnocytophaga | [S. 387–389] |
| C. | Clostridium | [S. 187–197] |
| C. | Campylobacter | [S. 103] |
| CCT | c(k)ranielle Computertomografie | |
| CDI | *Clostridium difficile*-Infektion | |
| cMRT | kranielle Magnetresonanztomografie | |
| CMV | Zytomegalievirus | |
| CNI | Calcineurininhibitoren | |
| COPD | chronisch obstruktive Lungenerkrankung | |
| CRP | C-reaktives Protein | |
| CT | Computertomografie | |
| CVD | (cardiovascular diseases) kardiovaskuläre Erkrankungen | |
| DHC | Ductus hepaticus communis | |
| DNS | Desoxyribonukleinsäure | |
| E. | Escherichia | [S. 329, 350] |
| E. | Echinococcus | [S. 334–335] |
| E. | Entamoeba | [S. 96–97; 106–107; 328–329] |
| E. | Eikenella | [S. 389] |
| EBV | Epstein-Barr-Virus | |
| EHEC | Enterohämorrahgische *E. coli* | |
| ETEC | Enterotoxische *E. coli* | |
| EAEC | Enteroaggregative *E. coli* | |
| EIEC | Enteroinvasive *E. coli* | |
| eGFR | (estimated) abgeschätzte glomeruläre Filtrationsrate | |
| ESBL | Extended-Spectrum-Betalaktamase | |
| FFP-Maske | (filtering face piece) Feinstaubmaske | |
| FN | febrile Neutropenie | |
| FSME | Frühsommer-Meningoenzephalitis | |
| FUO | (fever of unknown origin) Fieber unbekannter Ursache | |
| G-CFS | (granulocyte-colony stimulated factor) Granulozyten-Kolonie-stimulierender Faktor | |

| | |
|---|---|
| GvHD | (graft-versus-host disease) Transplantat-gegen-Wirt-Reaktion |
| H. | Haemophilus |
| HAART | hoch-aktive antiretrovirale Therapie |
| HAP | (hospital-acquired pneumonia) nosokomiale Pneumonie |
| HAT | humane afrikanische Trypanosomiasis |
| HAV | Hepatitis A-Virus |
| HBV | Hepatitis B-Virus |
| HCV | Hepatitis C-Virus |
| HDV | Hepatitis D-Virus |
| HEV | Hepatitis E-Virus |
| HHV | Humanes Herpes-Virus |
| HIV | (human immunodeficiency virus) humanes Immundefizienz-Virus |
| HPV | Humane Papilllom Viren |
| HSV | Herpes-simplex-Virus |
| HSZT | hämatopoetische Stammzelltransplantation |
| HTLV | Humanes T-lymphotropes Virus |
| HWI | Harnwegsinfektion |
| IFN | Interferon |
| Ig | Immunglobulin |
| IgG | Immunglobulin G |
| IgM | Immunglobulin M |
| KBE | koloniebildende Einheit |
| KG | Körpergewicht |
| KM | Kontrastmittel |
| L. | Leishmania |
| LDH | Laktatdehydrogenase |
| M. | Morbus [S. 38] |
| M. | Myobakterium [S. 218–229] |
| M. | Musculus/Muskel |
| MAC | *Mycobacterium avium complex* |
| MAI | *Mycobacterium avium intracellulare* |
| MDS | myelodysplastisches Syndrom |
| MHK | minimale Hemmkonzentration |
| MMF | Mucophenolatmofetil |
| MMR | Mumps-Masern-Röteln |
| MRCP | Magnetresonanz-Cholangiopankreatikografie |
| MRE | multiresistente Erreger |
| MRSA | Methicillin-resistenter *S. aureus* |
| MSSA | Methicillin-sensibler *S. aureus* |
| MRT | Magnetresonanztomografie |
| N. | Neisseria |
| NSAIDs | (nonsteroidal anti-inflammatory drugs) nicht-steroidale Antiphlogistika |
| NTM | nicht-tuberkulöse Myobakterien |
| NT-proBNP | N-terminales pro-brain natriuretic peptide |
| ÖGD | Ösophagogastroduodenoskopie |
| P. | Plasmodium [S. 315–325] |
| P. | Pasteurella [S. 388–389] |
| pAVK | periphere arterielle Verschlusskrankheit |
| PCR | (polymerase chain reaction) Polymerase-Kettenreaktion |
| PCT | Procalcitonin |
| PEP | Post-Expositionsprophylaxe |
| PML | progressive multifokale Leukenzephalopathie |
| PPI | periprothetische Infektion |
| PrEP | Prä-Expositionsprophylaxe |
| PTLD | (post-transplant lymphoproliferative disorder) Posttransplantations-lymphoproliferative Erkrankung |

| | | |
|---|---|---|
| **RKI** | Robert Koch-Institut | |
| **RNS** | Ribonukleinsäure | |
| **RSV** | respiratory syncytial virus | |
| **S.** | Salmonella | [S. 101] |
| **S.** | Shigella | [S. 102] |
| **S.** | Streptococcus | [S. 169–174] |
| **S.** | Staphylococcus | [S. 175–185] |
| **SLE** | Systemischer Lupus erythematodes | |
| **STI** | (sexually transmitted infections) sexuell übertragbare Infektionen | |
| **STIKO** | Ständige Impfkommission | |
| **STSS** | Streptokokken-induziertes toxisches Schocksyndrom | |
| **SZT** | Stammzelltransplantation | |
| **T.** | Treponeama | |
| **VL** | Viruslast | |
| **VRE** | Vancomycin-resistente Enterokokken | |
| **VZV** | Varizella-Zoster-Virus | |
| **Wo** | Woche(n) | |
| **Y.** | Yersinia | |

# Abbildungsnachweis

Der Verweis auf die jeweilige Abbildungsquelle befindet sich bei allen Abbildungen im Werk am Ende des Legendentextes in eckigen Klammern.

E355      Goldman L. et al.: Cecil MEDICINE. 23. Aufl., Elsevier Saunders, 2008

E375      Christensen B. L.: Foundations and Adult Health Nursing. 5. Aufl., Elsevier Mosby, 2007

E503      Kliegman R. M. et al.: Nelson Textbook of Pediatrics. 18. Aufl., Elsevier Saunders, 2007

G651      Kumar G.: Sexually Transmitted Infections. 2. Aufl., Elsevier India, 2011

G652      Hirschel B.: Infectious Diseases. Elsevier Books, Elsevier, 2010

H018-001      Ly H. T. et al.: Pneumocystis carinii pneumonia in a non-HIV patient on steroids; Heart & Lung: The Journal of Acute and Critical Care, Elsevier, 2014

H033-001      Crobach M. J. T. et al.: European Society of Clinical Microbiology and Infectious Diseases: update of the diagnostic guidance document for Clostridium difficile infection. In: Clinical Microbiology and Infection, Volume 22, Supplement 4, S63–S81. Elsevier, August 2016

L231      Stefan Dangl, München

P344      PD R. Grajewski, Photolabor der Uni-Augenklinik Köln

P345      Dr. T. Lichtenstein, Universitätsklinikum Köln

P346      Prof. Dr. T. Glück, Kreisklinik Trostberg

P347      PD Dr. C. D. Spinner, Technische Universität München

P348      Prof. Dr. S. Rieg, Freiburg

P368      PD Dr. A. Hamprecht, Universitätsklinikum Köln

P369      Prof. Dr. O. A. Cornely, Universitätsklinikum Köln

P370      Dr. Philipp Köhler, Universitätsklinikum Köln

P371      PD Dr. N. Jung, Universitätsklinikum Köln

P374      Prof. Dr. J. J. Vehreschild, Universitätsklinikum Köln

P434      Prof. Dr. K.-A. Kreutzer, Universitätsklinikum Köln

R132-01      H. Rasokat in: Classen M., Diehl V., Kochsiek K.: Innere Medizin. 5. Aufl., Elsevier/Urban & Fischer, 2004

R233      Marre R. (Hrsg.): Klinische Infektiologie. 2. Aufl., Elsevier/Urban & Fischer, 2008

R375      Muntau C.: Die 50 wichtigsten Fälle Pädiatrie. Elsevier/Urban & Fischer, 2012

T928      Klinikarchiv des Forschungszentrum Borstel, Borstel

T929      Dr. R. Felbinger, Radiologische Praxis, Trostberg

T930      Universitätsklinik Heidelberg

V492      abavo GmbH, Buchloe

X360      Medizin Foto Köln

# Inhaltsverzeichnis

# Das Wichtigste zuerst –
# Daran müssen Sie immer denken

*Um klar zu sehen, genügt oft ein Wechsel der Blickrichtung.*
Antoine de Saint-Exupéry (1900–1944)

1. Mikrobiologische und virologische Befunde sollten mit Bedacht interpretiert werden. Nur eine Infektion muss behandelt werden, die Kolonisation alleine bedarf in der Regel keiner Therapie.

2. Für die Beurteilung und das Verständnis einer Infektion sollten immer der Mensch, der Erreger und die epidemiologische Situation berücksichtigt werden.

3. Die Relevanz eines Erregers hängt auch davon ab, ob diese aus sterilen oder unsterilen Proben kultiviert wurde.

4. Veranlassen Sie nur eine Untersuchung, wenn auch der klinische Verdacht besteht – sonst können Zufallsbefunde zu falschen Schlüssen führen. Insbesondere sollten Sie nur eine Erregerdiagnostik durchführen, wenn Sie einen Anhalt für eine Infektion haben.

5. In einer lebensbedrohlichen Situation, z.B. im Rahmen einer Sepsis, sollte möglichst schnell eine empirische Antibiotikatherapie eingeleitet werden. Asservieren Sie vor Beginn der Antibiotikatherapie Blutkulturen oder andere relevante Proben, um möglichst rasch eine mikrobiologische Diagnose zu sichern.

6. Bei Fieber, erhöhten Infektionsparametern und klinisch stabilen Patienten sollten Sie noch keine Antibiotikatherapie beginnen. Der vorschnelle Einsatz von Antibiotika erschwert häufig die Diagnosefindung und kann somit zu einer schlechteren Therapie führen.

7. Prüfen Sie die Gründe für ein Therapieversagen: Eine häufige Ursache ist ein unsanierter Infektionsfokus und nicht ein unwirksames Antibiotikum.

8. Zur Bewertung eines Therapieansprechens zählt v.a. die klinische Einschätzung! Verlässt man sich nur auf laborchemische und radiologische Befunde, werden häufig voreilige Entscheidungen getroffen.

9. Versuchen Sie grundsätzlich eine kritische Haltung gegenüber Befunden und feststehenden Diagnosen zu bewahren.

10. Infektionen werden nicht nur durch antimikrobielle Substanzen behandelt, sondern können durch sachgerechte Hygiene, umsichtiges Verhalten und konsequente Impfungen kontrolliert und häufig verhindert werden.

11. Sorgen Sie dafür, dass Patienten mit einer HIV-Infektion, einer Tuberkulose oder einer MRSA-Besiedelung mit Besonnenheit und Sachlichkeit betreut werden. Leider führen diese Infektionen häufig zu Stigmatisierung, sodass diese Patienten notwendige Therapien nur verzögert oder unter Kompromissen erhalten.

# 1 Kopf- und Halsinfektionen

S. Jansen, J.-C. Lüers

## Otitis

### 1.1 Was gehört zur normalen Erregerbesiedelung des Gehörgangs?

Zur normalen Erregerbesiedelung des Gehörgangs zählen *Staphylococcus epidermidis* und Corynebakterien. Der Erreger *Aspergillus niger* kann zu einer fungalen Otitis externa führen. *Pseudomonas aeruginosa* und *Staphylococcus aureus* sind weitere mögliche pathogene Erreger im Gehörgang.

### 1.2 Welche unterschiedlichen Formen der Otitis gibt es?

Es kann zwischen der **Otitis externa** und der **Otitis media** unterschieden werden. Beide kommen in akuter, rezidivierender und chronischer Form vor:

- Die Otitis externa bezeichnet Entzündungen des Gehörgangs. Sie ist gekennzeichnet durch einen geschwollenen und feuchten Gehörgang mit starker Otalgie bei Beteiligung des Ohr-Knorpels.
- Die Otitis media bezeichnet Entzündungen des Mittelohrs. Die **akute Otitis media** kann in virale und bakterielle Formen unterschieden werden, wobei klinisch oft Mischinfektionen vorliegen. Sie ist gekennzeichnet durch einen entzündlichen oder eitrigen Paukenerguss mit Otalgie und Hörbeeinträchtigung. Früher war eine weitere Unterteilung der **chronischen Otitis media** üblich:
  - Die *chronische Otitis media mesotympanalis* steht für eine Mittelohrentzündung bei chronischem Trommelfelldefekt. Der Trommelfelldefekt ist hierbei immer in der Pars tensa des Trommelfells gelegen bei erhaltenem Trommelfellrahmen.
  - Die *chronische Otitis media epitympanalis* wird als Synonym zu einem Cholesteatom gebraucht. Die Pathologie ist hierbei in der Pars flaccida des Trommelfells gelegen.

Die letztgenannte Klassifikation ist heute unüblich geworden, da Cholesteatome auch außerhalb der Pars flaccida auftreten, z. B. über eine Retraktionstasche in der Pars tensa. Zudem ist unklar, ob das Cholesteatom einer Entzündung („Otitis") entspricht.

### 1.3 Welche Risikofaktoren gibt es für die Entwicklung einer akuten Otitis externa und wie ist die Therapie?

Zu den Risikofaktoren zählen eine Verletzung der Haut im Gehörgang, viel Feuchtigkeit, erhöhte Umgebungstemperatur sowie eine Exposition gegenüber Wasser. Zu wenig Cerumenbildung könnte ebenfalls eine Rolle spielen, da das Cerumen die

**1**

Haut gegen pathogene Erreger schützt. Auch die häufige Okklusion des äußeren Gehörgangs, z. B. durch das Tragen von konventionellen Hörgeräten oder Einsteckkopfhörern, prädisponiert für äußere Gehörgangsentzündungen, da die Epithelmigration behindert wird. Die Otitis externa diffusa wird lokal zunächst mit Säuberung therapiert. Erst bei ausbleibender Besserung wird mit antibiotikahaltigen Ohrentropfen (Ciprofloxacin), ggf. in Kombination mit Kortison lokal (insbesondere bei starker Schwellung), behandelt.

## 1.4 Was versteht man unter einer malignen Otitis externa?

Eine maligne Otitis externa ist eine Infektion des Felsenbeins, ausgehend von der Haut des äußeren Gehörgangs mit Beteiligung des Felsenbeinknochens (Osteomyelitis). Ursächlicher Erreger ist fast immer *Pseudomonas aeruginosa*. Fast alle Patienten mit der Diagnose einer malignen Otitis externa leiden außerdem an einem Diabetes mellitus. Eine maligne Otitis externa ist eine ernst zu nehmende Erkrankung; sie geht mit einer Mortalität von bis zu 20 % einher und kann zu einer bleibenden Gesichtsnervenlähmung, einem Hörverlust sowie zur Zerstörung der Schädelbasis führen.

## 1.5 Wie wird eine maligne Otitis externa therapiert?

Die Therapie der Otitis externa maligna (Otitis externa necroticans) sollte sowohl antibiotisch als auch ggf. zusätzlich chirurgisch erfolgen. Die operative Therapie hat zum Ziel, nekrotischen Knochen zu entfernen. Das Ausmaß der chirurgischen Therapie hängt von der Ausdehnung des Befunds ab. Die antibiotische Therapie besteht aus hochdosiertem Ciprofloxacin. Alternativen sind Piperacillin/Tazobactan, Ceftazidim, Imipenem und Meropenem, ggf. in Kombination mit einem zusätzlichen Aminoglykosidantibiotikum. Die Therapiedauer beträgt mindestens 6 Wochen. Weiterhin ist eine strenge Diabetes-Einstellung obligat. Eine weitere Therapieoption ist die hyperbare Sauerstofftherapie. In der Folge sind engmaschige Kontrolluntersuchungen wichtig, um ein erneutes Aufflammen der Erkrankung schnell zu erkennen.

> **MERKE**
> Die Otitis externa maligna ist eine ernst zu nehmende Erkrankung. Sie bedarf einer mehrwöchigen antibiotischen Therapie und ggf. auch einer Operation.

## 1.6 Was sind die häufigsten Erreger einer akuten Otitis media?

Typischerweise geht die akute Otitis media mit Schnupfen einher. In 50–80 % der Fälle sind *Streptococcus pneumoniae*, *Haemophilus influenzae* und *Moraxella catarrhalis* die auslösenden Erreger einer akuten Otitis media. Auch andere Streptokokken-Spezies sowie *Staphylococcus aureus* treten auf. Bei Neugeborenen oder immunsupprimierten Kindern sind auch gramnegative Erreger möglich. Unter den Viren sind das Respiratory syncytial virus, Parainfluenzaviren, Influenzaviren, Enteroviren und Rhinoviren am häufigsten bei einer akuten Mittelohrentzündung vertreten.

## 1.7 Was ist die empfohlene Therapie der akuten Otitis media?

Die Indikation zur antibiotischen Therapie besteht nicht per se bei einer akuten Otitis media. Bei gutem Allgemeinzustand ohne Komplikationen kann der Spontanverlauf bei ggf. symptomatischer analgetischer Therapie abgewartet werden. Eine sofortige Antibiotikatherapie ist indiziert bei Kindern < 6 Monate bzw. bei beidseitiger Otitis media < 2 Jahre. Auch bei einer schweren Otitis media mit deutlicher Beeinträchtigung des Allgemeinzustands und hohem Fieber sowie bei Vorliegen von Risikofaktoren, wie z. B. Immundefizienz sollte antibiotisch therapiert werden. Das Medikament der Wahl ist Amoxicillin, bei schwereren Formen in Kombination mit einem Betalaktamaseinhibitor. Eine alternative antibiotische Therapie ist mit einem Cephalosporin 2. Generation, einem Makrolid oder Cotrimoxazol (bei Erwachsenen) möglich.

**MERKE**
Nicht jede akute Otitis media benötigt eine Antibiotikatherapie.

**PRAXISTIPP**
Bei einer akuten Otitis media sollte auch die Durchgängigkeit von Nase und Tube (Druckausgleich) getestet werden. Bei negativem Valsalva-Versuch und nasaler Obstruktion kann die Verordnung von abschwellenden Nasentropfen sinnvoll sein.

### 1.8 Was sind mögliche Komplikationen einer unbehandelten Otitis media?

Eine unbehandelte Otitis media kann zu einem Trommelfelldefekt, einer Mastoiditis, einer akuten Labyrinthitis mit Schallempfindungsschwerhörigkeit und Ausfall des Gleichgewichtsorgans sowie zu einer Gesichtsnervenlähmung führen. In der Folge können Meningitis, extradurale Abszesse, Hirnabszesse und Sinusvenenthrombosen auftreten.

## Rhinosinusitis

### 1.9 Welche Erreger gehören zur normalen bakteriellen Flora der Nase?

Bei gesunden Erwachsenen gehören zur bakteriellen Flora des Naseneingangs (Vestibulum nasi) in der Normalbevölkerung *Staphylococcus epidermidis*, *Staphylococcus aureus* und *gramnegative Bakterien*. In den hinteren Nasenabschnitten sowie dem Nasopharynx gehören *Streptococcus pneumoniae* in 20 %, *Haemophilus influenzae* in 20 %, *Streptococcus pyogenes* in 6 %, *Staphylococcus aureus* in 12 %, gramnegative Bakterien in 13 % und *Neisseria meningitidis* in 15 % zur bakteriellen Flora.

### 1.10 Was sind die klassischen Erreger der viralen Rhinosinusitis?

Die Erreger der viralen Rhinosinusitis sind in 30–40 % Rhinoviren, in ca. 10 % Coronaviren, in 15 % Influenzaviren, in 5 % Adenoviren oder andere Viren (Röteln-, Masern-, Varizellenviren) und in 25–30 % unbekannte Viren. Das Vorkommen von Parainfluenzaviren, Respiratory-Syncytial-Viren und Coxsackie-Viren/Echoviren ist jährlich schwankend.

**1**

## 1.11 Wie ist die empfohlene Therapie der viralen Rhinosinusitis?

Die Therapie der viralen Rhinosinusitis ist zunächst symptomatisch und kann mit Inhalationen und abschwellenden Nasentropfen/Nasenspray für maximal 1 Woche (z. B. 0,1-prozentiges Xylometazolin) durchgeführt werden. Eine bakterielle Superinfektion ist möglich.

## 1.12 Was sind die häufigsten Erreger der bakteriellen Rhinosinusitis?

Die häufigsten Erreger der bakteriellen Sinusitis paranasalis sind *Streptococcus pneumoniae, Haemophilus influenzae, Staphylococcus aureus, Streptococcus pyogenes, Moraxella catarrhalis.*

## 1.13 Wie ist die Therapie der akuten bakteriellen Rhinosinusitis?

Die Therapie der Wahl stellt zunächst abschwellendes, xylometazolinhaltiges Nasenspray dar. Bei unkomplizierter Sinusitis ist zunächst kein Antibiotikum indiziert. Erst wenn weitere Symptome wie starke Schmerzen oder Fieber über 38 °C hinzukommen, Komplikationen drohen oder andere Risikofaktoren vorliegen (chronisch entzündliche Lungenerkrankung, Immundefizienz oder Immunsuppression, andere schwere Grunderkrankungen) ist eine zusätzliche antibiotische Therapie indiziert. Mittel der Wahl ist dann Amoxicillin bzw. bei schwerer Form Amoxicillin/Clavulansäure oder ein Cephalosporin der 2. Generation. Bei nosokomialer Sinusitis ist Piperacillin in Kombination mit Tazobactam oder mit Sulbactam empfohlen.

MERKE

Die Therapie der Wahl einer unkomplizierten Rhinosinusitis ist abschwellendes Nasenspray.

## 1.14 Welche Formen der mykotischen Sinusitiden gibt es?

Die mykotischen Sinusitiden sind in vier Untergruppen unterteilt:
- Die **allergische Pilzsinusitis** (eosinophile Pilzsinusitis) zeigt einen chronischen Verlauf, keine Gewebeinvasion, ist atopisch und kann mehrere Nasennebenhöhlen befallen.
- Das **Myzetom** verläuft ebenfalls chronisch, zeigt keine Gewebeinvasion und befällt in der Regel nur einzelne Nasennebenhöhlen.
- Die **granulomatöse Pilzsinusitis** zeigt eine Gewebeinvasion und ebenfalls einen chronischen Verlauf.
- Die **akute fulminante Pilzsinusitis** befällt Patienten mit Immundefizienz. Sie zeigt eine Gewebeinvasion, kann mehrere Nasennebenhöhlen befallen und geht mit einer hohen Letalitätsrate einher.

## 1.15 Wie ist die jeweilige Therapieempfehlung der pilzbedingten Sinusitiden?

Bei der eosinophilen Pilzsinusitis kann eine Therapie mit Steroiden versucht werden. Bei ausbleibendem Erfolg sollte ein operativer Eingriff erfolgen. Dieser ist auch beim Myzetom empfohlen. Bei der granulomatösen Pilzsinusitis ist eine systemische Medikation in Verbindung mit einem operativen Eingriff empfohlen. Bei der akuten, fulminanten Pilzsinusitis sollte dringend eine radikale Exzision kombiniert mit einer systemischen Medikation erfolgen.

**PRAXISTIPP**
Pilzbedingte Sinusitiden sollten durch einen HNO-Arzt behandelt werden. Häufig ist auch eine chirurgische Therapie indiziert.

## Infektionen von Mund und Pharynx

### 1.16 Was sind die häufigsten Erreger einer Tonsillopharyngitis acuta und wie ist die Therapie?

Neben Viren (40 %) sind auch Streptokokken, *Haemophilus influenzae, Staphylococcus aureus, Mycoplasma pneumoniae* und Chlamydien mögliche Erreger. Mittel der Wahl ist Penicillin über 10 Tage. Alternativen sind Cephalosporine (1./2. Generation), ein Makrolid oder Clindamycin. **Cave:** bei Mononukleose sind Aminopenicilline kontraindiziert.

**PRAXISTIPP**
Besteht bei einer Tonsillitis oder Pharyngitis zeitgleich eine Rhinitis bzw. starke Nasenatmungsbehinderung, so sollte diese mitbehandelt werden, da ansonsten bei vermehrter Mundatmung die Abheilung der Entzündung im Mund- und Halsbereich behindert wird.

### 1.17 Welche Therapie ist bei einem Peritonsillarabszess empfohlen?

Ein Peri- oder Retrotonsillarabszess wird typischerweise durch β-hämolysierende Streptokokken, *Staphylococcus aureus, Haemophilus influenzae* oder Fusobakterien verursacht. Die Therapie besteht aus einer Abszessspaltung oder Abszesstonsillektomie kombiniert mit Ampicillin und einem Betalaktamaseinhibitor. Alternativen sind Clindamycin oder Cephalosporine (1./2. Generation) mit Metronidazol.

### 1.18 Eine 18-jährige Patientin stellt sich mit Aphagie bei starken Schluckschmerzen, zervikaler Lymphadenopathie und Fieber (38,5 °C) vor. In der klinischen Untersuchung zeigen sich stark vergrößerte und großflächig schmierig belegte Gaumentonsillen bei symmetrischem Oropharynx. Was ist die Verdachtsdiagnose und wie ist die Therapie?

Es besteht der Verdacht auf eine akute (infektiöse) Mononukleose (EBV-Tonsillitis, Pfeiffer-Drüsenfieber). Serologisch lässt sich dies durch einen positiven IgM-Titer (bei gleichzeitig negativem IgG- und EBNA-1-IgG-Titer) für das Epstein-Barr-Virus nachweisen. Da das EBV auch zu einer Hepatosplenomegalie (nachzuweisen mittels Abdomensonografie) führen kann, können mäßig erhöhte Leberparameter (GOT, GPT) bestehen. Eine kausale Therapie existiert nicht, weswegen vorrangig eine symptomatische Therapie angezeigt ist. Bei Aphagie, Fieber und reduziertem Allgemeinzustand besteht die Indikation zur stationären Aufnahme, Flüssigkeitssubstitution (ggf. parenteral) und Schmerzeinstellung. Bei starker Tonsillenschwellung kann eine kurzfristige Steroidtherapie indiziert sein. Eine antibiotische Behandlung kann bei Verdacht auf bakterielle Superinfektion angezeigt sein. In diesem Fall sollte Penicillin oder Clindamycin verabreicht werden, zumal eine Streptokokken-Angina differenzialdiagnostisch immer in Erwägung gezogen werden muss. Amoxicillin und Ampicillin sind kontraindiziert, da sie bei Patienten mit Mononukleose häufig zu einem Arzneimittelexanthem führen. Wegen der Gefahr einer Milzruptur sollten sich Patienten während und nach einer akuten Mononukleose körperlich schonen und auf Sport verzichten, bis die Hepatosplenomegalie abgeklungen ist.

**MERKE**
Bei einer infektiösen Mononukleose sind Aminopenicilline kontraindiziert.

### 1.19 Welcher Erreger verursacht Scharlach und wie ist die Therapie?

Scharlach ist eine Infektionskrankheit, die vor allem das Kindesalter betrifft und durch β-hämolysierende Streptokokken (*Streptococcus pyogenes*) verursacht wird. Klinisch steht eine Rachenentzündung mit tiefroter Schleimhaut und geschwollenen Tonsillen, Fieber, Schüttelfrost und eventuell auch Emesis im Vordergrund. Die zunächst weißlich belegte Zunge ist später himbeerartig gerötet. Eine Ansteckung erfolgt meistens über eine Tröpfen- oder Kontaktinfektion. Die Therapie besteht aus Penicillin über 10 Tage. Alternativ kann mit einem Cephalosporin (1./2. Generation) oder Clindamycin therapiert werden.

## Infektionen von Larynx, Hals und Speicheldrüsen

### 1.20 Ein 3-jähriges Kleinkind wird mit Halsschmerzen, Fieber, kloßiger Sprache und inspiratorischem Stridor in die Notaufnahme gebracht. Wie lautet die Verdachtsdiagnose und welche diagnostischen und therapeutischen Maßnahmen leiten Sie ein?

Es besteht der Verdacht auf eine **Epiglottitis acuta.** Diese wird durch *Haemophilus influenzae, Streptococcus pyogenes,* Pneumokokken oder *Staphylococcus aureus* verursacht. Eine Epiglottitis acuta ist immer ein Notfall und bedarf einer sofortigen stationären Behandlung. Schon die klinische Untersuchung mittels Laryngoskopie kann zu starker Atemnot und Gefahr des Erstickens führen. Die Letalität beträgt bis zu 10 %. Oft ist eine Schutzintubation und intensivmedizinische Überwachung sinnvoll und angezeigt. Differenzialdiagnostisch muss an einen Epiglottisabszess gedacht werden. Die Therapie der Wahl besteht aus Ceftriaxon. Alternative ist Ampicillin mit Betalaktamaseinhibitor.

**MERKE**
Eine Epiglottitis ist ein lebensgefährlicher Notfall. Schon die einfache Untersuchung kann zum Ersticken führen. Daher sollte nur in Intubationsbereitschaft untersucht werden. Eine Schutzintubation sollte in Erwägung gezogen werden.

## 1.21 Welche therapeutischen Optionen bestehen bei einer akuten Laryngitis?

Eine akute Laryngitis äußert sich meist durch Dysphonie bis zur Aphonie, schmerzhafte Phonation sowie Reizhusten. Bei der Laryngoskopie zeigt sich typischerweise eine Rötung der Stimmlippen. Eine akute Laryngitis ist in den meisten Fällen viraler Genese und sollte deshalb zunächst symptomatisch behandelt werden. Zahlreiche Viren (Adeno-, Parainfluenza-, Influenza-, Rhinoviren usw.) können die Ursache sein. Stimmschonung sowie Inhalation mit Kochsalz, Kamille oder Salbei werden häufig als lindernd empfunden. Weiterhin besteht absolutes Rauchverbot. Erst bei Verdacht auf eine bakterielle Superinfektion (typischerweise mit Streptokokken, Staphylokokken oder *Haemophilus influenzae*) ist eine antibiotische Therapie indiziert. Diese kann sich z. B. durch eitrige Schleimhautauflagerungen auf den Stimmlippen zeigen. Eine akute virale Laryngitis bildet sich in der Regel spontan innerhalb von 1–2 Wochen zurück.

> **PRAXISTIPP**
> Ist nach 3 Wochen noch keine Besserung eingetreten, sollte lupen- oder mikrolaryngoskopisch nach anderen Kehlkopferkrankungen gefahndet werden.

## 1.22 Wie ist das diagnostische Vorgehen bei V. a. Lymphadenopathia colli?

Die Basis der Diagnostik ist eine gründliche Anamnese. Wichtige Faktoren sind das Patientenalter, Beruf, Infektanamnese, Reiseanamnese, die Frage der Immunkompetenz sowie nach weiteren Allgemeinsymptomen (B-Symptomatik), Haustieren und Noxen. Bei der lokalisierten und unilateralen Lymphadenitis kommen einseitige Sinusitiden und Zahn(wurzel)erkrankungen als Fokus infrage. Bei einer generalisierten beidseitigen Lymphadenopathia colli kann die Frage, welche Lymphknotengruppe zuerst betroffen war, Hinweis auf die Genese liefern. Hiernach erfolgt die klinische Untersuchung und Bildgebung, die mindestens eine Ultraschalldiagnostik beinhalten sollte. Sofern kein eindeutiger Hinweis auf eine akute Lymphadenitis im Rahmen eines akuten Infektgeschehens besteht, sollten im Verlauf ein Differenzialblutbild und eine serologische Diagnostik erfolgen. Letztere zielt auf Erreger der spezifischen Lymphadenitis ab, diese sind z. B. EBV, CMV, Toxoplasmose, Sarkoidose, HIV, typische und atypische Mykobakterien.

## 1.23 Was ist eine unspezifische Lymphadenitis colli und wie wird sie therapiert?

Eine unspezifische Lymphadenitis colli ist eine uncharakteristische Vergrößerung der zervikalen Lymphknoten ohne spezifische Ursache. Sie wird auch als reaktive Lymphadenitis bezeichnet und ist in der Regel die Folge bakterieller oder viraler Entzündungen im Kopf-Hals-Gebiet, z. B. Tonsillitis, Pharyngitis oder Rhinosinusitis. Die Symptomatik ist abhängig vom Fokus. Die Lymphknoten sind zumeist druckschmerzhaft. Fieber und ein reduzierter Allgemeinzustand können bestehen. Diagnostisch sind insbesondere bei persistierender Lymphadenopathie eine Feinnadelaspiration und ggf. Stanzbiopsien zu diskutieren. Bei ausgeprägten und stark schmerzhaften Befunden sollte ein Abszess mittels Ultraschall ausgeschlossen werden. Kann ein Infektionsfokus ausgemacht werden, so ist dieser das primäre Ziel

**1**

der Therapie. Eine ausgeprägte Lymphadenitis colli sollte antibiotisch mit Amino-penicillin und Betalaktamaseinhibitoren therapiert werden. Bei Nichtansprechen der Therapie und im Fall persistierender auffälliger vergrößerter Lymphknoten soll-te eine Lymphknotenexstirpation erwogen werden, insbesondere um ein Malig-nom, spezifische Infektionen sowie ein Lymphom auszuschließen.

## 1.24 Was ist der verursachende Erreger der akuten Sialadenitis?

Grund für eine akute Sialadenitis sind meist aszendierende Infektionen, Erreger sind häufig Staphylokokken und Streptokokken. Typisch ist eine akute, schmerzhafte Schwellung der Ohr- oder der Unterkieferspeicheldrüse. Bei einer akuten Sialadeni-tis ist eine antibiotische Therapie mit Cephalosporinen (1./2. Generation) oder Clin-damycin empfohlen; alternativ Amoxicillin mit einem Betalaktamaseinhibitor.

Neben einer bakteriellen Ursache für die Sialadenitis muss differenzialdiagnostisch auch an eine obstruktive Ursache gedacht werden. Obstruktive Ursachen können Speichelsteine oder Speichelgangstenosen sein. Im entzündungsfreien Intervall soll-te bei Verdacht auf eine Speichelgangpathologie oder bei rezidivierenden Sialadeni-tiden eine Sialendoskopie (Speichelgangsendoskopie) in Erwägung gezogen werden.

**• • • • • • • • • • • • • • • •**
### Weiterführende Literatur

Federspil P. Leitlinien: Antibiotikatherapie der Infektionen an Kopf und Hals. Konsen-susbericht im Auftrag des Präsidiums der Deutschen Gesellschaft für Hals-Nasen-Ohren-Heilkunde, Kopf- und Hals-Chirurgie. Homburg/Saar. Laryngo-Rhino-Otol 2009; 88(5): 329–338.
Strutz J, Mann W. Praxis der HNO-Heilkunde, Kopf- und Halschirurgie. 2. Auflage, 2010. Georg Thieme Verlag.

# 2 Pulmonale Infektionen

*A. Huth, S. Reuter, P. Roehr*

## Ambulant erworbene Pneumonie (AEP)

### 2.1 Was versteht man unter einer ambulant erworbenen Pneumonie?

Unter einer ambulant erworbenen Pneumonie (AEP) werden solche Pneumonien verstanden, die außerhalb des Krankenhauses bei einem nicht schwergradig immunsupprimierten Patienten auftreten.

### 2.2 Warum ist die AEP so gefürchtet?

Die Pneumonie ist die häufigste infektiologische Todesursache, und die Inzidenz der ambulant erworbenen Pneumonie steigt mit jeder Lebensdekade. Die Pneumonie des älteren Menschen ($\geq 65$ Jahre) ist mit einer erhöhten Letalität assoziiert.

Ist eine Aufnahme ins Krankenhaus notwendig, beträgt die Letalität ca. 10 %. Sollte eine intensivmedizinische Betreuung notwendig sein, ist die Zahl der Patienten, die versterben, deutlich höher.

### 2.3 Wie wird der Schweregrad einer ambulant erworbenen Pneumonie erfasst?

Zur Identifikation von Patienten mit einem minimalen Letalitätsrisiko soll zur Ergänzung der klinischen Einschätzung der CRB-65 Score verwendet werden (▶ Tab. 2.1).

| Tab. 2.1 CRB-65 Score | | |
|---|---|---|
| **Parameter** | **Abkürzung** | **Score** |
| Bewusstseinstrübung | C (Confusion) | 1 Punkt |
| Atemfrequenz $\geq 30$ | R (Respiration) | 1 Punkt |
| Blutdruck (systolisch < 90 mmHg oder diastolisch $\leq 60$ mmHg) | B (Blood pressure) | 1 Punkt |
| Alter > 65 | 65 | 1 Punkt |

2

## 2.4 Was ist der CRB-65 Score und wonach richtet er sich?

Beim **CRB-65 Score** handelt es sich um einen gut etablierten einfachen Index mit maximal 4 Punkten. Er ermöglicht eine gute Prädiktion der stationären Behandlungsbedürftigkeit und des Sterblichkeitsrisikos.

Der Score wird berechnet, indem für jedes erfüllte Kriterium ein Punkt addiert wird:
- 0 Punkte: *sehr niedriges Risiko*
  In der Regel kein stationärer Aufenthalt notwendig; Mortalität 0,9 %
- 1 Punkt: *erhöhtes Risiko*
  Stationären Aufenthalt erwägen (insbesondere, wenn Punkt nicht durch Alter > 65 Jahre); Mortalität 5,2 %
- 2 Punkte: *hohes Risiko*
  Stationärer Aufenthalt meist erforderlich; Mortalität 12 %
- 3 bis 4 Punkte: *sehr hohes Risiko*
  Stationärer Aufenthalt erforderlich (intensivmedizinische Versorgung prüfen); Mortalität 31,2 %

## 2.5 Welche Patienten können ambulant behandelt werden?

Ambulant behandelt werden sollen Patienten,
- die nach klinischer Einschätzung des Arztes stabil erscheinen,
- auf die folgende Kriterien zutreffen: CRB-65 = 0, ausreichende Oxygenierung ($SaO_2$ > 90 %) und
- die keine Hinweise auf instabile Komorbiditäten zeigen.

Im Falle einer Entscheidung für eine ambulante Behandlung soll eine Reevaluation der Patienten nach 48 (–72) h erfolgen, da eine klinische Verschlechterung häufig in diesem Zeitrahmen eintritt.

## 2.6 Welches sind die Hauptinfektionswege einer AEP?

Am häufigsten erfolgt die Infektion durch das Einatmen von Bakterien aus den besiedelten oberen Atemwegen. Weiterhin können erregerhaltige Tröpfchen von infizierten/besiedelten Menschen inhaliert werden. Deutlich seltener kommt es zur pulmonalen Infektion nach hämatogener Streuung oder über benachbarte Infektionsherde.

## 2.7 Welches ist der häufigste Erreger einer AEP?

*Streptococcus pneumoniae* ist in allen Altersgruppen der häufigste Erreger der AEP (ausgenommen Neugeborene). Bei Erwachsenen ist *Streptococcus pneumoniae* für ⅔ der bakteriäm verlaufenden Pneumonien verantwortlich. Zudem ist er der häufigste Erreger bei tödlich verlaufenden Pneumonien.

> MERKE
>
> *Streptococcus pneumoniae* ist der häufigste Erreger der ambulant erworbenen Pneumonie.

## 2.8 Mit welchen Pneumonie-Erregern muss man nach Tierkontakten rechnen?

- *Coxiella burnetii* (Schafe)
- *Chlamydia psittaci* (Papageien, Sittiche, Tauben)

## 2.9 Gibt es neben den Pneumokokken weitere häufige Erreger der AEP?

*Haemophilus influenzae* und *Mycoplasma pneumoniae* (bei jüngeren Patienten) und Influenzaviren (saisonal). Seltener (< 5 %) sind *Chlamydia pneumoniae*, *Legionella spp.* und sonstige respiratorische Viren (Parainfluenzaviren, Adenoviren, RSV).

**2**

## 2.10 Lassen typische und atypische Verläufe zuverlässig auf einen verantwortlichen Erreger schließen?

Nein. Der typische Verlauf (akuter Beginn, Schüttelfrost, atemabhängige Brustschmerzen, auffälliges Sputum, Rasselgeräusche) zeigt sich selten und meist nur bei sonst gesunden Menschen. Atypische Pneumonien wurden in der Vergangenheit meistens mit *Mycoplasma pneumoniae* oder Viren assoziiert. Hierbei stehen extrapulmonale Symptome (Kopfschmerzen, Myalgien, Übelkeit, Diarrhöen, nicht-produktiver Husten) im Vordergrund. Es gibt keine eindeutigen Symptome, welche zuverlässige Rückschlüsse auf den verursachenden Erreger ziehen ließen. Die Pneumokokken-Pneumonie hat eine höhere Inzidenz bei Älteren, Immungeschwächten und bei Patienten mit Alkoholabusus.

## 2.11 Was unterscheidet die AEP bei älteren Patienten?

Fortgeschrittenes Alter und Vorerkrankungen sind wichtige Faktoren bei der klinischen Präsentation der AEP. Ältere Patienten sind häufiger afebril oder hypotherm. Häufig ist eine veränderte Vigilanz das einzige Symptom. Die pulmonale Inflammationsreaktion tritt oft erst verzögert auf und kann sich im Röntgenbild trotz antibiotischer Therapie als progredient darstellen. Grunderkrankungen (z. B. COPD oder Herzinsuffizienz) können die pulmonale Röntgendiagnostik ebenfalls beeinflussen.

Zudem ist die Hospitalisations- und Sterblichkeitsrate bei älteren Patienten erhöht. Fast 90 % der Menschen, die an einer AEP versterben, sind ältere Patienten.

**MERKE**
Bei älteren Patienten mit Pneumonie besteht oftmals kein Fieber!

## 2.12 Welche Risikofaktoren/Befunde sind mit einer erhöhten Sterblichkeit der AEP assoziiert?

- Vorerkrankungen: Chronische Lungenerkrankungen, Lebererkrankungen, Herzinsuffizienz, Nierenerkrankungen, zerebrovaskuläre Erkrankungen, neoplastische Erkrankungen und andere Immunsuppression
- Körperliche Befunde: Atemfrequenz $\geq$ 30/min., Verwirrtheitszustand, systolischer Blutdruck $\leq$ 90 mmHg, Temperatur $\leq$ 35 oder $\geq$ 40 °C, Herzfrequenz $\geq$ 125/min
- Labor: Arterieller pH-Wert $\leq$ 7,35, Natrium < 130 mmol/l, $PaO_2$ $\leq$ 60 mmHg, Glukose $\geq$ 250 mg/dl, Leukopenie
- Auffälligkeiten im Röntgen
- Mikrobiologie: Bakteriämie
- Rauchen, Übergewicht, Alkohol, Alter > 50 Jahre

**2**

## 2.13  Welche diagnostischen Maßnahmen sind bei Verdacht auf AEP angezeigt?

- Körperliche Untersuchung (Auskultation, Perkussion, Stimmfremitus, Zyanosezeichen, Atemfrequenz)
- Sauerstoffsättigung/arterielle Blutgasanalyse
- Röntgen Thorax
- Laborchemische Untersuchungen:
  - Entzündungsparameter (CRP, PCT, Leukozyten, Differenzialblutbild)
  - Elektrolyte, Glukose, Kreatinin, Leberwerte
  - Evtl. HIV-Serologie, besonders bei Patienten zwischen 15–54 Jahre (nur mit Einverständnis des Patienten)
- Mikrobiologie:
  - Blutkulturen
  - Sputum (Gramfärbung und Kultur)
  - Evtl. Untersuchung auf Tuberkulose (Sputum, Magensaft, Bronchialsekret)
  - Evtl. Legionellen-Antigen aus dem Urin

## 2.14  Welche Antibiotika wählen Sie zur empirischen (kalkulierten) Therapie?

Hier sollte zunächst eine Schweregradeinteilung erfolgen.
- **Leichte Pneumonie:** orale Therapie. Mittel der Wahl ist ein Aminopenicillin (z. B. Amoxicillin). Bei Penicillinallergie oder Unverträglichkeit: Fluorochinolone (Moxifloxacin, Levofloxacin), nachgeordnet Makrolide (Azithromycin, Clarithromycin) oder Tetracycline (Doxycyclin).
- **Leichte Pneumonie mit Komorbidität:** orale Therapie. Amoxicillin + Clavulansäure, alternativ Fluorchinolon (Levofloxacin, Moxifloxacin).
- **Mittelschwere Pneumonie:** Sequenztherapie (i. v., dann oral). Aminopenicillin + Betalactamaseinhibitor (z. B. Amoxicillin + Clavulansäure) oder Cephalosporin 2./3. Generation (z. B. Cefuroxim oder Ceftriaxon). Die Therapie kann um ein Makrolid (für 3 Tage) ergänzt werden.
- **Schwere Pneumonie:** i. v.-Kombinationstherapie aus einem β-Laktam mit breitem Spektrum (z. B. Piperacillin/Tazobactam, Cefotaxim oder Ceftriaxon) und einem Makrolid (für 3 Tage). Die Monotherapie mit einem Fluorchinolon (Moxifloxacin, Levofloxacin) ist eine mögliche Alternative, dies gilt jedoch nur für Patienten ohne septischen Schock.

**M E R K E**
Leichtere Pneumonien können durch orale Antibiotika behandelt werden. Bei schweren Pneumonien wird initial intravenös therapiert und nach Stabilisierung oral fortgeführt.

## 2.15  Wie lange soll eine Pneumonie behandelt werden?

Grundsätzlich sollte vor Beendigung einer Therapie eine klinische Stabilisierung für mindestens 2 Tage erfolgt sein.

Die Therapiedauer beträgt:
- Bei leichter oder mittelschwerer Pneumonie 5–7 Tage
- Bei schwerer Pneumonie in der Regel 7 Tage

Längere Therapiedauern gelten z. B. für *Staphylococcus aureus* (14 Tage), atypische Erreger wie Legionellen, Mykoplasmen oder Chlamydien (10–14 Tage) und für Pneumonien bei hochgradig immunsupprimierten Patienten.

### 2.16 Welche Untersuchungen sind erforderlich, um das Therapieansprechen bei hospitalisierten Patienten zu überprüfen?

Wesentliche Maßnahmen sind:

- Evaluation der Besserung der klinischen Symptomatik
- Regelmäßige Bestimmung der klinischen Stabilitätskriterien (Puls < 100/min, Atemfrequenz < 24/min, syst. Blutdruck > 90 mmHg, Temperatur < 38 °C, gesicherte Nahrungsaufnahme, keine Bewusstseinstrübung, keine Hypoxämie)
- Nachweis des Abfalls der inflammatorischen Parameter (CRP oder PCT nach 3–4 Tagen)
- Ggf. Sonografie des Thorax bei Vorliegen eines Pleuraergusses zur Beurteilung der Ergussdynamik

### 2.17 Ist eine zweite Röntgenaufnahme des Thorax zur Verlaufskontrolle indiziert?

Nein, eine Röntgenaufnahme des Thorax ist bei klinischem Ansprechen nicht routinemäßig indiziert. Sie kann jedoch nach Abschluss der Therapie zum Ausschluss von nicht-infektiösen Verschattungen (z. B. bei Lungenkarzinom) erwogen werden bei Rauchern, älteren Patienten (> 65 Jahre) bzw. Patienten mit schweren Begleiterkrankungen. Die Untersuchung sollte jedoch frühestens 2 Wochen nach Ende der Therapie vorgenommen werden.

### 2.18 Was sind die häufigsten Komplikationen einer Pneumonie?

Zu den häufigsten Komplikationen zählen Blutstrominfektionen mit oder ohne septischen Schock, Pleuraergüsse, Pleuraempyeme und Lungenabszesse.

PRAXISTIPP

Wenn ein Patient trotz einer adäquaten antibiotischen Therapie nicht gut anspricht, sollte man rechtzeitig an mögliche Komplikationen denken und diese ausschließen.

### 2.19 Für welche Personen ist eine Pneumokokkenimpfung empfohlen?

Die Pneumokokkenimpfung ist eine Standardimpfung bei Personen > 60 Jahren und ist zudem als Indikationsimpfung bei Risikogruppen (chronische Krankheiten, angeborene oder erworbene Immundefekte bzw. Immunsuppression, Patienten mit Splenektomie) indiziert. Zudem ist die Impfung gegen Pneumokokken für alle Kinder bis zum zweiten Geburtstag empfohlen.

MERKE

Asplenische Patienten (auch funktionell) müssen gegen Pneumokokken (und auch gegen Meningokokken und *Haemophilus influenzae* B) geimpft werden!

**2**

## 2.20  Welche Pneumokokken-Impfstoffe gibt es, und wo liegen die Unterschiede?

Es gibt zwei unterschiedliche Impfstoffe: Polysaccharid- und konjugierte Impfstoffe.

- Der Polysaccharid-Impfstoff ist 23-valent (PSV23) und induziert eine humorale Immunantwort (Antikörperbildung). Der Impfschutz ist in seiner Wirkdauer begrenzt.
- Die 13-valente Konjugatimpfung (PCV13) ruft eine zelluläre Immunantwort hervor mit lebenslanger Immunität.

## 2.21  Für welche Patienten ist der Impfstoff zugelassen?

Aufgrund der bisherigen Datenlage hat der PCV13-Impfstoff eine Zulassung für Kinder von zwei Monaten bis fünf Jahren sowie für Menschen ab 50 Jahren. Der Impfstoff PPSV23 ist für Menschen ab dem 2. Lebensjahr zugelassen.

Die Ständige Impfkommission am Robert Koch-Institut empfiehlt für Deutschland die Pneumokokkenimpfung mit dem Polysaccharid-Impfstoff als einmalige Standard-Impfung für Patienten $\geq$ 60 Jahre und gibt eine differenzierte Impfempfehlung für die Indikationsimpfung (angeborene oder erworbene Immundefekt bzw. Immunsuppression, chronische Krankheiten, anatomische und Fremdkörper-assoziierte Risiken für Pneumokokkenmeningitis). Hier wird empfohlen, dass ab dem Alter von 5 Jahren die Impfung mit dem 13-valenten Pneumokokken-Konjugatimpfstoff oder dem 23-valenten Polysaccharid-Impfstoff erfolgen kann.

## 2.22  Wer sollte sich gegen Influenza impfen lassen, und wie effektiv ist die Impfung?

Die Zielgruppen sind Personen mit einem erhöhten Risiko für Komplikationen einer Influenza sowie Personen, die Influenza an gefährdete Personen weitergeben können. Etwa die Hälfte aller Menschen fallen in diese Zielgruppen:

- Alle Menschen > 65 Jahre
- Patienten mit chronischen Erkrankungen wie z. B. COPD, Herzinsuffizienz oder Diabetes mellitus
- Patienten, die in einem Pflegeheim leben
- Schwangere Frauen im zweiten oder dritten Trimenon während der Influenzasaison
- Personen mit Kontakt zu Risiko-gefährdeten Patienten wie z. B. Mitarbeiter im Krankenhaus, in Pflege- und Altenheimen oder im Haushalt lebende Personen
- HIV-infizierte Personen, stillende Mütter, Personen, die während einer Influenza-Epidemie in andere Länder reisen

Die Effektivität der Impfung hängt von der Übereinstimmung des Impfvirus mit dem aktuell zirkulierenden Virus ab. Obwohl die Impfung bei älteren Patienten nicht so wirksam ist wie bei jüngeren, zeigt eine Metaanalyse von 20 Studien bei älteren Patienten einer Reduktion der Pneumonierate um 53 %, der Hospitalisationsrate um 50 % und eine Senkung der Mortalität um 68 %.

# Nosokomiale Pneumonie

## 2.23 Wie unterscheiden sich die Definitionen von nosokomialer Pneumonie und ambulant erworbener Pneumonie (AEP)?

Eine **nosokomial erworbene Pneumonie** ist definiert als eine infektiöse Erkrankung des Lungenparenchyms, die frühestens 48 h nach stationärer Aufnahme auftritt. Sie darf sich definitionsgemäß nicht schon zum Aufnahmezeitpunkt in Inkubation befunden haben. Hier ist bei der früh auftretenden, im Krankenhaus erworbenen Pneumonie (HAP) eine sichere Unterscheidung zur AEP oftmals schwierig. Je größer der zeitliche Abstand zwischen stationärer Aufnahme und Auftreten der Infektion, desto eindeutiger die Diagnose der HAP.

Auch Lungenentzündungen, die Wochen bis Monate nach stationärem Aufenthalt auftreten, sind prinzipiell als nosokomiale Infekte zu betrachten, da sich das mikrobielle Erregerspektrum während eines Krankenhausaufenthalts ändert und länger persistiert.

Ein exakter Zeitrahmen, ab dem eine Pneumonie nicht mehr als HAP definiert wird, existiert nicht.

Als ventilatorassoziierte Pneumonie (VAP) gilt jede Lungenentzündung, die mehr als 48 h nach endotrachealer Intubation entsteht.

## 2.24 Wie sieht der häufigste Entstehungsmechanismus für nosokomiale Pneumonien aus?

Im Gegensatz zur ambulant erworbenen Pneumonie, die typischerweise durch eine aerogene Inhalation pathogener Erreger ausgelöst wird, entsteht die nosokomiale Pneumonie oft *endogen*. Hier spielt bei der Pneumonie vor allem die Mikroaspiration von Sekret der oberen Atemwege und des Gastrointestinaltrakts eine Rolle. Die natürliche Flora wird durch den Kontakt mit der im Krankenhaus vorhandenen oder durch antibiotische Vorbehandlung verändert. Außerdem kann es durch iatrogene Schädigung der körpereigenen Abwehrbarriere (Operation, Katheteranlage) zur Erregerinvasion kommen.

Eine weitere (exogene) Ursache ist die Übertragung pathogener Erreger von anderen Patienten durch Krankenhauspersonal und über Medizinprodukte.

Typischerweise befinden sich hospitalisierte Patienten aufgrund der primär zur stationären Behandlung führenden Erkrankung häufig in einem Zustand verminderter Immunkompetenz und sind deshalb besonders für Infektionen prädestiniert.

Die zwei wichtigsten Entitäten sind die im Krankenhaus erworbene Pneumonie (HAP) und die ventilatorassoziierte Pneumonie (VAP).

Die nosokomiale Pneumonie bei Patienten mit Immundefizit ist durch ein erheblich breiteres Erregerspektrum gekennzeichnet und muss von der „typischen" HAP/VAP abgegrenzt werden

**2**

## 2.25 Falls Beschäftigte im Krankenhaus eine Pneumonie erleiden, muss in diesem Fall das Erregerspektrum einer nosokomialen Pneumonie beachtet werden?

Nein, auch bei Mitarbeitern aus Gesundheitseinrichtungen zeigt sich bei Lungenentzündungen das typische Erregerspektrum der ambulant erworbenen Pneumonie.

## 2.26 Wie verhält es sich bei Patienten, die regelmäßig ambulant oder teilstationär Kontakt zum Gesundheitssystem haben (z. B. Dialyse) oder in Pflegeheimen leben?

Für diese Patienten wurde lange die zusätzliche Entität der **healthcare-associated pneumonia** (HCAP) gebraucht. Es hat sich aber über die Jahre keine Evidenz ergeben, dass bei diesen Patienten durchgehend eine erhöhte Rate an multiresistenten Erregern als Auslöser pulmonaler Infektionen vorliegt. In den allermeisten Fällen erwerben diese Patienten eine Pneumonie im häuslichen Umfeld. Die Risikostratifizierung in der empirischen Therapie unterscheidet sich hier nicht von den Patienten mit ambulant erworbener Pneumonie und das Konzept der HCAP wurde deshalb verlassen.

MERKE
Der Diagnose HCAP ist obsolet und sollte nicht mehr verwendet werden.

## 2.27 Welche sind die diagnostischen Kriterien der nosokomialen Pneumonie?

Es handelt sich um eine klinisch-radiologische Diagnose.

Es müssen neu aufgetretene infiltrative Veränderungen radiologisch erkennbar sein, die infektiöser Genese sind. Die klinischen Kriterien sind ein typischer Auskultationsbefund, erhöhte Körpertemperatur (> 38,3 °C), Sputumveränderungen und pathologische Entzündungswerte. Eindeutig repräsentative Biomarker gibt es nicht.

PRAXISTIPP
Thorax-Liegendaufnahmen sind oftmals sehr schwierig zu interpretieren. Wann immer möglich muss ein Röntgenbild im Stehen in Inspiration angefertigt werden. Bei bettlägerigen Patienten ist frühzeitig eine CT ohne Kontrastmittel zur Beurteilung des Lungenparenchyms indiziert.

## 2.28 Sind nosokomiale Pneumonien ein relevantes Problem in Deutschland?

Ja, die nosokomiale Pneumonie ist die zweithäufigste nosokomial erworbene Infektion nach der Harnwegsinfektion. Genaue epidemiologische Daten liegen nur von Intensivstationen vor, da hier eine Dokumentationspflicht für nosokomiale Infektionen besteht. Alle intensivmedizinisch betreuten Patienten haben ein erhöhtes Pneumonierisiko. Das Risiko ist am höchsten für invasiv beatmete Patienten, aber auch nichtinvasiv beatmete und nicht beatmete Patienten haben ein relevantes Risiko.

Aufgrund der Unsicherheit der Inzidenz auf Normalstationen (sie wird mit etwa 1–2/100 Patienten kalkuliert) ist die Anzahl von ca. 40.000 nosokomialen Pneumonien pro Jahr möglicherweise noch unterschätzt.

Die Letalität der nosokomialen Pneumonie liegt zwischen 13–16 %.

## 2.29 Mit welchen Erregern ist bei der nosokomialen Pneumonie zu rechnen?

Nosokomiale Pneumonien werden am häufigsten durch bakterielle Infektionen hervorgerufen, oftmals findet sich eine Mischflora mehrerer Bakterien.

Virale Entzündungen sind selten und kommen praktisch nur bei immunsupprimierten Patienten vor.

Pilzinfektionen kommen vor, stehen aber gegenüber Bakterien klar im Hintergrund. Sie müssen ebenfalls bei Immunsuppression und bei schwerer struktureller Lungenerkrankung bedacht werden.

## 2.30 Welche Bakterien spielen die größte Rolle?

Es besteht ein Unterschied im zu erwartenden Erregerspektrum je nachdem, wie viele Tage nach stationärer Aufnahme die nosokomiale Pneumonie auftritt.

▪ In den ersten 2 bis maximal 4 Tagen entspricht das Erregerspektrum in der Regel dem der AEP (▶ Kap. 2.7). Dies mag wie ein Widerspruch zur Definition der HAP aussehen. Allerdings spiegelt es wider, dass exakte Zeiträume, ab wann sich die bakterielle Flora des Patienten ändert, nicht definiert werden können und es immer eine „Übergangszeit" gibt, in der die klinische Entscheidung, ob eine AEP oder HAP vorliegt, herausfordernd ist und Erfahrung braucht.
▪ Tritt die Infektion später auf, ändert sich das Erregerspektrum. Ab dann sind gehäuft gramnegative Stäbchen (*Klebsiella spp., E. coli; Pseudomonas spp.*) verantwortlich. Bei den grampositiven Erregern bleiben *Staphylococcus aureus* und *Streptococcus pneumoniae* führend. Außerdem müssen vermehrt multiresistente Erreger in die Überlegung einbezogen werden (β-lactamasebildende gramnegative Erreger, MRSA).

## 2.31 Welche Maßnahmen sind zur Erregerdiagnostik sinnvoll?

Bei fieberhaften Temperaturen sollten Blutkulturen möglichst vor Beginn der antibiotischen Therapie gewonnen werden.

Zudem sollte Material direkt aus den Atemwegen zur mikrobiologischen Diagnostik entnommen werden. Wenn technisch möglich (der Patient kann Sputum produzieren, tiefe endotracheale Absaugung möglich) ist nichtinvasiv gewonnenes Material völlig ausreichend. Die per Bronchoskopie gewonnenen mikrobiologischen Proben haben keinen diagnostischen Vorteil.

Die Bronchoskopie sollte angewandt werden, wenn anders kein Atemwegssekret gewonnen werden kann oder davon unabhängige Indikationen zur Endoskopie bestehen (Sekretabsaugung bei Atelektase, Rekanalisation der Atemwege). Der Patient sollte durch die Bronchoskopie keinem zusätzlichen Risiko ausgesetzt werden, insbesondere bei schon schwerer respiratorischer Insuffizienz.

**2**

## 2.32 Welche multiresistenten Erreger (MRE) spielen im Krankenhaus eine besondere Rolle

- MRSA = Methicillin-resistenter *Staphylococcus aureus*
- VRE = Vancomycin-resistente Enterokokken
- MRGN = Multiresistente gramnegative Erreger (Enterobacteriaceae, Pseudomonas, Acinetobacter)

> **PRAXISTIPP**
> Es ist wichtig, das **lokale Erreger- und Resistenzspektrum** zu kennen. Es sollte regelmäßig dokumentiert, beobachtet und unbedingt in der Auswahl der empirischen Therapie beachtet werden. Da es sich von Station zu Station unterscheiden und sich über die Zeit ändern kann, ist eine regelmäßige kritische Betrachtung der Dokumentation erforderlich.

## 2.33 Muss man bei einer nosokomialen Pneumonie grundsätzlich auch multiresistente Erreger in der empirischen Therapie einbeziehen?

Nein. Es muss eine Risikostratifizierung erfolgen.

Das höchste Risiko für den Erwerb von MRE besteht nach antibiotischer Therapie in den letzten 3 Monaten.

Ein erhöhtes MRE-Risiko besteht auch für folgende Patienten:
- Invasive Beatmung
- Mehrtägige Intensivtherapie (> 4 Tage)
- Vorbestehende Kolonisierung mit MRE
- Chronische Organdysfunktion (chronische Nierenerkrankung, Leberzirrhose, strukturelle Lungenerkrankung)
- Chronische Wunden (suprapubischer Katether, perkutane enterale Gastrostomie, Trachealkanüle)

## 2.34 Wie sieht dann die empirische Behandlung aus? Oder kann man warten, bis der Erreger bekannt ist und dann nach Antibiogramm behandeln?

Die Behandlung sollte schnellstmöglich nach der Diagnose begonnen werden. Anhand der individuellen Evaluation des Patienten ergeben sich **drei Risikoklassen:**
- **Stabiler Patient, kein erhöhtes MRE-Risiko.** Hier sollte eine Monotherapie erfolgen (Piperacillin/Tazobactam oder Cephalosporin der 3. Generation oder ein pseudomonaswirksames Fluorchinolon oder Carbapenem).
- **Stabiler Patient, MRE-Risiko.** Auch hier ist eine Monotherapie möglich (Piperacillin/Tazobactam oder Carbapenem), eine Kombination mit einem Aminoglykosid kann überlegt werden. Sollte Ceftazidim eingesetzt werden, ist immer eine Kombinationstherapie empfohlen.
- **Instabiler Patient, Schock, MRE-Risiko.** Hier ist immer eine Kombinationstherapie indiziert (Piperacillin/Tazobactam oder Carbapenem oder Ceftazidim mit Aminoglykosid oder Fluorchinolon).

Ein kultureller Erregernachweis muss unbedingt versucht werden. Nur bei Vorliegen eines Antibiogramms kann spezifisch behandelt werden. Bei höhergradigen Resistenzen kommen Reserveantibiotika zum Einsatz.

Eine MRSA-wirksame Substanz (Vancomycin, Linezolid o. a.) sollte empirisch nur dann eingesetzt werden, wenn die lokale MRSA-Prävalenz unter allen nachgewiesenen *Staphylococcus-aureus*-Stämmen über 10–20 % liegt.

**MERKE**
Wenn die Diagnose gestellt ist, gilt auch hier die Devise „hit hard and early".

**2**

## 2.35 Welche Grundsätze sollten bei einer Antibiotikatherapie der nosokomialen Pneumonie beachtet werden?

Die Therapie sollte klinisch und mit der Hilfe von Biomarkern nach 48–72 h reevaluiert werden. Wann immer vertretbar, sollte eine Therapieanpassung angestrebt werden, insbesondere wenn ein ursächlicher Erreger identifiziert werden konnte.

Die Therapie der nosokomialen Pneumonie sollte über 8 Tage erfolgen. Eine längere Therapiedauer verbessert das Überleben der Patienten nicht, erhöht aber die Wahrscheinlichkeit einer Resistenzentwicklung.

Nur in Ausnahmefällen, bei Pneumonien durch *Pseudomonas spp.*, *Staphylococcus aureus*, Legionellen oder *Aspergillus spp.* sollte eine Therapie verlängert über 10–14 Tage erfolgen.

**MERKE**
Die Limitierung der Therapie auf 8 Tage ist sicher und vermeidet Resistenzen. Eine verlängerte Therapie über 10–14 Tage ist selten notwendig (z. B. bei *Pseudomonas spp.*, *Staphylococcus aureus*, Legionellen oder *Aspergillus spp.*).

## 2.36 Welche Wertigkeit haben inhalative Antibiotika?

Als inhalative Antibiotika stehen Gentamicin, Tobramycin, Aztreonam, Colistin und Levofloxacin zur Verfügung. Weitere Medikamente sind in Zukunft zu erwarten. Inhalative Antibiotika sind zur Therapie der nosokomialen Pneumonie nicht zugelassen. Ihr Einsatz kann deshalb nicht generell empfohlen werden.

Bei schwer behandelbaren pulmonalen Infekten insbesondere mit MRE besteht aber sicherlich in Einzelfällen eine Berechtigung, additiv durch Inhalation die systemische Antibiotikatherapie zu ergänzen.

**PRAXISTIPP**
Antibiotikatherapien per inhalationem mit Aminoglykosiden und Colistin sind am einfachsten durchführbar, weil sie als Feuchtinhalationen mit den ubiquitär im Krankenhaus vorhandenen Verneblern appliziert werden können.

## 2.37 Was tun, wenn der Patient sich unter Therapie nicht bessert?

Es muss eine **Reevaluation der Situation** erfolgen:
- Liegt wirklich eine Infektion vor?
- Ist es zu lokalen oder systemischen Komplikationen gekommen?
- Müssen Differenzialdiagnosen weiter abgeklärt werden?

**2**

Es müssen deshalb **weitere diagnostische Schritte** eingeleitet werden.

- Klinische Untersuchung, Labor, Blutgasanalyse (Hinweis auf Sepsis, Organ-dysfunktion von Niere, Leber, Lunge – respiratorische oder ventilatorische Insuffizienz?)
- Thorakale Bildgebung: Thorax Sonografie, Röntgenbild, Computertomografie des Thorax mit high resolution Technik (1–1,5 mm Schichtdicke). Hinweis auf lokale Komplikation Erguss, Empyem, Abszess, ARDS? Abklärung Differenzial-diagnosen: interstitielle Lungenerkrankung, Lungenembolie
- Echokardiografie (Differenzialdiagnose Herzinsuffizienz)
- Bronchoskopie (Abklärung interstitielle Lungenerkrankung oder maligne Er-krankung mit bronchoalveolärer Lavage, ggf. Histologie; Therapie von Atelek-tasen; neue Erregerdiagnostik)

Je nach Ergebnis der Untersuchungen muss die Therapie angepasst werden.

Lokale Komplikationen, insbesondere Erguss bzw. Empyem, sollten entlastet werden.

**PRAXISTIPP**
Neben der obligaten täglichen klinischen Untersuchung, um Komplikationen früh-zeitig zu erkennen, ist eine thorakale Sonografie oft sehr hilfreich, auch bedside bei immobilen Patienten, sowohl zum Erkennen als auch zur Verlaufsbeobachtung von Pathologien.

## 2.38  Welche Besonderheiten müssen bei einer Aspirationspneu-monie beachtet werden?

Hier muss einer potenziellen Infektion mit anaeroben und gramnegativen Bakterien aus der Mundflora und dem Magen-Darm-Trakt Rechnung getragen werden, dies ist unabhängig davon, ob es sich um eine Makroaspiration oder rezidivierende Mi-kroaspiration (insbesondere bei beatmeten Patienten) handelt.

## 2.39  Gibt es Gruppen von Personen, die zu Aspirationspneu-monien neigen?

Besondere Risiken bestehen für Patienten mit einer Dysphagie (z.B. nach Operatio-nen im HNO-Bereich und bei neurologischen Erkrankungen) und Patienten mit gestörter Vigilanz und reduzierten Schutzreflexen. Typische Lokalisation der Aspi-rationspneumonie ist das rechte Unterfeld aufgrund der Bronchialanatomie, aller-dings kann sie sich prinzipiell ubiquitär in der Lunge manifestieren.

## 2.40  Wie unterscheiden sich die Aspirationspneumonien in Therapie und klinischem Verlauf?

Wird eine Aspirationspneumonie vermutet, sind Breitspektrum-Penicilline mit Be-talaktamaseinhibitor aufgrund ihrer guten Wirksamkeit auch gegen Anaerobier zu bevorzugen. Bei anderen Antibiotika kann die additive Zugabe eines Antibiotikums mit Wirksamkeit gegen Anaerobier (Metronidazol oder Clindamycin) zur empiri-schen Antibiotikatherapie erwogen werden. Die Aspirationspneumonie zeigt häufig einen komplizierten Verlauf mit Tendenz zur Abszedierung aufgrund des Erreger-spektrums und dem zusätzlich direkt pneumotoxischen Magen- oder Gallensekret.

## 2.41 Wie entsteht eine Infarktpneumonie?

Im Rahmen einer **Lungenembolie** kommt es zur Obstruktion der Pulmonalarterienstrombahn.

Trotz mehrfacher Gefäßversorgung der Lunge (oxygeniertes Blut der Pulmonalvenen, Bronchialarterien) kommt es in etwa einem Drittel der Lungenembolien dennoch zu Infarkten. Diese pulmonalen Infarkte ereignen sich in der Peripherie, wo keine ausreichende Kollateralversorgung durch Bronchialarterien vorliegt. Aus der anatomischen Anlage der Pulmonalarterien entsteht dann ein keilförmiger Perfusionsdefekt mit pleuranaher Basis. Die ischämische Nekrose kann sich dann sekundär bakteriell infizieren (ca. 50 % der Fälle) und zur sog. Infarktpneumonie führen, oftmals begleitet von einer schmerzhaften Pleuritis (nicht selten das führende Symptom).

## 2.42 Gelten für die Infarktpneumonie eigene diagnostische Kriterien und Therapieempfehlungen?

Das therapeutische Regime unterscheidet sich nicht von denen der nosokomialen oder ambulant erworbenen Pneumonie. Selbstverständlich ist die Diagnose und Therapie der Thrombembolie ebenso entscheidend, sie muss konsequent durchgeführt werden, auch wenn es im Rahmen von sekundär hämorrhagischen Lungeninfarkten zur Hämoptysis kommt.

## 2.43 Welche Möglichkeiten zur Prophylaxe einer nosokomialen Pneumonie kennen Sie?

- Stationäre Aufenthalte sollten so kurz wie möglich gehalten werden.
- Frühzeitige Mobilisierung aller Patienten ist unbedingt anzustreben.
- Wann immer möglich, sollte man eine orale Ernährung anstreben, bei bettlägrigen Patienten in Oberkörperhochlage zur Aspirationsprophylaxe.
- Bei beatmeten Patienten empfiehlt sich der Einsatz einer subglottischen Absaugung.
- Konsequente Vermeidung unnötiger antibiotischer Therapien
- Impfungen gegen Influenza, Pneumokokken und Pertussis nach RKI-Empfehlungen
- Strikte Händehygiene bei Patienten, Angehörigen und medizinischem Personal

MERKE

**Händehygiene** ist wie immer das A und O!

**Literatur**

AIDSinfo Guidelines for Prevention and Treatment of Opportunistis Infections in HIV-Infected Adults and Adolescents. 10/2015 www.aidsinfo.nih.gov/guidelines

Anand N et al. The alphabet soup of Pneumonia, CAP, HAP, HCAP, NHAP, and VAP. SeminRespirCrit Care Med2009 Feb; 30 (1): 3–9

Dahlhoff K et al. Epidemiologie, Diagnostik und Therapie erwachsener Patienten mit nosokomialer Pneumonie. Pneumologie 2012; 66: 707–765

David E Griffith et al. An Official ATS/IDSA Statement: Diagnosis, Treatment, and Prevention on Nontuberculosis Mycobacterial Diseases. Am J RespirCrit Care Med Vol 175. S. 367–416, 2007

David W. Denning et al. Chronis Pulmonary Aspergillosis: rationale and clinical guidelines for diagnosis and treatment. EurRespir J 2016; 47: 45–68

Deutsch-Österreichische Leitlinien zur Therapie und Prophylaxe opportunistischer Infektionen bei HIV-infizierten erwachsenen Patienten. Version 2.0 vom 12.9.2014 AWMF Register Nr 055–006

Ewig S et al. S3 Leitlinie Behandlung von erwachsenen Patienten mit ambulant erworbener Pneumonie und Prävention-Update 2016.

Kalil AC et al. Management of Adults With Hospital-acquired and Ventilator-associated Pneumonia: 2016 Clinical Practice Guidelines by the Infectious Diseases Society of America and the American Thoracic Society. Clinical Infectious Diseases 2016

Kommission für Krankenhaushygiene und Infektionsprävention am Robert Koch-Institut; Prävention der noskomialen Pneumonie. Bundesgesundheitsblatt 2000; 43: 302–309

Lorenz J. Checkliste XXL Pneumologie 3. Auflage 2009

Patterson KC, Streak ME. Diagnosis and Treatment of Pulmonary Aspergillosis Syndromes. CHEST 2014; 146 (5): 1358–1368

Patterson TF et al. Practice Guidelines for the Diagnosis and Management of Aspergillosis: 2016 Update by the Infectious Diseases Society of America. Clinical Infectious Diseases 2016

Schaberg T et al. Empfehlungen zur Therapie, Chemoprävention und Chemoprophylaxe der Tuberkulose im Erwachsenen- und Kindesalter. Pneumologie 2012; 66: 133–171

Vogel F et al. PEG Empfehlungen Parenterale Antibiotika bei Erwachsenen. Chemotherapie Journal 8. Jahrgang Heft 1/1999

# 3 Harnwegsinfektionen

*M. Platten, N. Jung*

## 3.1 Welche Formen der Harnwegsinfektion gibt es?

- Urethritis (Entzündung der Harnröhre)
- Akute Zystitis (Entzündung der Harnblase)
- Akute Pyelonephritis (Entzündung des Nierenbeckens)
- Urosepsis (von den Harnwegen ausgehende Blutstrominfektion mit systemischer Entzündungsreaktion)

Die Begriffe chronische Harnwegsinfektion und chronische Pyelonephritis werden teilweise unterschiedlich verwendet.

- Eine **chronische Harnwegsinfektion** erfordert die Persistenz desselben Erregers für Monate oder Jahre mit Rezidiv nach Ende einer Behandlung. Reinfektionen erfüllen nicht die Definition einer chronischen Harnwegsinfektion.
- Die **chronische Pyelonephritis** bezieht sich auf histologische Veränderungen des Nierenparenchyms (z. B. dichte Infiltrate durch Lymphozyten und Plasmazellen in der Umgebung der Tubuli), die durch eine Infektion bedingt sind. Allerdings können auch andere Erkrankungen diese Veränderungen herbeiführen (z. B. Analgetika-Nephropathie, Vaskulitiden), sodass die histologischen Veränderungen unspezifisch sind.

## 3.2 Wie ist eine unkomplizierte, wie eine komplizierte Harnwegsinfektion definiert? Was bedeutet das für die Therapie?

Eine **unkomplizierte Harnwegsinfektion** findet sich in einem strukturell und neurologisch unauffälligen Harntrakt einer gesunden, nicht schwangeren, prämenopausalen Frau. Von einer **komplizierten Harnwegsinfektion** spricht man hingegen, wenn Faktoren vorliegen, die eine persistierende oder rezidivierende Infektion begünstigen. Dazu zählen:

- Fremdkörper in den Harnwegen (Steine, Katheter, Drainage)
- Harnwegsobstruktion (anatomisch, neurogen)
- Vesikoureteraler Reflux
- Immunsuppression
- Niereninsuffizienz
- Nierentransplantation

Zudem gelten Harnwegsinfektionen bei folgenden Gruppen als kompliziert:

- Männer
- Schwangere
- Kinder
- Menschen, die hospitalisiert sind oder regelmäßig Kontakt mit dem Gesundheitssystem haben

Patienten mit einer komplizierten Harnwegsinfektion sind häufig schwieriger zu behandeln, da bei ihnen aufgrund multipler antibiotischer Vorbehandlungen oft resistente Bakterien nachgewiesen werden, die zudem aufgrund der Veränderungen der Harnwege weniger leicht zu eradizieren sind.

**3**

## 3.3 Was ist eine asymptomatische Bakteriurie?

Von einer asymptomatischen Bakteriurie spricht man bei mehr als 100.000 KBE/ml Bakterien in einer Urinkultur bei einem symptomlosen Patienten. Eine asymptomatische Bakteriurie findet sich bei 1–3 % der gesunden, nicht schwangeren Frauen und häufiger bei Menschen im Alter > 65 Jahre (10 % der Männer, 20 % der Frauen [Mandell et al. 2016]).

## 3.4 Was ist der Stellenwert von Urinstix und Urinkultur bei der Diagnostik der Harnwegsinfektionen?

Der **Urinstix** ist eine Möglichkeit, vor Ort unmittelbar eine Aussage über das Vorliegen einer Leukozyturie, Bakteriurie, Hämaturie und Proteinurie zu treffen. Er kann lediglich orientierend Auskunft darüber geben, ob eine Harnwegsinfektion vorliegt (Screening), und es gibt falsch-positive und falsch-negative Befunde. Da ein Urinstix bei der unkomplizierten Zystitis der Frau mit klassischer Symptomatik keinen Mehrwert hat und bei schwereren bzw. komplizierten Harnwegsinfektionen nicht ausreichend ist, ist der Stellenwert gering.

In der **Urinkultur** kann man den Erregernachweis erbringen und semiquantitativ auch die Erregerzahl bestimmen. Zudem kann nach Erregerkultivierung ein Resistogramm erstellt werden. In folgenden Situationen ist die Anlage einer Urinkultur aus möglichst steril gewonnenem Mittelstrahlurin empfohlen:

- Pyelonephritis
- Urosepsis (zusätzlich Blutkulturen!)
- Katheterassoziierte Harnwegsinfektion
- Rezidivierende Harnwegsinfektionen bei der Frau

> **MERKE**
> Bei einer akuten unkomplizierten Harnwegsinfektion ist die Anlage einer Urinkultur nicht notwendig.

## 3.5 Brauchen alle Patienten mit > 100.000 KBE/ml in der Urinkultur eine Therapie?

Grundsätzlich muss eine Bakteriurie nur behandelt werden, wenn sie von Symptomen oder Zeichen einer Harnwegsinfektion begleitet wird. Definierte Ausnahmen sind die Bakteriurie bei Schwangeren und urologische Eingriffe mit Verletzung der Schleimhaut. Ob eine asymptomatische Bakteriurie nach Nierentransplantation behandelt werden sollte, ist derzeit umstritten. Die Behandlung asymptomatischer Bakteriurien bei älteren Menschen hat bezüglich langfristiger Morbidität oder Mortalität keinen Vorteil gezeigt. Zudem kann eine antibiotische Therapie schädlich sein, indem sie zu Nebenwirkungen führt und zur Resistenzbildung beiträgt.

> **MERKE**
> Eine asymptomatische Bakteriurie muss *nicht* antibiotisch behandelt werden, außer in der Schwangerschaft und bei urologischen Eingriffen mit Verletzung der Schleimhaut.

## 3.6 Was sind Risikofaktoren für eine Zystitis bei Frauen?

- Geschlechtsverkehr mit einem neuen Partner, gesteigerte Häufigkeit von Sex (Honeymoon-Zystitis in den Flitterwochen)
- Mit Spermiziden beschichtete Spirale (wahrscheinlich über eine Veränderung der vaginalen Flora durch das Spermizid)
- Östrogenmangel bei älteren Frauen, der zu einer vermehrten Kolonisierung der Region um die Harnröhre mit Bakterien führt, die Harnwegsinfektionen verursachen (Uropathogene)
- Inkomplette Entleerung der Blase aufgrund eines Blasenprolapses

## 3.7 Was sind Zeichen und Symptome einer akuten Zystitis?

Dysurie, Pollakisurie, vermehrter Harndrang, suprapubischer Schmerz, häufig auch Pyurie, manchmal Makrohämaturie. Bei jungen, sonst gesunden Frauen machen eine vaginale Reizung oder vaginaler Ausfluss die Diagnose einer Zystitis weniger wahrscheinlich. Fieber tritt in der Regel nur im Rahmen einer Pyelonephritis auf.

## 3.8 Was sind Differenzialdiagnosen der akuten Zystitis bei Frauen?

- Vaginitis durch Candida oder *Trichomonas spp.*
- Urethritis durch *Chlamydia trachomatis* oder *Neisseria gonorrhoeae*
- Genitale Herpes simplex-Infektion
- Allergische Reaktion (z. B. auf Seife, Waschmittel) oder lokale Reizung
- Trauma

## 3.9 Wie diagnostiziert man eine akute Zystitis?

Die typische Symptomatik einer akuten Zystitis besteht in Dysurie, Pollakisurie und ggf. suprapubischen Schmerzen. Bei nicht schwangeren, prämenopausalen Frauen ohne strukturelle oder funktionelle Veränderungen der Harnwege liegt eine unkomplizierte Harnwegsinfektion vor und die Diagnose wird klinisch gestellt; weitere Diagnostik ist nicht erforderlich, da bei typischer Symptomatik der zusätzliche Einsatz eines Harnteststreifens nur zu einer geringen Verbesserung der Diagnosesicherheit führt.

In allen anderen Fällen einer komplizierten Harnwegsinfektion sollte eine Urinkultur durchgeführt werden. Bei passender Symptomatik reicht hier eine Erregerzahl von ≥ 1.000 KBE/ml aus. Bei Fieber und/oder Flankenschmerzen ist an eine Pyelonephritis zu denken (▶ Kap. 3.19), und es müssen neben der Urinkultur auch Blutkulturen gewonnen werden. Zudem sollte bei Versagen einer kalkulierten antibiotischen Therapie und im Falle eines Rezidivs eine Urinkultur mit Resistenztestung angefertigt werden.

Urinteststreifen liefern wenig nützliche Informationen, wenn klinische Symptome einer Harnwegsinfektion vorliegen, da in diesem Fall auch negative Resultate (keine Leukozyturie, keine Bakteriurie) eine Harnwegsinfektion nicht ausschließen. Sie sollten daher in der Diagnostik der Harnwegsinfektionen nicht mehr angewendet werden.

## 3.10 Richtig oder falsch: Zur Diagnose einer Harnwegsinfektion müssen in der Urinkultur > 100.000 KBE/ml nachgewiesen werden?

Eine Urinkultur, in der eine so große Menge eines einzelnen Erregers nachgewiesen wird, spricht bei entsprechender Klinik definitiv für eine Harnwegsinfektion, hier reicht zur Diagnose bereits eine geringere Erregerzahl ($\geq 1.000$ KBE/ml) aus. Schwieriger ist es, wenn der Patient keine Symptome hat (▶ Kap. 3.3) oder wenn mehrere Erreger nachgewiesen werden. Dies kann auf eine Kontamination durch eine nicht fachgerecht gewonnene Urinprobe hinweisen. Studien mit suprapubisch gewonnenem Blasenpunktionsurin haben auf der anderen Seite gezeigt, dass bei Frauen mit typischen klinischen Zeichen einer Zystitis auch bereits 100 KBE/ml Bakterien relevant sein können.

## 3.11 Was sind die Antibiotika der Wahl für die kalkulierte Therapie der akuten unkomplizierten Zystitis?

Derzeitige Therapie der ersten Wahl bei der unkomplizierten Harnwegsinfektion der Frau sind Fosfomycin und Nitrofurantoin, da die vorherrschenden *E. coli*-Isolate häufig empfindlich sind (Kresken et al. 2016) und die übrige bakterielle Flora nur geringfügig beeinträchtigt wird. Zudem kann Pivmecillinam eingesetzt werden, ein Betalaktam-Antibiotikum, welches in hoher Konzentration in den Urin gelangt und die intestinale und vaginale Flora ebenfalls nur minimal beeinflusst (Dewar et al. 2014).

Alternativ kommen Cotrimoxazol und Fluorchinolone infrage, allerdings sind mittlerweile fast 20 % der nachgewiesenen *E. coli*-Isolate resistent gegenüber diesen Antibiotika (Kresken et al. 2016). Aktuell wird die Leitlinie Harnwegsinfektionen überarbeitet.

**M E R K E**
Mit sich wandelnder Resistenzlage können sich die Empfehlungen zur kalkulierten antibiotischen Therapie ändern.

## 3.12 Wie lange wird die unkomplizierte Zystitis behandelt?

Die Therapiedauer hängt von dem eingesetzten Antibiotikum ab (▶ Tab. 3.1).
Bei Therapieversagen oder Rezidiv sollte eine Urinkultur mit Resistenztestung durchgeführt werden. Ein möglicher Grund für ein Therapieversagen kann eine Resistenz des ursächlichen Erregers gegenüber dem verwendeten Antibiotikum sein. Zudem sollten alternative Diagnosen in Betracht gezogen werden.

| Tab. 3.1 Antibiotika der ersten Wahl bei unkomplizierter Harnwegsinfektion der Frau (Wagenlehner et al. 2011; Naber et al. S-3 Leitlinie Harnwegsinfektionen, 2010) | |
|---|---|
| **Substanz** | **Therapiedauer** |
| Fosfomycin 3.000 mg | Einmalgabe |
| Nitrofurantoin 50 mg 1–1–1–1 | 7 Tage |
| Nitrofurantoin RT 100 mg 1–0–1 | 5 Tage |
| Pivmecillinam 200 mg 1–0–1 | 7 Tage |
| Pivmecillinam 400 mg 1–0–1 | 3 Tage |

### 3.13 Was spricht für Cotrimoxazol, Nitrofurantoin und Fluorchinolone bei der Behandlung von Harnwegsinfektionen, was dagegen?

**Pro:** Da diese Antibiotika hauptsächlich auf aerobe, gramnegative Bakterien der Darmflora wirken, reduzieren sie die Zahl dieser Bakterien im Stuhl signifikant. Sie tragen nur wenig zur Resistenzbildung bei. Penicilline, Cephalosporine und Tetrazykline verändern die physiologische Flora von Vagina und Darm. Dies erhöht das Risiko für einen vaginalen Soor und trägt zur Selektion resistenter gramnegativer Bakterien im Stuhl bei, was das Risiko für weitere Harnwegsinfektionen erhöht.

**Contra:** Resistenzen gegenüber diesen Antibiotika (Ausnahme Nitrofurantoin) sind mittlerweile relativ häufig. Daher dürfen sie bei schweren Infektionen (Pyelonephritis, Urosepsis) nicht empirisch eingesetzt werden. Hier wird in der Regel zunächst Ceftriaxon verabreicht. Nach Erhalt der Urinkulturbefunde mit Resistenztestung kann aber auf eines der oben genannten Antibiotika umgestellt werden, wenn der nachgewiesene Erreger dafür sensibel getestet ist.

### 3.14 Wie ist eine rezidivierende Harnwegsinfektion definiert?

Von rezidivierenden Harnwegsinfektionen spricht man in folgenden Fällen:
- Zwei oder mehr Episoden in 6 Monaten
- Drei oder mehr Episoden in 12 Monaten

### 3.15 Wann sollte man bei Frauen mit rezidivierenden Harnwegsinfektionen der Sache weiter auf den Grund gehen?

Frauen mit einer Zystitis nach der Pubertät weisen nur selten signifikante anatomische Veränderungen der Harnwege auf. Man sollte danach suchen, wenn in kurzen Abständen Harnwegsinfektionen auftreten und immer wieder der gleiche Erreger nachgewiesen wird. Zum Nachweis solcher anatomischer Veränderungen sind bildgebende Verfahren wie Sonografie, Zystoskopie und Miktionszystourethrografie geeignet.

### 3.16 Was kann man bei einer sonst gesunden Frau tun, die unter rezidivierenden Harnwegsinfektionen leidet?

Bekannte Risikofaktoren (Geschlechtsverkehr, Anwendung einer Spirale, Spermizide) sollten vermieden werden. Die Einnahme einer halben Tablette Cotrimoxazol 480 mg oder Nitrofurantoin nach dem Geschlechtsverkehr kann die Häufigkeit von Harnwegsinfektionen senken.

### 3.17 Was sind die Risikofaktoren für eine Zystitis beim Mann, und wie wird sie behandelt?

Bei älteren Männern kommt eine Zystitis am häufigsten in Verbindung mit einer Vergrößerung der Prostata vor; häufige Rezidive treten bei chronischer bakterieller Prostatitis auf. Bei jungen Männern ist eine Zystitis viel seltener als bei Frauen und tritt vor allem bei insertivem Analverkehr und infolge einer Kolonisierung der Glans penis durch gramnegative Bakterien der Darmflora auf. Junge Männer mit Zystitis sollten für 7 Tage mit Antibiotika behandelt werden; weitergehende Diagnostik ist nur bei rezidivierender Zystitis erforderlich. Antibiotika der Wahl sind Cotrimoxazol und Fluorchinolone (**Cave** Resistenzlage!).

**3**

**MERKE**

Bei Männern gilt eine Harnwegsinfektion in der Regel als kompliziert und muss daher länger behandelt werden als bei Frauen. Zudem sollte nach Ursachen wie z. B. Harnabflussstörungen gesucht werden.

### 3.18 Welche Erreger können bei Männern zu einer Epididymitis führen?

Bei jungen Männern sind dies sexuell übertragene Erreger: *Chlamydia trachomatis* und *Neisseria gonorrhoeae*. Bei älteren Männern sind meist gramnegative Bakterien der Darmflora verantwortlich, häufig in Assoziation mit Blasenkathetern oder bakterieller Prostatitis.

### 3.19 Was sind Symptome einer Pyelonephritis?

Typische Symptome der Pyelonephritis sind unspezifisch (Fieber, Schüttelfrost). Spezifischere Symptome sind Flankenschmerzen und klopfschmerzhafte Nierenlager. Im Labor findet sich eine Leukozytose. Vor allem ältere Menschen und immunsupprimierte Patienten können auch gar keine Symptome aufweisen, oder es zeigen sich nur Symptome einer Zystitis (▶ Kap. 3.7). Seltener treten neben Fieber auch Übelkeit und abdominale Schmerzen auf, welche als fieberhafte Gastroenteritis fehlgedeutet werden können.

### 3.20 Muss jeder Patient mit Pyelonephritis stationär aufgenommen werden?

Hämodynamisch stabile Patienten, die in der Lage sind, orale Antibiotika einzunehmen, können ambulant behandelt werden, vorausgesetzt, es erfolgen engmaschige Verlaufskontrollen. Mittel der Wahl sind Ciprofloxacin und Levofloxacin. Antibiotika der zweiten Wahl sind Cefpodoximproxetil und Ceftibuten. Nach Erhalt der Resistenztestung aus der Urinkultur muss die antibiotische Therapie entsprechend angepasst werden. Cotrimoxazol und Amoxicillin/Clavulansäure sollte nur bei bekannter Erregerempfindlichkeit eingesetzt werden (Naber et al. 2010). Schwer kranke Patienten müssen zur intravenösen Antibiotikagabe stationär aufgenommen werden.

### 3.21 Was sind intravenöse Antibiotika der Wahl zur Therapie der Pyelonephritis?

Mittel der Wahl sind die Cephalosporine der dritten Generation (Ceftriaxon, Cefotaxim) und Cefuroxim (▶ Tab. 3.2). Nach Entfieberung (meist nach 2–3 Tagen)

**Tab. 3.2 Intravenöse antibiotische Therapie der Pyelonephritis (Naber et al. S3-Leitlinie Harnwegsinfektionen 2010)**

| Substanz | Dosierung |
| --- | --- |
| Ceftriaxon | 2 g 1–0–0 |
| Cefotaxim | 2 g 1–1–1 |
| Cefuroxim | 1,5 g 1–1–1 |

kann auf Basis der Resistenztestung der Urinkultur auf ein orales Antibiotikum umgestellt werden. Die Gesamtdauer der Therapie sollte bei schwerer Pyelonephritis, die eine stationäre Aufnahme erforderlich macht, 14 Tage betragen.

### 3.22 Wie lang muss eine Pyelonephritis antibiotisch behandelt werden?

Bei sonst gesunden Frauen mit einer unkomplizierten akuten Pyelonephritis ist die orale Gabe von Fluorchinolonen (Ciprofloxacin 500–750 mg 1–0–1 oder Levofloxacin 500 mg 1–0–0) über 7–10 Tage ausreichend (Naber et al. 2010). Die antibiotische Therapie einer akuten Pyelonephritis oder komplizierten Harnwegsinfektion (▶ Kap. 3.2) sollte nach Expertenmeinung bis 3–5 Tage nach Entfieberung fortgesetzt werden.

### 3.23 Wann sollte man eine Urinkultur bei Patienten mit dauerhaft liegendem Blasenkatheter durchführen, und wann behandelt man?

Grundsätzlich sollte eine strenge Indikationsstellung zur Anlage eines Blasenkatheters erfolgen, und er sollte entfernt werden, sobald dies möglich ist. Eine Urinkultur ist nur bei Symptomen oder Zeichen einer lokalen bakteriellen Infektion der Harnwege oder einer systemischen Infektion notwendig. Man sollte bedenken, dass bei diesen Patienten Urinkulturen in der Regel nicht steril sind. Die Diagnose einer Harnwegsinfektion bei einliegendem Blasenkatheter ist erschwert, da typische Symptome wie Algurie und Pollakisurie nicht evaluierbar sind. Wichtig ist es, bei älteren Patienten an diese Diagnose zu denken, z. B. bei Verwirrtheit.

Eine Behandlung sollte nur erfolgen, wenn Symptome oder Zeichen einer Harnwegsinfektion oder einer Urosepsis vorliegen. Die antibiotische Therapie allein wird nicht ausreichen, eine Entfernung oder ein Wechsel des Katheters ist unumgänglich.

PRAXISTIPP
**Harnwegsinfektionen bei liegendem Blasenkatheter**
Liegt eine Harnwegsinfektion vor, sollte der Blasenkatheter gewechselt werden, da sonst eine Sanierung der Infektion nicht zu erwarten ist.

### 3.24 Macht eine antibiotische Suppressionstherapie oder prophylaktische Therapie bei Patienten mit dauerhaft liegendem Blasenkatheter Sinn?

Nein. Antibiotika selektieren bakterielle Resistenzen, welche dann die Behandlung symptomatischer Harnwegsinfektionen erschweren.

### 3.25 Was muss man bei Harnwegsinfektionen von Patienten nach Nierentransplantation beachten?

Aufgrund des kürzeren, denervierten Ureters schreitet eine Zystitis bei Patienten nach Nierentransplantation häufig zu einer Pyelonephritis fort. Da auch die Transplantatniere nicht innerviert ist, treten keine Schmerzen auf, es sei denn, es entwi-

**3**

ckelt sich ein perinephritischer Abszess. Die antibiotische Behandlung einer Harnwegsinfektion sollte bei diesen Patienten daher mindestens 2 Wochen lang erfolgen.

### 3.26 Welche Patienten haben ein erhöhtes Risiko für eine Candidurie?

Patienten mit Kathetern, Stents, Conduits oder strukturellen Veränderungen der Harnwege, die Breitspektrum-Antibiotika erhalten haben.

### 3.27 Was macht man mit Patienten, die eine Candidurie haben?

Zuallererst sollten Katheter oder anderes Fremdmaterial entfernt werden. Wie eine asymptomatische Bakteriurie muss eine asymptomatische Candidurie in der Regel nicht behandelt werden. Eine Ausnahme sind Patienten mit Eingriffen an den Harnwegen außer der routinemäßigen Anlage eines Blasenkatheters. Medikament der Wahl ist Fluconazol. Eine wiederkehrende Candidurie ist häufig, wenn die zugrunde liegende Ursache nicht beseitigt wird. Die dauerhafte Therapie einer persistierenden Candidurie mit oralem Fluconazol bei Patienten mit nicht behebbaren strukturellen Veränderungen oder dauerhaft einliegenden Kathetern führt häufig zur Selektion Azol-resistenter Stämme wie *Candida krusei* und *Candida glabrata*, die schwieriger zu behandeln sind.

· · · · · · · · · · · · · · · · ·
**Weiterführende Literatur**
Dewar et al. Emerging clinical role of pivmecillinam in the treatment of urinary tract infection in the context of multidrug-resistant bacteria. J Antimicrob Chemother 2014.
Kresken et al. Comparative in vitro activity of oral antimicrobial agents against Enterobacteriaceae from patients with community-acquired urinary tract infections in three European countries. Clin Microbiol Infect 2016.
Mandell et al. Principles and Practice of Infectious Diseases, 8th Edition, 2016. Chapter 74: Urinary Tract Infections.
Naber et al. S-3 Leitlinie Harnwegsinfektionen, AWMF-Register-Nr. 043/044 (Fassung vom 17.6.2010, derzeit in Überarbeitung).
Wagenlehner et al. Unkomplizierte Harnwegsinfektionen, Deutsches Ärzteblatt, Jg. 108, Heft 24, 17.6.2011.

# 4 Intraabdominelle Infektionen

*T. Glück*

**4**

## 4.1 Welche Formen intraabdomineller Infektionen gibt es?

Man unterscheidet primäre, sekundäre und tertiäre **Peritonitis-Formen** und **Infektionen intraabdomineller Organe** (Cholangitis, Cholecystitis, Appendizitis, Divertikulitis).

▪ Unter einer **primären Peritonitis** versteht man eine Peritonitis, die ohne Perforation oder Verletzung von intraabdominellen Organen entsteht. Am häufigsten unter den primären Peritonitis-Formen ist die spontan bakterielle Peritonitis (SBP) bei Leberzirrhose. Auch bei malignem Aszites oder kardial bedingtem Aszites kann eine SBP auftreten. Weiterhin werden aszendierende Infektionen aus dem weiblichen Genitale zu den primären Peritonitiden gezählt (sog. pelvic inflammatory disease [PID], Perihepatitis bei aszendierenden Chlamydien-Infektionen [Fitz-Hugh-Curtis-Syndrom] und die abdominale Aktinomykose, die selten bei IUP-Trägerinnen auftreten kann). Auch die abdominale Tuberkulose eine primäre Peritonitis-Form.

▪ Zu den **sekundären Peritonitiden** werden Infektionen gezählt, die sich infolge einer Verletzung oder Perforation eines abdominalen Organs entwickeln, sei es spontan (z.B. perforiertes Ulcus ventriculi bzw. duodeni, perforierte Appendizitis oder Divertikulitis) oder infolge eines medizinischen Eingriffs (z.B. Anastomoseninsuffizienz). Auch die Peritonitis bei Peritonealdialyse wird zu den sekundären Peritonitis-Formen gezählt.

▪ Von **tertiärer Peritonitis** wird gesprochen, wenn eine sekundäre Peritonitis nicht erfolgreich behandelt wird oder nicht komplett saniert werden kann, sodass sich ein chronischer abdominaler Entzündungszustand einstellt, meist mit mehr oder weniger ausgeprägten Sepsis-Zeichen, aber oft ohne dass ein Erreger nachgewiesen werden kann oder allenfalls wenig pathogene Erregern wie Enterokokken oder Koagulase-negative Staphylokokken gefunden werden. Diese Peritonitis-Form ist durch ausgeprägte Immunparalyse und hohe Mortalität charakterisiert.

Infektionen der ableitenden Gallenwege (Cholangitis, Cholezystitis), die Divertikulitis und die Appendizitis stellen ebenfalls klassische intraabdominelle Infektionen dar.

## 4.2 Welches sind die klinischen Symptome bei intraabdominellen Infektionen?

Sekundäre Peritonitiden machen typischerweise ein *akutes Abdomen* mit Bauchschmerzen, Abwehrspannung, Ileus, hohem Fieber und Leukozytose bzw. Erhöhung anderer Entzündungsmarker (CRP, Procalcitonin). Im Einzelfall kann die Abgrenzung zu schwer verlaufenden Gastroenteritiden schwierig sein. Die Schmerzlokalisation erlaubt meist eine grobe Differenzierung (rechter Oberbauch: Cholangitis bzw. Cholezystitis; rechter Unterbauch: Appendizitis; linker Unterbauch: Divertikulitis) – aber diese „typischen" Lokalisationszeichen können im Einzelfall auch täuschen.

Bei den primären Peritonitiden, allen voran bei der SBP, können die klinischen Zeichen dagegen sehr viel diskreter sein wie AZ-Minderung, subfebrile Temperaturen oder Verschlechterung bzw. erstmaliges Auftreten einer hepatischen Enzephalopathie. Daher sollte bei einem Patienten mit Leberzirrhose, der wegen AZ-Minderung und mit Aszites stationär aufgenommen werden muss, eine diagnostische Parazentese vorgenommen werden.

# 4   Peritonitis

### 4.3   Anhand welcher Parameter kann man eine sekundäre Peritonitis von einer spontan bakteriellen Peritonitis unterscheiden?

Bei der sekundären Peritonitis besteht in der Regel eine höhere Erregerdichte, die im Allgemeinen gut in der Gramfärbung sichtbar ist, bei der SBP z. B. ist dagegen in der Regel die Gramfärbung (aus Aszites) negativ. Weitere Unterscheidungskriterien sind die Leukozytenzahl, die Eiweißkonzentration und die Höhe des Laktatdehydrogenase-Spiegels (LDH) im Aszites – alle diese Parameter werden bei sekundärer Peritonitis deutlich höher bestimmt werden als bei der SBP und die Glukosekonzentration ist bei sekundärer Peritonitis typischerweise stark erniedrigt.

### 4.4   Welche Verfahren werden üblicherweise bei der Diagnostik von intraabdominellen Infektionen eingesetzt?

Grundsätzlich muss zunächst immer eine gründliche körperliche Untersuchung erfolgen. Bei der Diagnostik der sekundären Peritonitisformen kommt dann vor allem der Bildgebung eine wichtige Rolle zu. Oft reicht bereits die Sonografie, um wichtige Fragen zu beantworten (Cholezystitis? Cholestase? Aszites? Ileus? Abszess?). Freie intraabdominelle Luft lässt sich im Röntgen-Thorax (▶ Abb. 4.1) und in der

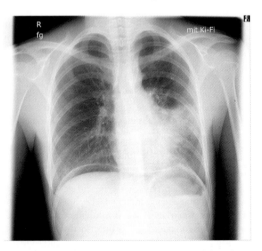

**Abb. 4.1** Röntgen-Thorax-Aufnahme mit freier intraabdomineller Luft [T929]

Abdomen-Übersichtsaufnahme, ileustypische Spiegelbildung in der Abdomen-Übersichtsaufnahme meist gut erkennen. Bei trotz dieser Diagnostik immer noch unklaren Prozessen wird in aller Regel eine Computertomografie des Abdomens zur Anwendung kommen, wobei nach Möglichkeit Kontrastmittel intravenös, oral und rektal appliziert werden sollte, um eine optimale Darstellung zu erreichen.

Wird der Patient operiert und finden sich intraoperativ Peritonitiszeichen (lokalisiert oder alle vier Quadranten betreffend), muss unbedingt Material in einem dafür geeigneten Transportmedium für die mikrobiologische Untersuchung asserviert und so schnell wie möglich dem mikrobiologischen Labor zugeführt werden.

## 4.5 Welche Therapiestrategien kommen bei intraabdominellen Infektionen zur Anwendung?

Bei den meisten Formen der sekundären Peritonitis kommt der definitiven Fokussanierung durch den Chirurgen, ansonsten ggf. der interventionellen Fokusdrainage (häufig temporär bis zur definitiven Sanierung) entscheidende Bedeutung zu. Historisch gesehen haben die Entwicklungen in der chirurgischen Technik, lange bevor es geeignete Antibiotika gab, bereits bedeutende Verbesserungen in der Prognose von intraabdominellen Infektionen gebracht. Eine Ausnahme bildet heutzutage die Divertikulitis, die zumindest bei den unkomplizierten Formen zunächst grundsätzlich eine Domäne der konservativen (antibiotischen) Therapie ist. In der Regel wird man jede sekundäre Peritonitis auch antibiotisch behandeln. Es hat sich bewährt, dass Patienten mit dem Verdacht auf eine sekundäre Peritonitis in der Abklärungsphase (und ggf. auch im weiteren Verlauf) von Internist/Gastroenterologe, Infektiologe und Abdominalchirurg gemeinsam betreut werden.

Die primären Peritonitiden sind hingegen vorwiegend eine Domäne der konservativen antibiotischen Therapie.

## 4.6 Wie unterscheiden sich ambulant erworbene von nosokomialen intraabdominellen Infektionen?

Neben dem Entstehungsmechanismus liegt der wesentliche Unterschied zwischen ambulant erworbenen und nosokomialen intraabdominellen Infektionen darin, dass bei der nosokomialen Situation meist eine Antibiotikatherapie vorausgegangen ist. Dadurch kommt es grundsätzlich zur Selektion von resistenteren Erregern, die damit bei nosokomialen Infektionen viel häufiger festgestellt werden. Ebenso werden Pilze bei nosokomialen intraabdominellen Infektionen häufiger gesehen als bei ambulant erworbenen und deren Nachweis besitzt dann eine ungünstige prognostische Bedeutung.

Dies gilt sowohl für primäre als auch für sekundäre Peritonitisformen.

## 4.7 Wie zuverlässig ist die mikrobiologische Diagnostik bei intraabdominellen Infektionen?

Das intestinale Mikrobiom im menschlichen Darm besteht aus etlichen hundert verschiedenen Spezies und es wäre nicht sinnvoll anzunehmen, dass diese z. B. bei einer Leckage nicht im Prinzip alle die Darmwand überqueren und ins Peritoneum gelangen, wir also grundsätzlich eine **polymikrobielle Infektion** vor uns haben. Allerdings ist nur ein kleiner Bruchteil der den Darm besiedelnden Bakterien tatsächlich in der

4

Lage, im Peritoneum eine Infektion zu etablieren. Weiterhin können nur ein Bruchteil der im Darm vorkommenden Erreger mit den mikrobiologischen Standard-Kulturverfahren kultiviert werden. Wenn wir also ein mikrobiologisches Isolat bei der Peritonitis mitgeteilt bekommen, können daneben etliche weitere, in der Kultur nicht gewachsene bzw. grundsätzlich nicht kultivierbare Pathogene im jeweiligen Fall von Bedeutung sein. So findet man mit mikrobiologischen Routinemethoden meist nur ein bis maximal zwei verschiedene Erreger, mit speziellen Kulturmethoden bis zu fünf, wobei wahrscheinlich an der Pathogenese jeweils noch weitere, nicht kultivierte Spezies beteiligt sein könnten. Zudem sind die Umstände der Probeneinsendung von Bedeutung. Die Einsendung eines Abstrichs in einem konventionellen Gel-Transportmedium wie für Rachenabstriche werden wohl nur die widerstandsfähigsten Bakterien überleben. Spezielle Transportmedien bieten da den Bakterien günstigere Bedingungen und erlauben damit eine bessere diagnostische Ausbeute. Auch sollte selbstverständlich Sorge dafür getragen werden, dass die Probe so schnell wie möglich in das mikrobiologische Labor gelangt. Transportzeiten > 2–4 h werden sicher ein schlechteres diagnostisches Ergebnis bringen.

Bei der **primären Peritonitis** haben wir dagegen in > 90 % eine monomikrobielle Infektion mit einer sehr geringen Erregerzahl von ca. 1–10/ml Aszites. Hier ist es günstig, ein stark verstärkendes Kulturmedium wie Blutkulturflaschen zu nehmen. Dazu werden unmittelbar nach der Parazentese noch am Krankenbett jeweils 5–10 ml Aszites in eine aerobe und eine anaerobe Blutkulturflasche eingespritzt.

**I N F O**

Spezielle Fragestellungen müssen sinnvollerweise mit dem Infektiologen und/oder dem Mikrobiologen besprochen und dem Labor mitgeteilt werden. So ist z. B. aus üblichen Materialien („Abstrichen") die Tuberkulose-Diagnostik kaum und aus Bouillon-Blutkulturflaschen gar nicht möglich, denn für die Mykobakterien-Diagnostik wird eine möglichst große Menge an nativem Material benötigt.

## 4.8 Welche Antibiotikaregime kommen typischerweise bei intraabdominellen Infektionen zur Anwendung?

Bei den **primären Peritonitiden** kann man für die unkomplizierte, ambulant erworbene SBP entsprechend der aktuellen Leitlinie weiterhin ein Cephalosporin der Gruppe 3 (Ceftriaxon oder Cefotaxim) einsetzen. Bei nosokomialer SBP oder häufig antibiotisch vorbehandelten Patienten mit Aszites muss allerdings damit gerechnet werden, dass vorangegangene Antibiotikatherapien zur Selektion resistenterer Erreger geführt haben, weshalb für solche Patienten Piperacillin/Tazobactam oder evtl. ein Carbapenem besser geeignet sind. Die primäre Peritonitis bei aszendierenden Infektionen aus dem weiblichen Genitale wäre mit einem Cephalosporin der Gruppe 3 in Kombination mit Metronidazol und Doxycyclin empirisch sinnvoll behandelt.

Bei der ambulant erworbenen **sekundären Peritonitis,** der **Appendizitis** und der **Divertikulitis** ist eine Aminopenicillin/β-Laktamase-Inhibitor-Kombination (Ampicillin/Sulbactam oder Ampicillin/Clavulansäure) vom Wirkspektrum sehr gut geeignet und im Allgemeinen ausreichend. Für die nosokomiale sekundäre Peritonitis wird Piperacillin/Tazobactam empfohlen.

Sowohl Aminopenicillin/β-Laktamase-Inhibitor-Kombinationen als auch Piperacillin/Tazobactam haben eine ausreichende Anaerobier-Wirksamkeit und somit muss bei Einsatz dieser Substanzen nicht noch zusätzlich Metronidazol gegeben werden, Gleiches gilt für Carbapeneme. Werden jedoch Cephalosporine der Gruppe 2 oder 3 oder Ciprofloxacin gegeben (z. B. bei Penicillinallergie!), so muss zusätzlich Metronidazol eingesetzt werden, damit anaerobe Erreger mit erfasst werden, da Cephalosporine und Ciprofloxacin keine ausreichende Anaerobier-Aktivität aufweisen.

In der Praxis wird nicht selten bei nosokomialen abdominalen Infektionen bereits primär empirisch ein Pilzmittel eingesetzt. Es gibt allerdings keine sichere Evidenz, dass ein solches Vorgehen das Behandlungsergebnis verbessert (▶ Kap. 4.13).

## 4.9 Wie lange sollte man eine intraabdominelle Infektion üblicherweise behandeln?

**4**

Die unkomplizierte SBP wird bei gutem Therapieansprechen, bestätigt durch eine Kontroll-Aszitespunktion mit Rückgang der Leukozytenzahl um mindestens 25 % am 3. Tag, lediglich für 5 Tage behandelt. Auch die unkomplizierte sekundäre Peritonitis, Cholangitis oder Divertikulitis benötigen nur für wenige Tage antibiotische Therapie. Eine große Studie zeigte, dass auch für komplizierte intraabdominelle Infektionen eine viertägige Therapiedauer ausreicht, wenn eine vollständige chirurgische Fokussanierung erfolgt ist. Bei der klassisch chirurgisch behandelten, unkomplizierten Appendizitis ist die chirurgische Therapie allein meist ausreichend. Kompliziertere Peritonitisverläufe benötigen dagegen eine Behandlungsdauer von ca. einer Woche. Hat die peritoneale Infektion zu einer schweren abdominalen Sepsis geführt, so sollte die Behandlungsdauer 8–10 Tage betragen, selten länger.

Spezielle Erreger wie Aktinomyceten müssen hingegen eine monatelange Therapie erhalten, was nach einer initial 2- bis 4-wöchigen intravenösen Behandlung meist mit Amoxicillin bzw. Doxycyclin oral fortgeführt werden kann. Und die abdominale Tuberkulose benötigt selbstverständlich die klassische Therapiedauer von wenigstens 6 Monaten mit initial einer 4-fach-Kombination für 2 Monate, danach Rifampicin und Isoniazid für weitere 4 Monate.

## 4.10 Wann benötigt ein Patient mit Leberzirrhose und Aszites eine Antibiotikaprophylaxe zur Verhinderung einer spontanbakteriellen Peritonitis?

Vor etlichen Jahren erfolgte die prophylaktische Verabreichung von Fluorchinolonen (Norfloxacin, Ciprofloxacin) an Patienten mit Leberzirrhose und Aszites eher liberal, da damals gezeigt worden war, dass dadurch bakterielle Infektionen verhindert, eine weitere Verschlechterung der Leberfunktion mit Entwicklung von Ösophagusvarizenblutung und hepatorenalem Syndrom vermindert und das Gesamtüberleben verbessert werden kann. Heutzutage wird die prophylaktische Antibiotikaverabreichung bei dieser Patientengruppe sehr viel kritischer gesehen. Durch die Fluorchinolon-Prophylaxe kommt es unweigerlich zur Selektion von multiresistenten Erregern, die diese Patienten dann dauerhaft besiedeln, klinisch relevante Infektionen hervorrufen können und damit enorme therapeutische Probleme bereiten mit insgesamt ungünstigem Einfluss auf das Überleben.

Bei Ösophagusvarizenblutung eines Patienten mit Leberzirrhose und Aszites sollte eine kurzfristige Antibiotikaprophylaxe mit z. B. einem Cephalosporin der Gruppe 3 für 5 Tage gegeben werden.

Eine längerfristige Verabreichung einer Antibiotikaprophylaxe nach überstandener SBP-Episode sollte auf die Patienten mit dem höchsten Risiko für Infektionen beschränkt bleiben, so bei Z.n. mehreren rezidivierenden SBP-Episoden, geringem Proteingehalt des Aszites (< 10 g/l), hochgradig eingeschränkter Lebersyntheseleistung, rezidivierender hepatischer Enzephalopathie, aber insgesamt guter Aussicht auf z. B. baldige Lebertransplantation. Möglicherweise hat bei solchen Patienten die Durchführung der Prophylaxe mit Rifaximin (2 × 550 mg tgl.), das nur lokal im Darm wirkt, Vorteile gegenüber den systemisch wirkenden Fluorchinolonen, was jedoch derzeit noch nicht abschließend bewertet werden kann.

**4**

## 4.11 Welche Erreger spielen bei Peritonitis bei Peritonealdialyse eine Rolle und wie ist das Management?

Bei der Peritonealdialyse (CAPD) können Erreger-bedingte Komplikationen in Form von Katheterinfektionen als auch in Form einer Peritonitis auftreten, die Übergänge sind fließend. Man rechnet bis ca. 0,5 Peritonitis-Episoden pro Jahr bei Patienten unter Peritonealdialyse, manche Zentren können noch bessere Infektionsraten von < 0,25 pro Jahr aufweisen.

Um eine Infektion bei CAPD nicht zu übersehen, muss das Effluat täglich auf Trübung beurteilt werden: Von einer Infektion ist auszugehen, wenn die betroffenen Patienten abdominale Beschwerden aufweisen und das Effluat trüb ist bzw. > 100 Leukozyten/µl aufweist mit > 50 % Granulozyten. Nach Abnahme von mikrobiologischen Kulturen (Effluat in Blutkulturflaschen) sollte dann umgehend mit einer empirischen Behandlung begonnen werden. Bei korrekter Durchführung der Diagnostik ist der verursachende Erreger in > 85 % der Fälle zu identifizieren. Am häufigsten werden bei CAPD-Infektionen Staphylokokken gefunden (*S. aureus* und Koagulase-negative Staphylokokken), gefolgt von gramnegativen Erregern. Pilze werden in < 5 % der Fälle gefunden; sie stellen sich häufig infolge von Antibiotikatherapie ein. Allgemein wird auch bei den CAPD-Patienten mit Infektion eine Zunahme von multiresistenten Erregern (MRSA, Vancomycin-resistente Enterokokken, ESBL-bildende gramnegative Erreger [3- bzw. 4-MRGN]) beobachtet.

Die empirische Antibiotikatherapie sollte so gewählt werden, dass mit breitem Spektrum sowohl grampositive wie gramnegative Erreger erfasst werden. Verschiedene Regime werden empfohlen, u. a. die Kombination von Vancomycin oder Cefazolin zur Behandlung von grampositiven Erregern mit einem im gramnegativen Bereich breit wirksamen β-Laktam wie z. B. Ceftazidim oder alternativ einem Aminoglykosid wie z. B. Gentamicin. Die konkret zur Anwendung kommende Strategie sollte einerseits die lokale Epidemiologie und andererseits patientenspezifische Faktoren wie z. B. die bekannte Besiedelung mit multiresistenten Erregern berücksichtigen. Die Therapie ist nach Erhalt des Antibiogramms anzupassen. Bevorzugt werden sollte die intraperitoneale Verabreichung der Antibiotika durch Zumischung zum Dialysat (▶ Tab. 4.1), wobei, insbesondere bei schwerem Krankheitsbild evtl. die ersten Dosen intravenös verabreicht werden. Bezüglich der Dosierung bei der Zumischung zum Dialysat wird auf die weiterführende Literatur verwiesen.

INFO

**Tab. 4.1 Dosierung der wichtigsten Antibiotika für intraperitoneale Applikation im Dialysat**

| Antibiotikum | Einmal tägliche Applikation (in 1 Dialyse-Beutel) | Kontinuierliche Applikation (in alle Dialyse-Beutel) |
|---|---|---|
| Vancomycin | 15–30 mg/kg KG alle 5–7 Tage | ID 30 mg/kg KG, ED 1,5 mg/kg KG/Beutel |
| Cefazolin | 15–20 mg/kg KG (1.000–1.500 mg) | ID 500 mg/L, ED 125 mg/l |
| Ceftazidim | 15–20 mg/kg KG (1.000–1.500 mg) | ID 500 mg/L, ED 125 mg/l |
| Gentamicin | 0,6 mg/kg KG | ID 8 mg/L, ED 4 mg/l |

**4**

Die Absorption von Antibiotika aus dem Peritoneum ist variabel und schwankt z. B. auch je nach dem Grad der peritonealen Inflammation. Daher muss bei intraperitonealer Gabe von Antibiotika mit geringer therapeutischer Breite wie Vancomycin und Gentamicin unbedingt mehrfach wöchentlich eine Talspiegelkontrolle im Serum vorgenommen werden.

Die Behandlungsdauer beträgt in der Regel 14 Tage.

Bei manchen Erregern wie Pseudomonas, Mykobakterien oder Pilzen, u. U. auch bei *S. aureus*, bei rezidivierender Infektion mit demselben Erreger und bei fehlender Besserung nach 4 Tagen unter adäquater Antibiotikatherapie sollte der CAPD-Katheter entfernt oder gewechselt werden.

Zur Prophylaxe von Infektionen des Dialysekatheters wird empfohlen, die Eintrittsstelle des Katheters in die Haut täglich mit einer Mupirocin oder Gentamicin enthaltenden Salbe zu behandeln.

## 4.12 Wann muss man an besondere Erreger einer abdominalen Infektion denken?

Durch Darmbakterien hervorgerufene, klassische intraabdominelle Infektionen verlaufen in aller Regel akut. Tritt die abdominale Symptomatik dagegen protrahiert, mit unspezifischen Symptomen, ggf. einer langsam progredienten abdominalen Raumforderung und mit nur subfebrilen Temperaturen auf, so muss an atypische Erreger gedacht werden.

So können z. B. Aktinomyceten im Intervall nach einer klassischen intraabdominellen Infektion (wie z. B. einer Appendizitis) Abszesse oder tiefsitzende fibrosierend-phlegmonöse Entzündungsreaktionen hervorrufen. Eine Mischinfektion zusammen mit anderen bakteriellen Erregern ist dabei nicht selten. Eine andere Form der abdominalen Aktinomykose stellt eine aus dem weiblichen Genitaltrakt aszendierende Infektion dar, was u. U. durch die Anwesenheit eines Intrauterinpessars begünstigt wird. Charakteristisch für Aktinomyceten-Infektionen ist die „bretthartе" Infiltration des infizierten Gewebes.

Bei protrahierter abdominaler Symptomatik sollte immer auch an Mykobakterien gedacht werden, insbesondere, wenn ein Immundefekt und/oder ein Migrationshintergrund vorliegt. Mykobakterielle Infektionen im Abdomen können sich als „kalte

4

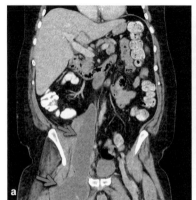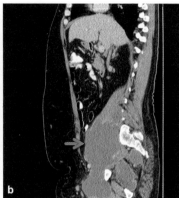

**Abb. 4.2** Intraabdomineller Abszess durch *M. tuberculosis*, ausgehend von einem eingeschmolzenen Lymphknoten bei einem HIV-positiven Patienten. Koronare (a) und sagittale Rekonstruktion (b). [a: T929; b: P346]

Abszesse" präsentieren, oft ausgehend von einem einschmelzenden Lymphknoten (▶ Abb. 4.2). Liegt ein Darmbefall vor, kann dies eine Symptomatik verursachen, die zunächst an einen M. Crohn denken lässt.

> **INFO**
>
> Es ist von essenzieller Bedeutung, den Verdacht auf solche Erreger mit dem Mikrobiologen zu besprechen, damit die entsprechenden Kulturmethoden zur Anwendung kommen können, da ansonsten die korrekte Diagnose u. U. verpasst werden könnte.

## 4.13 Welche Bedeutung besitzen Pilze bei intraabdominellen Infektionen?

Pilze werden häufiger bei nosokomialen Infektionssituationen mit längerer antibiotischer Vorbehandlung gefunden als bei ambulant erworbenen intraabdominellen Infektionen, und häufiger bei Fokus im oberen Verdauungstrakt als bei Prozessen, die vom Colon ausgehen.

Leider stehen für die Pilzdiagnostik weiterhin keine sensitiven diagnostischen Möglichkeiten zur Verfügung, die dann auch noch spezifisch wirklich invasive Pilzinfektion von Besiedelung unterscheiden könnten. Es ist nach der Datenlage in der Literatur unstrittig, dass Patienten mit kulturellem Nachweis von Pilzen aus einer intraabdominellen Probe eine ungünstigere Prognose aufweisen. Allerdings konnte bisher in etlichen, auch prospektiv durchgeführten Untersuchungen nicht gezeigt werden, dass eine antimykotische Therapie – egal ob empirisch, präemptiv oder gemäß dem Kulturergebnis – die Prognose dieser Patienten verbessert. Vor diesem Hintergrund hat die vielerorts und oft geübte „empirische" Pilztherapie bei Patienten mit schwerer sekundärer Peritonitis (z. B. bei Anastomoseninsuffizienz bzw. Anastomoseninsuffizienz-Rezidiv oder einer sonstigen schweren sekundären nosokomialen Peritonitis mit ggf. mehrfach nötiger Revision) keine evidenzgesicherte Grundlage. Leider bleibt damit derzeit die Diagnostik und Therapie von intraabdominellen Pilzinfektionen ein Umgang mit vielen Unwägbarkeiten.

### 4.14 Welche Bedeutung besitzen Enterokokken bei intraabdominellen Infektionen?

Der Stellenwert von Enterokokken als generell gering pathogene Bakterien ist bei intraabdominellen Infektionen ähnlich unklar wie der von Pilzen. So konnte bei Isolation von Enterokokken (insbesondere in der nosokomialen Situation) gezeigt werden, dass solche Patienten eine schlechtere Prognose aufweisen. Antibiotika-Therapieschemata mit bzw. ohne Enterokokkenaktivität unterscheiden sich in den bisher vorliegenden Untersuchungen jedoch nicht hinsichtlich ihrer Effektivität bei intraabdominellen Infektionen oder bezüglich des Outcome der Patienten. Man wird in einer nosokomialen Situation bei einem kritisch kranken Patienten nachgewiesene Enterokokken eher mitbehandeln, in weniger kritischen Situationen dagegen eher ignorieren.

Weiterhin finden sich Enterokokken sehr häufig (meist zusammen mit anderen Bakterien) bei Infektionen der Gallenwege.

## Infektionen von Gallenwegen und Gallenblase

### 4.15 Was ist bei Infektionen der Gallenwege und der Gallenblase zu beachten?

Infektiöse Komplikationen im Bereich der Gallenblase und der Gallenwege sind in der Regel Folge des Gallensteinleidens, das 10–15 % der westlichen Bevölkerung betrifft. Damit zählen diese Erkrankungen zu den häufigsten intraabdominellen Infektionen.

Bei der Diagnostik von (typischerweise kolikartigen) Schmerzen im rechten Oberbauch, zusammen mit Fieber und/oder erhöhten Entzündungsparametern und/oder erhöhten Leberwerten bzw. Bilirubin und/oder Ikterus kommt der **Bildgebung** und hier der **Sonografie** die wichtigste Bedeutung zu. Findet sich dabei ein Flüssigkeitssaum um die Gallenblase und eine verdickte Wand (Vorsicht bei der Interpretation, wenn Aszites anderer Genese vorliegt!) und gibt der Patient in dieser Region Schmerzen bei Druck mit dem Schallkopf an, kann die Diagnose Cholezystitis (▶ Abb. 4.3), bei erweitertem DHC die Diagnose Cholangitis (▶ Abb. 4.4) als gesi-

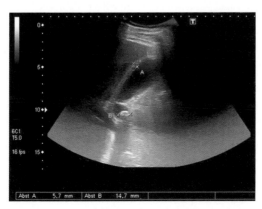

**Abb. 4.3** Cholezystitis: verdickte Gallenblasenwand, Flüssigkeitssaum und Konkrement (sonografisches Bild) [P346]

**4**

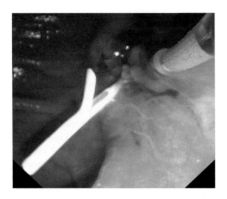

**Abb. 4.4** Eitrige Sekretion aus der Papille bei Cholangitis (ERCP-Bild) [P346] (Eine farbige Version dieser Abbildung findet sich im Anhang.)

chert gelten und zügig die entsprechende Therapie eingeleitet werden. Bei der Sonografie unklare Fälle können mittels MRCP oder auch im CT abgeklärt werden.

Die Behandlung erfolgt zunächst mit der Einleitung einer empirischen Antibiotikatherapie, die sich in erster Linie gegen die bei diesen Infektionen am häufigsten vorkommenden Enterobakterien (*E. coli*, Klebsiellen in > 50 %) richtet, wobei meist eine Mischinfektion mit Enterokokken und auch recht häufig mit Anaerobiern vorliegt. Abhängig vom lokalen Resistenzmuster kann hier nach eigener Erfahrung sehr gut Ampicillin mit β-Laktamase-Inhibitor (Ampicillin/Sulbactam; Ampicillin/Clavulansäure) eingesetzt werden, ansonsten ein Cephalosporin der Gruppe 2 oder 3a in Kombination mit Metronidazol oder ein Fluorchinolon Gruppe 4 (Moxifloxacin). Schwere Infektionen mit Cholangiosepsis, insbesondere als nosokomiale Infektion, sollten mit Piperacillin/Tazobactam oder evtl. mit einem Carbapenem behandelt werden, ggf. in Kombination mit einem gegen resistente grampositive Erreger (z. B. *E. faecium*, VRE) wirksamen Präparat.

Bei Obstruktion des Ductus hepatocholedochus sollte zeitnah eine ERCP mit Papillotomie, Steinextraktion und Stent-Versorgung erfolgen. Dies gilt insbesondere, wenn gleichzeitig eine biliäre Pankreatitis vorliegt. Die Cholezystektomie kann dann entweder kurzfristig oder mitttelfristig im Intervall erfolgen, wobei es nicht nötig ist, die Cholezystektomie wegen einer ggf. begleitend vorliegenden biliären Pankreatitis hinauszuschieben.

Bei einer typischen akuten Cholezystitis wird der Chirurg in der Regel noch während der akuten Entzündungsphase die laparoskopische Cholezystektomie vornehmen.

Seltenere Ursachen von Cholangitis und Cholezystitis sind endoskopische Eingriffe an den Gallenwegen aus anderen Gründen, oder (in Deutschland extrem selten, evtl. bei Migranten) ein Parasitenbefall.

Eine besondere Form ist die akalkulöse Cholezystitis bei Intensivpatienten, bei welcher in der Regel keine Steine vorliegen bzw. pathogenetisch keine Rolle spielen. Auf diese Entität muss insbesondere bei länger intensivmedizinisch behandelten (meist auch längerfristig beatmeten) Patienten unter parenteraler Ernährung geachtet werden, wenn ohne offensichtliche Ursache die Entzündungsparameter plötzlich (ggf. wieder) ansteigen. Da diese Patienten oft zu instabil für eine größere Intervention sind, besteht hier die Möglichkeit der temporären (sonografisch oder im CT) interventionell angelegten perkutan-transhepatischen Drainage der Gallenblase, wobei eine kürzlich veröffentlichte Meta-Analyse keinen Vorteil der (einfacher durchzuführenden) Drainage gegenüber der Cholezystektomie zeigen konnte.

# Divertikulitis

## 4.16 Welches diagnostische und therapeutische Management wird bei Divertikulitis empfohlen?

Patienten mit typischer Klinik für eine Divertikulitis (linksseitiger Unterbauchschmerz und erhöhte Entzündungsparameter, ▶Tab. 4.2) werden in der Regel zur weiteren Diagnostik eine **Computertomografie des Abdomens** mit intravenöser, oraler und rektaler Kontrastierung erhalten. Damit lässt sich am besten die Größe des entzündlich veränderten Areals darstellen und Abszess bzw. Perforation ausschließen, da dies das therapeutische Vorgehen entscheidend beeinflusst (▶Abb. 4.5). Bei guten Ultraschallbedingungen und einem erfahrenen Untersucher kann evtl. auch die Sonografie weiterführen.

**4**

I N F O

| Tab. 4.2 Einteilung der Divertikulitis nach Hansen und Stock | | |
|---|---|---|
| **Stadium** | **Beschreibung** | **Klinik** |
| 0 | Divertikulose | Ohne Symptome |
| I | Akute unkomplizierte Divertikulitis | Schmerzen im Unterbauch, ggf. Fieber, erhöhte Entzündungsparameter |
| II | Akute komplizierte Divertikulitis | |
| II a | Peridivertikulitis, phlegmonöse Divertikulitis | Druckschmerz und lokale Abwehrspannung, tastbare Resistenz, Fieber, erhöhte Entzündungsparameter |
| II b | Abszedierende Divertikulitis, gedeckte Perforation | Lokaler Peritonismus, tastbare Resistenz, Fieber, Ileus, erhöhte Entzündungsparameter |
| II c | Freie Divertikelperforation | Akutes Abdomen, Peritonitis |
| III | Chronisch rezidivierende Divertikulitis | Rezidivierender Unterbauchschmerz, ggf. Obstipation, Subileus |

Die Entzündungsparameter sind in der Mehrzahl der Divertikulitis-Fälle mäßig bis deutlich erhöht und können gut zur Beurteilung als Verlaufsparameter herangezogen werden.

Eine unkomplizierte Divertikulitis wird bisher üblicherweise für einige wenige Tage antibiotisch behandelt, bis die Beschwerden gebessert und die Entzündungsparameter deutlich rückläufig sind. In den meisten Fällen tritt dies innerhalb von 4–5 Tagen ein. In jüngster Zeit findet eine Veränderung des Managements der unkomplizierten Divertikulitis dahingehend statt, dass auch ohne Antibiotikatherapie konservativ behandelt werden kann (▶Kap. 4.17).

Auch bei komplizierter Divertikulitis (gedeckte Perforation, Abszess) sollte zunächst konservativ antibiotisch behandelt werden, selbst wenn prinzipiell eine OP-

**4**

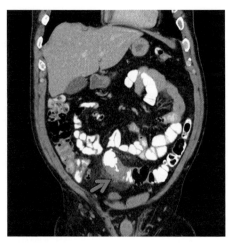

**Abb. 4.5** Divertikulitis (Abdomen-CT; koronare Rekonstruktion) [T929]

Indikation besteht, um möglichst in ein entzündungsfreies Intervall zu gelangen, da dann bei der Operation mit einer niedrigeren Komplikationsrate gerechnet werden muss. Ein Abszess kann evtl. temporär mit einer interventionell gelegten perkutanen Drainage entlastet werden, um dieses Ziel zu erreichen. Selbstverständlich benötigen solche Patienten engmaschige (in der Regel stationäre) Überwachung, damit der Übergang in eine Peritonitis mit dann sofortiger Operationsindikation nicht übersehen wird.

Nach Abklingen der akuten Symptomatik sollte zur differenzialdiagnostischen Abklärung einer Divertikulitis und zum Ausschluss einer Neoplasie immer eine Koloskopie durchgeführt werden, sofern dies nicht kurz zuvor erfolgt war. Handelte es sich um eine perforierte Divertikulitis, so sollte jedoch ein Abstand von mehreren Wochen eingehalten werden.

Mindestens 2/3 der Divertikulitiden verlaufen mit einem einzigen Divertikulitisschub im Leben ohne weitere Komplikationen, die übrigen Patienten entwickeln (u. U. wiederholt) Rezidive, wobei das Rezidivrisiko mit der Zahl der bereits abgelaufenen Episoden steigt. Dies gilt insbesondere, wenn solche Rezidive immer in kurzem zeitlichem Abstand nach einem Divertikulitisschub auftreten. Dagegen verlaufen die Rezidiv-Divertikulitiden meist weniger heftig als die erste Episode. Bei der Beurteilung der Indikation zur Operation mit Entfernung des divertikeltragenden Darmabschnitts muss die Zahl der Divertikulitisrezidive, das Alter und das damit einhergehende Risikoprofil des Patienten für postoperative Komplikationen individuell berücksichtigt werden. Die früher geübte Praxis, grundsätzlich nach dem ersten Rezidiv zu operieren, wird heutzutage so nicht mehr gehandhabt.

### 4.17  Benötigt eine Divertikulitis immer antibiotische Therapie?

In den vergangenen Jahren wurden mehrere Studien veröffentlicht, die nahelegen, dass eine unkomplizierte Divertikulitis nach Ausschluss eines Abszesses oder einer Perforation bzw. eines sehr ausgedehnten Entzündungsprozesses wohl auch ohne

Antibiotikatherapie und lediglich ggf. symptomatisch behandelt werden kann. Solche Patienten benötigen allerdings unbedingt eine

- Computertomografie des Abdomens um sicherzustellen, dass es wirklich eine unkomplizierte Situation ist, und
- Sehr engmaschige klinische und laborchemische Überwachung des Verlaufs, um eine in ca. 5 % eintretende Befundverschlechterung bzw. weitere Ausdehnung des Entzündungsprozesses nicht zu übersehen.

Grundsätzlich muss berücksichtigt werden, dass die erste Divertikulitisepisode üblicherweise diejenige ist, die am meisten Beschwerden bereitet und damit wohl sinnvollerweise antibiotisch behandelt werden sollte. Die aktuelle deutsche Leitlinie zur Behandlung der Divertikulitis sieht entsprechend eine abwartend-konservative Behandlung der Divertikulitis ohne Einsatz von Antibiotika als eine „Kann"-Option. Der Vorteil einer nur symptomatischen Behandlung der Divertikulitis liegt dagegen klar in der Vermeidung von Antibiotika-assoziierten Nebenwirkungen wie z.B. dem Risiko für *C. difficile*-assoziierte Colitis.

## Appendizitis

### 4.18 Welches diagnostische und therapeutische Management wird bei Appendizitis empfohlen?

Die Appendizitis ist in der Mehrzahl der Fälle eine **klinische Diagnose,** wenn sich die Symptomatik typisch entwickelt mit akut einsetzenden Oberbauchschmerzen, die dann im Verlauf von mehreren Stunden in den rechten Unterbauch wandern. Die typischen klinischen Zeichen mit Druckschmerz am Lanz- bzw. McBurney-Punkt sowie Loslass-Schmerz sind dann vorhanden. Allerdings sind weit nicht alle Appendizitiden typisch in der Symptomatik. Insbesondere wenn die Appendix tief in das kleine Becken reicht oder retrozökal liegt, kann die Symptomatik oft atypisch oder verschleiert sein und leicht mit einer Gastroenteritis verwechselt werden. In solchen Situationen ist es wichtig, den Patienten sehr engmaschig im Verlauf zu beurteilen und/oder eine abdominale Bildgebung durchzuführen.

Das **Labor** zeigt in der Initialphase meist nur eine geringgradige Entzündungskonstellation oder kann auch weitgehend unauffällig sein und hilft in der Regel differenzialdiagnostisch nicht weiter.

Wird nur aufgrund der klinischen Zeichen die Indikation zur Operation gestellt, so werden bis 15 % der Patienten unnötig operiert. Diese Rate lässt sich mittels Bildgebung reduzieren, wobei die Computertomografie die zuverlässigste Diagnostik darstellt, jedoch mit der entsprechenden Strahlenbelastung einhergeht, was bei den meist jungen Patienten mitbedacht werden muss. Daher wird empfohlen, zunächst eine Sonografie durchzuführen und die CT-Diagnostik auf solche Fälle zu beschränken, die mittels Sonografie nicht geklärt werden können. Zirka 50 % der CTs können damit eingespart werden.

Die Antibiotikagabe kann in vielen Fällen auf die perioperative Prophylaxe beschränkt werden. Lediglich wenn bereits eine Komplikation in Form einer lokalen Peritonitis vorliegt, wird man über wenige Tage antibiotisch behandeln, z.B. mit Aminopenicillin/β-Laktamase-Inhibitor oder mit einem Cephalosporin der Gruppe 2 oder 3a plus Metronidazol.

**4**

## 4.19 Kann eine Appendizitis auch lediglich mit antibiotischer Therapie, also konservativ behandelt werden?

Erste Versuche, die Appendizitis konservativ mit Antibiotika zu behandeln, gehen auf die 50er-Jahre des vergangenen Jahrhunderts zurück, als die ersten Antibiotika mit ausreichender Aktivität gegen Darmbakterien verfügbar wurden. Dieser Ansatz, obwohl damals nicht mit ungünstigem Behandlungsergebnis verlaufen, geriet dann wieder in Vergessenheit. In den letzten Jahren wurde das Konzept der konservativen Appendizitistherapie nun wieder aufgegriffen. Mehrere Studien zeigten, dass eine akute, mittels CT-Diagnostik als mutmaßlich unkompliziert klassifizierte Appendizitis (Ausschluss von Abszess oder Fäkolith) wohl tatsächlich in über 90 % der Fälle erfolgreich konservativ antibiotisch behandeln werden kann, und zwar mit geringerer Morbidität (Schmerzen, Dauer der Krankschreibung). Zirka 25 % der initial konservativ behandelten Patienten müssen dann im Verlauf eines Jahres doch noch appendektomiert werden, wobei davon nur ca. 10 % bei der schlussendlich nötig werdenden Operation einen komplizierten, d.h. durch die konservative Therapie möglicherweise „verschleppten" Befund aufwiesen. Längerfristigere Beobachtungen liegen jedoch nicht vor.

Man muss sich allerdings fragen, ob die konservative Appendizitistherapie tatsächlich einen Vorteil bietet, wo heutzutage die Appendektomie einen Eingriff darstellt, der praktisch überall verfügbar ist und in fast allen Fällen laparoskopisch mit minimalem Risiko und geringer Morbidität durchgeführt werden kann. Seit weit über 100 Jahren wird dies ohne offensichtlich schädliche Nachwirkungen so praktiziert und damit diese Erkrankung zu praktisch 100 % erfolgreich, dauerhaft und ohne Notwendigkeit für weitere Nachbeobachtung geheilt. Man müsste sich also fragen, welche Gründe vorlägen, um von diesem erfolgreichen Vorgehen abzuweichen. Dies gilt zumal, weil ein konservativer Therapieversuch zwingend ein Abdomen-CT zur Diagnostik voraussetzt (mit entsprechender Strahlenbelastung bei den oft jungen Patienten!). Bisher wird dies in Deutschland sicher nicht standardmäßig bei jeder Appendizitis durchgeführt.

Schließlich gibt es eine retrospektive Beobachtung, die nahelegt, dass appendektomierte Menschen nach Antibiotikatherapie ein höheres Risiko für einen schweren Verlauf einer *Clostridium difficile*-Infektion aufweisen. Als Erklärung für dieses Phänomen wird spekuliert, dass sich in der von der Darmpassage „ausgeschalteten" Appendix normale Darmflora besser halten kann, woraus sich das intestinale Mikrobiom nach Enteritiden oder Antibiotikatherapie leichter regenerieren könnte. Diese durchaus interessante Hypothese bedarf allerdings noch der Bestätigung. Welche u. U. ungünstigen Auswirkungen die bei konservativer Appendizitistherapie grundsätzlich für mehrere Tage nötige systemische Antibiotikatherapie auf die intestinale bzw. Appendix-Flora haben könnte, müsste dabei jedoch mitbedacht bzw. in Zukunft untersucht werden.

## 4.20 Was sind die wichtigsten infektiösen/nicht-infektiösen Differenzialdiagnosen abdominaler Infektionen?

In der Praxis wird man am häufigsten vor die Differenzialdiagnose zwischen mehr oder weniger banalen **Gastroenteritiden** und intraabdominellen Infektionen im engeren Sinn gestellt. Begleitende typische Symptome wie Übelkeit/Erbrechen und wässrige Durchfälle weisen eher auf eine Gastroenteritis hin, ein peritonealer Reiz dagegen eher auf einen intraabdominellen entzündlichen Prozess – wobei diese Symptome jedoch nicht besonders gut zwischen Gastroenteritis und sekundärer Peritonitis diskriminieren. Abdominelle Bildgebung (CT, Sonografie) kann ergänzend hilfreich sein – oft ergibt sich die korrekte Diagnose aber erst aus der Beobachtung des Verlaufs der Klinik und der Laborwerte. Um den Zeitpunkt für eine u. U. lebensrettende chirurgische Intervention nicht zu verpassen, müssen solche Patienten engmaschig (mindestens einmal täglich) interdisziplinär visitiert werden.

Bei Frauen kann eine **Endometriose** aufgrund der damit assoziierten Bauchschmerzen eine intraabdominelle Infektion imitieren. Die Zyklus-Abhängigkeit der Beschwerden kann hier differenzialdiagnostisch wegweisend sein.

Eine **Pseudoperitonitis** mit heftigen Bauchschmerzen tritt selten bei entgleistem Diabetes mellitus mit hohen Blutzuckerwerten oder bei Addison-Krise auf. Es ist nicht ganz klar, wie die Beschwerden entstehen. Die weiteren Symptome der metabolischen Entgleisung weisen den diagnostischen Weg, und deren Korrektur bringt zügige Besserung.

Sehr **seltene Erkrankungen,** die intraabdominelle Infektionen imitieren können, sind die *Porphyrie* und das *Familiäre Mittelmeerfieber.* Bei Letzterem lässt sich meist ein genetischer Hintergrund aus dem (östlichen) Mittelmeerraum finden, bei der Porphyrie muss an auslösende Medikamente gedacht werden.

··················
## Weiterführende Literatur
### Primäre Peritonitis
Fernández J, Tandon P, Mensa J, Garcia-Tsao G. Antibiotic prophylaxis in cirrhosis: Good and bad. Hepatology, 2016; 63 (6): 2019–2031.

Gerbes AL, Gülberg V, Sauerbruch T, et al. S3-Leitlinie „Aszites, spontan bakterielle Peritonitis, hepatorenales Syndrom". Z Gastroenterol, 2011; 49(6): 749–779.

Wiest R, Krag A, Gerbes A. Spontaneous bacterial peritonitis: recent guidelines and beyond. Gut, 2012; 61 (4): 297–310.
### Sekundäre Peritonitis
Mazuski JE, Solomkin JS. Intra-abdominal infections. Surg Clin North Am, 2009; 89 (2): 421–437.

Singh S, Khardori NM. Intra-abdominal and pelvic emergencies. Med Clin North Am, 2012; 96 (6): 1171–1191.
### Infektionen bei Peritonealdialyse
Li PK, Szeto CC, Piraino B et al. ISPD peritonitis recommendations: 2016 Update on prevention and treatment. Perit Dial Int, 2016; 36(8): 481–508.
### Abdominelle Pilzinfektionen
Bassetti M, Righi E, Ansaldi F et al. A multicenter multinational study of abdominal candidiasis: epidemiology, outcomes and predictors of mortality. Intensive Care Med, 2015; 41 (9): 1601–1610.

Montravers P, Leroy O, Eckmann C. Intra-abdominal candidiasis: it's still a long way to get unquestionable data. Intensive Care Med 2015, 41 (9): 1682–1684.

Montravers P, Perrigault PF, Timsit JF et al. Antifungal therapy for patients with proven or suspected Candida peritonitis: AmarCAND2, a prospective cohort study in French intensive care units. Clin Microbiol Infect 2016 Oct 13; [e-pub].

Morris AM, Regenbogen SE, Hardiman KM, Hendren S. Sigmoid diverticulitis: a systematic review. JAMA, 2014; 311 (3): 287–297.
### Cholecystitis und Cholangitis
Demehri FR, Alam HB. Evidence-based management of common gallstone-related emergencies. J Intensive Care Med, 2016; 31 (1): 3–13.

Gomi H, Solomkin JS, Takada T et al. TG13 antimicrobial therapy for acute cholangitis and cholecystitis. J Hepatobiliary Pancreat Sci, 201; 20 (1): 60–70.

4

Gurusamy KS, Davidson C, Gluud C, Davidson BR. Early versus delayed laparoscopic cholecystectomy for people with acute cholecystitis. Cochrane Database Syst Rev, 2013: CD005440.

Kimura Y, Takada T, Strasberg SM et al. TG13 current terminology, etiology, and epidemiology of acute cholangitis and cholecystitis. J Hepatobiliary Pancreat Sci, 2013; 20 (1): 8–23.

**Divertikulitis**

Kruis W, Germer CT, Leifeld L. Diverticular Disease: Guidelines of the German society for gastroenterology, digestive and metabolic diseases and the German society for general and visceral surgery. Digestion, 2014; 90 (3): 190–207.

Morris AM, Regenbogen SE, Hardiman KM, Hendren S. Sigmoid diverticulitis: a systematic review. JAMA, 2014; 311 (3): 287–297.

**Appendizitis**

Atema JJ, Gans SL, Van Randen A et al. Comparison of imaging strategies with conditional versus immediate contrast-enhanced computed tomography in patients with clinical suspicion of acute appendicitis. Eur Radiol, 2015; 25 (8): 2445–2452.

Drake FT, Florence MG, Johnson MG et al. Progress in the diagnosis of appendicitis: a report from Washington State's Surgical Care and Outcomes Assessment Program. Ann Surg, 2012; 256 (4): 586–594.

Salminen P, Paajanen H, Rautio T et al. Antibiotic therapy vs appendectomy for treatment of uncomplicated acute appendicitis: The APPAC randomized clinical trial. JAMA, 2015; 313 (23): 2340–2348.

Yong FA, Alvarado AM, Wang H, Jerry Tsai, Estes NC. Appendectomy: a risk factor for colectomy in patients with *Clostridium difficile.* Am J Surg 2015; 209 (3): 532–535.

# 5 Kardiovaskuläre Infektionen

*L. H. Lehmann*

## 5.1 Welche kardiovaskulären Infektionen kann man unterscheiden?

Infektionen manifestieren sich im kardiovaskulären System im Wesentlichen als:
- Endokarditis
- Myokarditis, Perimyokarditis
- Komplexe Infektionen (Beteiligung von Gefäßprothesen, Schrittmacherkabeln, künstlichen Herzklappen)
- Vaskulitiden (im Regelfall ohne Beteiligung eines Erregers im Rahmen einer Erkrankung aus dem rheumatischen Formenkreis)

## Endokarditis

### 5.2 Wie ist die Endokarditis definiert?

Die Verdachtsdiagnose einer Endokarditis begegnet einem sehr häufig im klinischen Alltag und ist eine wichtige Differenzialdiagnose bei der Suche nach dem Fokus einer chronischen oder akuten Infektion. Es handelt sich um eine Infektion der Endothelien des Herzen mit potenzieller Beteiligung der angrenzenden, mit Endothel ausgekleideten anatomischen Strukturen wie z. B. den Herzklappen.

### 5.3 Was sind typische Symptome einer infektiösen Endokarditis?

Hauptsymptom der infektiösen Endokarditis ist **Fieber** (90 %). Hinzu kommen andere allgemeine Symptome wie Abgeschlagenheit, Appetitlosigkeit und Gewichtsverlust. Neu auftretende Herzgeräusche finden sich bei ca. 85 % der Patienten. Bis zu 25 % der Patienten zeigen klinische Symptome einer septischen Embolie. Zirka 30–40 % der Patienten weisen Embolien ins Gehirn, die Milz oder die Lunge auf, die mit entsprechenden Begleitsymptomen wie z. B. einer Wesensveränderung bei intrazerebralen Abszessen einhergehen.

> MERKE
> 1–6 % aller Patienten mit prothetischem Klappenersatz erleiden im Laufe ihres Lebens eine infektiöse Endokarditis. 10–30 % aller infektiösen Klappenendokarditiden betreffen Patienten mit einem prothetischen Klappenersatz.

### 5.4 Wie kann man eine Endokarditis diagnostizieren?

Die infektiöse Endokarditis ist eine Erkrankung, deren Diagnose sich auf das Gesamtbild klinischer Symptome, typischer Erreger in der Blutkultur sowie apparativer Befunde stützt. Sie bleibt aber auch bei fehlendem Nachweis typischer Befunde eine wichtige Differenzialdiagnose bei unklarem Fieber und/oder Abgeschlagenheit.

Wegweisende **klinische Symptome** sind:
- Septische Embolien in der Haut
- Neu aufgetretenes Herzgeräusch
- Neu aufgetretene Zeichen einer Herzinsuffizienz

Wegweisende **apparative Befunde** sind:
- Transthorakale Echokardiografie (Vegetationen, neues Vitium, Sehnenfadenabriss)
- Transösophageale Echokardiografie (Vegetationen, Klappenveränderungen, neues Vitium, paravalvulärer Abszess, Fistel; ▶ Abb. 5.1)
- Oberbauchsonografie mit Nachweis septischer Embolien (Milzinfarkt, Niereninfarkt)
- CCT (Nachweis septischer Embolien)
- Röntgen Thorax oder ggf. CT-Thorax (Nachweis septischer Embolien)

Vor Einleitung einer antibiotischen Therapie sollten mindestens drei Blutkulturpärchen (aerob/anaerob) abgenommen werden, da der Nachweis der verursachenden Erreger von großer Wichtigkeit ist für die Diagnose der Endokarditis (gleichwertig zum echokardiografischen Befund) und für die gezielte Therapie.

**MERKE**

Bei der Verdachtsdiagnose einer infektiösen Endokarditis ist eine intensive Suche nach möglichen septischen Embolien (gründliche körperliche Untersuchung, Oberbauchsonografie, ggf. CCT) hilfreich.

## 5.5  Welche Laborparameter helfen bei der Diagnose „infektiöse Endokarditis"?

Die infektiöse Endokarditis verhält sich labordiagnostisch wie jede andere bakterielle Infektion mit permanentem Fokus. Laborchemisch ist eine Leukozytose sowie eine Linksverschiebung zu erwarten. Typische Marker einer Infektion wie CRP und Procalcitonin, aber auch die Bestimmung von LDH und Blutsenkungsgeschwindigkeit sowie eine bestehende Anämie können helfen, die Schwere der Infektion und den Erfolg einer antibiotischen Therapie einzuschätzen. Eine Urindiagnostik zur Diagnose einer Nierenbeteiligung ist obligatorisch.

Laborchemisch können sich Zeichen der Endorganschädigung (erhöhtes Bilirubin, erhöhtes Laktat, Kreatininerhöhung) zeigen. Es gibt keinen für eine Endokarditis spezifischen Laborparameter.

## 5.6  Was sind die Duke-Kriterien?

Nach den aktuellen Leitlinien der Europäischen Gesellschaft für Kardiologie (ESC) ist die **Diagnose einer Endokarditis nach Duke** gesichert bei Erfüllung von entweder pathologischen und/oder klinischen Kriterien:
- **Pathologische Kriterien:**
  - Mikrobiologisch als positive Blutkultur oder histologisch gesicherte Infektion (aus Embolie oder intrakardialer Abszendierung) bzw.
  - Nachweis einer Vegetation oder eines intrakardialen Abszesses mittels Histologie

- **Klinische Kriterien** (▶ Tab. 5.1):
  - 2 Hauptkriterien **oder**
  - 1 Hauptkriterium und 3 Nebenkriterien **oder**
  - 5 Nebenkriterien

Eine **Endokarditis ist möglich:**
- 1 Hauptkriterium und 1 Nebenkriterium **oder**
- 3 Nebenkriterien

Eine **Endokarditis ist ausgeschlossen:**
- Gesicherte alternative Diagnose
- Rückgang der Symptome in ≤ 4 Tagen unter antibiotischer Therapie
- Kein pathologischer Nachweis einer infektiösen Endokarditis nach Operation/ Biopsie nach einer antibiotische Therapie für ≤ 4 Tage

**5**

**Tab. 5.1 Duke-Kriterien**

**Hauptkriterien**

| Parameter | Indikation |
| --- | --- |
| **Positive Blutkultur** | A. Typische Organismen aus zwei getrennten Blutkulturen: <br> – Viridans Streptokokken, *S. gallolyticus,* HACEK-Gruppe, *Staphylococcus aureus* <br> – Ambulant erworbene Enterokokken ohne klaren Fokus <br> B. Mikroorganismus passend zur infektiösen Endokarditis aus wiederholt positiven Blutkulturen <br> – ≥ 2 Kulturen im Abstand ≥ 12 h; 3 unabhängige positive Kulturen oder die Mehrzahl von ≥ 4 mit erster und letzter Entnahme im Abstand ≥ 1 h <br> – Einfach positive Blutkultur für *Coxiella burneti* oder positive Serologie |
| **Positive Bildgebung** | A. Echokardiografie positiv für: <br> – Vegetation <br> – Abszess, Pseudoaneurysma, intrakardiale Fistel <br> – Klappenperforation <br> – Neue Dehiszens einer Klappenprothese <br> – Hohe Aktivität im Bereich einer Klappenprothese im 18F-FDG PET/CT (Vorausgesetzt die Implantation liegt › 3 Monate zurück) oder radioaktiv markierte Leukozyten SPECT/CT <br> B. Definitives paravalvuläres Leck im CT |

**Nebenkriterien**

| Parameter | Indikation |
| --- | --- |
| **Prädisposition** | Prädisponierender Herzfehler bzw. Risikoverhalten (i. v. Drogenabusus) |
| **Fieber** | Temperatur › 38 °C |
| **Vaskuläre Phänomene** | Arterielle Embolie, septische Lungeninfarkte, mykotisches Aneurysma, intrakranielle Blutung, konjunktivale Blutung, Janeway-Läsionen |
| **Immunologische Phänomene** | Glomerulonephritis, Osler-Knötchen, Roth-Flecken, Rheumafaktoren |
| **Mikrobiologische Hinweise** | Positive Blutkulturen (ohne Erreichen der Hauptkriterien) |

## 5.7 Wann braucht man die transthorakale, wann die transösophageale Echokardiografie?

Besteht der Anfangsverdacht (mäßige bis hohe Vortestwahrscheinlichkeit) einer infektiösen Endokarditis, so ist die Durchführung einer **transthorakalen Echokardiografie** zunächst obligatorisch. Sie sollte immer als Erstes erfolgen, da man hier bereits pathologische Strukturen und neue Vitien diagnostizieren kann. Insbesondere zur Verlaufskontrolle bietet sich außerdem die transthorakale Echokardiografie an, soweit sie mit ausreichender Qualität durchgeführt werden kann.

Ist die Durchführung einer transthorakalen Echokardiografie nur mit eingeschränkter Qualität (schlechte Schallbedingungen) durchführbar oder besteht der dringende Verdacht auf eine infektiöse Endokarditis, muss umgehend die Durchführung einer **transösophagealen Echokardiografie** erfolgen.

Eine transösophageale Echokardiografie sollte immer bei Patienten mit intrakardialem Fremdmaterial (z. B. prothetischem Klappenersatz oder Schrittmacher/Defibrillator) durchgeführt werden.

Bei positiven Befunden in der transthorakalen Echokardiografie sollte eine weiterführende Diagnostik mit transösophagealer Echokardiografie in Erwägung gezogen werden, um ggf. paravalvuläre Abszesse oder multiple Klappenvegetationen nicht zu übersehen.

## 5.8 Ist die transösophageale Echokardiografie besser als die transthorakale Echokardiografie?

Die transösophageale Echokardiografie ist überlegen bei eingeschränkten Schallbedingungen und erleichtert die Beurteilung der genauen Anatomie von etwaigen Klappenveränderungen. Insbesondere zur Diagnostik eines Abszesses oder von kleineren Vegetationen an den Herzklappen ist die transösophageale Echokardiografie Methode der Wahl (▶ Abb. 5.1). Bei der transthorakalen Echokardiografie liegt die

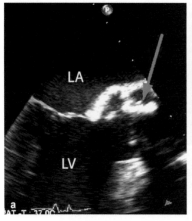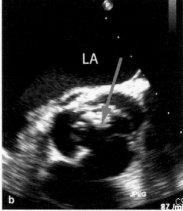

**Abb. 5.1** Transösophagealer Befund einer Aortenklappenendokarditis. Modifizierter 3-Kammer-Blick mittels transösophagelaer Echokardiografie (**a**) sowie Aufsicht auf die Aortenklappe (**b**). Zu sehen ist eine ausgeprägte, echodichte Struktur der akoronaren Tasche sowie Destruktion der akoronaren und linkskoronaren Tasche (Pfeil). LA: linkes Atrium, LV: linker Ventrikel. [T930]

Sensitivität zur Identifizierung von Klappenvegetationen bei ca. 60–70 %, während sie bei der transösophagealen Echokardiografie bei ca. 90 % liegt.

**MERKE**
Eine unauffällige transösophageale Echokardiografie schließt eine infektiöse Endokarditis nicht aus. Besteht ein begründeter anhaltender Endokarditis-Verdacht, sollte nach 5–7 Tagen eine erneute Untersuchung (transthorakal/transösophageal) durchgeführt werden.

### 5.9 Was ist das typische Erregerspektrum einer infektiösen Endokarditis?

Staphylokokken zusammen mit Streptokokken und Enterokokken verursachen in ca. 80 % der Fälle eine infektiöse Endokarditis. Während in den 60er-Jahren die Streptokokken die häufigsten Erreger waren, so ist heute *S. aureus* am häufigsten zu finden.

### 5.10 Gibt es Eigenheiten bestimmter Patientengruppen?

Herauszustellen sind im Wesentlichen **drei vulnerable Patientengruppen:**
- **Patienten mit prothetischem Klappenersatz oder implantiertem Schrittmacher/ ICD.** Diese Patientengruppe bedarf einer besonders intensiven Betreuung sowohl bei der Diagnostik als auch bei der Planung und Durchführung der antibiotischen Therapie. Bei der Diagnose einer infektiösen Endokarditis sollte die frühzeitige Verlegung in eine Klinik mit kardiologischem Schwerpunkt mit der Option einer chirurgischen Sanierung in Erwägung gezogen werden. Dies gilt generell für Patienten mit intrakardialem Fremdmaterial.
- **Alte Patienten bzw. Patienten mit geschwächter Immunabwehr.** Diese Patienten stellen ein Hochrisiko-Kollektiv dar, da der Verlauf der Erkrankung sich schwieriger beurteilen lässt und fulminanter verläuft.
- **Patienten mit i. v. Drogenabusus.** Bei diesen Patienten kommt es häufig zu einer Beteiligung des rechten Herzens und zu einer Endokarditis der Trikuspidalklappe.

### 5.11 Wie wird die Endokarditis therapiert?

Die Behandlung der Endokarditis beruht auf einer langfristigen intravenösen antibiotischen Therapie (4–6 Wochen). Bei ca. 40–50 % der Patienten ist im Laufe einer infektiösen Endokarditis eine chirurgische Behandlung notwendig. Die antibiotische Therapie richtet sich nach dem Erreger und dem Vorhandensein von Fremdmaterial.

### 5.12 Was sind mögliche Komplikationen der infektiösen Endokarditis? Wann muss dringend operiert werden?

Im Prinzip werden drei **schwere Komplikationen** unterschieden:
1. Zeichen einer Herzinsuffizienz: schwere Klappeninsuffizienz oder Fistelbildung
2. Unkontrollierte Infektion: lokale Ausbreitung der Infektion oder persistierende positive Blutkulturen unter adäquater antibiotischer Therapie
3. Periphere Embolien: Vegetation > 10 mm mit Embolie unter adäquater Therapie, Vegetation > 10 mm sowie schwere Klappeninsuffizienz/Stenose bei Patienten mit niedrigem OP-Risiko, Vegetation > 30 mm, isolierte Vegetation > 15 mm bei möglicher OP mit Klappenerhalt

Abhängig von der Ausprägung der jeweiligen Komplikation (z. B. eine akute Klappeninsuffizienz bei Sehnenfadenabriss oder rezidivierende septische Embolien bei Nachweis einer Vegetation [> 10 mm]) besteht bei oben genannten Komplikationen immer die Indikation zur operativen Versorgung. Die Indikation ist aber stets auch eine individuelle Entscheidung und muss gegenüber den möglichen Risiken sorgfältig abgewogen werden (z. B. beim alten Patienten mit prothetischem Klappenersatz, der ein deutlich erhöhtes perioperatives Risiko bei herzchirurgischer Re-Operation hat).

### 5.13  Wann ist eine Endokarditisprophylaxe indiziert?

Wurde früher die Verabreichung von Antibiotika zur Prophylaxe einer infektiösen Endokarditis großzügig praktiziert, haben sich in den letzten Jahren in den Leitlinien deutlich restriktivere Empfehlungen durchgesetzt. Die Evidenz einer gezielten prophylaktischen Verabreichung von Antibiotika wird kontrovers diskutiert, da entsprechende Anzahl bzw. Qualität klinischer Studien nicht ausreichend ist.

Es sollte aber eine prophylaktische Gabe von Antibiotika in Erwägung gezogen werden bei:
- Patienten mit prothetischem Klappenersatz
- Patienten nach Klappenrekonstruktion bis 6 Monate nach Operation
- Patienten mit stattgehabter Endokarditis
- Patienten mit angeborenem Herzfehler bzw. korrigiertem angeborenem Herzfehler mit Implantation von Fremdmaterial bis 6 Monate nach Operation oder zyanotischem Herzfehler oder Patienten mit Implantation von Conduits
- Patienten nach Herztransplantation mit Klappenerkrankung

Empfohlen ist eine Prophylaxe bei dentalen Eingriffen mit Manipulation der oralen Mucosa bzw. der Gingiva. Bei einfachen zahnärztlichen Eingriffen oder anderen einfachen Eingriffen/Untersuchungen wie Laryngoskopie, Gastroskopie, transösophagelaer Echokardiografie, Zystoskopie oder Geburt/Sectio gibt es keine Evidenz für die prophylaktische Verabreichung einer antibiotischen Therapie. Die gängige prophylaktische Verabreichung von Antibiotika besteht aus 2 g Ampicillin 30–60 min vor, bis maximal 2 h nach dem Eingriff. Bei Vorliegen einer Allergie gegen ist Clindamycin (600 mg) als Ersatz empfohlen.

## Myokarditis

### 5.14  Was sind die typischen Symptome einer Myokarditis?

Bei einer Myokarditis kommt es typischerweise zu unspezifischen Symptomen wie Abgeschlagenheit, Fieber und Schwäche. Es wird außerdem häufiger von Rhythmusstörungen (Tachykardien, Vorhofflimmern) berichtet. Eine Angina pectoris-Symptomatik kann ebenfalls als Symptom auftreten, bis hin zur Präsentation ähnlich einem akutem Myokardinfarkt.

### 5.15  Warum ist eine Myokarditis gefährlich?

In seltenen Fällen kann die Myokarditis einen fulminanten Verlauf nehmen, der zu einer deutlichen Einschränkung der linksventrikulären Pumpfunktion führen kann bis hin zum akuten kardiogenen Schock binnen weniger Stunden.

**M E R K E**
Insbesondere bei jungen Patienten kann eine akute Myokarditis einen fulminanten Verlauf aufzeigen.

## 5.16 Welche typischen Befunde führen zur Diagnose einer Myokarditis?

**Klinische Untersuchung:** auskultatorisches Perikardreiben (bei Mitbeteiligung des Perikards), Zeichen einer Herzinsuffizienz.

**Labordiagnostik:** Es gibt keine spezifischen Marker für eine Myokarditis. Als Verlaufsparameter dienen die Bestimmung des Troponins als Marker der myokardialen Schädigung, NT-proBNP als Marker für eine myokardiale Stress-Situation sowie allgemeine Laborveränderungen im Rahmen einer viralen Infektion (CRP-Erhöhung, erhöhte BSG, Leukopenie). Es sollte in jedem Fall versucht werden, bei V. a. eine virale Myokarditis den Erreger zu sichern (Asservation von Körperflüssigkeiten und Nachweis von Virus-RNA/DNA bzw. Antikörperdiagnostik).

**EKG:** Hier zeigen sich typischerweise Veränderungen der Repolarisation, die sich insbesondere bei Beteiligung des Perikards nicht an die typischen Versorgungsgebiete der Koronargefäße halten müssen. Es kann so z. B. zu ST-Strecken Hebungen im Bereich der Vorder- und Hinterwand gleichzeitig kommen. Es zeigen sich an ST-Streckenveränderungen typischerweise Hebungen, die zuvor eine kleine S-Zacke beinhalten. Dies kann insbesondere bei der Abgrenzung zum Myokardinfarkt ein hilfreiches Merkmal sein.

**Echokardiografie:** häufig nur geringgradige funktionelle Einschränkungen. Es können sich regionale Kontraktionsstörungen abgrenzen lassen, die eine Differenzierung zur myokardialen Ischämie im Rahmen eines Myokardinfarkts erschweren können. Wichtiger Hinweis auf eine Myokarditis ist der Nachweis eines Perikardergusses im Rahmen einer häufig begleitend auftretenden Perikarditis.

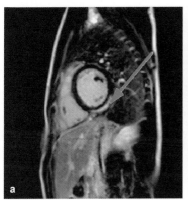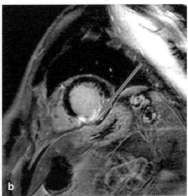

**Abb. 5.2** Myokarditis im MRT. Typische Bilder eines kardialen MRT mit Nachweis einer Myokarditis (**a**) und zum Vergleich eines Myokardinfarkts (**b**). Man sieht deutlich den Unterschied des Late Gadolinium Enhancement (LGE, Pfeil) bei der Myokarditis, das nicht alle Wandabschnitte betrifft. Ein Myokardinfarkt infolge eines Gefäßverschlusses führt zu einem LGE in allen Wandabschnitten (transmural). Bei nur nahezu verschlossenen Gefäßen wäre vor allem die myokardiale Innenschicht betroffen. Äußere Schichten werden bei einer Myokarditis bevorzugt. [T930]

**Kardio-MRT:** regionale Wandbewegungsstörungen sowie ein verzögerte Anreicherung von Kontrastmittel (Late Enhancement), das sich nicht an typische Koronarversorgungsgebiete hält und subepikardial (beim Myokardinfarkt: auf ein Gefäßstromgebiet begrenzt, subendokardial) auftritt (▶ Abb. 5.2). Aktuelle Studien zeigen ein Late Enhancement bei bis zu 90 % der Patienten. Das macht das Kardio-MRT inzwischen zu einem wichtigen diagnostischen Werkzeug zur Klärung der Ätiologie insbesondere regionaler Wandbewegungsstörungen des linken Ventrikels. Bei Patienten mit eingeschränkter Pumpfunktion ist das MRT aber bisher nur ergänzend zur invasiven Diagnostik mit der Möglichkeit einer Entnahme von Myokardbiopsien und konsekutiver pathologischer Beurteilung zu sehen.

**Herzkatheter:** Hier zeigen sich trotz vorhandener regionaler Wandbewegungsstörungen keine signifikanten Engstellen in den Koronarien, die eine Pumpfunktionsstörung hinreichend erklären. Es sollte unbedingt versucht werden, in diesen Fällen mehrere Myokardbiopsien zu sichern, um die mögliche Ätiologie zu ermitteln.

> **MERKE**
> Insbesondere bei Patienten mit eingeschränkter linksventrikulärer Pumpfunktion bzw. einem fulminanten Verlauf sollte frühzeitig Kontakt zu einem kardiologischen Zentrum aufgenommen werden.

**Pathologischer Befund:** Im Rahmen einer Herzkatheteruntersuchung gewonnene Myokardbiopsien können bei der Diagnose entscheidend sein. So zeigen sich in Myokardbiopsien bei der Myokarditis typische Infiltrationen von Entzündungszellen. Zusätzlich dient die pathologische Untersuchung zur Abgrenzung anderer Ätiologien (Sarkoidose, Amyloidose, Speichererkrankung, dilatative oder ischämische Kardiomyopathie). Insbesondere bei eingeschränkter linksventrikulärer Pumpfunktion, fulminantem Verlauf oder ausgeprägter Klinik sollte nach Abwägung der Risiken für den Patienten eine Myokardbiopsie angestrebt werden.

> **PRAXISTIPP**
> Bei einer Herzkatheteruntersuchung zur Abklärung einer eingeschränkten Pumpfunktion sollte bei jungen Patienten oder fehlenden kardiovaskulären Risikofaktoren immer auch eine Aufklärung zur Myokardbiopsie erfolgen, da diese bei unauffälligen Koronargefäßen häufig eine Differenzialdiagnostik erst ermöglicht.

## 5.17 Was sind die Ursachen einer Myokarditis?

Der überwiegende Teil der Myokarditis-Fälle wird durch eine virale Infektion verursacht. Etwa ein Drittel der Myokarditiden werden durch eine Infektion mit einem Enterovirus hervorgerufen. Im Rahmen von systemischen viralen Erkrankungen (z. B. Masern, Varizellen, infektiöse Mononukleose) kann es außerdem zu einer Mitbeteiligung des Myokards kommen.

Bei immunsupprimierten Patienten (z. B. nach Organtransplantation oder bei einer HIV-Infektion) kann es auch zum Auftreten einer CMV-Myokarditis kommen.

## 5.18 Wie verläuft typischerweise eine Myokarditis?

Bei Patienten ohne Hinweis auf eine Herzinsuffizienz oder eine reduzierte linksventrikuläre Pumpfunktion heilt die Erkrankung meist binnen weniger Wochen komplett aus.

In Studien zeigt sich insbesondere bei einem fulminanten Beginn eine Letalität von > 40 % innerhalb der ersten 4 Wochen nach Diagnosestellung.

Eine chronisch aktive Myokarditis zeigt als Hauptkomplikation die progrediente Herzinsuffizienz sowie den plötzlichen Herztod mit einer Letalität von 25–56 % innerhalb von 3–10 Jahren.

> **MERKE**
> Bei der Diagnose einer eingeschränkten linksventrikulären Pumpfunktion ist die stattgehabte oder chronisch aktiv verlaufende Myokarditis eine wichtige Differenzialdiagnose.

**5**

## 5.19 Wie wird eine Myokarditis therapiert?

Die Behandlung eines Patienten mit Myokarditis ist außerhalb von Studien aktuell reduziert auf die symptomatische Behandlung. Die Empfehlungen haben alle einen niedrigen Evidenzgrad und nur vereinzelt liegen hochwertige Studien (randomisiert, prospektiv, multizentrisch) in ausreichender Form vor:
- Körperliche Schonung
- Betablocker-Therapie (nicht-selektiver Betablocker, z. B. Carvedilol). Empfohlen ist eine Gabe bei Patienten mit eingeschränkter linksventrikulärer Pumpfunktion (LVEF < 40 %)
- Herzinsuffizienztherapie: ACE-Hemmer, Diuretika
- Gegebenenfalls antiarrhythmische Therapie
- Antiphlogistika: Sie sind nur sehr eingeschränkt empfohlen, da sie die Prognose in einigen Studien insbesondere bei Gabe in den ersten 2 Wochen verschlechtern. Insbesondere bei Patienten mit eingeschränkter linksventrikulärer Pumpfunktion sollten sie vermieden werden.

Eine antivirale oder immunmodulatorische Therapie (z. B. Immunglobuline, Interferone, Steroide oder Azathioprin) kann insbesondere bei fulminanten Verläufen oder gesichertem Erregernachweis (etwa mittels PCR aus der Myokardbiopsie) individuell in Erwägung gezogen werden und ist Gegenstand aktueller Studien.

# Perikarditis

## 5.20 Was ist eine Perikarditis und welche klinischen Symptome zeigen sich?

Eine Perikarditis ist eine Entzündungsreaktion des Herzbeutels, die infektiologischer oder nicht-infektiologischer Genese sein kann. Klinisch unterscheidet man eine „trockene" Perikarditis (Pericarditis sicca) von einer „feuchten" (Pericarditis exsudativa), die mit einem Perikarderguss einhergeht. Man kann auch eine Einteilung nach der Morphologie vornehmen (z. B. hämorrhagisch, eitrig, fibrinös, tuberkulös).

**Klinische Symptome:**

- Brustschmerzen, meist atemabhängig
- Zeichen einer Herzinsuffizienz mit beginnender, meist rechts führender kardialer Dekompensation
- Tachykardie/Tachypnoe
- Auskultatorisches Perikardreiben
- Allgemeinsymptomatik (Fieber, Abgeschlagenheit, Müdigkeit)

## 5.21 Welche EKG-Veränderungen sind bei einer Perikarditis zu erwarten?

In der initialen Phase zeigt sich eine ST-Strecken-Elevation mit meist erhaltener S-Zacke (Abgrenzung zum Infarkt), ohne sich anatomisch an die Blutversorgung der Koronargefäße zu halten. Der oft begleitende Perikarderguss kann zu einer Niedervoltage führen.

> **PRAXISTIPP**
>
> **Abgrenzung der Perikarditis vom Myokardinfarkt im EKG**
> - Veränderungen, die nicht eindeutig einem Koronargebiet zugeordnet sind
> - Keine indirekten Infarktzeichen, keine ST-Strecken-Senkungen in den gegenüberliegenden Ableitungen
> - Abgang der ST-Strecke aus dem J-Punkt der S-Zacke
> - Kein R-Verlust, keine Ausbildung einer Q-Zacke

## 5.22 Was sind häufige Ursachen einer Perikarditis?

Für eine spontan auftretende Perikarditis sind meist virale Infektionen verantwortlich. Nicht-infektiöse Ursachen einer Perikarditis sind Kollagenosen, kardiochirurgische Eingriffe mit Eröffnung des Perikards, eine Urämie, Medikamente oder onkologische Erkrankungen (Pericarditis carcinomatosa).

## 5.23 Wie wird eine Perikarditis diagnostiziert?

Zunächst beruht die Diagnose einer Perikarditis auf der Anamnese, dem auskultatorischen Befund und dem typischen klinischen Verlauf. Hilfreich ist die zeitnahe Durchführung einer transthorakalen Echokardiografie. Hierbei kann frühzeitig die Ausbildung eines Perikardergusses dokumentiert und damit die Diagnose vereinfacht werden.

Laborchemische Veränderungen sind nicht spezifisch für die Perikarditis. Eine Troponinerhöhung kommt bei ca. einem Drittel der Patienten im Rahmen einer begleitenden Myokarditis vor. Erhöhte Infektparameter sind meist vorhanden und können in der Verlaufsbeurteilung hilfreich sein.

Weiterführende Diagnostik bietet ein Kardio-MRT (typisches perikardiales Late Enhancement des Kontrastmittels) oder eine Punktion des Ergusses nach sorgfältiger Abwägung der Risiken und dem möglichen diagnostischen Mehrwert. Ein großer Erguss ist leichter zu punktieren.

## 5.24  Wie wird eine Perikarditis therapiert?

Die Therapie der Perikarditis ist meist eine symptomatische mit Gabe von NSAIDs. Bei bekannter Genese steht die Behandlung der Grunderkrankung im Vordergrund. Bei chronischen oder rezidivierenden Perikardergüssen kann eine operative Perikardfensterung in Erwägung gezogen werden. Bei unklarer Genese kann eine Therapie mit Colchicin für bis zu 3 Monate erfolgen, für die in klinischen Studien gezeigt wurde, dass ein Wiederauftreten von Symptomen deutlich verringert wird.

Die Gabe von Colchicin erfolgt mit 0,5 mg 1×/Tag bzw. bei Patienten > 70 kg mit 2×/Tag.

## 5.25  Was sind mögliche Komplikationen einer Perikarditis?

Die Prognose der Perikarditis ist im Allgemeinen gut. Es kommt selten zu einer hämodynamischen Problematik im Rahmen eines idiopathisch oder infektiologisch bedingten Perikardergusses. Bei Auftreten eines Perikardergusses sollte aber in jedem Fall eine zeitnahe Kontrolle erfolgen und eine engmaschige klinische Einschätzung des Patienten.

Selten kann es im Rahmen einer Perikarditis zu einer Pericarditis constrictiva kommen. Hierbei verkleben die Perikardblätter miteinander bis hin zu einer Kalzifizierung mit Ausbildung eines sog. Panzerherz. Dies kann zum Bild einer schweren Herzinsuffizienz (restriktive Kardiomyopathie) führen.

• • • • • • • • • • • • • •
**Weiterführende Literatur**
**Endokarditis**
Erdmann E. Klinische Kardiologie. 6. Aufl. Ed. Heidelberg: Springer 2006; 581–717.
Habib G et al. ESC Guidelines for the management of infective endocarditis: The Task Force for the Management of Infective Endocarditis of the European Society of Cardiology (ESC). Endorsed by: European Association for Cardio-Thoracic Surgery (EACTS), the European Association of Nuclear Medicine (EANM). Eur Heart J. 2015 Nov 21; 36 (44): 3075–3128.
Hoen B, Duval X. Inefective Endocarditis. 2013. N Engl J Med 2013; 368: 1425–1433. www.nejm.org/toc/nejm/368/15/
Slipczuk L et al. Infective endocarditis epidemiology over five decades: a systematic review. PLOS ONE 2013 Dec 9; 8 (12): e82665.
**Myokarditis**
Kühl U, Schultheiss HP. Myokarditis: Frühzeitige Biopsie ermöglicht differenzierte regenerative Therapie. Dtsch Arzteb 2012; 109 (20).
Schultheiss HP, Kühl U, Cooper LT. The managment of myocarditis. Eur Heart J. 2011 Nov; 32 (21): 2616–2625.
**Perikarditis**
Erdmann E. Klinische Kardiologie. 6. Aufl. Heidelberg: Springer 2006; 581–717.

# 6 Infektiöse ZNS-Erkrankungen

*H. C. Lehmann, T. Lichtenstein, A. Sprenger*

## Liquordiagnostik

*A. Sprenger*

### 6.1 Welche Veränderungen sind bei infektiösen ZNS-Erkrankungen im Liquor zu erwarten?

Die Liquordiagnostik spielt eine wichtige Rolle bei der Diagnosefindung von ZNS-Infektionen. Sie hilft zur differenzialdiagnostischen Einordnung der unterschiedlichen Erregerspektren. ▶ Tab. 6.1 gibt einen Überblick über die wichtigsten Parameter, die bei ausgewählten ZNS-Infektionen im Liquor verändert sein können.

**Tab. 6.1** Typische Liquorbefunde bei ausgewählten infektiösen ZNS-Erkrankungen

| Liquor | Norm(wert) | Bakterielle Infektion | Virale Infektion | Tuberkulös | Neuro-borreliose |
|---|---|---|---|---|---|
| Aussehen | Klar | Trüb | Klar | Meist trüb, spinnengewebsartig | Klar |
| Zellzahl (/μl) | ≤ 5 | 1.000 bis > 10.000 | > 5–1.000 | 50–1.000 | 50–500 |
| Zellbild | Lymphomonozytär | Neutrophile Granulozyten | Lymphozyten, mononukleär | Granulozyten/ mononukleär | Lymphozyten |
| Eiweiß (mg/l) | < 500 | > 1.000 | < 1.000 | > 1.000 | > 1.000 |
| Glukose (L/S) | > 0,50 | ↓↓↓ | ↔ | ↓ | ↔ |
| Laktat | < 2,1–2,4 | ↑↑ | ↔ | ↑ | ↔ |
| Blut-Liquor-Schranke | Normal | Schwer gestört | Normal bis leicht gestört | Schwer gestört | Normal bis leicht gestört |
| Intrathekale Ig-Synthese | | Im Verlauf IgA, IgG | Im Verlauf IgG | Im Verlauf IgA | |

↓↓↓ = stark erniedrigt, ↓↓ = erniedrigt, ↓ = leicht erniedrigt; ↔ = normal; ↑↑ = erhöht; ↑ = leicht erhöht

## Meningoenzephalitis und Hirnabszess

*A. Sprenger, H. C. Lehmann*

### 6.2 Was sind typische Symptome einer Meningitis bzw. (Meningo-)Enzephalitis?

In Abhängigkeit vom Erregerspektrum kann die Hirnhaut (Meningitis) oder das Hirngewebe (Enzephalitis) entzündet sein. Bei einem kombinierten Befall spricht man von einer Meningoenzephalitis.

Die **drei Kardinalsymptome einer Meningitis** sind hohes Fieber, Meningismus und Kopfschmerzen. Darüber hinaus können sich folgende Symptome zeigen:

- Erbrechen
- Photophobie
- Opisthotonus
- Hirnnerven-Ausfälle
- Hörstörungen
- Vegetative Dysregulation (insbes. Blutdruck- und Herzfrequenzveränderungen)
- Bewusstseinsstörungen (infolge der Hirndruckentwicklung durch ein Hirnödem oder einen Pyozephalus/Hydrozephalus)
- Hautveränderungen (z. B. petechiale Blutungen beim Waterhouse-Friderichsen-Syndrom)

**Symptome einer Enzephalitis** sind:

- Zunehmende (quantitative oder qualitative) Bewusstseinsstörungen bis hin zum Koma
- Entwicklung eines hirnorganischen Psychosyndroms
- Fokale neurologische Defizite
- Zerebrale Krampfanfälle
- EEG-Veränderungen (Allgemeinveränderung, Herdbefund)

### 6.3 Wie kann man eine virale und eine bakterielle Meningitis klinisch und liquordiagnostisch voneinander unterscheiden?

Die Klinik einer **bakteriellen Meningitis** ist durch eine plötzlich einsetzende Symptomatik charakterisiert. Der Patient leidet an starken Kopfschmerzen, hohem Fieber und kann qualitativ/quantitativ bewusstseinsgemindert sein. Wegweisend sind ein Meningismus, die Vitalparameter (Schocksymptomatik), ein starkes Krankheitsgefühl und im Fall einer Meningokokkenmeningitis können petechiale Einblutungen in der Haut beobachtet werden.

Eine **virale Meningitis** stellt sich in der Regel deutlich milder dar, dies ist aber kein sicheres Unterscheidungskriterium. Bei Erwachsenen kann sich die Symptomatik ähnlich einer bakteriellen Meningitis präsentieren. Eine Ausnahme stellt die HSV-Enzephalitis dar, an die vor allem beim Auftreten von Wesensänderungen und epileptischen Anfällen gedacht werden sollte.

In der Regel lässt sich liquordiagnostisch eine bakterielle von einer viralen Meningitis unterscheiden (▶ Tab. 6.1).

## 6.4  Wie wird eine bakterielle Meningitis therapiert?

Nach Abnahme der Blutkulturen sollte unverzüglich mit einer Therapie begonnen werden (< 3 h nach Krankenhausaufnahme). Die Antibiotikatherapie erfolgt altersspezifisch und unter Beachtung möglicher Risikofaktoren (z. B. Immunsuppression) (▶ Tab. 6.2). Zusätzlich zur empirischen Antibiotikatherapie sollte Dexamethason gegeben werden.

**Tab. 6.2  Empirische Antibiotikatherapie bei bakterieller Meningitis**

| Alter | Antibiotika |
|---|---|
| Neugeborene | Ampicillin + Cefotaxim |
| Kleinkinder, Kinder und Jugendliche | Cephalosporine der Gruppe 3a (Cefotaxim, Ceftriaxon), bei V. a. Meningokokkenerkrankung Penicillin G (Meningitis + Petechien) |
| Erwachsene (ohne Risikofaktoren) | Cephalosporine der Gruppe 3a (Cefotaxim oder Ceftriaxon) plus Ampicillin |
| Erwachsene (Immunsupprimierte, Ältere, septische Verläufe) | Cephalosporine der Gruppe 3a (Cefotaxim oder Ceftriaxon) plus Ampicillin |
| Erwachsene (nosokomiale Infektionen) | Vancomycin plus Meropenem oder Vancomycin plus Ceftazidim (plus Metronidazol bei operativem Zugang durch Schleimhäute) |

Zusätzlich kann eine symptomatische und bedarfsadaptierte Therapie erfolgen (Analgetika, Antipyretika, Volumensubstitution wenn erforderlich, Antikonvulsiva).

**INFO**

**Ursachen einer fehlenden Verbesserung des Allgemeinbefindens**
Kommt es 2 Tage nach Beginn der Antibiotikagabe zu keiner klinischen Besserung des Patienten, so sollten ein persistierender infektiöser Fokus (z. B. infolge unzureichender Sanierung) und ein inadäquates Antibiotikaspektrum (falsche antibiotische Therapie, zu niedrige Dosis) bedacht und überprüft werden.

**MERKE**
Eine bakterielle Meningitis stellt einen **Notfall** dar und kann innerhalb weniger Stunden zum Tod führen! Daher wird jede Meningitis bis zum sicheren Ausschluss einer bakteriellen Genese als Notfall betrachtet und dementsprechend unverzüglich behandelt!

## 6.5  Wie wird eine virale Meningitis therapiert?

Es bestehen spezifische Therapien bei Infektionen mit folgenden Viren: Herpessimplex-Virus, Varizella-Zoster-Virus, Zytomegalievirus und Humanes Immundefizienz-Virus (▶ Tab. 6.3). Andere virale Menigitiden (Enteroviren und Arboviren) bleiben aufgrund des blanden Verlaufs häufig unerkannt und können symptomatisch therapiert werden (u. a. antipyretisch und analgetisch).

**Tab. 6.3 Spezifisch behandelbare Virusinfekte**

| Erreger | Therapie |
|---------|----------|
| HSV | Aciclovir |
| VZV | Aciclovir |
| CMV | Initial: Ganciclovir, Foscarnet; anschließend Ganciclovir-Monotherapie |
| HIV | Antiretrovirale Substanzen (z. B.: Zidovudin [AZT], Abacavir [ABC], Lamivudin [3 TC], Dolutegravir, Tenofoviralafenamid, Lopinavir [LPV] oder Darunavir [DRV]) |

PRAXISTIPP

**Klinik der Herpes-simplex-Enzephalitis**

Eine HSV-Enzephalitis ist wie alle anderen Meningitiden durch die Trias Kopfschmerzen, Fieber und Meningismus definiert. Zusätzlich imponieren jedoch für gewöhnlich **fokale Ausfälle des Temporallappens**, die zu Wesensänderungen, epileptischen Anfällen und aphasischen Sprachstörungen führen können (▶ Abb. 6.1). Bei Auftreten dieser Symptome muss immer an dieses fulminant verlaufende und lebensbedrohliche Krankheitsbild gedacht werden, damit rasch interveniert werden kann! Ein Verdacht auf eine HSV-Ezephalitis rechtfertigt den raschen Therapiebeginn mit einem Virostatikum.

MERKE

Die Herpes-simplex-Enzephalitis verläuft unbehandelt in 70 % der Fälle letal! Daher ist bereits bei Verdacht auf eine Infektion unverzüglich eine Therapie mit Aciclovir einzuleiten!

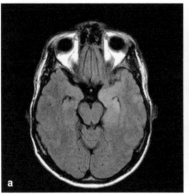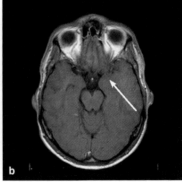

**Abb. 6.1** MRT einer Herpes-simplex-Enzephalitis. Im linken medialen Temporallappen bzw. Hippocampus erkennt man ödematöse Veränderungen als flächige Signalanhebungen in der FLAIR-Sequenz (**a**) mit punktueller Kontrastmittelaufnahme (T1 mit Kontrastmittel, Pfeil, **b**). [P345]

## 6.6 Sollte nach Kontakt mit Personen, die an einer Meningokokken-Infektion erkrankt sind, eine postexpositionelle Chemoprophylaxe durchgeführt werden?

Die Chemoprophylaxe muss schnellstmöglich durchgeführt werden. Maximal bis 10 Tage nach dem letzten Kontakt zu einem Erkrankten (7 Tage vor Ausbruch seiner Erkrankung bis 24 h nach Beginn der antibiotischen Behandlung) ist die Prophylaxe sinnvoll.

Das Mittel der Wahl ist hier Rifampicin oder Ciprofloxacin.

## 6.7 Welche Komplikationen können bei einer bakteriellen Meningitis/Enzephalitis auftreten?

Wichtige **systemische Komplikationen** einer Meningitis oder Enzephalitis sind das Auftreten einer disseminierten intravasalen Gerinnung und eine Hyponatriämie. **Neurologische Komplikationen** sind Anfälle (15–23 %), Hirnödem oder ein sekundärer Hydrozephalus.

**6**

> **MERKE**
> Zerebrovaskuläre Komplikationen sind bei schweren Meningitiden häufig (ca. 15–20 %). Hierzu zählen sekundäre Vaskulitiden, septische Sinus- oder Venenthrombosen oder Vasospasmen.

> **INFO**
> **Waterhouse-Friederichsen-Syndrom**
> Bei einer Meningokokken-Meningitis kommt es häufig zu einem Schock, dem **Waterhouse-Friderichsen-Syndrom.** Pathophysiologisch kommt es zu Einblutungen in die Nebennieren. Klinisch finden sich Hautveränderungen in Form von Petechien, im Verlauf auch ausgedehntere Hämorrhagien und Hautnekrosen. Das Waterhouse-Friederichsen-Syndrom ist durch eine hohe Letalität gekennzeichnet.

## 6.8 Was sind die häufigsten Erreger einer Meningitis oder Enzephalitis bzw. eines Abszesses?

Je nach Alter des Patienten finden sich bei einer **bakteriellen ZNS-Infektion** unterschiedliche Erregerspektren (▶ Tab. 6.4).

> **MERKE**
> Die häufigsten Erreger einer Meningitis im Erwachsenenalter sind Streptokokken und Meningokokken!

Häufige Erreger der **viralen Meningitiden** sind Enteroviren, Herpes-simplex-Viren und Flaviviren.

**Abszesse** können durch eine Vielzahl von Erregern verursacht werden. Am häufigsten sind Infektionen durch Streptokokken, seltener durch Staphylokokken. Hinzu kommen Infektionen durch Anaerobier (u. a. *Bacteroides spp.*), Listerien, Enterobakterien, Aktinomyzeten oder Nokardien. Bei Immunsupprimierten liegt gehäuft eine Infektion mit Pilzen, Toxoplasmen, Amöben oder Helminthen vor.

**Tab. 6.4  Typisches Erregerspektrum bei bakteriellen ZNS-Infektionen**

| Alter der Patienten/ prädisponierender Faktor | Typische Erreger |
|---|---|
| ‹ 1 Monat | β-hämolysierende Streptokokken der Gruppe B (u. a. *Streptococcus agalactiae*\*), *Listeria monocytogenes*\*, gramnegative Enterobacteriaceae (*E. coli*, Klebsiella, Enterobacter, Proteus) |
| 1 Monat–6 Jahre | Pneumokokken\*, Meningokokken\*, *Haemophilus influenzae* |
| › 6 Jahre | Pneumokokken\*, Meningokokken\*, *Listeria monoctyogenes*, Staphylokokken |
| › 60 Jahre | Pneumokokken, *Listeria monocytogenes*, gramnegative Bakterien |
| Posttraumatisch, postoperativ | *Staphylococcus aureus*, *Staphylococcus epidermidis*, gramnegative Stäbchen inkl. *Pseudomonas aeruginosa* |

\* häufigste(r) Erreger in dieser Altersgruppe

## 6.9  Welche klinischen bzw. bildmorphologischen Kriterien entsprechen einem Hirnabszess?

Häufige Symptome eines Hirnabszesses sind Kopfschmerzen und fokal-neurologische Ausfälle, die von der Lokalisation des Abszesses abhängen (z. B. Paresen, Hirnnervenausfälle bei infratentorieller Lokalisation). Bei frontal gelegenen Abszessen können psychomotorische Verlangsamung und Stören des Affekts auftreten. In 25 % der Fälle werden Anfälle beobachtet. Im CT (▶ Abb. 6.2) findet sich häufig eine hypodense Läsion, die ringförmig Kontrastmittel aufnimmt. Im MRT sind Abszesse in der T1-gewichteten Sequenz häufig hypointens und nehmen ebenfalls ringförmig Kontrastmittel auf. In T2-gewichteten Sequenzen sind Hirnabszesse hyperintens. Wichtig zur differenzialdiagnostischen Unterscheidung von Tumoren sind diffusionsgewichtete (DWI) Sequenzen.

MERKE

Abszesse sind im Gegensatz zu Tumoren im MRT in der Regel diffusiongestört, d. h. hyperintens in DWI gewichteten Sequenzen mit abgesenktem ADC (apparent diffusion coefficient).

## 6.10  Wie wird ein Hirnabszess therapiert?

Die Therapie besteht einerseits in neurochirurgischen Maßnahmen und anderseits in einer systemischen antimikrobiellen Therapie (▶ Tab. 6.5). Eine (stereotaktische) Punktion, die zur Diagnose angestrebt wird, eröffnet meist auch die Möglichkeit einer Abszessaspiration und -drainage. Eine offene Kraniotomie mit Exzision des Abszesses ist bei gekammerten Abszessen, fehlgeschlagener Aspiration, Fistel oder Fremdkörpern indiziert. Die antimikrobielle Therapie erfolgt nach vermuteten/gesicherten Erreger und abhängig von Risikofaktoren über 4–8 Wochen.

Die empirische Therapie sollte, sobald ein Pathogen identifiziert wurde, nach Antibiogramm angepasst werden.

Zur symptomatischen Therapie bei ausgeprägtem Ödem oder drohender Herniation kann Dexamethason i. v. oder p. o. eingesetzt werden. Nachteilig ist dabei, dass die Antibiotikapenetration reduziert sein kann.

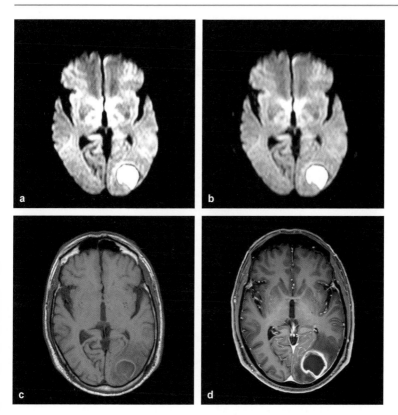

**Abb. 6.2** MRT bei Hirnabszess links okzipital. Die Läsion ist diffusionsgestört zu erkennen an flächigen Signalanhebungen in der diffusionsgewichteten Sequenz (DWI, **a**). In der FLAIR-gewichteten Sequenz erkennt man die Abszesshöhle sowie flächige Veränderungen, einem perifokalen Ödem entsprechend (**b**). Die Läsion ist in der T1-Wichtung hypointens mit hyperintensem Randsaum (**c**) und nimmt ringförmig Kontrastmittel auf (**d**). [P345]

**Tab. 6.5 Empirische Antibiotikatherapie bei Hirnabszess**

| Ätiologie | Empirische Antibiotikatherapie |
|---|---|
| Ambulant erworben | Ceftriaxon + Metronidazol + Flucloxacillin |
| Posttraumatisch oder nosokomial erworben | Vancomycin + Cefotaxim + Metronidazol |
| Organtransplantierte | Vancomycin + Cefotaxim + Metronidazol |
| Bei HIV-Infektion | Cefotaxim oder Ceftriaxon + Metronidazol, Pyrimethamin + Sulfadiazin, ggf. Isoniazid, Rifampicin, Pyrazinamid und Ethambutol bei möglicher Tuberkulose |

## Neurotuberkulose

*A. Sprenger*

### 6.11 Wie kann sich eine Neurotuberkulose manifestieren?

Das *Mycobacterium tuberculosis* ist die häufigste Ursache für eine chronische Meningitis. Das neurologische Vollbild besteht aus folgender **Trias:**

- Polyneuritis cranialis
- Hydrocephalus occlusus
- Vaskulitis mit konsekutiver zerebraler Ischämie

Die Betroffenen klagen über allgemeine Symptome wie Kopfschmerzen, Übelkeit, Fieber (auch subfebrile Temperaturen), Nachtschweiß und Gewichtsverlust.

ZNS-Tuberkulome können sich durch fokal-neurologische Defizite wie z. B. Hirnnervenparesen, Bewusstseinsveränderungen, Chorea oder Ataxie manifestieren. Zusätzlich können fokale, aber auch generalisierte Krampfanfälle auftreten.

Manifestiert sich die ZNS-Tuberkulose im Bereich des Rückenmarks, kann eine durch Rückenmarkkompression bedingte akute Querschnittsymptomatik imponieren.

> **M E R K E**
> 90 % der Patienten mit einer ZNS-Tuberkulose weisen keine extrakranielle Symptomatik auf (bei Kindern bis zu 50 %)!

### 6.12 Wie sieht die Therapie einer Neurotuberkulose aus?

Die Therapie besteht aus der **Standardtherapie,** die sich aus einer initialen 4-fach-Therapie und einer anschließenden 2-fach-Erhaltungstherapie zusammensetzt:

- 2 Monate: Isoniazid + Rifampicin + Pyrazinamid + Ethambutol (statt Ethambutol evtl. ersatzweise Streptomycin)
- 4 Monate: Isoniazid + Rifampicin

**Supportive Maßnahmen** bestehen aus:

- Einer Vitamin B$_6$-Gabe (für die Dauer der INH-Therapie)
- Regelmäßigen neurologischen und bildgebenden Kontrollen sowie Liquorkontrollen
- Evtl. einer frühzeitigen Drainage eines Hydrocephalus
- Evtl. einer neurochirurgischen Behandlung einer beginnenden Querschnittssymptomatik

## Neuroborreliose

*H. C. Lehmann*

### 6.13 Was sind die klinischen und zusatzdiagnostischen Kriterien einer Neuroborreliose?

Die Diagnose einer Neuroborreliose stützt sich auf die klinische Symptomatik, den spezifischen Antikörpernachweis im Serum und Liquor sowie entzündliche Liquorveränderungen.

- **Klinische Symptomatik:** Initial besteht häufig ein Erythema migrans, als neurologische Manifestation eine Meningitis, die häufig von einer schmerzhaften Polyradikulitis begleitet wird. Diese kann auch ohne Meningitis auftreten und ist häufig asymmetrisch. Ebenfalls häufige Manifestationen sind Hirnnervenausfälle, z. B. des N. facialis betroffen (häufig beidseitig) und der Hirnerven, die für Okulomotorik zuständig sind. Gelegentlich kommt es zu einer zervikalen Myelitis (spastisch-ataktische Gangstörung, querschnittförmig verteilte Sensibilitätsstörungen sowie Blasen- und Mastdarmstörungen). Selten ist eine Enzephalitis oder Myositis.

- **Antikörpernachweis:** Nachweis spezifischer Antikörper im Liquor (IgM, IgG)
  - Entweder mit **Berechnung des Antikörperindexes** (AI) zum Nachweis einer intrathekalen Antikörpersynthese:
    (Antikörper$_{Liquor}$/Antikörper$_{Serum}$) geteilt durch (IgG$_{Liquor}$/IgG$_{Serum}$)
    Ein AI > 2 spricht für eine intrathekale Antikörpersynthese.
  - Oder durch unterschiedliches Bandenmuster im Immunoblot der Liquor- und Serumprobe
- **Liquor:** Pleozytose

## 6.14 Wie wird eine Neuroborreliose therapiert?

Bei leichten Verläufen Doxycyclin per os über 14 Tage. Bei schweren bzw. meningitischen Verlaufsformen intravenöse Gabe von Ceftriaxon, Cefotaxim oder Penicillin G über 2–3 Wochen. Die Therapie wird durch Kontrolle der Symptomregredienz überwacht. Bei Persistenz von Beschwerden ist eine Kontroll-LP nach 6 Monaten indiziert. Bei weiterhin nachweisbarer Liquorpleozytose ohne Nachweis einer anderen Ätiologie sollte ein erneuter Antibiotikazyklus über 2–3 Wochen erfolgen. Andere Liquorparameter persistieren u. U. über Jahre bei asymptomatischen Patienten.

> **MERKE**
> Eine antibiotische Dauertherapie (> 3 Wochen) ist bei der Neuroborreliose nicht indiziert!

## 6.15 Was sind die häufigsten „Fallen" bei der Diagnose und Therapie der Neuroborreliose?

Wenn die klinischen und zusatzdiagnostischen Kriterien beachtet werden, ist die Diagnose einer Neuroborreliose mit hoher Sicherheit zu stellen. Häufige Fehldiagnosen ergeben sich u. a. aus folgenden klinischen Konstellationen:
- Seronegative Neuroborreliosen gibt es **nicht**.
- Persistierende Borreliose-Titer sind **kein** Hinweis für eine unzureichende Behandlung. Erhöhte Titer können unter Umständen Jahre persistieren.
- Ein serologischer Befund eines erhöhten IgM-Antikörpers, aber negativen IgG Antikörpers ist **nicht** gut vereinbar mit Neuroborreliose. IgG- und IgM-Antikörper sollten nachweisbar sein, IgM-Antikörper sind häufig falsch positiv.
- Eine Rationale für länger andauernde Antibiotikabehandlungen (> 3 Wochen, Monate) gibt es **nicht**. Symptome wie prolongierte Defizite und unspezifische Beschwerden (Fatigue) sind häufig nach bakteriellen Erkrankungen.

# Allgemeine Neuroinfektiologie

*H. C. Lehmann*

## 6.16 Wann müssen Patienten mit ZNS-Infektion isoliert werden?

Bei einer bakteriellen Meningitis müssen Patienten bis zu 24 h nach Beginn einer antimikrobiellen Therapie isoliert werden. Nicht erforderlich ist eine Isolierung bei viraler Meningitis oder Hirnabszess.

## 6.17 Welche Viren bezeichnet man als neurotrop?

Viren, die unmittelbar oder indirekt Erkrankungen des zentralen oder peripheren Nervensystems hervorrufen, werden als **neurotrope Viren** bezeichnet (▶ Tab. 6.6). Neurotrope Viren können hämatogen oder über retrograden axonalen Transport (z. B. Rabiesvirus) das ZNS erreichen.

Weitere seltenere neurotrope Viren sind Western-Equine-Encephalitis-Virus, Bunyaviren, Bornaviren, Picornaviren.

**Tab. 6.6 Wichtige neurotrope Viren**

| Virus | Erkrankung | Vorkommen |
|---|---|---|
| Alphaviren | | |
| Eastern-Equine-Encephalitis-Virus | Enzephalitis | Nordamerika |
| Venezuelan-Equine-Encephalitis-Virus | Enzephalitis | Süd- und Zentralamerika |
| Chikungunya-Virus | Enzephalitis | Afrika, Asien, Amerika |
| Flaviviren | | |
| FSME-Virus | Meningitis, Enzephalitis | Europa, Asien |
| West-Nile-Virus | Meningitis, Enzephalitis, Motoneuronerkrankung | Amerika, Europa |
| Zika-Virus | Mikrozephalie, Guillain-Barré-Syndrom | Asien, Süd- und Zentralamerika |
| Japanisches Enzephalitis-Virus | Enzephalitis | Asien |
| Herpesviren | | |
| Herpes-Simplex-Virus | Meningitis, Enzephalitis, Myelitis | Weltweit |
| Varizella-Zoster-Virus | Herpes Zoster, Myelitis, Enzephalitis | Weltweit |
| Cytomegalovirus | Polyradikulitis, Meningitis, Myelitis, Enzephalitis | Weltweit |
| Epstein-Barr-Virus | Meningitis, Enzephalitis, Neuropathie, Polyradikulitis | Weltweit |
| Humanes Herpesvirus 6 | Meningitis, Enzephalitis | Weltweit |
| Orthomyxoviren | | |
| Influenzavirus | Enzephalitis lethargica, Guillain-Barré-Syndom | Weltweit |

**Tab. 6.6 Wichtige neurotrope Viren** *(Forts.)*

| Virus | Erkrankung | Vorkommen |
|---|---|---|
| Paramyxoviren | | |
| Masernvirus | Subakut sklerosierende Panenzephalitis (SSPE) | Weltweit |
| Rabiesvirus | Enzephalitis | Weltweit |
| HIV | Enzephalopathie, Neuropathie | Weltweit |
| JC-Virus | Enzephalopathie | Weltweit, bei Immunsuppression |

# HIV

*H. C. Lehmann*

## 6.18 Was sind die häufigsten neurologischen Komplikationen von HIV?

Das HI-Virus kann eine Reihe von neurologischen Erkrankungen verursachen. Hierzu gehören die HIV-Enzephalopathie, HIV-assoziierte Demenz, Myelopathien, Polyneuropathie (▶ Kap. 24).

PRAXISTIPP

Ein HIV-Test gehört aufgrund der verschiedenen Manifestationen und auch der Möglichkeit opportunistischer Infektionen, die wiederum neurologische Defizite hervorrufen können, immer zu einer gründlichen Abklärung neurologischer Symptomkomplexe.

# Infektionen durch Pilze, Protozoen

*A. Sprenger, T. Lichtenstein*

## 6.19 Wie diagnostiziert und therapiert man eine zerebrale Kryptokokkose?

Zur Diagnosefindung einer durch den Pilz *Cryptococcus neoformans* ausgelösten zerebralen Kryptokokkose sind folgende Schritte relevant:
- Neurologischer Status
- CMRT (mit KM): parenchymales Kryptokokkom (kleinherdige, pilzhaltige Virchow-Robin-Räume der Basalganglien), Signalitätsanhebungen (T2w), fokale intrazerebrale Läsionen mit ringförmiger KM-Anreicherung, meningeale Anreicherungen
- CCT: diffuses Hirnödem
- Liquor: Erregernachweis (Tuschepräparat), Antigennachweis, mäßige Pleozytose, IgG/IgM intrathekal
- Serologie: Nachweis des Kryptokokken-Antigen, Latex-Antigen-Nachweis
- Liquordruckmessung: meist ist der Liquordruck deutlich erhöht!

MERKE

Der serologische Kryptokokken-Antigen-Nachweis ist sensitiver als das Tuschepräparat und der Antigen-Nachweis im Liquor!

---

**INFO**

**Kryptokokkose als AIDS-definierende Erkrankung**
Die Kryptokokkose ist die häufigste Pilzinfektion des ZNS. Sie ist eine opportunistische ZNS-Infektion und spielt daher bei Immunsupprimierten und als AIDS-definierende Erkrankung eine wichtige Rolle. Da sie bei CD4⁺-Zellzahlen von < 150 µl auftritt, gilt es, insbesondere bei Immunsupprimierten an dieses Krankheitsbild zu denken.

Die **Therapie** besteht aus der Gabe von Amphotericin B + Flucytosin + evtl. Fluconazol.

## 6.20 Wie diagnostiziert und therapiert man eine zerebrale Toxoplasmose?

Die durch *Toxoplasma gondii* ausgelöste zerebrale Toxoplasmose verläuft häufig als fokal nekrotisierende Enzephalitis. Diagnostisch wegweisend sind (analog zur zerebralen Kryptokokkose ▶ Kap. 6.19) die Untersuchung von Serum und Liquor sowie die Durchführung einer Bildgebung:

- cMRT/cCT: ringförmig kontrastmittelanreichernde, meist multifokale Herde mit perifokalem Ödem (▶ Abb. 6.3)
- Liquor: *Toxoplasma gondii*-PCR
- Serologie: IgG-Erhöhung?
- Hirnbiopsie: bei Versagen der antiparasitären Therapie nach 2–3 Wochen

Die antiparasitäre Therapie setzt sich zusammen aus einer Akuttherapie und einer Rezidivprophylaxe:
1. Akuttherapie: Pyrimethamin + Folinsäure + Sulfadiazin, alternativ: Clindamycin 600 mg 4 × d
2. Rezidivprophylaxe (z. B. bei AIDS-Patienten): Pyrimethamin + Folinsäure + evtl. Sulfadiazin

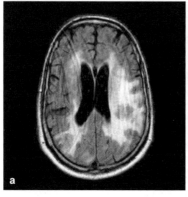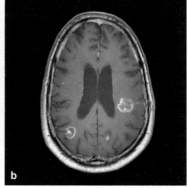

**Abb. 6.3** MRT bei Toxoplasmose. In T2-gewichteten Sequenzen erkennt man das ausgedehnte Umgebungsödem (**a**), die Toxoplasmoseherde nehmen ringförmig und teils nodulär Kontrastmittel auf (**b**). [P345]

**MERKE**

Die Durchseuchung der Normalbevölkerung mit *Toxoplasma gondii* ist hoch. Deshalb kann IgG auch ohne Krankheitserscheinungen positiv sein! Fokale, kontrastmittelanreichernde Läsionen und eine positive IgG-Serologie rechtfertigen jedoch bei entsprechender Verdachtsdiagnose die Einleitung einer spezifischen Therapie.

# Progressive multifokale Leukenzephalopathie

*T. Lichtenstein*

### 6.21 Was sind die Ursachen und Risiken für eine PML?

Eine **progressive multifokale Leukenzephalopathie** (PML) ist eine Infektion des zentralen Nervensystems, die durch das JC-Virus ausgelöst wird. Eine PML tritt in der Regel nur bei einer angeborenen oder erworbenen Immundefizienz auf. Klinisch relevant ist sie bei angeborenen Immundefekten, bei der HIV-Infektion und bei Immuntherapien, wie z. B. Natalizumab. Die Diagnose kann histopathologisch oder mittels PCR aus Liquormaterial sowie typischen bildmorphologischen Veränderungen im MRT gestellt werden (▶ Abb. 6.4). Dies zeigt häufig flächige, in der T2-Wichtung hyperintense Läsionen, welche kein oder nur diskret Kontrastmittel aufnehmen.

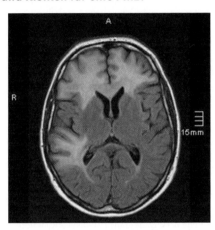

**Abb. 6.4** MRT bei PML. In beiden Frontallappen sowie rechts temporo-okzipital erkennt man flächige hyperintense Veränderungen (FLAIR-Sequenz). [P345]

∙∙∙∙∙∙∙∙∙∙∙∙∙∙∙
**Weiterführende Literatur**
**Liquordiagnostik**

Henke C, van de Loo S, Voß M, Rieger J. Die 50 wichtigsten Fälle Neurologie, 1. Aufl., München: Urban & Fischer Verlag/Elsevier GmbH, 2012. S. 8.

Pfister HW et al. Ambulant Erworbene Bakterielle (Eitrige) Meningoenzephalitis Im Erwachsenenalter. In: Leitlinien Deutsche Gesellschaft für Neurologie. www.dgn.org, letzter Zugriff 01.07.2017.

Süssmuth SD, Brettschneider J, Spreer A. Aktuelle Liquordiagnostik bei Erregerbedingten Krankheiten. In: Leitlinien Deutsche Gesellschaft für Neurologie. www.dgn.org, letzter Zugriff 01.07.2017.

**Typische Symptome einer Meningitis bzw. Meningo-/Enzephalitis**

Grehl H, Reinhardt FM, Erbguth FJ, Grehl T, Hahn JM. Checkliste Neurologie. 5. Aufl. Stuttgart u. a.: Thieme, 2012. S. 417.

Sitzer M, Steinmetz H. Lehrbuch Neurologie. Unveränderte Auflage. Urban & Fischer Verlag/Elsevier GmbH, 2011. S. 154.

**6**

**Unterschied virale und bakterielle Meningitis**

Meyding-Lamadé et al. Virale Meningoenzephalitis. In: Leitlinien Deutsche Gesellschaft für Neurologie. www.dgn.org, letzter Zugriff 01.07.2017.

Sitzer M, Steinmetz H. Lehrbuch Neurologie. Unveränderte Auflage. Urban & Fischer Verlag/Elsevier GmbH, 2011. S. 161 + 177.

**Was sind die häufigsten Erreger einer/eines bakteriellen Meningitis/Enzephalitis/ Abszess?**

Grehl H, Reinhardt FM, Erbguth FJ, Grehl T, Hahn JM. Checkliste Neurologie. 5. Aufl. Stuttgart u. a.: Thieme, 2012. S. 416 + 422.

Pfister HW et al. Ambulant Erworbene Bakterielle (Eitrige) Meningoenzephalitis Im Erwachsenenalter. In: Leitlinien Deutsche Gesellschaft für Neurologie. www.dgn.org, letzter Zugriff 01.07.2017.

Sitzer M, Steinmetz H. Lehrbuch Neurologie. Unveränderte Auflage. Urban & Fischer Verlag/Elsevier GmbH, 2011. S. 175.

**Therapie einer bakteriellen Meningitis**

Grehl H, Reinhardt FM, Erbguth FJ, Grehl T, Hahn JM. Checkliste Neurologie. 5. Aufl. Stuttgart u. a.: Thieme, 2012. S. 418–421.

Pfister HW et al. Ambulant Erworbene Bakterielle (Eitrige) Meningoenzephalitis Im Erwachsenenalter. In: Leitlinien Deutsche Gesellschaft für Neurologie. www.dgn.org, letzter Zugriff: 01.07.2017.

Sitzer M, Steinmetz H. Lehrbuch Neurologie. Unveränderte Auflage. Urban & Fischer Verlag/Elsevier GmbH, 2011. S. 173.

**Therapie einer viralen Meningitis**

Grehl H, Reinhardt FM, Erbguth FJ, Grehl T, Hahn JM. Checkliste Neurologie. 5. Aufl. Stuttgart u. a.: Thieme, 2012. S. 438–444.

Meyding-Lamadé et al. Virale Meningoenzephalitis. In: Leitlinien Deutsche Gesellschaft für Neurologie. www.dgn.org, letzter Zugriff 01.07.2017.

Sitzer M, Steinmetz H. Lehrbuch Neurologie. Unveränderte Auflage. Urban & Fischer Verlag/Elsevier GmbH, 2011. S. 178 + 184.

**Welche Komplikationen können bei einer bakteriellen Meningitis/Enzephalitis auftreten?**

van de Beek D, de Gans J, Tunkel AR, Wijdicks EFM. Community-Acquired Bacterial Meningitis in Adults. The New England Journal of Medicine 354, no. 1 (January 5, 2006): 44–53.

**Wie wird ein Hirnabszess therapiert?**

Brouwer MC., Tunkel AR, McKhann GM, van de Beek D. Brain Abscess. The New England Journal of Medicine 371, no. 5 (July 31, 2014): 447–456.

Brouwer, MC, Coutinho JM, van de Beek D. "Clinical Characteristics and Outcome of Brain Abscess: Systematic Review and Meta-Analysis." Neurology 82, no. 9 (March 4, 2014): 806–813.

**Wie kann sich eine Neurotuberkulose manifestieren?**

Grehl H, Reinhardt FM, Erbguth FJ, Grehl T, Hahn JM. Checkliste Neurologie. 5. Aufl. Stuttgart u. a.: Thieme, 2012. S. 425.

Sitzer M, Steinmetz H. Lehrbuch Neurologie. Unveränderte Auflage. Urban & Fischer Verlag/Elsevier GmbH, 2011. S.168.

**Wie sieht die Therapie der Neurotuberkulose aus?**

Grehl H, Reinhardt FM, Erbguth FJ, Grehl T, Hahn JM. Checkliste Neurologie. 5. Aufl. Stuttgart u. a.: Thieme, 2012. S. 426.

Sitzer M, Steinmetz H. Lehrbuch Neurologie. Unveränderte Auflage. Urban & Fischer Verlag/Elsevier GmbH, 2011. S. 169–170.

**Was sind die klinischen und zusatzdiagnostischen Kriterien einer Neuroborreliose?**

Kaiser and Fingerle. Neuroborreliosis. Der Nervenarzt 80, no. 10 (October 2009): 1239–1251.

Koedel U, Fingerle V, Pfister HW. Lyme Neuroborreliosis-Epidemiology, Diagnosis and Management. Nature Reviews. Neurology 11, no. 8 (August 2015): 446–456.

**Was sind die häufigsten Pitfalls bei der Diagnose der Neuroborreliose?**
Feder HM. Jr., Johnson BJB et al. A Critical Appraisal of 'Chronic Lyme Disease'. New England Journal of Medicine 357, no. 14 (Oktober 2007): 1422–1430.
Spreer A., Rauer S, Wilking H, FingerleV. Challenge of neuroborreliosis. Der Nervenarzt 87, no. 12 (December 2016): 1288–1292.

**Was sind die klinischen Manifestationen einer Neurolues?**
Grehl H, Reinhardt FM, Erbguth FJ, Grehl T, Hahn JM. Checkliste Neurologie. 5. Aufl. Stuttgart u. a.: Thieme, 2012. S. 431–432.
Sitzer M, Steinmetz H. Lehrbuch Neurologie. Unveränderte Auflage. Urban & Fischer Verlag/Elsevier GmbH, 2011. S. 170.

**Was und wie therapiert man eine Neurolues?**
Grehl H, Reinhardt FM, Erbguth FJ, Grehl T, Hahn JM. Checkliste Neurologie. 5. Aufl. Stuttgart u. a.: Thieme, 2012. S. 432.
Sitzer M, Steinmetz H. Lehrbuch Neurologie. Unveränderte Auflage. Urban & Fischer Verlag/Elsevier GmbH, 2011. S. 171.
Weber JE et al. Neurosyphilis. In: Leitlinien Deutsche Gesellschaft für Neurologie. www.dgn.org, letzter Zugriff 01.07.2017.

**Welche Viren bezeichnet man als neurotrop?**
Ludlow M, Kortekaas J et al. Neurotropic Virus Infections as the Cause of Immediate and Delayed Neuropathology. Acta Neuropathologica 131 (2016): 159–184.

**Was sind die häufigsten neurologischen Komplikationen von HIV?**
Arendt and Nolting. Neuro-AIDS in the cART era. Fortschritte Der Neurologie-Psychiatrie 80, no. 8 (August 2012): 450–457.

**Wie diagnostiziert und therapiert man eine zerebrale Kryptokokkose?**
Arendt et al. In: Leitlinien Deutsche Gesellschaft für Neurologie. www.dgn.org, letzter Zugriff 01.07.2017.
Bicanic et al. Relationship of Cerebrospinal Fluid Pressure, Fungal Burden and Outcome in Patients with Cryptococcal Meningitis Undergoing Serial Lumbar Punctures. AIDS (London, England) 23, no. 6 (March 27, 2009): 701–706.
Grehl H, Reinhardt FM, Erbguth FJ, Grehl T, Hahn JM. Checkliste Neurologie. 5. Aufl. Stuttgart u. a.: Thieme, 2012. S. 450.
Jarvis JN, Harrison TS. HIV-Associated Cryptococcal Meningitis. AIDS (London, England) 21, no. 16 (October 18, 2007): 2119–2129.
Maschke et al. Incidence and Prevalence of Neurological Disorders Associated with HIV since the Introduction of Highly Active Antiretroviral Therapy (HAART). Journal of Neurology, Neurosurgery, and Psychiatry 69, no. 3 (September 2000): 376–80.

**Wie diagnostiziert und therapiert man eine zerebrale Toxoplasmose?**
Arendt et al. In: Leitlinien Deutsche Gesellschaft für Neurologie. www.dgn.org, letzter Zugriff 6.2.2017.
Grehl H, Reinhardt FM, Erbguth FJ, Grehl T, Hahn JM. Checkliste Neurologie. 5. Aufl. Stuttgart u. a.: Thieme, 2012. S. 451–452.

**Was sind die Ursachen und Risiken für eine PML?**
Hartung HP, Warnke C, Hohlfeld R, Kieseier BC. Progressive multifocal leukoencephalopathy. Undesirable side effect of immunotherapy. Der Nervenarzt 80, no. 10 (Oktober 2009): 1143–44, 1146–48, 1150–1153.
Lehmann HC, Krüger K, Fink GR, Schroeter M. Progressive Multifocal Leukoencephalopathy after Interferon Beta-1a Monotherapy. Journal of Neurology 262, no. 3 (March 2015): 771–773.

6

# 7 Haut- und Weichteilinfektionen

*A. J. Kaasch, S. Meller*

## Bakterielle Infektionen der Haut

### 7.1 Was ist eine Pyodermie?

Pyodermie ist ein Oberbegriff für **Infektionen durch eiterbildende Erreger,** insbesondere Staphylokokken und Streptokokken. Der Begriff Pyoderma hat sich aber auch in den Bezeichnungen verschiedener, nicht-infektiöser Erkrankungen wie z. B. Pyoderma gangraenosum oder Pyoderma vegetans erhalten. Der Begriff *Impetigo* wird oft synonym mit „Pyodermie" benutzt. Sekundäre, eitrig verlaufende Infektionen werden auch als *impetiginisiert* bezeichnet.

### 7.2 Welches sind die wichtigsten Pyodermien?

▶ Tab. 7.1

**Tab. 7.1 Häufige Erreger eitriger Hauterkrankungen**

| Erkrankung | Erreger | Anatomische Lokalisation | Klinische Merkmale |
|---|---|---|---|
| Impetigo | *Streptococcus pyogenes* (hämolysierende Streptokokken der Gruppe A; HSA) *Staphylococcus aureus* | Epidermis | Honiggelbe Krusten |
| Ekthyma | *Streptococcus pyogenes* | Epidermis/Dermis | Ausgestanztes Ulkus mit graugelber Kruste |
| Follikullitis | *Staphylococcus aureus* | Epidermis/Dermis | Follikulär gebundene Pustel |
| Erysipel | *Streptococcus pyogenes* (HSA) | Dermis | Scharf begrenztes, überwärmtes Erythem |
| Furunkel | *Staphylococcus aureus* | Epidermis/Dermis | Oberflächlicher, eitriger Knoten (Abszess) |
| Karbunkel | *Staphylococcus aureus* | Epidermis/Dermis | Tiefe, drainierende Abszesse |
| Phlegmone | *Streptococcus pyogenes* (HSA), *Staphylococcus aureus,* polymikrobielle Infektion | Dermis/ Subdermis | Überwärmtes Erythem mit Ödem (klassische Entzündungszeichen: Rubor, Calor, Dolor, Functio laesa) |
| Paronychie | *Streptococcus pyogenes* (HSA), *Staphylococcus aureus,* gramnegative Erreger | Epidermis/Dermis | Rötung und eitrige Einschmelzung des Nagelfalzes |

### 7.3 Welches ist die häufigste Pyodermie bei Vierjährigen?

Die Impetigo ist die häufigste Pyodermie bei 2–5-Jährigen. Der Erkrankung geht möglicherweise eine bakterielle, nasopharyngeale Infektion oder eine defekte Hautbarriere (z. B. Bagatelltrauma) voraus. Staphylokokken können im Gegensatz zu Streptokokken auch gesunde Haut infizieren. Zunächst sind erythematöse Makulae, später auch Vesikel oder Bullae mit klarem Inhalt zu beobachten. Die Vesikel/Bullae wandeln sich schnell in konfluierende Pusteln, die schließlich austrocknen und zur Ausbildung der charakteristischen honiggelben Kruste führen. Eine regionale Lymphknotenschwellung kann mit der Impetigo einhergehen. Es erfolgt in der Regel eine narbenfreie Abheilung.

### 7.4 Was ist der Unterschied zwischen der großblasigen und kleinblasigen Impetigo?

Die großblasige Variante wird durch ein Toxin von *Staphylococcus aureus* verursacht, das eine Blasenbildung induziert. Bei der kleinblasigen Variante entstehen die ersten Vesikel infolge eines inflammatorischen Infiltrates. Tatsächlich findet man bei der kleinblasigen Impetigo zum Zeitpunkt der Patientenvorstellung in der Regel keine Vesikel, sondern nur honiggelbe Krusten. Aus diesem Grund unterscheidet man angloamerikanischen Sprachraum die bullöse von der nicht-bullösen Impetigo. Entgegen früherer Beschreibungen sind *S. aureus*-Stämme sowohl Auslöser der kleinblasigen als auch der großblasigen Variante. Oft sind bei der kleinblasigen Variante Mischinfektionen mit Streptokokken festzustellen.

### 7.5 Wie behandelt man eine Impetigo?

Die Impetigo tritt insbesondere bei warmer feuchter Umgebung und engem Kontakt zu anderen Kindern auf. Aus diesem Grunde ist auf eine strenge Hygiene zu achten. Erkrankte Kinder sollten Einrichtungen wie Kindergärten, Schulen etc. nicht aufsuchen. Bei diskreten Befunden reicht eine topische antiseptische Therapie, großflächige Befunde erfordern eine systemische Antibiotikatherapie.

### 7.6 Was sind Ekthymata?

Ekthymata imponieren oft im Bereich der Unterschenkel oder Füße lokalisiert als umschriebene, ausgestanzt wirkende Ulzerationen. Bei immunkompetenten Patienten werden Ekthymata zumeist durch Streptokokken der Gruppe A oder *Staphylococcus aureus* verursacht. Die Abheilung erfolgt in der Regel narbig. Feucht-warmes Klima (Tropen) begünstigt die Entstehung.

### 7.7 Ein älterer Herr hat seit einem halben Jahr rezidivierende Follikulitiden. Fast wöchentlich nutzt er zu Hause einen Whirlpool. Bei einem längeren Auslandsaufenthalt heilten die Hautveränderungen ab. An welche Ursache denken Sie?

Als **Whirlpooldermatitis** bezeichnet man eine Follikulitis, die ca. 2–5 Tage nach Nutzung beheizter und nicht ausreichend chlorierter Bäder auftritt. Als Erreger wurde zunächst *Pseudomonas aeruginosa* und jüngst auch *Aeromonas hydrophila* beschrieben. Neben einer Follikulitis entwickeln wenige Patienten auch palmoplantar schmerzhafte Knoten und Schwellungen, die als Hot-Foot- oder Hot-Hand-Syndrom bezeichnet werden. Der Verlauf ist in der Regel selbstlimitierend, sodass eine Spontanremission abgewartet werden kann. Bei immunsupprimierten Patienten kann es jedoch auch zu schweren, lebensbedrohlichen Verläufen kommen, die eine systemische antibiotische Therapie erfordern. Zu beachten ist, dass *Pseudomonas aeruginosa* multiple Resistenzen aufweisen kann.

## 7.8 Was unterscheidet ein Furunkel von einem Karbunkel? Wie behandelt man jeweils?

Ein **Furunkel** ist ein tiefer, durch *S. aureus* verursachter, inflammatorischer Nodus verschiedener Tiefenausdehnung. Ein Furunkel entsteht aus einer Follikelinfektion und überschreitet den Follikel. Furunkel sind durch Inzision und ggf. Drainage gut zu therapieren. Eine systemische antibiotische Therapie anstatt der Inzision hilft Narbenbildung zu verhindern.

Ein **Karbunkel** hingegen besteht aus mehreren miteinander kommunizierenden Furunkeln und reicht bis zur Faszie. Betroffene klagen ggf. über Allgemeinsymptome wie Fieber und Abgeschlagenheit. Neben chirurgischen Maßnahmen mit der Inzision fluktuierender Nodi ist eine orale oder intravenöse resistenzgerechte antibiotische Therapie mit z.B. Flucloxacillin oder Cefalexin indiziert. Lincosamide oder Makrolide können bei Allergie gegen β-Laktamantibiotika angewendet werden.

## 7.9 Wodurch wird eine rezidivierende Furunkulose begünstigt?

Adipositas, Diabetes mellitus, Drogenabusus, chronische Hämodialyse oder Glukokortikosteroidbehandlungen können das Auftreten einer Furunkulose begünstigen. In den meisten Fällen liegt keine immunkompromittierende Erkrankung vor. Auch Erregerfaktoren können eine Rolle spielen. Stämme von *S. aureus*, die Panton-Valentin-Leukocidin exprimieren, sind mit rezidivierenden Haut- und Weichteilerkrankungen assoziiert.

## 7.10 Wie kann man einer rezidivierenden Furunkulose vorbeugen?

Der Betroffene sollte darauf achten, eng anliegende Kleidung zu meiden und die Bekleidung regelmäßig zu wechseln. Erregerreservoire wie die Intertriginae sollten mehrfach täglich desinfiziert werden. Hierzu können beispielsweise Polihexanid, Chinolinol oder Polyvidon-Iod genutzt werden. Zur Eradikation von *S. aureus* wird die Anwendung von Mupirocin-Nasensalbe, Octenidin-Körperwaschungen und Chlorhexidin-Mundspülung empfohlen.

## 7.11 Wie stellt sich ein Erysipel klinisch dar? Welche Risikofaktoren sollte man kennen?

Nach 1–3 Tagen Inkubationszeit bildet sich ein hochrotes, schmerzhaftes, scharf begrenztes Erythem mit flammenförmigen Ausläufern. Zusätzlich finden sich gegebenenfalls Hämorrhagien und eine ödematöse Schwellung. Abhängig vom auslösenden Erreger können sich auch Vesikel und Bullae zeigen. Die kutanen Beschwerden können mit Fieber und Schüttelfrost einhergehen. Die regionären Lymphknoten sind meist geschwollen (Lymphadenitis).

Das Erysipel wird meist durch β-hämolysierende Streptokokken der Gruppe A, das bullöse Erysipel jedoch durch *Staphylococcus aureus* ausgelöst. Insbesondere bei immunsupprimierten Patienten kommen auch gramnegative Erreger wie z. B. *Escherichia coli* oder *Pseudomonas aeruginosa* vor. Durch Mikrotraumen oder entzündliche Prozesse (z. B. Tinea pedum) können die Erreger in die Dermis eindringen und sich entlang der Lymphspalten und Lymphgefäße ausbreiten. Infolge der Infektion können die Lymphgefäße obliterieren. Lymphabflussstörungen verschiedener Genese (venöse Insuffizienz, Lymphadenektomie) sind prädisponierende Faktoren.

### 7.12 Welche klinischen Symptome verursacht eine Phlegmone?

Die Patienten klagen über Schmerzen und Fieber. Bei der klinischen Untersuchung imponiert ein überwärmtes, erythematöses, teigig-entzündliches, umschriebenes Ödem. Zusätzlich können eine Lymphangitis und Lymphadenitis bestehen.

### 7.13 Wann liegt ein erhöhtes Risiko für die Entwicklung einer Phlegmone vor? Was muss man als Arzt beachten?

Verschiedene chronische Erkrankungen oder eine Immunsuppression führen zu einem erhöhten Risiko. Hierzu zählen unter anderem Diabetes mellitus, chronische Niereninsuffizienz, chronisch-venöse Insuffizienz, Leberzirrhose, Tumorerkrankungen und die iatrogene oder krankheitsbedingte Immunsuppression. Bei Patienten nach einer stattgehabten Lymphadenektomie sollten medizinische Maßnahmen vermieden werden, die mit einem Infektionsrisiko einhergehen. So sollte z. B. bei einer Patientin mit einer einseitigen, axillären Lymphadenektomie aufgrund eines Mammakarzinoms eine periphere Blutentnahme auf der kontralateralen Seite erfolgen.

### 7.14 Welche Bakterien sind häufige Verursacher einer Phlegmone?

Hämolysierende Streptokokken der Gruppe A und *Staphylococcus aureus* sind die häufigsten Erreger einer Phlegmone. In bestimmten klinischen Situationen sind andere Erreger vorrangig. Insbesondere bei eitriger Phlegmone ist *S. aureus* häufig. Methicillin-resistenter *S. aureus* (MRSA) kommt besonders in Risikopopulationen vor (MRSA-Kontakt in der Vergangenheit, Drogenabusus, viele Krankenhausaufenthalte). Auf dem Boden einer Sinusitis oder nach Traumen kann sich bei Kindern auch eine Gesichts- oder Kopfphlegmone durch *Hämophilus influenzae* entwickeln. Durch die Einführung der Impfung ist dies selten geworden.

### 7.15 Wie behandelt man eine Phlegmone?

Es muss eine systemische Therapie mit Antibiotika erfolgen. Die kalkulierte Antibiotikatherapie sollte Streptokokken und Staphylokokken erfassen. Bei Vorliegen eines Antibiogramms (z. B. nach chirurgischer Inzision) muss die Antibiotikatherapie ggf. angepasst werden. Der Patient sollte Bettruhe einhalten und die betroffene Körperregion sollte ruhig gestellt werden. Zur Ausbreitungsdiagnostik sind bildgebende Verfahren z. B. zum Ausschluss einer ossären Beteiligung sinnvoll. Unter Umständen (z. B. ausgeprägte Halsphlegmone) können chirurgische Interventionen die Prognose positiv beeinflussen.

## 7.16 Was ist eine Fasziitis?

Eine **nekrotisierende Fasziitis** ist definiert als bakterielle Infektion, die die tiefen Hautschichten bis hin zur Faszie und ggf. darüber hinaus betrifft. Abzugrenzen ist das Erysipel (Begrenzung der Infektion auf die Kutis ▶ Kap. 7.11) sowie die Phlegmone, bei der auch das subkutane Gewebe betroffen ist (▶ Kap. 7.12).

**Abakterielle Fasziitiden** treten im Rahmen einer Kollagenose (eosinophile Fasziitis) oder als chronische Entzündungsreaktion nach einem Trauma als sog. **noduläre Fasziitis** auf.

## 7.17 Welche Erreger verursachen eine Fasziitis?

Bei der nekrotisierenden Fasziitis werden je nach verursachenden Erregern verschiedene **Typen** unterschieden:

- **Typ-1-Infektionen** sind Mischinfektionen und treten am häufigsten auf (ca. 75 %). Es findet sich mindestens eine anaerobe Spezies (z. B. *Bacteroides spp*), ein oder mehrere fakultativ anaerobe Streptokokken (nicht Gruppe A) sowie Vertreter der *Enterobacteriaceae* (z. B. *Escherichia coli, Enterobacter spp, Klebsiella spp*).
- **Typ-2-Infektionen** sind monomikrobiell und werden hauptsächlich durch β-hämolysierende Streptokokken der Gruppe A (*Streptococcus pyogenes*) verursacht. Gelegentlich kommt es hier zu Koinfektionen mit *Staphylococcus aureus*.
- In tropischen Gegenden kommt es gelegentlich zu Infektionen mit *Vibrio vulnificus* (**Typ 3**).
- Infektionen mit Hefepilzen sind eine Rarität (**Typ 4**).

## 7.18 Welche Symptome kennzeichnen eine nekrotisierende Fasziitis?

Es handelt sich um eine schwere Infektion, die in der Regel mit erheblichem Krankheitsgefühl und systemischen Infektzeichen wie hohem Fieber einhergeht. Anamnestisch sind als Eintrittspforte der Erreger oft kleine Traumata, Operationswunden oder Insektenstiche zu ermitteln. Nach einem initialen Erythem entwickelt sich innerhalb von 24–72 h eine deutliche Überwärmung, flächenhafte Rötung (Erythem) und Schwellung mit „bretthartem" Tastbefund. Unbehandelt schreitet die Infektion mit der Ausbildung von Bullae und ggf. metastasierenden Abszessen voran. Die betroffenen anatomischen Strukturen zerfallen. Bei Überschreiten der Faszien findet sich auch eine Myonekrose. Eine Ausbreitung auf weitere Körperareale ist möglich. Oft lässt sich eine Bakteriämie nachweisen. Trotz therapeutischer Interventionen ist die Mortalität hoch und wird teilweise mit 70–80 % angegeben.

## 7.19 Wie kann man eine nekrotisierende Fasziitis von einer Phlegmone oder einem Erysipel unterscheiden?

Die Übergänge zwischen diesen Erkrankungen sind fließend. Entsprechend ist die klinische Unterscheidung oft nicht eindeutig möglich. Das Erythem ist bei einem Erysipel hellrot und scharf begrenzt. Im Gegensatz hierzu ist aufgrund der Tiefe der Entzündung die Begrenzung des Erythems bei der Phlegmone und der Fasziitis unschärfer. Dazu ist das Erythem bei der Fasziitis im Vergleich zum Erysipel intensiver, Schmerzen sind stärker, Allgemeinsymptome häufiger und das allgemeine Krankheitsgefühl ausgeprägter. Bei der Differenzierung können bildgebende Verfahren hilfreich sein.

**7**

## 7.20  Welche Behandlung sollte bei Verdacht auf eine nekrotisierende Fasziitis erfolgen?

Die nekrotisierende Fasziitis ist eine schwere, oft tödlich verlaufende Infektion. Daher sind eine sofortige chirurgische Intervention und eine systemische Antibiotikagabe notwendig. Durch Abstriche muss der Erreger gesichert und die Antibiotikatherapie im weiteren Verlauf angepasst werden. Die zusätzliche Gabe von Clindamycin (Proteinsynthesehemmer zur Unterdrückung der Toxinproduktion) oder die Anwendung von intravenösen Immunglobulinen ist umstritten. Auch die Rolle einer hyperbaren Sauerstofftherapie ist unklar.

Gegebenenfalls sind wiederholte chirurgische Debridements durchzuführen. Hierbei müssen Amputationen und entstellende Langzeitresultate in Kauf genommen werden.

## 7.21  Was versteht man unter einer „Fournier-Gangrän"?

Bei der **Fournier-Gangrän** (auch **Morbus Fournier** genannt) handelt sich um eine Sonderform der nekrotisierenden Fasziitis, die perineal, perianal oder genital auftritt. In der Regel handelt es sich um eine polymikrobielle Infektion (*Streptococcus spp. Staphylococcus aureus, Enterobacteriaceae*), die eine breite antibiotische Therapie erfordert. Männer erkranken ca. 10-mal häufiger als Frauen. Nur durch eine rasche Diagnose und eine sofortige chirurgische Intervention kann ein Überleben von über 70 % erreicht werden.

# Ektoparasiten – Läuse

## 7.22  Stich oder Biss?

Ektoparasiten (z. B. Läuse, Milben, Zecken) sind häufig. Sie können Krankheiten übertragen (z. B. Borreliose, FSME) oder durch Infestation ihren Wirt stören. Umgangssprachlich wird oft z. B. vom Läusebiss gesprochen. Zoologisch betrachtet stechen Milben, Zecken und Läuse den Menschen.

## 7.23  Welche Läuse gibt es?

Medizinisch relevant sind die **Kopflaus** (*Pediculus humanes capitis*), die **Kleiderlaus** (*Pediculus humanes corporis*) und die **Filzlaus** (*Phthirus pubis*). Läuse benötigen zur Eiablage eine Blutmahlzeit. Ohne diese sterben die Läuse innerhalb von 30 h ab. Die an Haaren festhaftenden Eier werden auch Nissen genannt, aus denen nach 8 Tagen Larven schlüpfen. Die Entwicklung bis zum geschlechtsreifen adulten Tier nimmt 2–3 Wochen in Anspruch.

## 7.24  Was verursacht „blaue Flecken"?

Blaue Makulae, auch **Maculae coeruleae** oder **tâches bleuâtres** genannt, werden typischerweise durch die **Filzlaus** (*Phthirus pubis*) verursacht. Die Maculae coeruleae sind bis zu fingernagelgroß und entstehen infolge der Einwirkung von Speichelenzymen der Laus aus Hämoglobinabbauprodukten.

Filzläuse sind ähnlich der Skabies durch engen Kontakt übertragbar. Die Infektion kann aber auch über Kleidungsstücke, Bettwäsche oder Handtücher erfolgen. Bei genauer Inspektion vor allem des Genitalbereichs (aber auch axillär und nur selten an anderen behaarten Körperstellen) sind die ca. 1,5–2 mm großen Läuse und ihre Nissen mit bloßem Auge auszumachen.

## 7.25 Können Kinder Filzlausinfestationen entwickeln?

Mit ihren Scheren können sich Filzläuse besonders gut an Haaren mit größerem Durchmesser festhalten. Deshalb befallen Filzläuse bei Kindern vor allem die Wimpern. Der behaarte Kopf wird hingegen nur selten durch Filzläuse befallen. Der Befall der Wimpern führt zu einer Blepheritis, die leicht als atopisches Lidekzem fehldiagnostiziert wird. Für die Therapie infizierter Wimpern wird z. B. 4 % Pilocarpin-Gel empfohlen. Zugelassene Präparate gibt es nicht.

## 7.26 Wie behandelt man Filzlausinfestationen?

Zur Therapie werden Allethrin/Piperonylbutoxid oder Pyrethrumextrakte genutzt. Neben dem Scham- und Achselhaar muss ggf. starke Körperbehaarung mitbehandelt werden. Kleidung und andere Textilien sollten ausgekocht oder chemisch entwest werden (▶ Kap. 7.37).

## 7.27 Was sollte man außerdem bei Patienten mit Filzläusen beachten?

Bis zu 30 % der Patienten leiden zusätzlich an einer venerischen Erkrankung (z. B. Syphilis) oder anderen *sexual transmitted infection* (STI ▶ Kap. 10; z. B. HIV ▶ Kap. 22–24) Aus diesem Grund sollte stets eine Sexualanamnese erstellt werden und ggf. eine Partnerbehandlung erfolgen.

## 7.28 Welche Symptome deuten auf einen Kopflausbefall?

Als Reaktion auf den Läusespeichel entsteht an der Stichstelle eine urtikarielle Papel. Der Patient klagt über Juckreiz insbesondere an den Prädilektionsstellen wie Temporalregion, retroaurikuläre Areale und Nacken. Hier findet sich oft das ggf. superinfizierte *Läuseekzem* mit Exkoriationen. Die Läuse selbst lassen sich nur selten sehen. Gut nachweisen lassen sich die fest am Haar anhaftenden ca. 0,8 mm großen Nissen.

## 7.29 Wie behandelt man Kopfläuse?

Resistenzen gegen Pedikulozide nehmen kontinuierlich zu. Permethrin z. B. zeigte in den 1990er-Jahren noch eine Wirksamkeit von 97 %. Bis zum Jahr 2010 sank die Wirksamkeit auf 30 %. Sogenannte Dimeticone sind synthetische Silikonöle, die rein physikalisch durch den Verschluss der Atemöffnung der Läuse schnell wirken. Dimeticone dürfen auch in Schwangerschaft und Stillzeit angewandt werden. In schweren Fällen ist auch eine systemische Behandlung mit Ivermectin möglich. Ivermectin ist allerdings für diese Indikation in Deutschland nicht zugelassen. Nicht wirksam ist die Verwendung ätherischer Öle oder heißes Föhnen. Kleidung, Bettwäsche, Mützen, Bürsten und Kämme sind bei 60 °C zu waschen. Matratzen und nicht heiß waschbare Wäsche sind bei Zimmertemperatur für mindestens 2 Wochen oder bei −10 °C für 2 Tage in verschlossenen Plastiksäcken zu entwesen.

### 7.30 Worüber klagt ein Patient mit Kleiderlausbefall?

Kleiderläuse leben in der getragenen Kleidung und legen im Bereich der Kleidersäume ihre Nissen ab. Sie haben lediglich zur Nahrungsaufnahme Kontakt zur Haut. Die Patienten sind zumeist obdachlos. Ein gehäuftes Auftreten findet sich in Kriegs- oder Elendssituationen mit Überbevölkerung. Speichelsekrete des Stichs verursachen erythematöse Makulae, Urtikae und Papeln. Aufgrund des Juckreizes haben die Stiche oft ausgeprägte Exkoriationen zur Folge. Die Läsionen finden sich vor allem axillär und im Bereich des oberen Rückens. Im Verlauf bilden sich Lichenifikationen, Hyperpigmentierungen und Narben aus. Es entsteht das Bild einer **Cutis vagantium** (Vagantenhaut). In der Regel sind keine therapeutischen Maßnahmen notwendig. Bei schwerem Befall kann eine Therapie analog zur Filzlausbehandlung erwogen werden. Die Kleidung der Patienten muss aber ausgekocht oder chemisch entwest werden.

### 7.31 Welche Erkrankungen können durch Läuse übertragen werden?

Kleiderläuse können als Überträger für Rickettsien, Bartonellen und Borrelien verschiedene Erkrankungen wie das Fleckfieber oder auch das Rückfallfieber verursachen. Auch in anderen Läusen wurden diese Erreger nachgewiesen. Es ist jedoch unklar, ob sie als Übertragungsweg für die entsprechenden Erkrankungen (klassisches Fleckfieber, Wolhynisches Fieber, Läuserückfallfieber) eine große Relevanz haben.

## Ektoparasiten – Milben

### 7.32 Was ist Skabies?

Die Skabies ist eine durch die **Krätzmilbe** (*Sarcoptes scabiei*) verursachte Erkrankung der Haut, die mit stark juckenden Papeln einhergeht. Die Krätzmilbe gehört zu den Spinnentieren und bohrt zur Eiablage Gänge in der Epidermis. Zur Infektion reicht die Übertragung eines begatteten Milbenweibchens in der Regel durch engen körperlichen Kontakt. Die Erkrankung tritt weltweit in allen Altersgruppen und sozialen Schichten auf. Schlechte hygienische Bedingungen, gemeinsame Nutzung von Schlafstätten, Promiskuität, Obdachlosigkeit, Krieg, Unterernährung und Immundefizienz begünstigen die Infestation.

### 7.33 Warum juckt die Skabies?

Das adulte Weibchen ist mit 0,3–0,5 mm doppelt so groß wie die Männchen. Nach der Befruchtung auf der Hautoberfläche stirbt das Männchen. Das Weibchen gräbt sich zur Eiablage in die Epidermis ein und legt in ihrer Lebenszeit von 4–6 Wochen täglich bis zu 4 Eier. Daraus schlüpfen nach 2–4 Tagen Larven, die sich wiederum innerhalb von 7–11 Tagen zu adulten Milben weiterentwickeln (Hamm 2015).

In der Frühphase der Erkrankung trägt der Wirt nur etwa 10–15 Milben. Nach 2–5 Wochen macht sich die Infektion durch erythematöse Papeln und Juckreiz bemerkbar. Die Symptome sind Ausdruck einer Immunreaktion vom Spättyp gegen Milbenbestandteile und können daher trotz erfolgreicher Therapie auch über Wochen weiterbestehen. Es bildet sich keine Immunität aus, sodass bei einer Reinfektion die Inkubationszeit auf wenige Tage reduziert sein kann.

## 7.34 Wann muss man an eine Skabiesinfestation denken?

Eine Skabies ist bei juckenden, papulösen Exanthemen anzunehmen, insbesondere wenn der Juckreiz sich in der Nacht verstärkt und weitere Familienmitglieder oder andere Personen des sozialen Umfelds betroffen sind. Prädilektionsstellen sind unbehaarte Körperregionen mit dünnem Stratum corneum: Fingerzwischenräume und Fingerseitenkanten, Handgelenkbeugeseiten, Ellenbogenstreckseiten, Axillen, Nabelregion, Gesäß, Genitalregion, Knöchelregion und mediale Fußseiten. Ein Befall der Kopf-/Halsregion findet sich nur bei Säuglingen, Kleinkindern und älteren Menschen. Bei Säuglingen und Kleinkindern sind Milben auch an Palmae und Plantae oft nachweisbar.

Am Ende gangartiger Strukturen können mit dem Dermatoskop Milben als ovaläre Struktur mit dunkler Dreieckskontur am vorderen Pol nachgewiesen werden. Die Gänge selbst fallen hinter den Milben durch intrakorneale Lufteinschlüsse („Kielwasserzeichen") auf.

Unter Zuhilfenahme eines Skalpells kann der Geübte aus einem infizierten Hautareal Material gewinnen und lichtmikroskopisch Milben, Skyballa (Kotballen) und/oder Eier nachweisen. Aktuell gibt es zum Nachweis einer Skabies keine serologische Laboruntersuchung.

## 7.35 Wann ist die Skabies besonders ansteckend?

Bei immunsupprimierten Patienten kann durch die fehlende Abwehrreaktion die Zahl der Milben im Verlauf auf Tausende Exemplare ansteigen *(Scabies norvegica* oder Borkenkrätze)*. Dadurch wird eine indirekte Übertragung durch gemeinsam genutzte Gegenstände möglich. Wenn die krustösen Läsionen als atopische Dermatitis oder andere ekzematöse Hauterkrankung fehlinterpretiert werden, können Skabies-Epidemien in Einrichtungen wie Krankenhäusern, Pflegeheimen oder Obdachlosenunterkünften ausbrechen.

## 7.36 Wie behandelt man eine Skabiesinfektion?

Als Goldstandard gilt die topische Anwendung von Permethrin 5 %. Es ist in Deutschland ab einem Alter von 3 Monaten zugelassen. Die Substanz wird über Nacht beim Erwachsenen vom Nacken abwärts aufgetragen. Bei Kindern oder älteren Menschen sollte auch der Kopf mitbehandelt werden. Nach mindestens achtstündiger Behandlung wird die Substanz abgeduscht. Hierdurch werden ca. 90 % der Milben abgetötet. Um auch Therapieversager ausreichend zu behandeln, wird die Wiederholung der Anwendung nach 10–14 Tagen oft empfohlen. Das früher verwendete Lindan ist aufgrund seiner möglichen Neuro- und Hämatotoxizität in Europa nicht mehr zugelassen

Bei milbenreicher Skabies oder Therapieresistenz steht als orales Therapeutikum Ivermectin zur Verfügung. Es ist seit Mai 2016 auch in Deutschland zugelassen. Ivermectin zeigt keine ovizide Wirkung, weshalb die Einnahme nach 7–14 Tagen wiederholt werden muss.

Eine Mitbehandlung nahestehender Personen ist erforderlich. Die Patienten sollten darüber aufgeklärt werden, dass der Juckreiz auf einer Immunreaktion basiert und trotz erfolgreicher Therapie über mehrere Wochen persistieren kann. Sofern sich keine Erreger mehr nachweisen lassen, kann das postskabiöse Ekzem mit topischen Glukokortikosteroiden behandelt werden. Eine weitere antiskabiöse Therapie ist bei fehlendem Erregernachweis nicht notwendig.

7

## 7.37 Was bedeutet Entwesung?

Als **Entwesung** oder **Desinfestation** bezeichnet man Maßnahmen zur Beseitigung makroskopischer Krankheitserreger. Bei einer Skabies sollten nach jeder Behandlung Bettwäsche, Handtücher und die Kleidung bei möglichst 60 °C gewaschen werden. Außerhalb des menschlichen Körpers können die Milben bei 20–25 °C und 40–80 % Luftfeuchtigkeit ca. 24–36 h überleben. Textilien, die nicht bei 60 °C gewaschen werden können, sollten daher bei Zimmertemperatur in einem luftdicht verschlossenen Plastiksack für mindestens 4 Tage an einem trockenen Ort bei Zimmertemperatur gelagert und so entwest werden.

## 7.38 Welche weiteren Milben können beim Menschen Beschwerden verursachen?

Man kennt über 3.000 Raubmilbenarten, von denen nur wenige humanpathogen sind. Hierzu zählen die Hühner- oder Vogelmilben (Gamasidae) und die Erntemilbe (Herbstmilbe, *Neotrombicula autumnalis*).

Milben können auf Getreide oder verschiedenen Gemüsearten vorkommen. In Mitteleuropa finden sich bei warmen Temperaturen die Larven der *Neotrombicula autumnalis* auf Gräsern, Blumen und anderen Pflanzen. Die Larven können das ausgeatmete Kohlendioxid potenzieller Wirte detektieren. Der Mensch ist Fehlwirt; primärer Wirt sind Nagetiere. Gelangen die Milben auf die Haut des Menschen, saugen sie Blut und lösen sich anschließend wieder. Im Speichel enthaltene Enzyme verursachen nach ca. 24 h Juckreiz und im Verlauf auch Urticae, Papeln und Vesikel. Bei früherem Antigenkontakt können die Symptome auch schneller auftreten. Prädilektionsstellen sind die Kontaktstellen zur Kleidung (z. B. Hosenbund, Büstenhalter). In extremen Fällen können befallene Arbeiter in Getreidesilos Effloreszenzen am gesamten Integument, Fieber und eine Albuminurie entwickeln.

Zum Zeitpunkt der ersten subjektiven Beschwerden lassen sich die Milben nicht mehr nachweisen. Die Therapie ist symptomatisch mit topischen Glukokortikosteroiden oder polidocanolhaltigen Externa. Unbehandelt bestehen der Pruritus für ca. 1 Woche und die Hautveränderungen für ca. 2 Wochen.

## 7.39 Was ist eine Räude?

Die Räude ist eine parasitäre, durch Milben verursachte Erkrankung bei Tieren. Eine Übertragung auf Menschen ist möglich. Da Milben meist speziesspezifisch sind, führt die Übertragung nicht zur Ausbildung einer Erkrankung. Gelegentlich können im Kontaktbereich Juckreiz, erythematöse Papeln, Urtikae und Vesikel beobachtet werden. Eine symptomatische Behandlung ist ausreichend. Erkrankte Haustiere sollten spezifisch behandelt und ggf. temporär isoliert werden.

# Weitere akzidentelle Ektoparasiten

## 7.40 Was ist eine Larva migrans?

Die Larva migrans, auch **Hautmaulwurf** genannt, ist eine Erkrankung der Feuchtgebiete vor allem tropischer oder subtropischer Regionen. In Mitteleuropa ist sie ein „Mitbringsel" entsprechender Reiseziele. Larven verschiedener Nematoden, am häufigsten *Ancylostoma brasiliense*, lösen ähnliche klinische Bilder aus. Nach Penetration in die intakte Epidermis „wandern" die Larven und bilden charakteristische, intraepidermal lokalisierte Tunnelgänge, die sekundär entzünden können und starken Juckreiz verursachen. Da die Larven in feuchter Erde oder Kot leben, erfolgt die Infektion oft nach Barfußlaufen oder bei Arbeiten im feuchten Milieu (Tunnelarbeiten, Wasserinstallation). Therapeutisch ist meist die Anwendung von topischem Thiabendazol ausreichend. In Deutschland ist Thiabendazol nicht erhältlich. Eine orale Alternative stellt Ivermectin (Einmaldosis: 200µg/kg KG) dar. Die Anwendung von Säuren oder physikalische Therapieansätze wie eine Kryotherapie gelten als unsicher und werden nicht mehr empfohlen.

## 7.41 Mehrere Kinder planschen zunächst vergnügt in einem Badesee. Keine Stunde später klagen sie über juckende Hautveränderungen. Was könnte die Ursache sein?

Die **Badedermatitis** (auch **Zerkariendermatitis** genannt) wird ebenfalls durch Larven verursacht, die die Haut penetrieren. Es handelt sich um Larven von Saugwürmern (Trichobilharzia), die in mitteleuropäischen Gewässern vorkommen können. Auch hier ist der Mensch Fehlwirt. Eigentliche Zielwirte sind Vögel, die sich im kontaminierten Wasser infizieren und in denen die Larven zu adulten Würmern heranwachsen, bevor sie mit dem Kot ausgeschieden werden. Der Zwischenwirt ist die Wasserschnecke. Bereits nach wenigen Minuten führt die Infektion beim Menschen zu Juckreiz und Urticae sowie erythematösen Makulae und Papeln. In der Haut des Menschen können die Larven nur kurze Zeit überleben und verenden. Nach wenigen Tagen erreichen die Beschwerden ihr Maximum, um dann über 1–2 Wochen wieder abzuheilen.

## 7.42 Ein Thailandurlauber klagt über juckende Hautveränderungen im Bereich der Badehose. Ein anderer Patient berichtet Ähnliches nach einem Badeurlaub auf den Bahamas. Reagieren die Patienten allergisch auf ihre Badebekleidung oder gibt es andere Ursachen?

Eine allergische Reaktion ist natürlich zunächst nicht auszuschließen. Zu denken ist aber auch an eine **Nesseltierlarven-Dermatitis.** Nesseltierlarven führen zu stark juckenden 0,1–1 cm großen Papeln in behaarten und bekleideten Arealen von Badenden. Die Larven der Seeanemone (*Edwardsiella lineata*) sowie von Quallen (*Linuche unguiculata*) trocknen zwischen der Haut und dem Kleidungstück aus, wobei sich ihre Nematozysten entleeren. Aus diesem Grund tritt der Juckreiz zumeist erst außerhalb des Wassers und im Gegensatz zur Badedermatitis in bekleideten Arealen aus. Nematozysten werden von spezialisierten Zellen (Nesselzellen) gebildet, die verschiedene Gifte produzieren können.

Seeanemonen finden sich in allen Weltmeeren. Die Nesseltierlarven-Dermatitis tritt aber vor allem zur Laichzeit der Tiere im Frühsommer an den Küsten Floridas, der Bahamas, der Philippinen, Thailands und Brasiliens auf. Die Hautveränderungen heilen ggf. unter Ausbildung einer Hyperpigmentierung nach 1–2 Wochen aus. In seltenen Fällen leiden die Betroffenen, insbesondere Kinder, auch an Allgemeinsymptomen mit Übelkeit und Fieber. Die Patienten sollten sofort sorgfältig nach Möglichkeit mit Meerwasser duschen, Badekleidung sollte vor der nächsten Nutzung gewaschen und getrocknet werden. Die Beschwerden werden symptomatisch behandelt.

7

## 7.43  Gibt es in Mitteleuropa Fliegen, die sich in der Haut von Menschen entwickeln (Myiasis)?

Dassel- oder Biesfliegen legen ihre Eier in die Schleimhäute oder das Fell von Nutz- oder Wildtieren. Extrem selten können sich die geschlüpften Larven dieser Fliegen in die Haut oder Schleimhaut von Menschen einbohren.

Ebenfalls selten sind die **Ophthalmomyiasis** (Eiablage im Auge) und die **Wundmyiasis,** bei der chronische Wunden von einheimischen Fliegenarten zur Eiablage genutzt werden.

Häufiger sind Infestationen durch tropische Fliegenarten (Cordylobia- und Oestrusarten). Die Eier werden auf der Haut abgelegt. Die schlüpfenden Larven bohren sich in die Haut ein, wo sie eine furunkelartige Entzündungsreaktion verursachen. Die Patienten beklagen Schmerzen und Brennen der Läsion. Bei genauer Inspektion ist zentral die Öffnung des Atemrohrs der Larve zu beobachten. Die Therapie erfolgt durch Extraktion der Larve.

## 7.44  Welche Erkrankungen werden durch Flöhe verursacht?

Der lichtscheue **Menschenfloh** *(Pulex irritans)* ist aufgrund der heutigen Hygiene in Europa selten geworden. In dunklen Spalten können die Puppen bis zu 12 Monate ausharren, ehe das Schlüpfen der Flöhe durch von möglichen Wirten ausgelöste Vibrationen angeregt wird. Die Flohstiche führen zu erythematösen Quaddeln, die zentral eine Einblutung zeigen (Purpura pulicosa). Die Einstichstellen sind oft linear oder gruppiert angeordnet.

Die Behandlung der Hautläsionen erfolgt befundabhängig mit topischen Glukokortikosteroiden oder Antiseptika. Ausgeprägte Beschwerden können mit Antihistaminika gelindert werden. Die Flöhe werden durch Insektizide vernichtet. In subtropischen Regionen kann das Rattenfleckfieber durch die Stiche übertragen werden. Die auch Flohfleckfieber genannte Erkrankung wird durch Rickettsien verursacht.

Die **Tungiasis** oder **Bicho-de-pé** ist eine in Süd- und Mittelamerika sowie im tropischen Afrika durch den Sandfloh (*Tunga penetrans*) verursachte parasitäre Zoonose. Weibliche Flöhe bohren sich in die Haut meist im Bereich der Füße ein. Aus subepidermalen Gefäßen ernährt sich das ca. 1 mm große Weibchen und produziert Hunderte Eier. Die hiermit einhergehende Größenzunahme des Parasiten führt zur Ausbildung einer erbsengroßen Papel. Die Lokalisation und durch starken Juckreiz bedingte Manipulation führen oft zur Superinfektion und unter Umständen zu Ulzerationen, Lymphangitis und Gangrän.

Zur Abtötung des Sandflohs werden Äther, Terpentinöl, Chloroform oder Petroleum empfohlen. Bei multiplen Läsionen kann Ivermectin oder Thiabendazol eingesetzt werden. Komplikationen erfordern ggf. eine Antibiotikatherapie oder chirurgische Maßnahmen.

# Fieberhafte Exantheme

**M E R K E**
Viele verschiedene Erkrankungen können **Hautveränderungen und Fieber** verursachen. So können z.B. Petechien oder Purpura auf eine invasive Meningokokken-Infektion hinweisen, makulopapulöse Exantheme auf Viruserkrankungen. Allerdings sind die Hauterscheinungen selten spezifisch für eine Erkrankung. Weiterhin ist bei der differenzialdiagnostischen Abklärung zu beachten, dass Fieber und Hautveränderungen nicht zwingend für eine infektiöse Ursache sprechen. Sie können auch Ausdruck eines infektionsunabhängigen, immunologischen Geschehens sein, z.B. Hypersensitivitäts-Syndrome, autoinflammatorische Syndrome und Kollagenosen. Die folgenden Fragen konzentrieren sich auf einige wichtige infektiöse Erkrankungen, bei denen Fieber und Hautveränderungen typischerweise vorkommen.

## 7.45 Welche Fragen sollte man sich selbst stellen, wenn man einen Patienten mit Fieber und Hautausschlag beurteilen soll?

Folgende Fragen sollten gestellt werden:
1. Ist eine umgehende Isolation des Patienten notwendig, um eine Verbreitung einer Infektion zu vermeiden (z.B. Windpocken, virales hämorrhagisches Fieber, invasive Meningokokken-Erkrankung)?
2. Weist die Hautveränderung auf eine lebensbedrohliche Erkrankung hin (z.B. Sepsis, Staphylokokken- oder Streptokokken-induziertes toxisches Schocksyndrom [TSS], nekrotisierende Fasziitis ▶ Kap. 7.16)?
3. Kann es sich um eine exotische Tropenerkrankung oder um eine nicht-infektiöse Erkrankung handeln?

## 7.46 Weshalb sollte die Untersuchung der Haut mit Handschuhen erfolgen?

Zum eigenen Infektionsschutz ist es wichtig, bei der Untersuchung Handschuhe zu tragen. Wichtige, durch Kontakt übertragbare Erreger sind z.B. *Treponema pallidum*, Varizella-Zoster-Virus, *Sarcoptes scabiei* und Herpes-simplex-Virus.

## 7.47 Welche spezifischen Fragen sollten dem Patienten gestellt werden?

Neben den Fragen zu Vorerkrankungen sind spezifische Fragen notwendig, die helfen, die Ursache einer Hautaffektion einzugrenzen. Dazu gehören die Fragen nach Medikamenteneinnahme in den letzten 2 Monaten, Allergien, Sonnenexposition, Reiseaktivität, beruflicher Exposition, Impfstatus, Risiken für sexuell-übertragbare Erkrankungen, Beeinträchtigung des Immunsystems sowie Exposition gegenüber Haus-, Nutz- und Wildtieren, Insekten und Wasser.

## 7.48 Mit welchen Hauterscheinungen muss man bei Infektionserkrankungen rechnen?

Es finden sich Makulae, Papeln, Vesikel, Bullae, Pusteln und Plaques; weiterhin Petechien und Purpura bis hin zu Sugillationen. Sehr selten kann man von einer Läsion auf eine einzelne Erkrankung schließen.

## 7.49 Wie unterscheiden sich Exanthem und Enanthem?

Als **Exanthem** bezeichnet man einen Hautausschlag. Dieser kann generalisiert oder lokalisiert auftreten. Dabei können unterschiedliche Effloreszenzen wie Papeln, Vesikel, Pusteln, Petechien oder andere auftreten. Ein **Enanthem** hingegen ist eine Effloreszenz der Schleimhaut. Enanthem und Exanthem gehen häufig gemeinsam mit einer fieberhaften Erkrankung einher.

## 7.50 Welches sind die fünf klassischen Exantheme im Kindesalter und die zugrunde liegenden Erreger?

- Masern: Morbillivirus (RNA-Virus)
- Röteln: Togavirus (RNA-Virus)
- Scharlach: *Streptococcus agalactiae* (β-hämolysierende Streptokokken der Gruppe B)
- Ringelröteln (Erythema infectiosum): Parvovirus B 19
- Exanthema subitum: humanes Herpesvirus (HHV) 6; ferner HHV 7, Enteroviren (Coxsackie A und B, Echoviren), Adenoviren und Parainfluenzavirus Typ 1.

## 7.51 Welche Formen der Masern gibt es, und was sind die Symptome?

Die klassische Form der Masern wird bei nicht-immunisierten Personen beobachtet. Nach etwa 8–10 Tagen Inkubationszeit beginnt das Prodromalstadium mit Fieber, Schnupfen, Husten, Konjunktivitis und einem typischen kalkspritzerartigen Enanthem an der Wangenschleimhaut (**Koplik-Flecken**). Am 3.–7. Tag tritt ein makulopapulöser Ausschlag auf, der im Gesicht und hinter den Ohren beginnt und sich von dort auf den ganzen Körper ausbreitet. Er bleibt 4–7 Tage bestehen und geht dann unter Schuppung zurück. Das Fieber bessert sich zwischen dem 5. und 7. Tag.

Abgeschwächte Symptome (mitigierte Masern) treten auf, wenn eine partielle Immunität besteht. Dies kann der Fall sein durch mütterliche protektive Antikörper bei Neugeborenen, durch transfundierte Antikörper oder wenn die Immunität durch eine Impfung nicht vollständig ausgebildet ist.

Bei Immunsuppression oder zellulärem Immundefekt ist das Exanthem häufig schwach ausgeprägt, jedoch können schwere Organinfektionen wie die Riesenzellpneumonie oder die Masern-Einschlusskörperchen-Enzephalitis auftreten.

Die „Impfmasern" treten bei ca. 2 % der Geimpften 1–4 Wochen nach der Lebendimpfung auf. Sie gehen mit einem flüchtigen Exanthem, mäßigem Fieber und respiratorischen Symptomen einher. Sie sind selbstlimitierend und nicht ansteckend.

## 7.52 Ein Kind hat mit einem Freund gespielt, bei dem 2 Tage später Masern festgestellt wurden. Wird es auch Masern bekommen?

Das Risiko der Infektion und Erkrankung hängt vom Impfstatus ab. Masern werden mittels Tröpfcheninfektion übertragen und sind hoch infektiös mit einem Kontagionsindex sowie Manifestationsindex von nahezu 100 %. Ein Erkrankter ist 3–5 Tage vor Auftreten des Exanthems bis 4 Tage nach Abklingen des Exanthems ansteckungsfähig. Die Ansteckungsfähigkeit ist beim Auftreten des Exanthems am größten.

Kein Infektionsrisiko besteht bei vor 1971 geborenen, immungesunden Personen, geimpften, immungesunden Personen (zweimalige Impfung in der Kindheit oder einmalig im Erwachsenenalter) oder bei Vorliegen eines positivem IgG-Antikörper-Titers gegen Masern. In verschiedenen Studien wurde die Schutzwirkung der Masernimpfung untersucht. Bei einer einmaligen Impfung liegt die Impfeffektivität bei durchschnittlich 91 % (79–99 %), bei einer zweimaligen Impfung bei 93–99 %.

Bei einer ungeimpften oder in der Kindheit nur einmal geimpften, immungesunden Person soll eine post-expositionelle Impfung möglichst innerhalb von 3 Tagen durchgeführt werden, um den Ausbruch der Erkrankung zu vermeiden oder zumindest abzuschwächen. Bei immundefizienten Patienten, empfänglichen Schwangeren und Säuglingen unter 6 Monaten sollte eine passive Immunisierung durch Gabe von humanem Immunglobulin möglichst innerhalb von 6 Tagen erwogen werden. Säuglinge ab 6 Monaten erhalten eine aktive Immunisierung (www.stiko.de).

## 7.53 Welche Gründe sprechen für eine Masernimpfung, welche dagegen?

Die Masern sind eine impfpräventable Erkrankung mit einer nicht zu unterschätzenden Morbidität. Die erste Impfung mit dem Masern-Lebendimpstoff sollte im Alter von 9–10 Monaten und die zweite Impfung zu Beginn des zweiten Lebensjahrs erfolgen. Es besteht ein lebenslanger Impfschutz. Ziel der Impfung ist die Verhinderung der Erkrankung und Vermeidung von Komplikationen sowie der Schutz vor Weitergabe der Infektion an Neugeborene und immunsupprimierte Patienten (Herdenschutz). Ein Herdenschutz besteht bei Masern ab einer Immunität von 95 % der Bevölkerung. Bis zum Jahr 2017 wurde dieses Ziel in Deutschland nicht erreicht.

Die Komplikationen der Masern sind nicht zu unterschätzen. Regelhaft kommt es zu einer vorübergehenden Immunschwäche von mindestens 6 Wochen. In dieser Zeit sind bakterielle Superinfektionen häufig (Otitis media, Bronchitis, Pneumonie, Diarrhö). In 0,1 % der Infektionen tritt eine postinfektiöse Enzephalitis 4–7 Tage nach Auftreten des Exanthems auf. Symptome sind Kopfschmerzen, Fieber und Bewusstseinsstörungen bis zum Koma. 10–20 % der Fälle verlaufen tödlich, bei 20–30 % verbleiben Schäden im zentralen Nervensystem.

Die **subakute sklerosierende Panenzephalitis** (SSPE) ist eine immer tödlich verlaufende langsam voranschreitende Spätkomplikation, die 6–8 Jahre nach der Masern-Infektion auftritt. Die Inzidenz wird auf 20–60 Fälle auf 100.000 Masernerkrankungen geschätzt.

Es gibt kaum Gründe, die gegen eine Impfung sprechen. Schwere Komplikationen der Impfung sind Einzelfälle. Vorsicht ist geboten bei Schwangerschaft, bei immundefizienten Patienten und bei ausgeprägten Allergien gegen Impfstoffbestandteile.

## 7.54  Wie verlaufen Röteln?

Etwa die Hälfte der Infektionen im Kindesalter verläuft asymptomatisch. Typischerweise entsteht ein kleinfleckiges, makulopapulöses Exanthem im Gesicht, das sich über Körper und Extremitäten ausbreitet, bevor es nach 3 Tagen verschwindet. Begleitend können Kopfschmerzen, subfebrile Temperaturen, subokzipitale und postaurikuläre Lymphknotenschwellungen, leichte respiratorische Symptome und eine Konjunktivitis auftreten. Komplikationen (Arthritis, Bronchitis, Otitis, Enzephalitis, Myokarditis, Perikarditis, Purpura und Hämorrhagien) sind selten.

## 7.55  Wann sind Röteln besonders gefährlich?

Eine Infektion in der Schwangerschaft mit konnataler Übertragung kann zu einem Spontanabort oder schweren Schäden in der Organogenese führen. Eine typische Manifestation ist das **Gregg-Syndrom** (offener Ductus arteriosus, Katarakt und Innenohrtaubheit). Ein Schutz vor Infektion bietet nur die konsequente Impfung im Kindesalter.

## 7.56  Wie verläuft Scharlach?

Scharlach entsteht durch toxinbildende Stämme von *Streptococcus pyogenes* (A-Streptokokken) und beginnt meist mit Fieber, Unwohlsein und Pharyngitis. Charakteristisch ist ein kleinfleckiges, papulöses Exanthem (sandpapierartig). Es entsteht am ersten oder zweiten Krankheitstag am Oberkörper, breitet sich zentrifugal aus und verschwindet nach ca. 1 Woche. Handinnenflächen und Fußsohlen bleiben ausgespart, jedoch kommt es dort einige Tage später zur Abschuppung der Haut. Weiterhin sind eine periorale Blässe (Milchbart) und die Himbeerzunge (vergrößerte Papillen) typisch. Weiteres zu Erkrankungen durch Streptokokken ▶ Kap. 14.

## 7.57  Was sind die Symptome der Ringelröteln?

Das **Erythema infectiosum** (**Ringelröteln, fifth disease**) verläuft häufig symptomarm mit leichtem Fieber und Unwohlsein. Typisch ist ein tief-rotes Exanthem an den Wangen („slapped-cheek") und einige Tage später Erytheme an Extremitäten und am Gesäß, die im weiteren Verlauf girlandenartig imponieren. Die Hauterscheinungen können mehrere Wochen anhalten. Beim Auftreten des Exanthems ist eine Infektiosität nicht mehr gegeben.

## 7.58  Welche weiteren Erkrankungen kann Parvovirus B19 verursachen?

Parvovirus B19 kann Arthralgien und Arthritis verursachen, die in der Regel innerhalb von 3 Wochen zurückgehen. Insbesondere bei Patienten mit Sichelzellanämie können aplastische Krisen auftreten. Eine Übertragung in der Schwangerschaft kann zum Abort oder Hydrops fetalis führen. Bei immunsupprimierten Patienten (z. B. nach Organtransplantation) kann es zu einer chronischen Infektion mit Anämie kommen.

## 7.59  Was kommt bei Dreitagefieber zuerst: Fieber oder Exanthem?

Das **Exanthema subitum** (**Roseola infantum,** Dreitagefieber) betrifft vor allem Kleinkinder im Alter von 6–36 Monaten. Für 3–5 Tage besteht hohes Fieber (bis über 40 °C), das die meisten Kinder kaum beeinträchtigt. Nach Rückgang des Fiebers tritt das typische Exanthem auf, das aus rosafarbenen Makulae auf dem Nacken, Stamm und Gesäß besteht. Dieses verflüchtigt sich nach 1–2 Tagen. Weiterhin treten Lymphknotenschwellungen und Rötungen des Trommelfells auf. Eine Komplikation des hohen Fiebers stellen Fieberkrämpfe dar. Ein Enanthem wird nicht beobachtet. Eine spezifische Therapie gibt es nicht.

### 7.60  Wieso heißen Windpocken „Windpocken"?

**Windpocken (Varizellen)** sind besonders ansteckend und werden über Aerosole aus nasopharyngealen Sekreten oder über Flüssigkeit aus den Vesikeln übertragen. Eine Ansteckung kann über mehrere Meter hinweg erfolgen.

### 7.61  Wie sieht das Windpockenexanthem aus?

Windpocken beginnen zunächst mit Fieber und Unwohlsein, bevor nach 1 Tag das Exanthem auftritt. Das typische **Windpockenexanthem** besteht aus Makulae, die sich rasch zu stark juckenden Papeln und Vesikeln weiterentwickeln. Die Bläschen trüben im Verlauf ein und bilden schließlich Krusten. Typisch ist das gleichzeitige Nebeneinander verschiedener Läsionen am ganzen Körper (Heubner-Sternenhimmel). Nach 4 Tagen bilden sich keine neuen Vesikel mehr und am 6. Tag sind alle Läsionen verkrustet. Innerhalb von 1–2 Wochen fallen alle Krusten ab.

**7**

### 7.62  Kann man als Erwachsener Windpocken bekommen?

Nach der Einführung der Impfung (in Deutschland seit 2004 empfohlen) sind die Windpocken in jedem Lebensalter seltener geworden. Trotzdem muss man auch beim Erwachsenen mit einer Varizellenerkrankung rechnen. Im Erwachsenenalter verläuft die Erkrankung schwerer als im Kindesalter, wobei insbesondere die Varizellenpneumonie häufiger ist.

### 7.63  Welche schweren Verläufe und Komplikationen können bei Windpocken auftreten?

Die häufigste Komplikation ist die bakterielle Superinfektion der Hautläsionen. Weiterhin können Pneumonie, Enzephalitis, Reye-Syndrom, Hepatitis und andere Organinfektionen auftreten.

### 7.64  Welche Spätmanifestation der Windpocken gibt es?

Der **Herpes Zoster** oder **Zoster** ist die Spätmanifestation der Varizellen. Nach Infektion persistiert das Virus in den Ganglienzellen. Aufgrund der abnehmenden T-Zell-Antwort im höheren Lebensalter oder bei Immunsuppression unterschiedlichster Genese kommt es zur Reaktivierung mit folgender Entzündung des betroffenen Nervs und Ausbildung von Virus-gefüllten Vesikeln im zugeordneten Dermatom. Die Infektiosität ist jedoch deutlich geringer als bei den Windpocken und besteht nur bei direktem Kontakt, aber nicht aerogen.

### 7.65 Wie kann eine Varizelleninfektion von einem generalisierten Herpes Zoster abgegrenzt werden?

Die Unterscheidung kann im Einzelfall schwierig sein. Neben anamnestischen Hinweisen (bekannter Herpes Zoster, frühere Varizellenerkrankung, Dermatom-assoziierte Schmerzen) findet sich beim generalisierten Herpes Zoster unter Umständen eine monomorphe Primärläsion im betroffenen Dermatom.

### 7.66 Eine Schwangere war mit einem Kind, das an Windpocken erkrankt ist, für mehr als eine Stunde in einem Raum. Muss etwas getan werden?

Bei Schwangeren verlaufen die Varizellen häufig schwer. Daher sollten ungeimpfte Schwangere ohne Varizellen-Anamnese möglichst rasch (innerhalb von 3 bis maximal 10 Tagen nach Exposition) eine passive Immunisierung mit Varicella-Zoster-Immunglobulin erhalten. Eine diaplazentare Übertragung ist hingegen selten (1–2 % der infizierten Schwangeren), kann aber zum **fetalen Varizellen-Syndrom** mit Hautveränderungen, Hirnatrofie, Augenschäden und Skelettanomalien führen.

### 7.67 Was ist das Gianotti-Crosti-Syndrom?

Das **Gianotti-Crosti-Syndrom** (**Acrodermatitis papulosa eruptiva infantilis**) ist durch ein charakteristisches Exanthem gekennzeichnet. Das Exanthem tritt etwa 1 Woche nach einer Virusinfektion auf und besteht aus monomorphen, rötlichen Papeln mit flacher Oberfläche. Weiterhin können auch Lymphknotenschwellungen und eine Hepatitis auftreten. Kinder unter 5 Jahren sind überwiegend betroffen. Viele Viren können das Syndrom auslösen, wobei Hepatitis B-Virus und das Epstein-Barr-Virus am häufigsten nachgewiesen werden können. Die Diagnose wird klinisch gestellt. Eine wirksame Therapie gibt es nicht. Die Hautveränderungen bleiben Tage bis Monate bestehen.

### 7.68 Was ist das Kawasaki-Syndrom?

Das **Kawasaki-Syndrom** ist eine Entzündung mittelgroßer Arterien, die überwiegend bei Kindern auftritt. Typische Symptome sind Fieber, eine bilaterale Konjunktivitis, ein Erythem der Lippen und der Mundschleimhaut (Erdbeerzunge), ein polymorphes Exanthem, zervikale Lymphknotenschwellungen und Ödeme der Hand- und Fußrücken. In der Regel verläuft die Erkrankung innerhalb von 2 Wochen selbstlimitierend. Es können aber auch schwerwiegende Komplikationen auftreten, insbesondere Aneurysmen der Koronararterien, Herzinsuffizienz, Myokardinfarkt, Arrhythmien und periphere Thrombosen.

**Weiterführende Literatur**
Fieberhafte Hautveränderungen
Uzicanin A, Zimmermann L: Field Effectiveness of Life Attenuated Measles-Containing Vaccines: A Review of Published Literature. Journal of Infectious Diseases 2011; 204: 133–148.
Weber DJ, Cohen MS, Rutala WA, The acutely ill patient with fever and rash. In Bennett JE, Dolin R, Blaser MJ (eds) Mandell, Douglas, and Bennett's Principles and Practice of infectious Diseases Elsevier 2015. Vol. 1, 732–747.
www.rki.de/ratgeber

## Ektoparasiten

Binder M. Episooonosen. In Plewig G, Landthaler M, Burgdorf W, Hertl M, Ruzicka T, (eds). Dermatologie, Venerologie und Allergologie. Springer 2012. 378–397.

von Both U, Alberer M. Images in clinical medicine. Borrelia recurrentis Infection. N Engl J Med. 2016 Aug 4; 375 (5): e5.

Dressler C, Rosumeck S, Sunderkötter C, Werner RN, Nast A. The treatment of scabies – a systematic review of randomized controlled trials. Dtsch Arztebl Int 2016; 113: 757–62.

Franck S, Wilcke T. Feldmeier H. Heukelbach J. Tungiasis bei Tropenreisenden – eine kritische Bestandsaufnahme. Dtsch Arztebl 2003; 100: 1809–1812.

Hamm H. Skabies. In Reisedermatosen, von Stebut E (eds), Springer-Verlag Berlin Heidelberg 2015, 151–157.

Meister L, Ochsendorf F: Headlice – epidemiology, biology, diagnosis and treatment. Dtsch Arztebl Int 2016; 113: 763–72.

Micali G, Lacarrubba F. Phthiriasis Palpebrarum in a Child. N Engl J Med. 2015 Dec 31; 373 (27): e35.

Romani L, Steer AC, Whitfeld MJ, Kaldor JM. Prevalence of scabies and impetigo worldwide: a systematic review. Lancet Infect Dis 2015; 15: 960–967.

Tang JQ, Ran X, Ran YP. Cover Image: Dermoscopy in vivo for the life cycle of Phthirus pubis. Br J Dermatol. 2017 Jan; 176 (1): 279.

Raoult D, Roux V. The body louse as a vector of reemerging human diseases. Clin Infect Dis. 1999 Oct; 29 (4): 888–911.

## Bakterielle Infekte der Haut

van Stigt SFL, de Vries J, Bijker JB, Mollen R MHG, Hekma EJ, Lemson SM, Tan E CTH. Review of 58 patients with necrotizing fasciitis in the Netherlands. World Journal of Emergency Surgery 2016; 11: 21

**7**

●●●●●●●●●●●●●●●●

## Referenzen

Abeck D, Staphylokokken und Streptokokken. In Plewig G, Landthaler M, Burgdorf W, Hertl M, Ruzicka T, (eds). Dermatologie, Venerologie und Allergologie. Springer 2012. 143–169.

Dietrich KA, Ruzicka T, Herzinger T. Whirlpool-dermatitis with „hot hands". Dtsch Med Wochenschr. 2014 Jul; 139 (28–29): 1459–1461.

Levett D, Bennett MH, Millar I. Adjunctive hyperbaric oxygen for necrotizing fasciitis. Cochrane Database Syst Rev. 2015 Jan 15; 1: CD007937.

Mulholland A, Yong-Gee S. A possible new cause of spa bath folliculitis: Aeromonas hydrophila. Australas J Dermatol. 2008 Feb; 49 (1): 39–41.

Raff AB, Kroshinsky D. Cellulitis: A Review. JAMA. 2016 Jul 19; 316 (3): 325–337.

Singh A1, Ahmed K, Aydin A, Khan MS, Dasgupta P. Fournier's gangrene. A clinical review. Arch Ital Urol Androl. 2016 Oct 5; 88 (3): 157–164.

Stevens DL, Bryant AE. Impetigo, Erysipelas and Cellulitis. In: Ferretti JJ, Stevens DL, Fischetti VA (eds). Streptococcus pyogenes: Basic Biology to Clinical Manifestations [Internet]. Oklahoma City: University of Oklahoma Health Sciences Center; 2016–2016 Feb 10.

# 8 Infektionen des Gastrointestinaltrakts

*S. Hagel*

**Akute gastrointestinale Infektionen** werden durch eine Vielzahl bakterieller, viraler und parasitärer Erreger hervorgerufen. Der **Krankheitsverlauf** wird durch die Pathogenität des jeweiligen Erregers, die Wirtsantwort, durch den Ernährungs- und Immunstatus des Wirtes sowie mögliche Begleiterkrankungen beeinflusst. In der Regel ist eine infektiöse Gastroenteritis selbstlimitierend, eine symptomatische Behandlung ausreichend und eine ätiologische Abklärung aus klinischen Erwägungen nicht notwendig.

Trotz der erheblichen medizinischen Bedeutung akuter gastrointestinaler Infektionen ist die Datenlage für evidenzbasierte Empfehlungen unzureichend. Aufgrund dessen orientieren sich die Antworten des nachfolgenden Kapitel an den Empfehlungen der aktuellen AWMF S2k-Leitlinie „Gastrointestinale Infektionen und Morbus Whipple" (AWMF-Register-Nr: 021/024), bei deren Erstellung Experten unterschiedlicher Fachgesellschaften mitgewirkt haben.

**8**

## 8.1 Wie häufig kommen gastrointestinale Infektionen vor?

Im Rahmen einer epidemiologischen Studie des Robert Koch-Institut (RKI) wurde für Deutschland eine Inzidenz von 0,95 Episoden/Personenjahr ermittelt. Folgende Symptome wurden berichtet: Diarrhö in 78 %, Erbrechen in 12 % der Fälle, 10 % der Erkrankten wiesen beide Symptome auf. Die durchschnittliche Erkrankungsdauer betrug 3,7 Tage. Mehr als ein Drittel (37,8 %) der Erkrankten begaben sich in eine ambulante ärztliche Betreuung, weniger als 1–3 % der Patienten mussten hospitalisiert werden.

## Diarrhö

### 8.2 Wie wird eine Diarrhö definiert?

Nach allgemeiner Übereinkunft spricht man von einer **Diarrhö,** wenn ≥ 3 Stuhlentleerungen sowie ein Stuhlgewicht > 250 g pro Tag bei verminderter Stuhlkonsistenz vorliegen. Halten die Symptome länger als 4 Wochen an, spricht man von einer **chronischen Diarrhö.** Von einer *Dysenterie* wird gesprochen, wenn die Diarrhö mit Blut- und Schleimbeimengungen einhergeht.

### 8.3 In welche zwei Gruppen kann die akute infektiöse Diarrhö eingeteilt werden?

Aus klinischer und prognostischer Sicht kann die akute infektiöse Diarrhö in eine **entzündliche** und eine **nicht-entzündliche Diarrhö** eingeteilt werden (▶ Tab. 8.1):

- Bei der entzündlichen Diarrhö kommt es entweder direkt durch pathogene Erreger oder indirekt, vermittelt über Zytotoxine, zu einer Zerstörung der intestina-

**Tab. 8.1  Klinische Einteilung der akuten infektiösen Diarrhö**

| Parameter | nicht-entzündlich | entzündlich |
|---|---|---|
| Stuhlcharakteristik | Großvolumig, wässrig | Kleinvolumig, blutig-schleimig |
| Beschwerden | Schmerzen und Krämpfe im Oberbauch oder para-umbilikal, häufig Nausea und Erbrechen | Schmerzen und Krämpfe im Unterbauch, imperativer Stuhldrang, Tenesmen |
| Leukozyten im Stuhl | Nein | Ja |
| Häufige Erreger | • Rotaviren, Noroviren<br>• Nahrungsmittelvergiftung<br>  – *S. aureus*<br>  – *C. perfringens*<br>  – *B. cereus*<br>• Enterotoxische *E. coli*<br>• *Guardia lamblia Cryptosporidia*<br>• *Vibrio* | • Salmonellen, Shigellen<br>• *Campylobacter jejuni*<br>• Yersinien<br>• *E. histolytica*<br>• Enteroinvasive *E. coli*<br>• *C. difficile* |

len Mukosa. In der Folge kommt es zu einem Austritt von Entzündungszellen und Serum ins Lumen. Die Durchfälle sind eher kleinvolumig und von blutig-schleimiger Konsistenz, hauptsächlicher Ort des Befalls ist das Kolon.

▪ Der häufigeren nicht-entzündlichen Diarrhö liegt keine Schädigung des Epithels zugrunde, sondern Enterotoxine stimulieren die Sekretion von Ionen und Wasser oder nicht absorbierte Substanzen führen zu einer vermehrten Flüssigkeitsansammlung im Lumen.

## Infektiöse Gastroenteritis

### 8.4  Welches sind die häufigsten bakteriellen und viralen Erreger infektiöser Gastroenteritiden in Deutschland?

Bei der **bakteriellen Enteritis** sind in Deutschland *Campylobacter* und Salmonellen von größter Bedeutung. Die entsprechenden Infektionszahlen vom RKI für das Jahr 2015 liegen bei:

▪ *Campylobacter* 67.513 Fälle
▪ Salmonellose 13.350 Fälle
▪ Die gemeldeten Infektionszahlen für *Y. enterocolitica* liegen bei 2.628, während eine *Shigella*-Infektion nur in 544 Fällen gemeldet wurde.

Bei der **viralen Enteritis** spielt Norovirus (84.849), gefolgt von Rotaviren (32.279) die größte Rolle. Darüber hinaus gibt es noch eine Vielzahl weiterer Erreger, die eine infektiöse Gastroenteritis verursachen können.

| Bakterien | • *Campylobacter jejuni, Campylobacter coli*<br>• Salmonellen<br>• *Clostridium difficile*<br>• *Yersinia enterocolitica, Y. pseudotuberculosis*<br>• Shigellen<br>• *Vibrio cholerae* |
|---|---|

| | |
|---|---|
| | • *Escherichia coli (EC):*<br>  – Enterotoxinbildende EC (ETEC)<br>  – Enteroinvasive EC (EIEC)<br>    – Enterohämorrhagische EC (EHEC)<br>    – Enteropathogene EC (EPEC)<br>    – Enteroaggregative EC (EAEC) |
| **Toxinbildner** | • *Staphylococcus aureus*<br>• *Bacillus cereus*<br>• *Clostridium perfringens* |
| **Viren** | • Noroviren<br>• Rotaviren<br>• Adenoviren<br>• Sapoviren |
| **Protozoen** | • *Giardia lamblia*<br>• *Cryptosporidium parvum*<br>• *Entamoeba histolytica*<br>• *Cyclospora cayetanensis*<br>• *Isospora belli* |
| **Helminthen** (Würmer) | • Plathelminthen (Trematoden [Schistosoma], Zestoden)<br>• Trichinellen<br>• Strongyloides stercoralis |

**8**

## 8.5 Welche Erreger produzieren Toxine, die zu einer nahrungsvermittelten Infektion führen können?

Bei lebensmittelbedingten infektiösen Erkrankungen ist zwischen einer durch Lebensmittel verursachten **Intoxikation** (z. B. *Bacillus cereus*, *Staphylococcus aureus*) und einer direkten **Infektion des Wirtsorganismus** (z. B. Salmonellen oder Campylobacter) zu unterscheiden. Bei den **mikrobiell bedingten Intoxikationen** ist die schä-

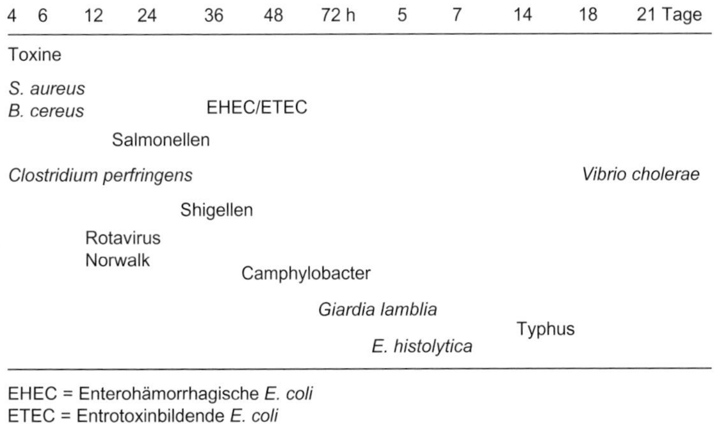

| 4 | 6 | 12 | 24 | 36 | 48 | 72 h | 5 | 7 | 14 | 18 | 21 Tage |

Toxine

S. aureus
B. cereus          EHEC/ETEC

    Salmonellen

Clostridium perfringens                                          Vibrio cholerae

      Shigellen

Rotavirus
Norwalk
    Camphylobacter

    Giardia lamblia
       Typhus
    E. histolytica

EHEC = Enterohämorrhagische *E. coli*
ETEC = Entrotoxinbildende *E. coli*

**Abb. 8.1** Zusammenhang zwischen häufigen Erregern infektiöser Gastroenteritiden und der Inkubationszeit (nach Heuss et al., 2003) [V492]

digende Ursache ein Toxin, das von den Erregern entweder im Lebensmittel oder auch erst im Darm gebildet wird. Die Inkubationszeit bei einer durch Lebensmittel verursachten Intoxikation ist sehr kurz (meist < 8 h) und die Symptome enden in der Regel innerhalb von 24 h. Eine Übersicht über den Zusammenhang zwischen Inkubationszeit und Erreger infektiöser Gastroenteritiden ▶ Abb. 8.1.

### 8.6 Welche zwei klinischen Verlaufsformen einer *Bacillus cereus*-Erkrankung sind Ihnen bekannt?

Bei *Bacillus cereus* handelt es sich um ein sporenbildendes, grampositives, relativ umweltresistentes (Temperatur, Strahlung) Stäbchenbakterium, das – abhängig vom gebildeten Toxintyp – zwei Formen einer Enteritis hervorrufen kann:

- **Diarrhöischer Typ:** Die Bildung des Toxins erfolgt erst im menschlichen Magen-Darm-Trakt. 6–15 h nach Verzehr des kontaminierten Lebensmittels kommt es zu Bauchkrämpfen und Durchfall; die Symptome halten etwa 24 h an.
- **Emetischer Typ:** Das hitzestabile Toxin wird bereits im Lebensmittel gebildet. Bereits 0,5–6 h nach Verzehr kommt es zu Übelkeit und Erbrechen; die Symptomatik dauert weniger als 24 h an.

Auslöser für eine Erkrankung des Menschen stellen häufig verzehrfertige Lebensmittel dar, die Sporen enthalten, welche den Erhitzungsprozess überstanden haben. Häufig sind Fehler in der Zubereitung der Speisen (Fehler im Temperaturmanagement) Ursache einer Erkrankung.

### 8.7 Für welche Erreger der infektiösen Gastroenteritis besteht in Deutschland eine Meldepflicht an das Gesundheitsamt?

Namentlich hat die Meldung an das Gesundheitsamt zu erfolgen:

- Bei gesicherten Infektionen durch *Campylobacter sp.*, Salmonellen, *Yersinia enterocolitica*, EHEC sowie sonstige darmpathogene *E. coli*, Shigellen, *Giardia lamblia*, humanpathogene *Cryptosporidium sp.*, Rota- und Noroviren
- Beim Verdacht wie auch bei Erkrankung, Tod und Ausscheidung bei Typhus, Paratyphus und Cholera

Darüber hinaus ist nach § 6 (1) des Infektionsschutzgesetzes (IfSG) der Verdacht auf und die Erkrankung an einer mikrobiell bedingten Lebensmittelvergiftung oder an einer akuten infektiösen Gastroenteritis namentlich zu melden, wenn:

- eine Person betroffen ist, die eine Tätigkeit im Lebensmittelbereich im Sinne des § 42 Abs. 1 ausübt oder
- zwei oder mehr gleichartige Erkrankungen auftreten, bei denen ein epidemiologischer Zusammenhang wahrscheinlich ist oder vermutet wird.

### 8.8 Welche mikrobiologische Diagnostik sollte bei Verdacht auf eine ambulante infektiöse Gastroenteritis durchgeführt werden?

Eine routinemäßige Erregerdiagnostik bei allen Patienten, d. h. unabhängig von der Symptomatik, evtl. vorhandenen Komorbiditäten oder dem Umfeld, soll nicht erfolgen. Hintergrund für diese Empfehlung ist, dass die meisten Episoden einer infektiösen Gastroenteritis selbstlimitierend sind und eine Erregeridentifizierung in diesen Fällen keine therapeutische Konsequenz hat. Darüber hinaus ist die diagnostische Ausbeute einer mikrobiologischen Untersuchung (Stuhluntersuchungen, serologische Untersuchungen) bei einer infektiösen Gastroenteritis sowieso niedrig, und nur in der Minderheit der Fälle lässt sich der Erreger überhaupt sichern. Wenn keine Hinweise für einen schweren Verlauf oder Komorbiditäten vorliegen, wird ein Zuwarten ohne spezifische Diagnostik empfohlen. Auch sistieren die Symptome bereits in den meisten Fällen, bevor überhaupt das finale Ergebnis der Stuhluntersuchung vorliegt.

Eine mikrobiologische Diagnostik wird u. a. empfohlen bei:

- Schwerem Krankheitsbild
- Relevanten Komorbiditäten
- Protrahierten Symptomen
- Immunsuppression
- Diarrhö-bedingter Hospitalisierung, blutiger Diarrhö
- Patienten, die in Gemeinschaftseinrichtungen oder Lebensmittel-verarbeitenden Institutionen arbeiten
- Verdacht auf eine Häufung, bei der ein epidemiologischer Zusammenhang vermutet wird

Die **Basisdiagnostik** bei ambulant erworbener Gastroenteritis sollte hierbei eine mikrobiologische Untersuchung auf **Campylobacter, Salmonellen, Shigellen und Noroviren** umfassen (1, ggf. 2 Stuhlproben). Bei anamnestischem Verdacht auf eine *Clostridium difficile*-Infektion (z. B. aktuelle oder stattgehabte Antibiotikatherapie innerhalb der letzten 3 Monate) sollte die Diagnostik entsprechend erweitert werden.

MERKE

Die ambulant erworbene Gastroenteritis kann durch eine Vielzahl von Erregern hervorgerufen werden, eine Stuhldiagnostik ist nur bei Risikopatienten indiziert. Hier sollte dann einmalig auf Campylobacter, Salmonellen, Shigellen und Noroviren getestet werden, bei Risikofaktoren auch auf *Clostridium difficile*.

**8**

## 8.9 Welche zusätzliche Diagnostik sollte bei Verdacht auf eine ambulante infektiöse Gastroenteritis durchgeführt werden?

In Abhängigkeit vom klinischen Bild (z. B. blutige Diarrhö, Fieber), Anamnese (Fernreise, Medikamente, Grunderkrankung) etc. sollte abgestuft die Diagnostik unter Einbeziehung laborchemischer (z. B. Blutbild einschließlich Differenzialblutbild, Natrium, Kalium, Kreatinin, C-reaktives Protein) und bildgebender Verfahren (z. B. Ultraschall mit der Frage nach dilatierten Darmschlingen, Peristaltik, freier Flüssigkeit, Lymphknotenvergrößerungen) erweitert werden. Zusätzlich sollte bei schwerem Krankheitsbild an die Notwendigkeit zur Abnahme von Blutkulturen gedacht werden. Serologische Untersuchungen (z. B. *Campylobacter spp.*) haben bei der Abklärung der akuten Gastroenteritis in der Regel keinen Stellenwert; auch wenn sie zu epidemiologisch relevanten Abklärungen einen Beitrag liefern können.

## 8.10 Welche symptomatische Therapie soll bei einer infektiösen Gastroenteritis durchgeführt werden?

Die wichtigste therapeutische Maßnahme bei allen Patienten mit infektiöser Gastroenteritis besteht in erster Linie in einer ausreichenden Flüssigkeits- und Elektrolytsubstitution. Diese sollte primär in Form einer oralen Rehydrierung mithilfe einer speziellen glukosebasierten Elektrolytlösung erfolgen (orale Rehydratationslösung, „WHO-Trinklösung"). Ungeeignet zur oralen Rehydrierung sind reine Fruchtsäfte, Leitungswasser oder Limonade (z. B. Cola). Sie enthalten entweder zu viel Zucker, was die Diarrhösymptomatik verstärken kann, oder zu wenig bzw. im falschen Verhältnis Elektrolyte. In schweren Fällen (schwere Dehydrierung ≥ 10 % Körpergewicht, Kreislaufschock oder Bewusstseinsstörung) oder bei trotz antiemetischer Therapie fortbestehend schwerem Erbrechen muss die Rehydratation mit einer Infusionsbehandlung erfolgen.

Eine kurz dauernde symptomatische Therapie mit motilitätshemmenden Substanzen (z. B. Loperamid) kann bei unkompliziertem Krankheitsbild durchgeführt werden. Aufgrund der Sorge um das Auftreten eines toxischen Megakolons soll bei schwerem Krankheitsbild (z. B. blutige Diarrhö, Fieber, Megakolon) keine motilitätshemmende Therapie durchgeführt werden. Eine symptomatische analgetische/ spasmolytische Therapie kann gemäß des Stufenschemas der WHO mit Paracetamol, Metamizol, Opioiden sowie Butylscopolamin durchgeführt werden. Vermieden werden sollten Acetylsalicylsäure, nicht-steroidale Antiphlogistika (NSAIDs) und Coxibe.

## 8.11 In welchen Fällen soll eine empirische Antibiotikatherapie durchgeführt werden?

Aufgrund der Tatsache, dass die meisten Fälle einer infektiösen Gastroenteritis selbstlimitierend sind und ausreichend mit Flüssigkeitsersatz und supportiven Maßnahmen behandelt werden können, sollte primär keine empirische antimikrobielle Therapie erfolgen. Bei Immunsuppression, Anzeichen für eine systemische Infektion oder Vorliegen einer Dysenterie (blutige Diarrhö) kann auf der Basis einer Einzelfallentscheidung eine empirische Antibiotikatherapie durchgeführt werden. Dies unter der Vorstellung, dass eine frühzeitige empirische Antibiotikatherapie eine weitere Progression zu einem schweren Verlauf abwenden kann. In solchen Fällen sollte nach Durchführung einer Erregerdiagnostik, inkl. Abnahme von Blutkulturen, eine Therapie mit Azithromycin (500 mg/Tag p. o.) für 3 Tage oder Ciprofloxacin (1 g/Tag p. o. oder 800 mg/Tag i. v.) für 3–5 Tage oder Ceftriaxon (2 g/Tag i. v.) für 3–5 Tage durchgeführt werden.

> **MERKE**
> Bei Verdacht auf eine infektiöse Gastroenteritis sollte primär **keine** empirische antimikrobielle Therapie erfolgen. Nur in spezifischen Situationen (z. B. bei Immunsuppression, Anzeichen für eine systemische Infektion oder Vorliegen einer Dysenterie [blutige Diarrhö]) kann auf der Basis einer Einzelfallentscheidung eine empirische Antibiotikatherapie erwogen werden.

## 8.12 Was ist der Unterschied zwischen einer typhoidalen und einer nicht-typhoidalen Salmonellose?

Salmonellosen sind Infektionskrankheiten, die bei Mensch und Tier vorkommen und durch Bakterien der Gattung Salmonella hervorgerufen werden. Die Spezies *Salmonella enterica* (Typhus-, Paratyphus-Enteritisgruppe) umfasst über 2 000 Serotypen. Von diesen haben aber nur ca. 20 eine Bedeutung für den Menschen. Die Salmonellosen des Menschen lassen sich in **zwei Hauptgruppen** unterteilen:
- Akute, fieberhafte Gastroenteritiden (enteritische, **nicht-typhoidale Salmonellose**)
- Typhus und Paratyphus (**typhoidale Salmonellose**)

Nicht-typhoidale Salmonellosen werden in Deutschland v. a. durch *S. enteritidis* (ca. 35 %) und *S. typhimurium* (ca. 40 %) verursacht und führen beim Menschen in der Regel zu unkomplizierten Gastroenteritiden. *S. typhi-* und *S. paratyphi*-Infektionen hingegen sind invasiv und führen zu einer systemischen Infektion mit meist sekundärer Darmbeteiligung. Sie sind heute weitgehend auf Entwicklungsländer beschränkt. Überwiegend als Importinfektionen werden in Deutschland < 100 Fälle/Jahr registriert.

### 8.13  Was sind die klinischen Symptome einer enteritischen nicht-typhoidalen Salmonellose? Wie kommt es zur Übertragung?

Eine Infektion mit nicht-typhoidalen Salmonellen erfolgt durch orale Erregeraufnahme und gilt als **klassische Lebensmittelinfektion** (Eier bzw. eihaltige Speisen, rohes Fleisch bzw. nicht oder nicht ausreichend erhitzte Fleischerzeugnisse), ggf. auch im Rahmen einer sog. **Kreuzkontamination** (d. h. primär nicht mit nicht-typhoidalen Salmonellen kontaminierte Lebensmittel können durch die Verarbeitung durch infizierte Menschen, Kontakt mit kontaminierten Oberflächen oder anderen kontaminierten Lebensmitteln ein Infektionsrisiko darstellen). Selten ist die Übertragung durch direkten Kontakt mit nicht-typhoidalen Salmonellen ausscheidenden Tieren, z. B. in Streichelzoos oder über Haustiere (v. a. Reptilien). Eine direkte oder indirekte Übertragung von Mensch zu Mensch ist ggf. als nosokomiale Infektion bei besonders disponierten Personen oder unter hygienisch mangelhaften Bedingungen möglich, dies ist jedoch sehr selten.

Die Inkubationszeit der Salmonellen-Enteritis beträgt 6–72 h, in der Regel 12–36 h. Sie ist abhängig von der Infektionsdosis und dem Serovar. Die Ausscheidung von Enteritis-Salmonellen dauert bei Erwachsenen im Durchschnitt 1 Monat, bei Kindern unter 5 Jahren meist länger. Die Salmonellose manifestiert sich meist als akute Darmentzündung mit plötzlich einsetzendem Durchfall, Kopf- und Bauchschmerzen, Unwohlsein und manchmal Erbrechen. Häufig tritt leichtes Fieber auf. In den meisten Fällen handelt es sich um einen selbstlimitierenden Verlauf, wobei sich die Körpertemperatur nach 48–72 h normalisiert und die Diarrhö innerhalb von 4 bis 10 Tagen sistiert. In seltenen Fällen (< 5 %) kann es zu einer Bakteriämie mit fokalen Absiedlungen der Erreger (Abszesse, Osteomyelitis, septische Arthritis, Cholezystitis, Endokarditis, Meningitis, Perikarditis, Pneumonie, Pyodermie oder Pyelonephritis) kommen, insbesondere bei älteren und abwehrgeschwächten Patienten.

### 8.14  Bei welchen Patienten mit einer nicht-typhoidalen Salmonellose wird eine Antibiotikatherapie empfohlen?

Die Entscheidung zur Einleitung einer antibiotischen Therapie nach Anzucht von nicht-typhoidalen Salmonellen im Stuhl richtet sich nach dem klinischen Verlauf und patientenspezifischen Risikofaktoren. In klinischen Studien konnte kein positiver Effekt einer Antibiotikatherapie auf die Dauer der Diarrhö, Dauer des Fiebers oder Schwere des Krankheitsverlaufs gefunden werden, vielmehr konnten bei Patienten, die mit einem Antibiotikum behandelt wurden, 1 Monat nach Beendigung der Therapie signifikant häufiger Salmonellen im Stuhl nachgewiesen werden. Bei akuter Salmonellen-Enteritis ohne Hinweis auf eine systemische Infektion soll daher **keine** antimikrobielle Therapie durchgeführt werden.

Bei Patienten mit **Zeichen einer systemischen Infektion und bei Nachweis der Erreger in Blutkulturen** soll hingegen eine antimikrobielle Therapie erfolgen, um schwere systemische Verläufe sowie septische fokale Absiedlungen zu verhindern. Weiterhin sollte bei Patienten mit Risikofaktoren für einen schweren Verlauf oder sekundären septischen Absiedlungen/Komplikationen, unabhängig vom Vorliegen einer Bakteriämie oder der Schwere der Salmonellen-Enteritis, ebenfalls eine Antibiotikatherapie durchgeführt werden (z.b. bei Immunsuppression, Hämodialysepatienten). Bei Patienten mit Gefäßprothesen, Gefäßaneurysmen oder Vorliegen von Fremdmaterial (z.B. Gelenkprothesen) kann ebenfalls eine Therapie erwogen werden. Hintergrund für letztgenannte Empfehlung ist die Tatsache, dass diese Patientengruppen ein erhöhtes Risiko für schwere systemische Verläufe und septische fokale Absiedlungen aufweisen und eine präemptive Therapie diese Komplikationen verhindern kann. Die antimikrobielle Therapie sollte mit folgenden Substanzen durchgeführt werden (unter Beachtung der Resistenztestung): Ciprofloxacin (1 g/Tag p. o. oder 800 mg/Tag i. v.) für 5–7 Tage oder Ceftriaxon (2 g/Tag i. v.) für 5–7 Tage.

## 8.15  Welche Erregeranzahl ist für eine Shigellose erforderlich?

Shigellen sind unbewegliche gramnegative Bakterien und Verursacher der **Shigellose** (**Shigellenruhr, Shigellen-Dysenterie**). In Deutschland sind hauptsächlich Infektionen durch *S. sonnei* (70 %) und *S. flexneri* (20 %) von Bedeutung, welche häufig (ca. 50 %) von Reisenden importiert werden. Der Mensch ist das einzige relevante Reservoir für Shigellen. Die Übertragung erfolgt fäkal-oral, überwiegend durch direkten Kontakt von Mensch zu Mensch, auch Übertragungen durch kontaminiertes Trinkwasser, Lebensmittel, Badegewässer oder durch Fliegen als mechanische Vektoren wurden beschrieben. Die Krankheit variiert zwischen leichten Verlaufsformen mit geringer wässriger Diarrhö und schwerem Erkrankungen mit Fieber, Koliken, Tenesmen, blutiger und eitriger Diarrhö (Shigellenruhr, Bakterienruhr). Die Erkrankung ist sehr infektiös, bereits **10–100 Bakterien** sind ausreichend, eine Infektion zu verursachen. Zum Vergleich:

- Nicht-typhoidale Salmonellen: 1.000 Erreger
- Typhoidale Salmonellen: 100.000 Erreger
- *Vibrio cholera:* 100 Millionen Erreger
- *Listeria monocytogenes:* 1 Milliarde Erreger

## 8.16  In welchen Fällen wird bei einer Shigellose eine Antibiotikatherapie empfohlen?

Aufgrund der hohen Infektiosität und der gelegentlich sehr schweren Krankheitsverläufe wird generell eine Antibiotikatherapie empfohlen. Aufgrund der zunehmenden Resistenzproblematik bei Shigellen ist die Durchführung einer Resistenztestung obligat (v. a. bei Reiserückkehrern aus Asien und Afrika und von homosexuellen Patienten). In Abhängigkeit von den Ergebnissen der Resistenztestung soll die antimikrobielle Therapie mit Ciprofloxacin (1 g/Tag p. o. oder 800 mg/Tag i. v.) für 3–5 Tage oder Azithromycin (500 mg/Tag p. o.) für 3 Tage durchgeführt werden.

## 8.17 Ein 24-jähriger Student berichtet über akut einsetzende Diarrhö, Fieber und krampfartige Unterbauchschmerzen, zwei Tage, nachdem er bei einem Straßenimbiss ein Hühnchensandwich gegessen hat. Welche Erreger kommen als Ursache infrage?

Als verursachende Erreger der Symptome kommen am wahrscheinlichsten **Campylobacter, Salmonellen** oder *E. coli* infrage. Diese Erreger verursachen eine akute Diarrhö (teilweise mit Blut), Fieber, abdominale Krämpfe und gelegentlich Erbrechen. Die Symptome beginnen 16–48 h nach der Ingestion der kontaminierten Speisen und sistieren meist innerhalb von 2–7 Tagen. In Deutschland gehören Campylobacter (v. a. *C. jejuni* und *C. coli*) zusammen mit den Salmonellen zu den häufigsten gemeldeten bakteriellen Enteritiserregern. Unzureichend erhitztes oder kontaminiertes Geflügelfleisch und -produkte (nicht aber Eier) stellen die Hauptinfektionsquelle dar. Weitere Infektionsquellen sind: nicht-pasteurisierte Milch, Oberflächengewässer, Haustiere, rohes Hackfleisch oder eine direkte Übertragung von Mensch zu Mensch (selten, v. a. bei Kindern). Die mittlere Ausscheidungsdauer beträgt 2–5 Wochen, in dieser Zeit gelten Patienten als potenziell infektiös. Die Krankheit variiert zwischen asymptomatischen Verläufen und schweren Erkrankungen. Als seltene Komplikation können im Verlauf ein Guillain-Barré-Syndrom eine reaktive Arthritis oder eine Myokarditis auftreten. Ob eine antibiotische Therapie geeignet ist, die Häufigkeit solcher Komplikationen zu beeinflussen, ist nicht bekannt.

Eine Antibiotikatherapie wird nur bei ausgewählten Patientengruppen empfohlen (schweres Krankheitsbild, fehlende klinische Besserung oder Immunsuppression), wobei die Entscheidung zur Therapie auf individueller Basis getroffen werden muss. So gilt nicht generell, dass jeder Patient mit z. B. blutiger Diarrhö oder Fieber eine Therapie benötigt. In Abhängigkeit von den Ergebnissen der Resistenztestung sollte die antimikrobielle Therapie mit Azithromycin oder Ciprofloxacin durchgeführt werden. Vor allem bei Reiserückkehrern wird in vielen Fällen eine Resistenz gegenüber Ciprofloxacin, bei Rückkehrern aus Indien aber auch bereits gegenüber Azithromycin beschrieben. Cephalosporine zeigen eine unzureichende Aktivität gegenüber Campylobacter und sind daher nicht zur Therapie geeignet.

**8**

> **PRAXISTIPP**
> Bei akuter Campylobacter-Infektion sollte **keine** antimikrobielle Therapie durchgeführt werden, wenn es bis zum Erhalt des mikrobiologischen Nachweises bereits zu einer Besserung der klinischen Symptome gekommen ist.

## 8.18 Ein 14-jähriger Patient stellt sich mit Fieber, Druckschmerzen im rechten Unterbauch und Durchfall vor. An welche Ursache muss man, neben der klassischen Appendizitis, noch denken?

Bei der beschriebenen klinischen Konstellation muss als Differenzialdiagnose, neben der klassischen Appendizitis, eine **gastrointestinale Infektion mit Yersinien** in Betracht gezogen werden. Die **Yersiniose** ist eine gastrointestinale Erkrankung, die durch eine Infektion mit dem Bakterium *Yersinia enterocolitica* oder (seltener) *Y. pseudotuberculosis* verursacht wird. Typische Symptome sind Durchfall, Bauchschmerzen, schmerzhafter Stuhldrang, Fieber, Rachenringinfektion und Erbrechen. Die Symptome klingen in der Regel nach 12–22 Tagen ab, somit später als bei anderen infektiösen Gastroenteritiden. Bei älteren Kindern und Jugendlichen können die Symptome mit Schmerzen im rechten Unterbauch denen einer Appendizitis ähneln („Pseudoappendizitis") und es erfolgt nicht selten eine Appendektomie mit nachfolgender Diagnosestellung aus den entfernten Lymphknoten. In seltenen Fällen kann als Folge einer Yersiniose eine reaktive Arthritis oder ein Erythema nodosum auftreten. Die Übertragung erfolgt hauptsächlich über Lebensmittel, in Deutschland ist der Verzehr von rohem Schweinehackfleisch (Mett oder „Hackepeter") der wichtigste Risikofaktor. Bei akuter Yersinien-Infektion ohne schweren Krankheitsverlauf sollte keine antimikrobielle Therapie durchgeführt werden, da der Verlauf nicht wesentlich beeinflusst werden kann und es darüber hinaus keine Evidenz gibt, dass eine frühzeitige Antibiotikatherapie Folgeerkrankungen, z. B. eine reaktive Arthritis oder Erythema nodosum, verhindern kann. Nur bei schwerem Krankheitsbild oder fehlender klinischer Besserung sollte eine antimikrobielle Therapie (Ciprofloxacin oder Cotrimoxazol, bei Bakteriämie Ceftriaxon) durchgeführt werden.

## 8.19 An welche Erkrankung muss man bei der klinischen Trias „blutige Diarrhö, Hämolyse und Thrombozytenabfall" denken?

Bei der beschriebenen Trias muss an die Differenzialdiagnose eines **hämolytisch-urämischen Syndrom (HUS)** gedacht werden. Zu unterscheiden sind nicht-infektiöse und infektiöse Formen des HUS, wobei die infektiösen Formen überwiegen. Gehäuft tritt es bei Kleinkindern mit einer Infektion mit enterohämorrhagischen *E. coli (EHEC)* der Serogruppe O157 auf. Enterohämorrhagische *E. coli* haben die grundsätzliche Eigenschaft zur Bildung bestimmter Zytotoxine, der **Shigatoxine** (Stx, Synonyme: Shiga-like-Toxine [SLT], Verotoxine [VT]). Shigatoxine binden sich an spezielle Zellmembranrezeptoren, vor allem im kapillaren Endothel, blockieren dort die Proteinsynthese und führen zum schnellen Zelltod. Daneben sind in einigen Fällen Stx-produzierende Shigellen, Salmonellen und Yersinien als Auslöser des HUS identifiziert worden. Jährlich werden ca. 1.000 EHEC-Erkrankungen an das RKI übermittelt. Die Inzidenz ist bei Kindern unter 5 Jahren am höchsten. Hier birgt der direkte Kontakt zu einem Wiederkäuer (Rind, Schaf oder Ziege) das höchste Erkrankungsrisiko. Bei Kindern über neun Jahren und Erwachsenen hingegen handelt es sich wahrscheinlich in erster Linie um eine lebensmittelbedingte Erkrankung (v. a. Verzehr von Lammfleisch, Mettwurst, Teewurst). Auch Mensch-zu-Mensch-Übertragungen sind ein bedeutender Übertragungsweg – wahrscheinlich begünstigt durch die sehr geringe Infektionsdosis von EHEC (< 100 Erreger für EHEC O157). Die Inkubationszeit beträgt ca. 2–10 Tage (durchschnittlich 3–4 Tage), die Symptome einer EHEC-assoziierten HUS-Erkrankung beginnen ungefähr 7 Tage (5–12 Tage) nach Beginn des Durchfalls.

Die mikrobiologische Diagnostik von EHEC ist komplex; es gibt kein einfach nachzuweisendes phänotypisches Merkmal, mit dem EHEC schnell und sicher aus einer Stuhlanreicherungskultur diagnostiziert werden kann. Mittel der Wahl sind molekulare Verfahren zur Detektion der Stx-Gene oder der Toxinnachweis mittels ELISA (EIA) aus der *E. coli*-Kultur (der Nachweis von Stx mittels ELISA direkt aus dem Stuhl ist zu unspezifisch). Hervorzuheben ist jedoch, dass diese Untersuchungen nicht regelhaft im mikrobiologischen Labor bei der Anforderung einer Stuhlkultur durchgeführt werden, sondern explizit angefordert werden müssen. Die Behandlung der Krankheitssymptome kann nur symptomatisch erfolgen. Eine antibakterielle Therapie ist nicht angezeigt. Sie kann die Bakterienausscheidung verlängern und zur Stimulierung der Toxinbildung führen.

# Diarrhö bei Immundefizienz

## 8.20 Welche zusätzlichen Erreger können bei immunsupprimierten Patienten im Rahmen einer Diarrhö eine Rolle spielen?

Neben den klassischen oben genannten Erregern einer gastrointestinalen Infektion kommt bei immunsupprimierten Patienten eine Vielzahl weiterer (opportunistischer) Erreger als Ursache infrage. Eine weiterführende Erregerdiagnostik sollte dabei, je nach individuellem Risikoprofil, gezielt durchgeführt werden. Insbesondere atypische Mykobakterien (MAC), CMV- und Candida-Infektionen sind in der Regel jedoch nur bioptisch zu sichern. Zu bedenken sind dabei folgende Erreger:

▪ Protozoen:
  – *Isospora belli* (Reiseanamnese V. a. Afrika/Tropen, V. a. T-zelluläre Immundefekte)
  – *Cyclospora spp.* (T-zelluläre Immundefekte, Reiseanamnese)
  – Mikrosporidien (T-zelluläre Immundefekte, Reiseanamnese)
  – Kryptosporidien (T-zelluläre Immundefekte, insbesondere HIV)
  – *Dientamoeba fragilis*
  – *Strongyloides stercoralis* (selten, HTLV-1-Infektion)
  – Unsicher ist die Bedeutung von *Blastocystis hominis*, da die pathogenetische Relevanz als Krankheitserreger unklar ist.
▪ Viren: Adenovirus (fast nur bei Kindern nach Stammzell- bzw. Knochenmarktransplantation, seltene Ausbrüche)
▪ Bakterien:
  – *Mycobacterium avium*-Komplex und andere nicht-tuberkulöse Mykobakterien (V. a. schwere T-zelluläre Immundefekte)
  – *Mycobacterium tuberculosis*-Komplex (Endemiegebiete, Risikopopulationen)
▪ Pilze:
  – Histoplasmose (Reiseanamnese V. a. USA, Zentral- und Südamerika)
  – Kokzidioidomykose (Reiseanamnese V. a. Amerika)

**8**

# Reisediarrhö

## 8.21  Welche Erreger sind vorrangig für die Reisediarrhö verantwortlich?

Die Reisediarrhö gilt als die häufigste Infektionskrankheit bei Fernreisen. In Hochrisikogebieten wie Mittelamerika, dem tropischen Afrika oder Südasien sind bis zu 15–50 % der Reisenden betroffen. Insgesamt geht man von etwa 40 Millionen Erkrankungen pro Jahr weltweit aus. Die in Mitteleuropa vorkommenden häufigsten Erreger der ambulant erworbenen Diarrhö wie Noroviren, Campylobacter und Salmonellen können zwar auch bei Fernreisen erworben werden, doch dominieren bei der Reisediarrhö andere Erreger. Dazu gehören insbesondere enterotoxinbildende *E. coli*-Stämme (ETEC), andere pathogene *E. coli*-Stämme (EAEC, EIEC) und Shigellen. Bei einer persistierenden Diarrhö länger als 2–4 Wochen sollen auch Protozoen (besonders *E. histolytica* und Lamblien) bedacht werden. Mit zunehmender Dauer der Diarrhö wird eine parasitäre Genese der Durchfallepisode wahrscheinlicher. Eine länder- oder kontinentspezifische Erregerzuordnung ist nicht möglich, doch gibt es gewisse epidemiologische Trends, die beachtet werden können (▶ Tab. 8.2).

## 8.22  In welchen Fällen sollte eine mikrobiologische Stuhluntersuchung bei Reiserückkehrern durchgeführt werden?

Die Reisediarrhö ist normalerweise eine milde bis moderate Durchfallerkrankung, die innerhalb der ersten Woche im Reiseland auftritt und nach 3–5 Tagen spontan sistiert. Schwere dysenterische Verläufe mit blutiger Diarrhö, oft assoziiert mit Fieber, kommen bei weniger als 10 % der Fälle von Reisediarrhö vor (Lateinamerika, Afrika 1–3 %, Indien bis 9 %, Erreger; ▶ Tab. 8.2, ▶ Tab. 8.3). Beim Reiserückkehrer mit fie-

**Tab. 8.2 Ätiologie der Reisediarrhö, Angaben in %**
(nach Sonnenburg F von, Tornieporth N, Waiyaki P, et al. Risk and aetiology of diarrhoea at various tourist destinations. Lancet 2000; 356 (9224): 133–134)

| Erreger | Indien (n = 293) | Kenia (n = 379) | Jamaika (n = 322) |
|---|---|---|---|
| ETEC | 24,2 | 33,0 | 11,8 |
| Shigellen | 9,6 | 9,2 | 0,3 |
| Salmonellen | 10,2 | 2,6 | 7,8 |
| *Campylobacter spp.* | 2,7 | 4,5 | 5,0 |
| *Aeromonas spp.* | 3,4 | 2,4 | 0,0 |
| *Plesiomonas spp.* | 6,8 | 1,8 | 0,0 |
| *Vibrio species* | 5,5 | 4,0 | 0,0 |
| *G. lamblia* | 4,4 | 0,0 | 0,6 |
| *E. histolytica* | 2,0 | 0,0 | 0,6 |
| Kryptosporidien | 1,7 | 0,0 | 0,3 |
| Rotaviren | 5,1 | 5,6 | 9,1 |
| Kein Erreger | 44,0 | 49,1 | 68,3 |

| Tab. 8.3 | Klinische Syndrome der Reisediarrhö | |
|---|---|---|
| Klinisches Syndrom | Häufigkeit in % | Mögliche Erreger |
| Akute Gastroenteritis (dominierend Erbrechen) | 10 % | Noroviren, Toxine von *Staphylococcus aureus* oder *Bacillus cereus* |
| Akute wässrige (bis breiige) Diarrhö | 80 % | Alle Erreger, z. B. ETEC, EAEC, Shigellen, Campylobacter, Salmonellen, Noroviren |
| Blutige Diarrhö (oft mit Fieber) | 1–9 % | Shigellen, *E. histolytica*, Campylobacter, Salmonellen EHEC |
| Persistierende Diarrhö (> 14 Tage) | 2–5 % | Lamblien, *E. histolytica*, Kryptosporidien, Cyclospora, Shigellen, Mikrosporidien |
| Post-infektiöser Reizdarm | 5–10 % | Nach akuter Reisediarrhö bei suszeptiblen Personen |

berhafter und/oder blutiger Diarrhö sollte eine Stuhldiagnostik auf bakterielle Erreger (Shigellen, Campylobacter, Salmonellen) und Amöben erfolgen. Bei persistierender Diarrhö (> 14 Tage) nach vorangegangener Fernreise sollte zusätzlich eine Diagnostik zum Ausschluss von Lamblien initiiert werden. Bei initial erfolgloser Diagnostik und insbesondere bei Immunsuppression sollte die Diagnostik um Yersinien, Mykobakterien, Kryptosporidien, Cyclospora, Mikrosporidien, *Isospora belli* und Helminthen, bei Eosinophilie um *Strongyloides stercoralis* und *Isospora belli* erweitert werden.

**8**

## 8.23 Welche mikrobiologische Notfalluntersuchung bei einem Kenia-Reiserückkehrer mit Diarrhö und Fieber muss man unbedingt veranlassen?

Das klinische Bild einer Malaria (insbesondere einer Malaria tropica) und einer fieberhaften Diarrhö kann sich so weit überschneiden, dass nach klinischen Kriterien keine Differenzierung beider Erkrankungen möglich ist. Aufgrund der intestinalen Schizogonie bei der Malaria kommt es zu einer parasitären Vermehrung auch in den intestinalen Organen mit der Konsequenz einer Diarrhö. Eine Durchfallsymptomatik kommt bei der Malaria tropica in bis zu 25 % der Fälle vor. Eine Malaria gilt immer als medizinischer Notfall, da sich das klinische Bild innerhalb kurzer Zeit mit möglicherweise tödlichen Konsequenzen verschlechtern kann. Daher soll eine **Malariadiagnostik** bei fieberhafter Diarrhö bei Tropenrückkehrern als notfallmäßige Sofortdiagnostik erfolgen.

MERKE

Bei einem Tropenrückkehrer mit fieberhafter Diarrhö nach Reise in Malariagebiete muss eine sofortige Malariadiagnostik erfolgen.

## 8.24 Wann wird bei Reiserückkehrern mit Diarrhö eine Antibiotikatherapie empfohlen?

Eine empirische Antibiotikatherapie sollte bei Diarrhö mit Fieber und/oder Blutabgängen oder bei Risikopatienten für Komplikationen (Immunsupprimierte, onkologische Patienten, Senioren) eingesetzt werden. Unter Beachtung der Resistenzsituation im Reiseland kann Azithromycin (500 mg/Tag p. o. für 3 Tage oder 1.000 mg einmalig p. o.) oder Ciprofloxacin (1 g/Tag p. o. oder 800 mg/Tag i. v. für 3 Tage) eingesetzt werden. Bei Verdacht auf eine Infektion mit Amöben sollte bei schwerem Krankheitsbild nach Einleitung einer Diagnostik Metronidazol (3 × 10 mg/kg KG/Tag [max. 3 × 800 mg] i. v. oder p. o. über 10 Tage) eingesetzt werden. Die Amöbenruhr wird mit Metronidazol behandelt. Metronidazol ist jedoch nicht ausreichend wirksam gegen Amöben im Darmlumen. Diese können auch dann noch vorhanden sein, wenn sie bei einer parasitologischen Stuhluntersuchung nicht mehr nachweisbar sind. Daher muss immer eine Nachbehandlung mit einem Darmlumen-wirksamen Medikament erfolgen (Paromomycin). Für die Diagnostik und Therapie der Amöbenruhr wird auf die AWMF-Leitlinie **Diagnostik und Therapie der Amöbenruhr** (042/002) verwiesen.

### 8.25 Auf welche Verhaltensregeln im Reiseland sollte man in der reisemedizinischen Beratung hinweisen?

Neben der Vielzahl von Empfehlungen zur Impfprophylaxe und Malaria-Expositions- und Chemoprophylaxe müssen Empfehlungen zur **Prophylaxe und Selbsttherapie der Reisediarrhö** essenzieller Bestandteil jeder Reiseberatung vor Tropen- und Fernreisen sein. Die Reiseberatung zur Prophylaxe der Reisediarrhö sollte folgende Informationen enthalten:

- Bedeutung und Häufigkeit der Reisediarrhö
- Betonung der Nahrungsmittelhygiene („Cook it, peal it or leave it")

Der Reisende sollte darauf hingewiesen werden, dass die Reisediarrhö in den meisten Fällen mild und selbstlimitierend ist. Als Primärtherapie soll die orale Rehydratation empfohlen werden.

Für den präventiven und therapeutischen Einsatz von Probiotika ist die Datenlage uneinheitlich. Es gibt Hinweise für eine Wirksamkeit definierter Probiotika bei bestimmten Erregern, daher kann der Einsatz erwogen werden. Eine Impfung gegen die Vielzahl der Erreger von Reisediarrhö ist nicht verfügbar und auch nicht in Kürze zu erwarten. Der Cholera-Impfstoff (Dukoral®) weist eine Kreuzreaktivität gegen ETEC auf. Der Einsatz kann für gezielte Risikogruppen erwogen werden (Patienten mit einer chronisch-entzündlichen Darmerkrankung, Patienten mit eingeschränkter oder reduzierter Magensäuresekretion). Eine antimikrobielle Chemoprophylaxe der Reisediarrhö mit Rifaximin oder Chinolonen soll nur in besonders begründeten Einzelfällen durchgeführt werden (z. B. bei immunsupprimierten Patienten, chronisch-entzündlichen Darmkrankheiten, wichtige z. B. politische oder sportliche Aktivitäten).

Falls die Indikation für eine Selbsttherapie im Reiseland vorliegt (z. B. prolongierte schwere Verläufe mit Fieber und Blutabgängen), sollte sie unter Berücksichtigung der regionalen Resistenzsituation mit Azithromycin, Ciprofloxacin oder Rifaximin durchgeführt werden. In der Selbsttherapie sollte eine möglichst kurze Therapiedauer gewählt werden (Azithromycin 1 × 1.000 mg p. o. als Einzeldosis, Ciprofloxacin 2 × 500 mg/Tag p. o. für 3 Tage oder Rifaximin 3 × 200 mg/Tag p. o. für 3 Tage). Bei ausgeprägter Durchfallsymptomatik (ohne Fieber und Blutabgang) können Motilitätshemmer eingesetzt werden. Der Einsatz soll nur kurzfristig (maximal 3 Tage) erfolgen. Motilitätshemmer sind jedoch kontraindiziert bei fieberhafter oder blutiger Reisediarrhö sowie bei kleinen Kindern. Für den supportiven Einsatz von Tannin, Kaolin, Pektin und medizinischer Kohle gibt es keine Daten, die den Einsatz unterstützen. Daher sollten diese Substanzen nicht eingesetzt werden.

**MERKE**

Bei Reiserückkehrern sollte ebenfalls nur bei bestimmten Risikofaktoren eine mikrobiologische Diagnostik und empirische Antibiotikatherapie durchgeführt werden; hierzu gehören Symptome wie Fieber, Dysenterie oder schwerer Verlauf über › 5 Tage. Bei Rückkehr aus Endemiegebieten muss bei Fieber und Diarrhöen auch eine Malariadiagnostik erfolgen.

••••••••••••••

### Weiterführende Literatur

DuPont HL, Ericsson CD, Farthing MJG et al. Expert review of the evidence base for prevention of travelers' diarrhea. J Travel Med 2009; 16 (3): 149–160.

Guerrant RL, Gilder T Van, Steiner TS et al. Practice guidelines for the management of infectious diarrhea. Clin Infect Dis 2001; 32 (3): 331–51.

Hagel S et al. [S2k-guideline gastrointestinal infectious diseases and Whipple's disease]., Z Gastroenterol. 2015 May; 53 (5): 418–459.

Heuss et al. Akute Diarrhoe-Differentialdiagnose und Therapie, Schweiz Med Forum Nr. 41 8., Oktober 2003

Kist M, Mauch H, Podbielski A et al. Mikrobiologisch-infektiologische Qualitätsstandards (MiQ), MIQ 09: Gastrointestinale Infektionen. 2. Aufl. München: Elsevier, Urban & Fischer; 2013.

Lankisch PG, Mahlke R, Lübbers H et al. Leitsymptom Diarrhoe. Dtsch Arztebl 2006; 103 (5): A261–A268.

Thielman NM, Guerrant RL. Clinical practice. Acute infectious diarrhea. N Engl J Med 2004; 350 (1): 38–47.

**8**

# 9 Knochen- und Gelenkinfektionen

*F. Hanses, F. Hitzenbichler, C. Otto-Lambertz*

## Osteitis/Osteomyelitis und Spondylodiszitis
*F. Hanses*

### 9.1 Was ist eine Osteitis bzw. Osteomyelitis?

Die Osteomyelitis ist eine (meist bakterielle) Infektion und nachfolgende Inflammation des Knochens (Osteitis), oft mit Beteiligung des Myelons (Ostemyelitis). In der Praxis werden die beiden Begriffe häufig synonym verwendet.

### 9.2 Was sind Ursachen einer Osteomyelitis? Welche Risikofaktoren gibt es?

Eine Osteomyelitis kann entweder aufgrund einer hämatogenen Streuung, durch eine Ausbreitung per continuitatem (z. B. durch chronische Wunden, begleitende Weichteil- oder Gelenkinfektionen) oder durch direkte Inokulation pathogener Bakterien (z. B. nach Trauma oder Operation) entstehen.

**Risikofaktoren** sind u. a.:
- Erkrankungen/Operationen des Knochens (Knochenoperationen, Prothesenimplantationen, vorhergehende Osteomyelitis, rheumatoide Arthritis)
- Erkrankungen, die die Durchblutung beeinflussen (pAVK, Diabetes mellitus, Sichelzellanämie)
- Immunsupprimierende Erkrankungen (Chemotherapie, Diabetes, immunsuppressive Therapien inkl. Steroidgabe)

### 9.3 Welche Formen einer Osteomyelitis gibt es? Gibt es eine Klassifikation?

Ursachen einer Osteomyelitis ▶ Kap. 9.2

Die häufigsten Formen der hämatogen entstandenen Osteomyelitis sind im Kindesalter eine Infektion der langen Röhrenknochen, im Erwachsenenalter ist vor allem die Wirbelsäule betroffen (**Spondylodiszitis,** „vertebral osteomyelitis"). Infektionen per continuitatem entstehen vor allem bei Patienten mit chronischen Ulzerationen bzw. begleitenden Weichteilinfektionen, z. B. bei Patienten mit einem diabetischen Fußsyndrom. Eine Osteomyelitis nach direkter Inokulation tritt vor allem bei Patienten mit offenen und nachfolgend kontaminierten Frakturen auf, daneben vermehrt (aufgrund der zunehmenden Häufigkeit von Operationen) auch nach chirurgischen Eingriffen am Knochen.

9

Die gebräuchlichsten **Klassifikationen** der Osteomyelitis sind zum einen eine Klassifikation nach *Lew und Waldvogel* sowie eine Klassifikation nach *Cierny und Mader:*

- Die **Klassifikation nach Lew und Waldvogel** orientiert sich an ätiologischen Kriterien (akute versus chronische Osteomyelitis, hämatogene versus Entstehung per continuitatem).

- Die **Klassifikation nach Cierny und Mader** orientiert sich am nachfolgenden therapeutischen Vorgehen mit einer Klassifikation nach anatomischen Kriterien (Stadium 1: medulläre Osteomyelitis, Stadium 2: superfizielle Osteomyelitis, Stadium 3: lokalisierter Osteomyelitis, Stadium 4: diffuse Osteomyelitis) sowie an physiologischen Kriterien des Patienten (Klasse A: normaler Wirt; Klasse B: Wirt systemisch oder lokal kompromittiert; Klasse C: Morbidität der jeweiligen Behandlung im individuellen Patienten höher als die Erkrankung selber).

## 9.4  Wie sieht die typische Klinik einer Osteomyelitis aus?

Eine akute Osteomyelitis präsentiert sich typischerweise mit über Stunden bis Tagen progredienten Symptomen, vor allem Schmerzen im Bereich des betroffenen Knochens. Weitere lokale Symptome (Schwellung, Rötung, Überwärmung) bzw. systemische Zeichen (Fieber und andere Allgemeinsymptome) können, müssen jedoch nicht vorhanden sein.

Eine chronische Osteomyelitis kann sich mit gleichen Beschwerden äußern, typischerweise findet sich jedoch eine deutlich längere Anamnese. Eine eindeutige Klinik einer chronischen Osteomyelitis (auch nach Knochenoperationen) ist das Auftreten einer Fistel, womöglich noch mit eitrigem Ausfluss. Bei Patienten mit chronischen Ulzerationen (insbesondere Diabetikern) kann sich eine Osteomyelitis auch sehr oligosymptomatisch zeigen. Die Wahrscheinlichkeit einer Osteomyelitis ist hier auch mit Größe und Tiefe des Ulkus assoziiert, im Einzelfall kann eine Knopflochsondenprobe (Versuch der Palpation des Knochens mit einer stumpfen Metallsonde) wertvolle diagnostische Hinweise geben.

MERKE

Führendes Symptom einer Osteomyelitis sind Schmerzen. Lokale und systemische Infektionszeichen können in unterschiedlicher Ausprägung vorhanden sein und z. T. auch fehlen.

## 9.5  Welche weiteren diagnostischen Untersuchungen sollten durchgeführt werden?

Die Bestimmung klassischer Entzündungsparameter (Leukozyten, CRP, BSG) ist empfohlen. Die Entzündungswerte können vor allem bei der akuten Osteomyelitis deutlich erhöht sein, das Fehlen erhöhter Entzündungsparameter schließt eine Osteomyelitis jedoch nicht aus. Weiterhin ist die Abnahme von Blutkulturen empfohlen, diese sind durchschnittlich zwar lediglich in etwa der Hälfte der Fälle positiv, können in dem Fall dem Patienten jedoch eine weitere invasive Diagnostik ersparen.

## 9.6  Welche bildgebenden Verfahren sind sinnvoll?

Goldstandard zur Diagnose einer Osteomyelitis ist die Kernspintomografie, nicht zuletzt aufgrund der überlegenen Weichteilbeurteilbarkeit. Im Einzelfall können jedoch auch weitere bildgebende Verfahren sinnvoll sein. Sollte eine Kernspintomografie nicht oder nicht zeitnah zur Verfügung stehen, kann ersatzweise eine Computertomografie des betroffenen Areals idealerweise mit Kontrastmittelapplikation zum Einsatz kommen. Konventionelle Röntgenaufnahmen sind vor allem in Frühstadien der Erkrankung nicht sensitiv genug, können jedoch bei einzelnen Fragestellungen (z. B. im Rahmen einer chronischen Osteomyelitis oder zur Beurteilung der Knochenstabilität) zum Einsatz kommen.

## 9.7 Sind nuklearmedizinische Verfahren besser geeignet zur Diagnose einer Osteomyelitis?

Nuklearmedizinische Verfahren werden nicht routinemäßig zur Diagnose einer Osteomyelitis empfohlen. Bei besonderen Fragestellungen können jedoch Untersuchungen wie PET-CT oder Szintigrafien zum Einsatz kommen. Typische Fragestellungen sind z. B. die Fokussuche bei dringendem V. a. hämatogene Osteomyelitis oder Überlagerungsphänomene bei ausgeprägten Metallartefakten in anderen schnittbildgebenden Verfahren.

## 9.8 Welche Erregerdiagnostik sollte durchgeführt werden?

Aufgrund der oft langwierigen Behandlung einer Osteomyelitis muss vor Beginn einer antibiotischen Therapie eine mikrobiologische Erregersicherung angestrebt werden! Neben der Abnahme von Blutkulturen (häufiger positiv bei Patienten mit ausgeprägten systemischen Entzündungszeichen, hämatogener Genese bzw. Spondylodiszitis) sind hierzu vor allem Knochenbiopsien relevant. Oberflächliche Wundabstriche (insbesondere bei vorbestehenden chronischen Ulzerationen) sind nicht sinnvoll. Eine Biopsie des Knochens kann entweder perkutan (z. B. CT-gesteuert) oder offen (operativ) durchgeführt werden. Ein sinnvolles Procedere ist z. B.:
1. Abnahme von Blutkulturen, wenn negativ →
2. CT-gesteuerte Biopsie des Knochens, wenn negativ →
3. Offene Biopsie des Knochens

Erst wenn sämtliche Versuche der Erregersicherung (ohne antibiotische Therapie!) frustran geblieben sind, kann eine rein empirische antibiotische Therapie als Ultima Ratio erwogen werden.

> **MERKE**
> Die Sicherung des Erregers hat bei der Osteomyelitis Vorrang, bei negativen Blutkulturen sollte dies durch invasive Knochenbiopsien erfolgen. Bei klinisch stabilen Patienten sollte eine antibiotische Therapie bis zum Erhalt der mikrobiologischen Befunde zurückgehalten werden.

**9**

## 9.9 Mit welchen Erregern ist bei der Osteomyelitis zu rechnen?

Die heutzutage mit Abstand häufigsten Erreger von Knocheninfektionen sind Staphylokokken. Dies betrifft vor allem *Staphylococcus aureus*, bei Z. n. Operationen (insbesondere mit einliegendem Fremdmaterial) ist auch mit Koagulase-negativen Staphylokokken zu rechnen. Weitere mögliche Erreger sind gramnegative Bakterien sowie Streptokokken und Enterokokken. Seltener sind Anaerobier und Pilze. Die früher mit Abstand häufigste Ursache einer Osteomyelitis („Pott's disease") war eine Infektion durch Mykobakterien (vor allem *Mycobacterium tuberculosis*). Diese sind in Industrieländern selten geworden, müssen jedoch insbesondere bei Patienten mit Migrationshintergrund (ebenso wie Brucellen) in die differenzialdiagnostischen Überlegungen mit einbezogen werden.

## 9.10 Was gehört zum allgemeinen Behandlungskonzept einer Osteomyelitis?

Die erfolgreiche Behandlung einer Osteomyelitis erfordert meist einen interdisziplinären Ansatz. Oft ist ein chirurgisches Débridement bzw. die Entfernung von nekrotischem Material notwendig. Gleiches gilt außerdem für die Entfernung eventuell vorhandener Knochensequester sowie von implantiertem Fremdmaterial (▶ Kap. 9.27). Zur Betrachtung des Gesamtkonzepts zählt auch die OP-Fähigkeit von u. U. multimorbiden Patienten, im Einzelfall kann eine dauerhafte Suppressionstherapie sinnvoller sein als ein aggressives interventionelles Vorgehen. Die Planung eines operativen Vorgehens mit der Intention einer Kuration bzw. die Entscheidung zur Suppressionstherapie beeinflussen auch die Wahl des Antibiotikaregimes.

## 9.11 Wie lange sollte eine Osteomyelitis therapiert werden?

Die antibiotische Therapie einer Osteomyelitis erfordert in der Regel eine mehrwöchige Antibiotikatherapie. Die typische Therapieempfehlung beträgt 6 Wochen für die Osteomyelitis sowie 6–12 Wochen für die Spondylodiszitis. Bei der Spondylodiszitis legen neuere Daten nahe, dass eine 6-wöchige Therapie bei unkomplizierten Infektionen (nachgewiesene Erreger, keine Multiresistenzen, keine Problemerreger wie Mykobakterien, keine großen Weichteilabszesse) ausreicht. Die Therapie sollte zunächst intravenös durchgeführt werden – mindestens für die ersten 14 Tage. Bei sensiblen Erregern sowie dem Vorhandensein einer Therapieoption mit ausreichender Knochenpenetration und oraler Bioverfügbarkeit kann im Anschluss hieran eine Oralisierung erwogen werden.

## 9.12 Welche Antibiotika sollten zur Therapie der Osteomyelitis gewählt werden?

Die häufigsten Erreger einer Osteomyelitis sind heute Staphylokokken. Zur Therapie von **MSSA** (Methicillin-sensibler *S. aureus*) kommen vor allem Staphylokokken-feste Penicilline (z. B. Flucloxacillin, 8–12 g in 4–6 Einzeldosen i. v.) oder 1./2. Generation-Cephalosporine (z. B. Cefazolin, 3 × 2 g i. v.) zum Einsatz.

Zur Therapie von **MRSA bzw. Koagulase-negativen Staphylokokken** ist Vancomycin das am häufigsten eingesetzte First-Line-Antibiotikum (30 bis 40 mg/kg KG i. v. per die in 2–3 Dosen; Erhaltung der Therapie unter Serumspiegelbestimmungen). Zur Therapie von **gramnegativen Erregern** kommen entweder Fluorchinolone in ausreichend hoher Dosierung (z. B. Ciprofloxacin 400 mg 2 × tägl. oder 750 mg oral 2 × tägl.) oder Cephalosporine mit ausreichender gramnegativer Wirksamkeit (z. B. Cefepim 2 g 3 × tägl. oder Ceftazidim 2 g 3 × tägl.) zum Einsatz. Der sinnvollste Ansatz für eine empirische Therapie bei fehlendem Erregernachweis ist eine Kombination aus einem Staphylokokken-wirksamen Agens (s. oben) mit einem Antibiotikum mit ausreichender Wirksamkeit im gramnegativen Bereich.

# Septische Arthritis

F. Hitzenbichler

## 9.13 Was ist die Definition der septischen Arthritis?

Die septische Arthritis ist eine bakterielle (selten durch Pilze hervorgerufene) Infektion eines Gelenks, wobei Pathogene in die synoviale Membran übertreten.

> **MERKE**
> Die Infektion eines nicht prothetisch versorgten Gelenks (auch *Gelenksempyem*) ist ein **infektiologischer Notfall,** der einer umgehenden Versorgung bedarf – eine irreversible Schädigung des Gelenks kann andernfalls die Folge sein.

## 9.14 Wie häufig ist die septische Arthritis?

Die Inzidenz wird mit etwa 4–10/100.000 Einwohner und Jahr für Westeuropa angegeben. Der Trend ist allerdings zunehmend – vermutlich durch höheres Alter, zunehmenden Einsatz von Immunosuppressiva sowie durch vermehrte orthopädische Eingriffe.

Zwei Altersgipfel werden beobachtet, einmal im Kleinkindesalter < 2 Jahre und ein anderer im Senium. Höher ist das Risiko für eine septische Arthritis auch bei Patienten mit vorbestehender rheumatoider Arthritis (jährliche Inzidenz etwa 2/1.000 Patienten) und hier besonders bei Vor-Therapien mit den sog. Biologicals (TNF-alpha-Inhibitoren).

## 9.15 Welches Erregerspektrum ist zu erwarten?

Das zu erwartende Erregerspektrum ist maßgeblich für die empirische Therapie, variiert jedoch je nach Risikofaktoren.

- Über alle Alters- und Risikogruppen hinweg findet sich *Staphylococcus aureus* am häufigsten, gefolgt von Streptokokken Spezies.
- Bei Kindern finden sich überwiegend: *Streptococcus dysgalactiae, Haemophilus influenzae, Kingella kingae.*
- Bei Patienten mit intravenösem Drogenabusus findet man *S. aureus*, aber auch gramnegative Erreger (auch seltene), Pilze (*Candida spp.*) und Mischinfektionen. Bei Immunsuppression muss an *M. tuberculosis, S. aureus* und Streptokokken gedacht werden.
- Postarthroskopisch/iatrogen sind neben *S. aureus* und Streptokokken auch Koagulase-negative Staphylokokken oder Propionibakterien zu bedenken, die als klassische Erreger der Hautflora hier eine Rolle spielen können.

> **PRAXISTIPP**
> Die wichtigsten Pathogene bei der septischen Arthritis sind *S. aureus* und Streptokokken. Diese sollten in der empirischen Therapie berücksichtigt werden.

## 9.16 Wie kommt es zur septischen Arthritis?

In der Mehrheit der Fälle ist eine Bakteriämie ursächlich für die Entstehung einer bakteriellen Arthritis (hämatogene Entstehung). Wichtige Eintrittspforten stellen dabei Hautläsionen, Infektionen des Urogenitaltrakts und der Atemwege sowie dentogene Foki und intravenöser Drogenabusus dar. Aber auch Immunsuppression und invasive Prozeduren begünstigen eine Bakteriämie.

Neben der hämatogenen Infektion ist die direkte Inokulation von Bakterien ins Gelenk möglich, z. B. nach Trauma oder auch iatrogen.

### 9.17 Was sind die Risikofaktoren für die Entstehung einer septischen Arthritis?

- Gelenkvorschädigung jeglicher Art (z. B. im Rahmen einer rheumatoiden Arthritis, Gichtarthropathie, Arthrose)
- Immunsuppression (z. B. medikamentös)
- Diabetes mellitus
- Intravenöser Drogenabusus
- Ulzerationen der Haut (Eintrittspforte)
- Zurückliegende intraartikuläre Injektionen (Kortikosteroide)
- Hohes oder sehr niedriges Alter (> 80 Jahre, Kinder < 2 Jahre)

### 9.18 Wie zeigt sich eine septische Arthritis klinisch?

Bei der septischen Arthritis zeigt sich das Gelenk überwärmt, gerötet, geschwollen, schmerzhaft und mit Bewegungseinschränkung (calor, rubor, tumor, dolor und functio laesa).

In den meisten Fällen ist nur ein Gelenk (und dann zu etwa 50 % das Kniegelenk) betroffen. Polyartikuläre Infektionen machen etwa 20 % aus (und sind besonders bei vorbestehender Gichterkrankung oder sonstiger Gelenkdestruktion wie bei der rheumatoiden Arthritis zu beobachten).

Begleitende Zeichen der systemischen Infektion (Fieber) können auch fehlen und sind womöglich seltener als vermutet.

Bei Kindern ist häufig das Hüftgelenk, bei Patienten mit Drogenabusus auch das Sternoklavikulargelenk betroffen.

> **MERKE**
> Abwesenheit von systemischen Entzündungszeichen wie Fieber und Schüttelfrost schließen eine septische Arthritis nicht aus, atypische Verläufe sind insbesondere bei Vorbehandlung (Steroide, Antibiotika) häufig.

### 9.19 Geschwollenes Knie – welche Differenzialdiagnosen sind zu bedenken?

Bei **Erwachsenen** sind die wichtigsten **Differenzialdiagnosen**:
- Kristallarthropathien (wichtigste DD: Gicht und Pseudogicht, v. a. Monarthritis an Großzeh und Knie, Kristalle im Punktat, klinisch nicht von der septischen Arthritis zu differenzieren!)
- Rheumatoide Arthritis (typischer Befall mehrere Gelenke, in der Regel symmetrische Verteilung der Gelenkschwellung)
- Reaktive Arthritis (bei Z. n. urogenitalen oder gastrointestinalen Infekten, oft nur ein oder wenige Gelenke betroffen)
- Lyme-Arthritis (oft Knie betroffen, ein- oder beidseits)

- Spondyloarthritiden (Ileosakralgelenke betroffen, Assoziation zu HLA-B27)
- Hämarthros (nach Unfall oder bei bekannter Gerinnungsstörung)
- Sarkoidose

**MERKE**

Ein akut gerötetes und geschwollenes Gelenk sollte in jedem Fall als primär septisch betrachtet und dementsprechend rasch evaluiert werden.

## 9.20 Wie wird die Diagnose einer septischen Arthritis gestellt?

Unerlässlich ist bei V. a. septische Arthritis die **Punktion** des betroffenen Gelenks unter sterilen Bedingungen.

Neben der makroskopischen Beurteilung des Punktats (trüb?) sollte die Synovialflüssigkeit in jedem Fall zur Kultur in die Mikrobiologie versendet werden (Nativmaterial). Ob die zusätzliche Abfüllung in Blutkulturflaschen von Vorteil ist, bleibt umstritten, sollte bei ausreichend Material im Einzelfall jedoch erwogen werden (z. B. lange Transportzeiten).

Eine Gramfärbung des (Nativ)materials sollte ebenfalls immer durchgeführt werden. Ein Erregernachweis in der Gramfärbung gelingt in etwa der Hälfte der Fälle. Sie kann wichtige Hilfe in der Wahl der empirischen Therapie sein, steht jedoch in vielen Kliniken nicht rund um die Uhr zur Verfügung.

Zudem sollte immer eine Polarisationsmikroskopie (wichtigste Differenzialdiagnose: Gicht!) und eine Zellzahlbestimmung und Differenzierung erfolgen.

Inwieweit die Zellzahl bei der Diskriminierung zwischen Kristallarthropathien und septischen Arthritiden nützt, ist ebenfalls in Diskussion: in der Literatur wird eine Zellzahl > 50.000/µl oft als stark hinweisend auf eine septische Arthritis gewertet (aber nicht beweisend), andere Daten sprechen dafür, dass auch die Höhe der Zellzahl alleine nicht sicher zwischen septischer und nicht-infektiöser Arthritis unterscheiden kann. Prinzipiell lässt sich aber ableiten, dass eine septische Arthritis umso **wahrscheinlicher** wird, je **höher** die gemessene Zellzahl im Punktat ist, weswegen eine standardmäßige Bestimmung dieses Parameters fester Bestandteil im klinischen Management sein sollte.

Die **Diagnose einer septischen Arthritis** kann nach Newman gestellt werden, wenn **eines** der folgenden Kriterien erfüllt ist:
- Nachweis eines pathogenen Erregers aus einem Gelenkspunktat bei entsprechender Klinik
- Nachweis eines pathogenen Erregers aus der Blutkultur bei gleichzeitig bestehendem geschwollenem und gerötetem Gelenk
- Typische Klinik und putride Gelenkspunktion bei Antibiotikavortherapie
- Histologische Befunde vereinbar mit septischer Arthritis

**MERKE**

Die Gewinnung von Material zur mikrobiologischen Diagnostik sollte **vor** Einleitung der Antibiotikatherapie erfolgen; neben dem Einsenden von Gelenkpunktat in die Mikrobiologie und klinische Chemie sollten auch Blutkulturen gewonnen werden.

## 9.21  Welche Laborwerte sollten bestimmt werden?

Neben der Abnahme von Blutkulturen ist die Bestimmung folgender Laborparameter sinnvoll:

* CRP
* Blutbild
* Gerinnung
* Leber- und Nierenwerte (wichtig für die Auswahl und Dosierung der Antibiotika)

Auch bei normwertigen Entzündungsparametern ist eine infektiöse Arthritis möglich (z.B. bei antibiotischer Vortherapie, Immunsuppression).

Trotzdem ist die initiale Bestimmung der genannten Werte sinnvoll, um eine Therapiekontrolle im weiteren Verlauf zu haben (Abfall der Entzündungswerte unter Therapie).

In 9 % der Fälle gelingt ein Erregernachweis **nur** in der Blutkultur (und nicht im Gelenkspunktat), weswegen die Abnahme bei V.a. septische Arthritis obligat ist und auch bei fehlendem Fieber durchgeführt werden sollte.

> **PRAXISTIPP**
> Es gibt keinen einzelnen Laborparameter, der die Diagnose einer septischen Arthritis bestätigt oder ausschließt. Die Diagnose wird in **Zusammenschau von Labor, Anamnese und Klinik** gestellt.

## 9.22  Welche Bildgebung ist indiziert?

In der Regel wird ein Nativröntgen des betroffenen Gelenks (in zwei Ebenen) empfohlen, um einen Ausgangsbefund zu erheben (auch für den postinterventionellen Verlauf).

Keine Bildgebung (MRT, CT, PET) kann sicher zwischen septischer und nicht-infektiöser Arthritis unterscheiden, allerdings kann ein MRT oder CT helfen, Abszedierungen zu erkennen.

Diesbezüglich ist auch die Sonografie sinnvoll, da sie kostengünstig und breit verfügbar ist; die Ergebnisse können im Einzelfall allerdings stark vom Untersucher abhängig sein.

## 9.23  Wie sieht die antibiotische Therapie der septischen Arthritis aus?

Die vor Erhalt des verursachenden Erregers bereits zu beginnende kalkulierte antibiotische Therapie richtet sich nach dem zu erwartenden Erregerspektrum (▶ Kap. 9.15).

Eine Behandlung von *S. aureus* und Streptokokken **muss** in jedem Regime enthalten sein. Bei Patienten ohne Risikofaktoren für atypische Erreger (alte Patienten oder Kleinkinder, i.v.-Drogenabusus) ist Flucloxacillin 8–12 g/die in 4–6 Einzeldosen oder alternativ Cefazolin 3 × 2 g intravenös eine sinnvolle empirische Wahl.

Bei Penicillinallergie können ggf. Drittgenerationscephalosporine (wie z.B. Ceftriaxon; selten Kreuzallergie zu Penicillinen) oder alternativ auch Clindamycin oder Vancomycin i.v. eingesetzt werden.

Mögliche Therapievorschläge bei Risikokonstellationen (▶ Tab. 9.1) müssen an lokale Gegebenheiten angepasst werden.

| **Tab. 9.1** Vorschläge zur kalkulierten Therapie der septischen Arthritis bei Risikopatienten (Dosierungen beziehen sich auf normale Nierenfunktion) | |
|---|---|
| **Risikokonstellation** | **Mögliche kalkulierte Antibiotikatherapie** |
| i. v.-Drogenabusus | Vancomycin nach Spiegel **plus** Ceftriaxon 1 × 2 g oder alternativ Piperacillin/Tazobactam 3 × 4,5 g i. v. („buntes Erregerspektrum", auch häufig Mischinfektionen, gramnegative Infektionen, Pilzinfektionen) |
| Bekannte MRSA-Besiedelung | Vancomycin nach Spiegel (um MRSA zu erfassen) |
| Ältere Patienten | Ceftriaxon 1 × 2 g, ggf. plus Vancomycin nach Spiegel (oft Bakteriämie durch Urogenitalinfektionen, demnach auch gramnegatives Spektrum) |

Die kalkulierte antibiotische Therapie wird sich auch nach dem Ergebnis der Gramfärbung richten, sofern diese vorliegt. Bei Nachweis grampositiver Kokken sollte Flucloxacillin und/oder Vancomycin eingesetzt werden, bei Nachweis gramnegativer Stäbchen ist eine empirische Therapie mit einem 3. Generations-Cephalosporin (z. B. Ceftriaxon) oder Piperacillin/Tazobactam sinnvoll.

Nach Erhalt des Antibiogramms kann entsprechend deeskaliert werden (Beispiele ▶ Tab. 9.2).

| **Tab. 9.2** Vorschläge zur spezifischen Antibiotikatherapie der septischen Arthritis nach Erregernachweis (Dosierungen beziehen sich auf normale Nierenfunktion) | |
|---|---|
| **Isolierter Erreger** | **Empfohlene antibiotische Therapie** |
| *S. aureus*<br>• MSSA<br>• MRSA | • Flucloxacillin 8–12 g in 4–6 Einzeldosen, alternativ Cefazolin 3 × 2 g i. v.<br>• Vancomycin nach Spiegel |
| Streptokokken | Penicillin G 4 × 5 Mio. E i. v. |
| Enterobacteriacae | Nach Antibiogramm, z. B Ceftriaxon 1 × 2 g i. v. |
| Pseudomonas | Nach Antibiogramm, z. B. Ceftazidim 3 × 2 g i. v. |

9

## 9.24 Wie ist das chirurgische Management der septischen Arthritis?

Die **Drainage des Emypems** ist neben der antibiotischen Therapie entscheidend für die Sanierung der Infektion.

Die Entlastung kann per arthroskopischer Spülung oder über eine Arthrotomie, immer kombiniert mit Lavage und Debridement, erfolgen. Bei fortgeschritteneren Arthritiden ist die komplette Synovektomie durchzuführen.

Unter Umständen kann es erforderlich sein, den operativen Eingriff in 2- bis 3-tägigen Abständen zu wiederholen, bis die Infektion beherrscht ist.

Kombiniert werden muss diese chirurgische Therapie mit einer erregergerechten antibiotischen Therapie.

## 9.25 Wie lange muss die septische Arthritis antibiotisch behandelt werden?

Empfehlungen zur Dauer der parenteralen antibiotischen Therapie sind nicht einheitlich. Die Therapiedauer wird in der Literatur mit sechs Wochen angegeben, wobei die Antibiotika mindestens in den ersten beiden Wochen intravenös appliziert werden.

Für die Wahl der Substanz der oralen Folgetherapie sollte auf eine gute orale Bioverfügbarkeit geachtet werden (z. B. Chinolone). Die Wahl der optimalen Substanz ist abhängig vom Antibiogramm des isolierten Pathogens. So bietet sich z. B. bei *S. aureus* in der Regel Moxifloxacin, Ciprofloxacin oder Cotrimoxazol zur oralen Sequenztherapie an. Bei Streptokokken kann Amoxicillin oder Clindamycin eingesetzt werden; bei *Pseudomonas aeroginosa* bei entsprechender Empfindlichkeit Ciprofloxacin.

## 9.26 Wie ist die Prognose der septischen Arthritis?

Die Mortalität wird bei der septischen Monarthritis mit etwa 11 % angegeben und steigt bei polyartikulärem Befall. Etwa 30 % der Patienten erleiden eine Defektheilung ohne komplette Wiederherstellung der Gelenkfunktion. Durch die Entzündung und die damit verbundene Enzymfreisetzung inflammatorischer Zellen kommt es zur Knorpeldestruktion mit der Folge der Arthrose bis hin zur knöchernen Ankylose. Im Rahmen von Kapselschrumpfungen kann es auch eine fibröse Ankylose geben.

Die Prognose hängt entscheidend von einer raschen, effektiven Therapie ab. Jeder Verdacht auf eine septische Arthritis sollte daher ernst genommen und umgehend evaluiert werden.

**9**

MERKE

Die Prognose der septischen Arthritis wird durch rasches und effektives Eingreifen deutlich verbessert.

# Periprothetische Infektionen
*C. Otto-Lambertz*

## 9.27 Was ist eine periprothetische Infektion?

Unter einer periprothetischen Gelenkinfektion (PPI) versteht man die Infektion eines in den Körper eingebrachten Kunstgelenks. Dabei können potenziell alle Kunstgelenke (Hüfte, Knie, Ellenbogen etc.) betroffen sein.

## 9.28 Was sind typische Ursachen für eine periprothetische Infektion und wie häufig tritt sie auf?

Die Erreger der periprothetischen Infektion können entweder während der Operation in das Gelenk gelangt sein oder später im Rahmen einer Bakteriämie. Alternativ können sie sich per continuitatem von einem benachbarten Infektionsfokus auf das Kunstgelenk ausbreiten.

Die Inzidenz der periprothetischen Infektion einer Hüft-TEP bei der Primärimplantation liegt bei 0,2–2 %. Bei der Revision steigt diese auf bis zu 5 % an [1]. Die durchschnittlichen Angaben für die Infektionsinzidenz unterscheiden sich je nach Lokalisation und Art des Kunstgelenks [2]:

- Hüftprothese < 1 %
- Knieprothese < 2 %
- Ellenbogenprothese < 9 %
- Schulterprothese < 1 %
- Mega-/Tumorendoprothesen 15 %

## 9.29 Wie werden die periprothetischen Infektionen klassifiziert?

Abhängig vom Zeitraum zwischen Implantation der Endoprothese und Infektionszeitpunkt der Endoprothese werden die PPI in **Früh- und Spätinfektionen** eingeteilt. Bei der Frühinfektion wird üblicherweise ein Intervall von 2 Wochen bis 3 Monaten zwischen Prothesenimplantation und Symptombeginn zugrunde gelegt. Bei den Spätinfektionen kommt es erst mehr als zwei Jahre nach der Implantation des Kunstgelenks (Index-OP) zu Infektionssymptomen (▶ Tab. 9.3).

Die Zeit dazwischen, also bis zwei Jahre nach Index-OP, ist die Phase der sog. *Lowgrade-Infekte*, die v. a. von niedrigvirulenten (i. d. R. zur Hautflora gehörenden) Erregern verursacht werden.

**Tab. 9.3  Schema zur Klassifikation der PPI [3]**

| Zeit nach Index-OP | Infektionstyp | Infektionsweg | Erreger |
|---|---|---|---|
| 0–2 Monate | Frühinfektion | Perioperativ | • *Staphylococcus aureus*<br>• Enterokokken<br>• Streptokokken |
| 3–24 Monate | Verzögerte/Low-grade-Infektion | Perioperativ | • Koagulase-negative Staphylokokken<br>• *Propionibacterium acnes* |
| Jederzeit | Spätinfektion | Hämatogen | • *Staphylococcus aureus*<br>• *E. coli* |

9

## 9.30 Wann spricht man von einer „chronischen Infektion" und was bedeutet das für die Therapie?

Um aus der Klassifikation eine therapeutische Relevanz zu ziehen, ist die Einteilung in akute und chronische Infektionen möglich [4]. Dabei ist nicht der Zeitraum zwischen Implantation der Prothese und Infektionsbeginn entscheidend, sondern das Intervall zwischen Symptombeginn der Infektion und Therapiebeginn. Akute Infektionen sind dabei auch als Spätinfektion, z. B. im Rahmen einer Bakteriämie anderer Ursache (Endokarditis, Phlegmone etc.) möglich.

Bei den akuten Infektionen, die innerhalb von wenigen Wochen nach Infektionsbeginn erkannt und therapiert werden, wird von einer noch nicht abgeschlossenen Biofilmbildung auf dem einliegenden Implantat ausgegangen. Ziel der Therapie hier ist die Durchbrechung des Biofilms unter Erhalt der Prothese. Je nach Literatur werden für diesen Infektionstyp 2–4 Wochen Latenzzeit nach Infektionsbeginn angegeben [4–7]. Bei den Infektionen, die später therapiert werden, ist die Biofilmbildung als abgeschlossen anzusehen, sodass zur Sanierung des Infekts in der Regel ein Prothesenausbau bzw. -wechsel erforderlich ist.

### 9.31 Welche Erreger verursachen die periprothetische Infektion?

Als verursachende Erreger der PPI finden sich meist Koagulase-negative Staphylokokken, *S. aureus*, Streptokokken, Enterokokken und gramnegative Bakterien.

Der zeitliche Zusammenhang zwischen Symptombeginn der Infektion und der Indexoperation lässt Rückschlüsse auf die am ehesten ursächlichen Erreger zu. Dies ist insbesondere dann wichtig, wenn in der Diagnostik kein verursachender Erreger detektiert werden kann und die Behandlung empirisch erfolgen muss.

> **MERKE**
> Die **Identifikation des verursachenden Erregers** ist der Schlüssel zum Erfolg bei der Therapie der periprothetischen Infektion.

### 9.32 Wann sollte bei Verdacht auf eine PPI das Gelenk punktiert werden?

Abgesehen von Einzelfällen (in denen die Diagnose bereits anderweitig gesichert ist, primär eine OP angestrebt wird und der Erreger bereits bekannt ist) ist in der Regel eine diagnostische Gelenkpunktion indiziert. Die Sensitivität bzw. Spezifität wird bei diesen Verfahren mit > 90 % bzw. 85 % angegeben.

Nach Möglichkeit sollten bei der Punktion mehrere Proben entnommen werden, um das Risiko für falsch positive oder falsch negative Ergebnisse zu minimieren. Diese können durch Verunreinigung bei der Probenentnahme oder bei bereits antibiotisch vorbehandelten Patienten auftreten [7]. Um zwischen einer Probenkontamination und einem infektionsrelevanten Erreger zu unterscheiden, sollten bei zwei oder mehr positiven Kulturen die gleichen (typischen, auch niedrigvirulenten) Erreger nachgewiesen werden [5, 8]. Bei hochvirulenten Erregern wie z. B. *S. aureus* reicht der Nachweis auch in einer Probe aus, um als relevant gewertet zu werden.

Eine antibiotische Behandlung sollte erst nach erfolgter Gelenkpunktion oder intraoperativer Probeentnahme begonnen werden, sofern der Patient klinisch stabil ist. Bei bereits begonnener Therapie sollten die Antibiotika vor der Probeentnahme wenn möglich mindestens 2 Wochen lang pausiert werden, um die Wahrscheinlichkeit zu erhöhen, die verursachenden Erreger zu detektieren [3, 5, 9].

> **MERKE**
> Als Goldstandard in der PPI-Diagnostik gilt der durch Gelenkpunktion (oder intraoperativ gewonnene) mikrobiologische Nachweis von Erregern periprothetisch.

### 9.33 Wie läuft die Gelenkpunktion ab und was geschieht mit dem Punktat?

Die Entnahme von Gelenkflüssigkeit aus dem betroffenen Gelenk muss unter streng aseptischen Bedingungen erfolgen. Dabei sollte auf die Applikation von Lokalanästhetika in das Gelenk verzichtet werden, da Lokalanästhetika bakterizid wirken und somit das Ergebnis verfälschen können. Das Gelenkpunktat sollte bei der Hüftgelenkpunktion aufgrund der tiefen Lage unter Röntgenkontrolle und -dokumentation (Arthrografie) entnommen werden [4].

Das Punktat sollte entsprechend untersucht werden [4, 5, 9]:
- Mikrobiologisch (aerobe und anaerobe Kultur)
- Pathologisch (Kristallopathie?)
- Leukozytenzellzahlbestimmung inkl. Zelldifferenzierung

Ein zügiger Transport und die schnelle Weiterverarbeitung der Proben sind dabei essenziell! [3].

## 9.34  Wie lang muss die Probe bebrütet werden?

Die ausreichend lange Bebrütungszeit der Proben (5 bis > 14 Tage) spielt eine entscheidende Rolle [8, 9], um Erreger nachzuweisen. Insbesondere niedrigvirulente Erreger beispielsweise lassen sich erst nach mehr als einer Woche Bebrütungszeit finden.

## 9.35  Welche Risikofaktoren sind für die Entstehung einer PPI bekannt?

Risikofaktoren können unterteilt werden in:
- Patientenabhängige Faktoren (z. B. Übergewicht, Diabetes mellitus, Nikotin-, Alkohol- und Drogenabusus, Malnutrition)
- Operationsabhängige Faktoren (z. B. verlängerte OP-Zeiten)
- Implantatabhängige (z. B. Megaprothesen) Faktoren

Sie alle erhöhen das Risiko für die Entstehung einer PPI [3, 9].

## 9.36  Mit welcher Symptomatik stellen sich die Patienten mit einer PPI häufig vor?

Bei der akuten PPI treten die **typischen Entzündungszeichen** auf (Schmerzen, Schwellung, Rötung, Überwärmung des betroffenen Gelenks, Fieber). Postoperativ kann z. B. eine Wundheilungsstörung bzw. Sekretion der Operationswunde persistieren.

Die typischen Entzündungszeichen können bei der verzögerten bzw. chronischen Infektion, die oftmals durch weniger virulente Bakterien verursacht wird (Low-Grade-Infekt), gänzlich fehlen. Hier dominieren Symptome wie eine chronisch persistierende Schmerzhaftigkeit des Kunstgelenks, teils mit Implantatlockerung, sowie ein sekundäres Implantatversagen (z. B. Prothesenluxation).

> **MERKE**
> Beweisend für eine Gelenkinfektion ist die **Ausbildung einer Gelenkfistel** mit Kontakt zur Prothese [4, 5, 8]. Dies ist üblicherweise Zeichen eines chronischen Protheseninfekts.
> Ebenso ist das **Vorhandensein von Pus** mit Kontakt zur Prothese ein Beweis für eine Gelenkinfektion [4, 5].

## 9.37 Welche weiteren diagnostischen Schritte sollten bei Verdacht auf eine PPI neben der diagnostischen Gelenkpunktion eingeleitet werden?

Die Herausforderung bei der Diagnostik besteht vor allem darin, die PPI – insbesondere beim Fehlen typischer Entzündungszeichen – von einer aseptischen Implantatkomplikation zu unterscheiden. Dabei stellt insbesondere das sichere Erkennen einer Low-Grade-Infektion eine große Herausforderung dar. Die Kombination von verschiedenen Untersuchungsverfahren (laborchemische, mikrobiologische, histopathologische und bildgebende Untersuchungen) erhöhen die Wahrscheinlichkeit des Infektionsnachweises.

Zu den nach Leitlinien- und Konsensusempfehlungen durchzuführenden Diagnostika der PPI gehören:

- Gelenkpunktion (▶ Kap. 9.32 und ▶ Kap. 9.33)
- Labordiagnostik (▶ Kap. 9.38)
- Bildgebende Diagnostik (▶ Kap. 9.39)
- Intraoperative Gewebeentnahme (▶ Kap. 9.40)

> **PRAXISTIPP**
> Wenn der Patient in einem klinisch instabilen Zustand ist (Sepsis/drohende Sepsis) und die Sepsis der klinischen und radiologischen Einschätzung nach vom einliegenden Kunstgelenk herrührt, dann darf die weitere Diagnostik die operative Intervention (Eröffnung des betroffenen Gelenks, Spülung, ggf. Prothesenausbau) sowie medikamentöse Therapie (empirische Antibiotikagabe) nicht verzögern!
> Trotz sofortiger Antibiotikagabe sollten intraoperativ ausreichend Proben zur weiteren Untersuchung entnommen werden.

**9**

## 9.38 Welche Laborwerte sollten abgenommen werden?

Akute periprothetische Infektionen weisen häufig infektionstypische Veränderungen der Labordiagnostik auf. Nach Leitlinienempfehlung sollten

- Leukozyten,
- CRP und
- BSG

bestimmt werden [4, 5, 9]. Eine fehlende CRP- oder BSG-Erhöhung macht eine PPI zwar unwahrscheinlich [9], schließt sie jedoch nicht völlig aus, da z. B. Low-Grade-Infektionen laborchemisch unauffällig verlaufen können.

Insgesamt ist jedoch kein Laborwert sensitiv oder spezifisch genug, um eine PPI sicher nachzuweisen oder auszuschließen.

Bei Anzeichen für eine Bakteriämie (z. B. Fieber) sollten Blutkulturuntersuchungen erfolgen [4, 5].

## 9.39 Welche Bildgebung ist indiziert?

Die empfohlene radiologische Diagnostik ist das herkömmliche **Röntgenbild des Kunstgelenks in zwei Ebenen** [4, 5, 8, 9]. Typische radiologische Zeichen des infizierten Kunstgelenks sind periprothetische Osteolysen bzw. Lockerungssäume. Im Röntgenbild kann zusätzlich das Auftreten von periartikulären Verkalkungen auf eine Infektion hinweisen.

Weitere Schnittbilddiagnostik (CT, MRT) ist durch die einliegenden Metallimplantate mit teils erheblichen Artefakten belastet, sodass sie nur bei speziellen Indikationen ggf. mit Kontrastmittelverabreichung eingesetzt werden sollten [5, 9].

Weiterführende radiologische Diagnostik wie die 99mTC-Skelettszintigrafie und die PET zählen nicht zur Standarddiagnostik und sollten nur im Einzelfall bei speziellen Indikationen durchgeführt werden [4, 5, 8, 9].

MERKE

Das **Röntgenbild des Kunstgelenks in zwei Ebenen** ist die primär durchzuführende radiologische Untersuchung.

## 9.40 Gibt es ein standardisiertes Vorgehen, wie intraoperativ Gewebeproben entnommen werden sollen?

Im Rahmen von geplanten (Wechsel-)Operationen oder auch im Vorfeld bei z. B. unklarer Punktionssicherheit oder nicht aussagekräftigem Punktionsergebnis und Verdacht auf PPI sollen Gewebeproben zur mikrobiologischen und pathologischen Untersuchung aus dem betroffenen Gelenk entnommen werden [4, 5, 9]. Dies kann entweder arthroskopisch oder offen operativ erfolgen. Auf die Gabe der perioperativen Antibiotikaprophylaxe sollte dabei verzichtet werden [3, 9].

Um die Proben optimal auswerten zu können, sollten für die mikrobiologische und die pathologische Untersuchung **drei bis sechs Gewebeproben** an Orten mit intraoperativ makroskopisch imponierender Infektion entnommen werden [5, 8, 9]. Die entnommenen Gewebeproben werden pathologisch durch die Auszählung von neutrophilen Granulozyten in zehn Gesichtsfeldern entzündlichen Veränderungen zugeordnet. Bei mehr als 10 Granulozyten/HPF (High-Power-Field) wird der Befund als positiv gewertet [3, 9]. Die prothesennahe Neosynovialis/periprothetische Membran (synovial-like interface membrane [SLIM]) sollte pathologisch anhand der Konsensusklassifikation nach Morawietz/Krenn eingeteilt werden [10]. Von den dabei möglichen vier SLIM-Varianten weisen zwei auf eine infektiöse Pathogenese hin:

▪ Die septische Lockerung (periprothetische bakterielle Infektion)
▪ Die Kombination von periprothetischer bakterieller Infektion und Abrieb

Eine intraoperative Gramfärbung erscheint nicht sinnvoll zu sein [9].

## 9.41 Muss eine Sonikation der Prothesenexplantate erfolgen?

Die Sonikation von intraoperativ entfernten Prothesenkomponenten (Behandlung im Ultraschallbad zum Ablösen des Biofilms von der Prothese mit anschließender mikrobiologischer Untersuchung der Flüssigkeit) gehörte bisher nicht zur Standarddiagnostik [8, 9].

## 9.42 Kann man die Prothese bei vorliegender PPI erhalten?

Für die Entscheidung, ob eine prothesenerhaltende Strategie verfolgt werden kann, ist die korrekte Klassifikation der Protheseninfektion in akute Infektion bzw. chronische Infektion anhand der Symptomdauer erforderlich. Zusätzlich ist entscheidend, ob die Prothese fest im Knochen verankert ist oder sich gelockert hat (▶ Abb. 9.1).

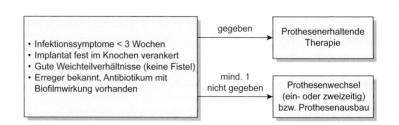

**Abb. 9.1** Therapiealgorithmus PPI (modifiziert nach Zimmerli et al. 2004) [L231]

Bei den akuten Infektionen mit fest sitzendem Implantat und intakten Weichteilen ist in der Regel eine prothesenerhaltende Therapie möglich [4, 5, 8, 9, 11]. Dazu erfolgt ein aggressives chirurgisches Débridement, wenn möglich mit Austausch der nicht im Knochen verankerten Prothesenteile (z. B. Hüftkopf, Inlay etc. – v. a. Kunststoffe!). Ziel ist eine maximale Erregerreduktion. Dies muss ggf. wiederholt erfolgen, bis die Infektion beherrscht ist. Kombiniert werden muss diese chirurgische Therapie mit einer gezielten resistogrammgerechten knochengängigen antibiotischen Therapie. Die Dauer der Antibiotikatherapie sollte beim prothesenerhaltenden Therapiekonzept in der Regel mindestens 6 Wochen bis hin zu 3 Monaten betragen [4, 5]. Einige Autoren postulieren eine Therapiedauer insbesondere bei Knie-TEP-Infektionen von bis zu 6 Monaten [5]. Bei schwer behandelbaren Erregern ist die prothesenerhaltende Therapie nicht Erfolg versprechend [4].

PRAXISTIPP

Bei Nachweis von Staphylokokken muss auch ein biofilmaktives Antibiotikum, z. B. Rifampicin oder Fosfomycin, gegeben werden. Letztere sollten erst nach einer (sofern vorgesehen) chirurgischen Sanierung/Debridement gegeben werden, um einer möglichen Resistenzentwicklung vorzubeugen.

Bezüglich der empfohlenen Antibiotika je nach nachgewiesenem Erreger ▶ Kap. 9.12 (Osteitis/Osteomyelitis und Spondylodiszitis) und ▶ Kap. 9.23 (septische Arthritis).

### 9.43 Was sind „Difficult-to-treat"-Erreger?

Unter den „Difficult-to-treat"-Erregern versteht man:
- „Small colony variants" von Staphylokokken
- Enterokokken
- Chinolon-resistenter *Pseudomonas aeruginosa*
- Multiresistente Erreger und grampositive mit Rifampicin-Resistenz
- Erreger ohne Empfindlichkeit auf ein oral gut bioverfügbares Antibiotikum
- Pilze

### 9.44 Welche Optionen gibt es, wenn die Prothese nicht erhalten werden kann?

Bei chronischen Infektionen, bei denen die Biofilmbildung als abgeschlossen angesehen werden muss, bzw. bei nicht fest im Knochen verankerten Prothesen ist zur

Sanierung der Infektion in der Regel ein **Prothesenausbau bzw. -wechsel** erforderlich. Dies kann je nach Erregerspektrum und Patientengegebenheiten

- **einzeitig** (bei bekanntem Erreger und guten Weichteilverhältnissen empfohlen; Ausbau der infizierten Prothese und Wiedereinbau einer neuen Prothese in einer Operation) *oder*
- **zweizeitig** (erst Ausbau der infizierten Prothese mit aggressivem Débridement, ggf. Einsetzen eines temporären, antibiotikafreisetzenden Platzhalters; dann Wiedereinbau der Prothese in einer Folge-OP)

erfolgen [4, 5].

Beim zweizeitigen Wechsel kann der Prothesenwiedereinbau je nach Erregerspektrum, Weichteil- und Knochensituation entweder **frühzeitig** („kurzes Intervall", 2–3 Wochen nach Prothesenexplantation, Wiedereinbau unter laufender antibiotischer Therapie) oder **verzögert** („langes Intervall", üblicherweise 6–8 Wochen nach Prothesenexplantation) erfolgen [4]. Ergänzend zur chirurgischen Therapie erfolgt auch hier zwingend die systemische antibiotische Therapie. Anders als bei der prothesenerhaltenden Therapie muss beim zweizeitigen Prothesenwechsel zunächst kein biofilmaktives Antibiotikum verabreicht werden, solange keine neue Prothese in den (noch) infizierten Situs verbracht wurde.

Bezüglich der erforderlichen Dauer der antibiotischen Therapie werden Zeiträume von 6 Wochen bis zu 3 Monaten nach Prothesenexplantation empfohlen.

## 9.45 Wann kann man das Antibiotikum oralisieren?

Voraussetzung für die orale Gabe ist immer die Verfügbarkeit eines gut knochengängigen Antibiotikums mit hoher Bioverfügbarkeit.

## 9.46 Gibt es therapeutische Alternativen zum Prothesenwechsel z. B. bei schwer behandelbaren Erregern?

In begründeten Ausnahmefällen wird auf den Wiedereinbau einer neuen Gelenkprothese verzichtet (Girdlestone-Situation) [5]. Dies können sein:

- Sehr schlechte Knochensituation
- Schwer kranker Patient
- Patientenwunsch

Auch das Belassen der infizierten Prothese mit Anlegen einer chronischen Fistel und/oder antibiotischer Suppressionstherapie bis hin zur Amputation der betroffenen Extremität kann in Einzelfällen eine Behandlungsoption sein [5, 7].

• • • • • • • • • • • • • • •
### Weiterführende Literatur
#### Osteitis/Osteomyelitis und Spondylodiszitis
Berbari EF, Kanj SS, Kowalski TJ et al. 2015 Infectious Diseases Society of America (IDSA) Clinical Practice Guidelines for the Diagnosis and Treatment of Native Vertebral Osteomyelitis in Adults. Clin Infect Dis. (2015) 61 (6): e26–e46.

Zimmerli W. Vertebral Osteomyelitis. N Engl J Med 2010; 362:1022–1029 March 18, 2010.

Park KH, Cho OH, Lee JH et al. Optimal Duration of Antibiotic Therapy in Patients With Hematogenous Vertebral Osteomyelitis at Low Risk and High Risk of Recurrence. Clin Infect Dis. 2016 May 15; 62(10): 1262–9.

Bernard L, Dinh A, Ghout I et al. Antibiotic treatment for 6 weeks versus 12 weeks in patients with pyogenic vertebral osteomyelitis: an open-label, non-inferiority, rando-

9

mised, controlled trial. The Lancet, Volume 385, Issue 9971, 7–13 March 2015, Pages 875–882.

Lipsky BA, Berendt AR, Cornia PB et al. 2012 Infectious Diseases Society of America Clinical Practice Guideline for the Diagnosis and Treatment of Diabetic Foot Infections. Clin Infect Dis. (2012) 54 (12): e132–e173.

**Septische Arthritis**

Hausschild O, Südkamp N P. Infektion des nichtprothetisch versorgten Gelenkes. Chirurg 2016, 87: 847–856.

Mathews C J et al. Bacterial septic arthritis in adults. Lancet 2010, 375: 846–855.

Newman J H. Review of septic arthritis throughout the antibiotic era. Ann Rheum Dis 1976; 35: 198–205.

**Periprothetische Infektionen**

[1]   Urquhart DM, Hanna FS, Brennan SL et al. Incidence and risk factors for deep surgical site infection after primary total hip arthroplasty: a systematic review. J Arthroplasty 25(8) (2010): 1216–1222.e1–3.

[2]   Trampuz A, Zimmerli W. Diagnosis and Treatment of Implant-Associated Septic Arthritis and Osteomyelitis. Curr Infect Dis Rep 10(5) (2008): 394–403.

[3]   Zimmerli W, Trampuz A, Ochsner PE. Prosthetic-joint infections. N Engl J Med 351(16) (2004): 1645–1654.

[4]   Société de Pathologie Infectieuse de Langue Française (SPILF). Recommendations for bone and joint prosthetic device infections in clinical practice (prosthesis, implants, osteosynthesis). Société de Pathologie Infectieuse de Langue Française Med Mal Infect 40(4) (2010): 185–211.

[5]   Osmon DR, Berbari EF, Berendt AR et al. Diagnosis and Management of Prosthetic Joint Infection: Clinical Practice Guidelines by the Infectious Diseases Society of America. Clin Infect Dis 56(1) (2013): e1–e25.

[6]   Minassian AM, Osmon DR, Berendt AR. Clinical guidelines in the management of prosthetic joint infection. J Antimicrob Chemother 69 Suppl 1 (2014): i29–i35.

[7]   Esposito S, Leone S, Bassetti M et al. Italian Guidelines for the Diagnosis and Infectious Disease Management of Osteomyelitis and Prosthetic Joint Infections in Adults. Infection 37 (2009): 478–496.

[8]   Parvizi J, Gehrke T, Chen AF Proceedings of the International Consensus on Periprosthetic Joint Infection. Bone Joint J 95-B (2013): 1450–1452.

[9]   Parvizi J, Della Valle CJ. AAOS Clinical Practice Guideline: diagnosis and treatment of periprosthetic joint infections of the hip and knee. J Am Acad Orthop Surg 18(12) (2010): 771–772.

[10]  Morawietz L, Classen RA, Schröder JH et al. Proposal for a histopathological consensus classification of the periprosthetic interface membrane. J Clin Pathol 59(6) (2006): 591–597.

[11]  Kapadia BH, Berg RA, Daley JA et al. Periprosthetic joint infection. Lancet 387(10016) (2016): 386–394.

**9**

# 10 Sexuell-übertragene Infektionen

*D. Gillor, C. Lehmann*

Sexuelle übertragbare Infektionen (Sexually Transmitted Infection [STI]) werden überwiegend durch Geschlechtsverkehr übertragen. Neben den klassischen Geschlechtskrankheiten – vor allem Syphilis, Gonorrhö und Clamydieninfektionen – gehören dazu auch die Hepatitis B und C (▶ Kap. 20), HIV-Infektionen (▶ Kap. 22 bis ▶ Kap. 24) sowie Infektionen mit Herpes- (▶ Kap. 21) oder humanen Papillomaviren (▶ Kap. 10.41).

## Lues (Syphilis)

### 10.1 Welcher Erreger verursacht die Syphilis?

Syphilis ist eine chronische, sexuell übertragbare Erkrankung, die in verschiedenen Stadien verläuft und durch das gramnegative Bakterium *Treponema pallidum (T. pallidum)* verursacht wird. Es gehört zur Familie der Spirochaetaceae, ist spiralig gewunden und zeigt im Lichtmikroskop (Dunkelfeld) Rotationen um die Längsachse sowie Beugebewegungen ohne selbstständige Fortbewegung. Da der Erreger auf bestimmte Nährstoffe aus dem Organismus angewiesen ist, die er nicht synthetisieren kann, ist eine kulturelle Anzüchtung in vitro nicht möglich. Der Nachweis der Infektion kann daher nur über den lichtmikroskopischen Direktnachweis oder durch serologische Tests erfolgen.

### 10.2 Wie ist der Infektionsweg?

*T. pallidum* wird am häufigsten durch **direkte sexuelle Kontakte** übertragen und dringt dabei durch kleine Verletzungen der Schleimhaut oder Haut in den Körper ein. Eine Infektion tritt nur in 30 % der Fälle ein. Die Inkubationszeit beträgt üblicherweise 14–24 Tage, kann aber zwischen 10 und 90 Tagen liegen. Der Mensch ist das einzige Reservoir des Erregers. Ferner ist die **diaplazentare Übertragung** von einer infizierten Mutter auf ihr ungeborenes Kind von enormer Wichtigkeit, da es zu schweren Fehlbildungen des Ungeborenen kommen kann.

### 10.3 Wie ist die aktuelle epidemiologische Datenlage der Lues in Deutschland?

Seit Ende der 70er-Jahre bis zum Ende der 90er-Jahre war ein Rückgang der Syphilis-Meldungen zu beobachten. Seitdem das Infektionsschutzgesetz im Januar 2001 wirksam wurde, werden neu diagnostizierte behandlungsbedürftige Syphilis-Infektionen nichtnamentlich an das Robert Koch-Institut (RKI) gemeldet. Die Meldezahlen für Syphilis lagen zwischen 2004–2009 bei konstant etwa 3.000 Infektionen pro Jahr. Seit etwa 2015 ist jedoch ein deutlicher Anstieg auf über 7.000 Infektionen pro Jahr zu beobachten. Dieser Anstieg ist insbesondere auf eine Häufung der Infektion bei Männern, die Sex mit Männern (MSM) haben, zurückzuführen (ca. 85 % der gemeldeten Infektionen).

## 10.4  Wie lautet die Stadieneinteilung der Lues?

Bei der Lues werden **frühe (primäre und sekundäre Lues; Lues I und II)** und **späte Stadien (tertiäre Syphilis; Lues III)** unterschieden. Frühe Stadien treten bereits nach zirka 10 Tagen bis zu 10 Wochen auf. Späte Stadien können nach mehreren Jahren auftreten und betreffen mehrere Organe. Auch ohne antibiotische Behandlung wird bei etwa ⅓ der unbehandelten Fälle eine Spontanheilung beobachtet (Harrison 1956). Interessanterweise entwickelt sich nur etwa die Hälfte aller Infektionen mit *T. pallidum* zu einer symptomatischen Erkrankung.

## 10.5  Was ist eine latente Syphilis?

Die latente Syphilis ist durch einen positiven serologischen Befund **ohne** klinische Zeichen der Infektion gekennzeichnet. Dabei unterscheidet man die frühe latente und die späte latente Syphilis:

- Frühe latente Syphilis: Infektionszeitpunkt innerhalb eines Jahres
- Späte latente Syphilis: Infektionszeitpunkt über 1 Jahr

Zur korrekten Einordung und Bewertung der serologischen Befunde ist eine gezielte Anamnese sowie klinische Untersuchung essenziell. Hierbei sollte versucht werden, den Infektionszeitpunkt zu ermitteln, da hierauf die entsprechende antibiotische Therapie basiert. Es sollten z.B. frühe Krankheitszeichen (z.B. Exanthem, Ulcus durum), die möglicherweise nicht als solche erkannt wurden, oder eine mögliche Exposition gezielt erfragt werden.

## 10.6  Wie lange ist eine Lues infektiös?

Während Patienten im Stadium I hochinfektiös sind, nimmt die Infektiosität im Stadium II etwas ab. Insbesondere im Randwall des Ulcus durum ist eine hohe Dichte an Bakterien zu finden und der Kontakt hochinfektiös. Im Stadium III besteht trotz schwerwiegender Krankheitserscheinungen keine Infektiosität mehr.

## 10.7  Wie lautet die klinische Symptomatik der einzelnen Stadien?

- **Primäre Syphilis (Lues I):** In dieser Phase beobachtet man zunächst an der Eintrittspforte des Erregers eine Induration, die sich später in ein schmerzloses Ulkus weiterentwickelt (Synonyme: Primäraffekt, Ulcus durum, harter Schanker). Regional finden sich vergrößerte Lymphknoten, die zusammen mit dem **Ulcus durum** den sog. **Primärkomplex** bilden. Das Ulcus durum ist durch einen scharfen wallartigen Rand und ein leicht eingesunkenes Zentrum charakterisiert. In der Regel sind beim Mann die Glans penis sowie der Sulcus coronarius (▶ Abb. 10.1) und bei der Frau häufig die Labien betroffen. Typischerweise sind die Ulzera trotz des ausgedehnten Befundes meist schmerzarm. Neben den typischen Lokalisationen werden je nach Art der ausgeübten Sexualpraktiken extragenitale Primäraffekte beobachtet, die hier jedoch schmerzhaft sein können: an den Lippen, in der Mundhöhle und im Rachen (oraler Primäraffekt) sowie am

Anus und im Rektum. Ohne Therapie heilt der Primäraffekt nach etwa 4–6 Wochen ab und die Syphilisinfektion geht in ein weiteres Stadium über. Als Differenzialdiagnosen sollten grundsätzlich der Herpes genitalis, Karzinome und das Ulcus molle in Erwägung gezogen werden.

- **Sekundäre Syphilis (Lues II):** Zirka 4–10 Wochen nach der Infektion kommt es zur hämatogenen und lymphogenen Ausbreitung der Treponemen. Da dieses Stadium durch eine Vielzahl von unterschiedlichsten Symptomen gekennzeichnet ist, wird die Syphilis daher auch als „Affe" unter den Krankheiten bezeichnet: sie kann unterschiedlichste Krankheiten „nachäffen". In der Regel werden Allgemeinsymptome wie Fieber, Müdigkeit, Kopf-, Gelenk- oder Muskelschmerzen sowie eine Schwellung vieler Lymphknoten (Polyskleradenitis) beobachtet. Zusätzlich werden unterschiedlichste Exantheme und Enantheme, sog. **Syphilide**, bemerkt. Typischerweise tritt ein stammbetontes masernähnliches Exanthem ohne Juckreiz auf (makulöses Syphilid oder Roseola). Das palmoplantare Exanthem gilt jedoch als pathognomonisch (▶ Abb. 10.2). Bei herabgesetzter Abwehrlage können gelegentlich frühzeitig ulzerierende und nekrotisierende Herde auftreten (**Lues maligna**). Neben den allgemeinen und kutanen Symptomen kann es zusätzlich zu einer bunten Vielzahl von Manifestationen kommen (Stichwort „Affe unter den Krankheiten"): im Kopfhaarbereich mottenfraßartiger Haarausfall (Alopecia specifica areolaris), himbeer- bis blumenkohlähnliche Papillome (frambösiformes Syphilid), postinflammatorische Depigmentierungen („Halsband der Venus"), verschiedene Plaques in der Mundhöhle (düsterrote Plaques muqueuses, gefurchte Plaques lisses auf der Zunge, derbe weißliche Leukoplakia oris).
- **Tertiäre Syphilis (Lues III):** Nach mehreren Jahren ohne klinische Symptomatik (Lues latens) kann sich ohne adäquate Behandlung eine tertiäre Syphilis entwickeln. Auch in diesem Stadium werden mannigfaltige Symptome beobachtet: tuberöse Hautvariationen, Gummen (ulzerierende granulomatöse Läsion),

**10**

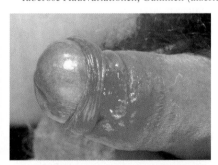

**Abb. 10.1** Ulcus durum (Lues I) [R233]
(Eine farbige Version dieser Abbildung findet sich im Anhang.)

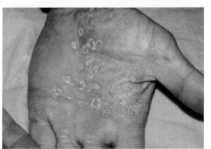

**Abb. 10.2** Palmoplantares Exanthem (Lues II) [E355]
(Eine farbige Version dieser Abbildung findet sich im Anhang.)

kardiovaskuläre Auffälligkeiten (Mesaortitis luetica, Aneurysmen) sowie neurologische Symptome.

Selten kann es 10–30 Jahre post infectionem zu einer Spontanruptur luetischer Aneurysmen der Aorta kommen. Insgesamt ist jedoch die tertiäre Syphilis durch die wirksame Penicillintherapie selten geworden.

## 10.8 Was sind die klinischen Manifestationen einer Neurolues?

Die Neurolues (Neurosyphilis) ist durch unterschiedliche Manifestationsformen definiert, die sich entsprechend der Krankheitsstadien der Lues variabel zeigen können.

Bis auf das Primärstadium kann die Lues in allen Stadien das ZNS befallen.

Im **Sekundärstadium** (> 6. Woche post infectionem) kann eine **frühsyphillitische ZNS-Infektion** auftreten, die durch folgende Symptome charakterisiert ist:
- Meningitis (v. a. Kopfschmerz, Übelkeit)
- Polyradikulitis v. a. der Hinterwurzeln
- Hirnnervenläsionen (III, VII, VIII; selten)
- Vaskuläre Syndrome → Hirnstammsyndrome (selten)

Im **Tertiär- und Quartärstadium** (> 3 Jahre p. i.) imponiert die Lues als „**klassische Neurosyphilis**" in verschiedenen Manifestationsformen:
- Meningovaskuläre Neurosyphilis (sog. **Heubner-Vaskulitis**)
- Tabes dorsalis (= chronisch progrediente dorsale Radikuloganglionitis)
- Progressive Paralyse (= chronisch-progrediente Enzephalitis)
- Syphilitische Amyotrofie

Die unterschiedlichen Formen können durch verschiedene Affektionen des ZNS imponieren. Dazu gehören u. a. Störungen der Tiefensensibilität und psychotische Störungen, Hirnnervenparesen, Pupillenstörungen (Argyll-Robertson-Pupille bei Tabes dorsalis), Miktionsstörungen (bei Tabes dorsalis), apoplektiforme Paresen und Pyramidenbahnzeichen.

**10**

MERKE
Die verschiedenen Manifestationsformen der „klassischen Neurosyphilis" sind durch eine Zunahme kognitiver Defizite und eine Zunahme der lanzierenden Schmerzen oder der Hinterstrang-Ataxie charakterisiert.

## 10.9 Welche diagnostischen Untersuchungen gibt es?

Die **Methode der Wahl zur Labordiagnose** ist die Serologie. Prinzipiell wird empfohlen, wegen methodisch-technisch bedingter Unterschiede Erstbefunde und Verlaufskontrollen im selben Labor durchführen zu lassen. Es werden grundsätzlich zwei unterschiedliche Testungen differenziert: der spezifische Suchtest (TPHA- und TPPA-Test) und der unspezifische Test (z. B. Cardiolipin-Cholesterin-Lezithin-Antigen) zur Beurteilung der Aktivität und ggf. der Behandlungsbedürftigkeit.
- **Syphilis-Suchtest:** Üblicherweise werden als Suchtest der TPHA- und der TPPA-Test eingesetzt (*Treponema pallidum*-Hämagglutinations- bzw. Partikelagglutinationstest). Bereits nach 2–3 Wochen post infectionem werden diese positiv und erfordern im nächsten Schritt einen Bestätigungstest. In der Regel bleibt der Suchtest lebenslang positiv. Fällt der Suchtest negativ aus, kann, lag zum Zeitpunkt der Probenentnahme entweder keine Treponemeninfektion vor oder die

Infektion befand sich noch nicht im seroreaktiven Frühstadium. Daher sollte bei bestehendem Verdacht auf eine Frühsyphilis der Suchtest nach 1–2 Wochen wiederholt werden.

- **Syphilis-Bestätigungstest:** Nachdem der Suchtest positiv ausgefallen ist, ist eine Bestätigung der Spezifität zwingend erforderlich. Hierzu wird ein indirekter Immunfluoreszenztest – der *Treponema pallidum*-Antikörper-Absorptions-(FTA-ABS-)Test angewandt. In diesem Test werden kreuzreagierende Antikörper durch den Zusatz von *T. phagedenis*-Antigen entfernt, sodass eine hohe Spezifität erzielt wird. Erst nach 2–3 Wochen post infectionem wird der FTA-ABS-Test positiv und detektiert zeitgleich IgG- und IgM-Antikörper. Als weitere Bestätigungsteste werden der IgG-FTA-ABS-Test, der IgG-*Treponema pallidum*-Immunoblot oder der IgG-Enzymmimmunoassay (EIA) eingesetzt.
- **Syphilis-Aktivitätstest:** Wenn die Such- und Bestätigungsteste positiv ausgefallen sind, ist eine Treponemeninfektion aus serologischer Sicht gesichert. Im nächsten Schritt muss jetzt die Aktivität bzw. Behandlungsbedürftigkeit der Infektion beurteilt werden. Dies wird mittels der quantitativen Cardiolipin- und *T. pallidum*-spezifischen IgM-Antikörperbestimmung geprüft. International werden sowohl der Cardiolipin-Antikörpernachweis als auch der VDRL-(Venereal Disease Research Laboratories-)Test und der RPR-Test (Rapid Plasma Reagin Card-Test) empfohlen, um die Entzündungsaktivität der Treponemeninfektion zu beurteilen. Nach ca. 4–6 Wochen post infectionem werden diese nachweisbar. Eine Behandlungsbedürftigkeit liegt vor, wenn unbehandelte Patienten einen positiven Lipoidantikörper- und/oder einen positiven IgM-Antikörperbefund aufweisen. Lipoidantikörpertiter > 1 : 4 sind in der Regel spezifisch. Im Gegensatz zu den Lipoidantikörpern werden bei der akuten Erstinfektion IgM-Antikörper früher gegen *Treponema pallidum* beobachtet. Nach abgeschlossener antibiotischer Therapie kommt es abhängig vom Zeitintervall zwischen Infektion und Therapiebeginn nach Monaten bis Jahren zu einer Negativierung der Lipoid- und IgM-Antikörperbefunde.
- **Direktnachweis des Erregers:** Grundsätzlich können lebende Spirochäten aus dem Primäraffekt und aus Condylomata lata mittels Dunkelfeldmikroskopie oder Silberfärbung nachgewiesen werden. Der direkte Erregernachweis bleibt jedoch speziellen Fragestellungen vorbehalten und wird nicht in der Routine durchgeführt.

MERKE

Eine medikamentöse Therapie ist indiziert, sobald der Erregernachweis vorliegt, also auch bei einem asymptomatischen Verlauf!

10

## 10.10 Warum gehört eine Lues-Serologie zur Standard-Untersuchung während einer Schwangerschaft?

Schwangere mit einer Syphilis können den Fötus infizieren (**Lues connata**). Je frischer die Infektion der Mutter ist, desto höher ist die Übertragungsrate (bis zu 100 % Übertragung bei Infektion der Mutter während der Schwangerschaft). Der Verlauf der unbehandelten Infektion beim ungeborenen Kind kann sehr unterschiedlich sein. Einige Kinder sind bei der Geburt unauffällig, während andere kurz nach der Geburt eine lebensbedrohliche Krankheit entwickeln. Bei anderen wiederum treten erst später im Leben Symptome auf, die gelegentlich persistieren.

In der Regel wird bei der Schwangeren jedoch nur zufällig eine Lues festgestellt (**Lues latens**).

## 10.11   Kann serologisch zwischen einer Reaktivierung oder einer Reinfektion unterschieden werden?

Mit der Antikörperbestimmung ist eine Unterscheidung von Reinfektion und Reaktivierung nicht möglich. Nur eine gezielte Anamnese kann hier helfen zwischen beiden Entitäten zu differenzieren. Sowohl bei Reinfektion als auch bei Reaktivierung zeigt sich ein Anstieg des TPHA-/TPPA- und des Lipoidantikörpertiters, der durch die starke humorale Immunantwort entsteht. Im Gegensatz dazu zeigt sich die spezifische IgM-Antikörperkinetik sehr unbeständig: entweder vollständiges Fehlen, zeitliche Verzögerung oder hoch positive Titer. Etwa 3–6 Monate nach Therapie wird der Lipoidantikörpertiter rückläufig, während der TPHA-/TPPA-Titer auch über lange Zeit erhöht bleiben kann.

## 10.12   Sind die Diagnostik und Therapie der Syphilis in der Schwangerschaft anders?

Grundsätzlich unterscheiden sich der Ablauf der Diagnostik und die Interpretation der Ergebnisse nicht von nicht-schwangeren Personen. Da jedoch die transplazentare Infektion des Föten in jedem Stadium der Schwangerschaft erfolgen und dies erhebliche Folgen für das Kind haben kann, ist die Indikationsstellung zur Therapie großzügiger: Schwangere sollten auch bei negativem IgM-Antikörperbefund mit einem TPHA-/TPPA-Titer > 1 : 5.000 und/oder einem positiven Lipoidantikörperbefund aus Sicherheitsgründen mit Penicillin behandelt werden.

## 10.13   Welche Besonderheiten gibt es bei der Diagnostik der konnatalen Lues?

Da die maternalen IgG-Antikörper die Plazenta passieren, sind diese Leihantikörper im Serum des Neugeborenen nachweisbar. Daher müssen das Serum von Mutter und Kind mittels quantitativer Untersuchungen verglichen werden. Innerhalb des ersten Lebensjahres des Kindes sollten die Lues-Titer negativ sein. Ist es doch zu einer kongenitalen Infektion gekommen, so sprechen ein positiver IgM-Antikörperbefund, ein im Vergleich zum Befund der Mutter höherer Antikörpertiter oder eine Antikörperpersistenz während des ersten Lebensjahres für eine kongenitale Infektion.

## 10.14   Wie sieht die Therapie der Lues aus?

Die Therapie der ersten Wahl ist in allen Stadien bis heute Penicillin, denn eine Resistenz von *T. pallidum* ist bisher nicht bekannt. Im Falle einer Lues I oder II sollte bei einem Erwachsenen ein Benzylpenicillin angewandt werden. Insgesamt sollten 2,4 Mio. IE intramuskulär verabreicht werden. Bei einer Lues-Infektion, die länger als 1 Jahr besteht oder deren Dauer unbekannt ist, sollte die Therapie aus 3 × 2,4 Mio. IE bestehen. In diesem Fall sollten die Gaben von 2,4 Mio. IE Benzylpenicllin dreimal im Abstand von jeweils 1 Woche (an Tag 0, 7 und 14) erfolgen.

Im Falle einer Penicillinallergie ist Doxycyclin das Antibiotikum der Wahl. Es sollte in einer Dosierung von 2 × 100 mg/Tag über 2 Wochen (Lues I) oder 3 Wochen (ab Lues II) oral verabreicht werden. Der Therapieerfolg ist mit Penicillin jedoch deutlich höher, da Doxycyclin im Gegensatz zu Penicillin nur bakteriostatisch wirkt.

## 10.15 Müssen HIV-Patienten anders behandelt werden?

Ältere Leitlinien haben eine intensivierte Therapie für HIV-positive Patienten empfohlen, da im Rahmen von retrospektiven Untersuchungen gezeigt wurde, dass HIV-positive Syphilispatienten häufiger an einer Syphilis maligna (7 %) und einer Neurosyphilis (20 %) erkranken. Neue Untersuchungen zeigen jedoch, dass eine Therapieintensivierung bei HIV-positiven Patienten nicht notwendig ist, sodass hier bezüglich Diagnostik und Behandlung kein Unterschied zu HIV-negativen Patienten besteht (Goeman 1995, Workowski 2006).

## 10.16 Wann und wie therapiert man eine Neurolues?

Die medikamentöse Therapie einer Neurolues sollte nur erfolgen, wenn sowohl eine neurologisch-psychiatrische Symptomatik als auch eine positive Lues-Serologie im Serum vorliegen, da diese Voraussetzung für die Diagnose einer Neurolues darstellen. Bei folgenden **Liquorveränderungen** erhärtet sich der Verdacht auf eine Neurolues:

- Liquorpleozytose bei positiver Lues-Serologie
- Oligoklonale Banden im Liquor
- Anstieg des IgM- oder IgG-Liquor/Serum-Index
- VDRL/RPR im Liquor erhöht

Mittel der ersten Wahl zur Therapie der Neurosyphilis ist Penicillin G (18–24 Mio. U/d i. v. über 14 Tage). Alternativ kann Ceftriaxon 2 g/d i. v. für 14 Tage verabreicht werden. Tabische Krisen werden mit Antikonvulsiva (Carbamezpin, Gabapentin, Pregabalin, Lamotrigin) oder Antidepressiva (Amitriptylin) therapiert.

## 10.17 Was versteht man unter der Jarisch-Herxheimer-Reaktion?

Etwa 2–4 h nach Penicillin-Gabe kommt es durch den Erregerzerfall zur Freisetzung spirochetaler Antigene. Hierdurch kann es zu systemischen unspezifischen Reaktionen wie Schüttelfrost, Fieber und Kopfschmerzen kommen. Diese sog. **Jarisch-Herxheimer-Reaktion** ähnelt sehr stark den Symptomen einer anaphylaktischen Reaktion, ist jedoch nicht lebensbedrohlich und kann mit nicht-steroidalen Antirheumatika behandelt werden. Sie tritt am häufigsten bei der Lues II auf.

## 10.18 Wie kann der Therapieerfolg kontrolliert werden?

Grundsätzlich sollen **Verlaufskontrollen im selben Labor** durchgeführt werden. Als Ausgangswert sollte eine Titerbestimmung (TPHA-/TPPA-Test, VDRL-Test oder Cardiolipin-KBR) bei Diagnosestellung für nachfolgende Verlaufskontrollen durchgeführt werden. Danach sollten weitere Kontrollen nach 6, 12 und 24 Monaten erfolgen. Bestätigungstests müssen nicht wiederholt werden. Als **Therapieerfolg** gilt bei früher Syphilis ein vierfacher Titerabfall nach 6 Monaten. Ein Anstieg der Titer bei Verlaufskontrollen um mehr als zwei Titerstufen spricht für eine Reinfektion. Bei einer Neurosyphilis ist eine Kontrolle des Liquorbefunds nur durchzuführen, wenn ein klinisches Ansprechen nicht beobachtet wird.

**10**

## 10.19  Welche präventiven Maßnahmen können empfohlen werden?

Die wirksamste Schutzmaßnahme gegen eine Lues-Infektion ist der Gebrauch von Kondomen, wobei aufgrund extragenitaler Manifestationen nicht immer ein sicherer Schutz gewährleistet werden kann. Ein weitere Säule der Prävention sind die frühzeitige Diagnosestellung und eine wirksame Therapie, um eine weitere Verbreitung der Syphilis einzudämmen. Leider steht bislang keine Impfung gegen *T. pallidum* zur Verfügung.

## 10.20  Muss man eine diagnostizierte Lues melden?

Der direkte oder indirekte Nachweis von *T. pallidum* muss nichtnamentlich direkt an das Robert Koch-Institut (RKI) gemeldet werden (§ 7 Abs. 3 IfSG). Dabei erfolgt primär die Meldung durch das diagnostizierende Labor. Ein Durchschlag des Meldebogens wird an den einsendenden Arzt geschickt, der demografische, anamnestisch und klinische Angaben auf dem Meldebogen ergänzt und schließlich direkt an das RKI sendet.

# Gonorrhö und *Chlamydia trachomatis*

## 10.21  Wie ist die aktuelle epidemiologische Datenlage für *Chlamydia trachomatis*-Infektionen und Gonorrhö in Deutschland?

Chlamydien-Infektionen zählen in Deutschland zu den häufigsten sexuell übertragbaren Infektionen (STIs). Seit Einführung des Infektionsschutzgesetzes 2001 sind nur Syphilis und HIV meldepflichtig. Daher sind für Deutschland keine genauen Zahlen für Chlamydien und Gonokokken bekannt. In vielen europäischen Ländern wurde in den letzten Jahren insbesondere bei Männern, die Sex mit Männern haben (MSM), über eine Zunahme von Infektionen mit *Chlamydia trachomatis* sowohl urethral als auch anal und pharyngeal berichtet (Newman 2015; ECDC report 2013). In Deutschland geht man davon aus, dass bei MSM die höchste Chlamydien-Inzidenz bei etwa 5 % liegt (Dudareva-Vizule 2014). In den letzten Jahren ist auch ein Anstieg von Infektionen durch *Neisseria gonorrhoeae* (Gonorrhö, Tripper) zu verzeichnen. Verlässliche Zahlen existieren auch hier nicht. Weltweit gibt es jährlich ca. 131 Mio. STI durch *Chlamydia trachomatis*, 78 Mio. Fälle von Gonorrhö und 5,6 Mio. Lues-Infektionen (WHO 2016).

## 10.22  Was sind typische Symptome einer *Chlamydia trachomatis*-Infektion bzw. Gonorrhö

Bei Frauen verlaufen bis zu 80 % der durch Chlamydien verursachten STIs asymptomatisch, bei Männern treten spezifische Symptome häufiger auf. Die klassischen Symptome sind den Symptomen einer Harnwegsinfektion ähnlich und bestehen aus Dysurie und/oder Schmerzen, Juckreiz oder Unwohlsein entlang des Verlaufs der Urethra sowie urethralem Ausfluss. Häufig bei der Gonorrhö ist zudem ein eitriger urethraler Ausfluss, der sog. **Bonjour-Tropfen**, der nach längerem Miktionsverhalt stärker ausgeprägt ist. Anale Infektionen können sich ebenfalls durch Schmerzen, analen Ausfluss oder Stuhlunregelmäßigkeiten äußern, pharyngeale Infektionen durch Halsschmerzen. Die schmerzhafte Urethritis wird bei Männern selten übersehen. Infektionen von Pharynx, Rektum und Zervix bei Frauen sind jedoch häufig asymptomatisch und werden daher häufig nicht erkannt.

## 10.23 Welches sind die häufigsten infektiologischen und nicht-infektiologischen Ursachen einer Urethritis?

- Infektiologische Ursachen:
  *Neisseria gonorrhoeae, Chlamydia trachomatis, Trichomonas vaginalis, Ureplasma urealyticum*, Herpes-simplex-Virus, *Mycoplasma genitalium*
- Nicht-infektiologische Ursachen:
  Trauma durch Einführen von Gegenständen, systemische Erkrankungen (z. B. Stevens-Johnson- oder Wegener-Granulomatose), Reiter-Syndrom, Spermizide

## 10.24 Wie sollte beim Verdacht auf eine Urethritis gehandelt werden?

Der Patient sollte gezielt befragt und untersucht werden. Im Rahmen der körperlichen Untersuchung sollten insbesondere die Hoden, der Meatus (Wunden, Krusten, Rötung und Ausfluss?) sowie die Genitalregion nach Lymphadenopathie oder Hautläsionen gezielt untersucht werden. Es kann entweder ein Urethra-Abstrich (nach Möglichkeit des Ausflusses) kulturell oder mittels DNA-Test (PCR auf Chlamydien, Gonorrhö, Ureaplasmen) untersucht werden oder eine PCR-Untersuchung aus einer Urinprobe erfolgen. Da es häufig Koinfektionen gibt, sollten zusätzlich ein HIV-Test sowie eine Lues-Serologie erfolgen.

## 10.25 Wann sollte eine Gonorrhö-Kultur erfolgen?

Weltweit ist aufgrund des zunehmend unkontrollierten Einsatzes von Antibiotika ein Anstieg der Resistenzen von *Neisseria gonorrhoeae* zu verzeichnen. Daher sollte wenn möglich versucht werden, Kulturen auf *Neisseria gonorrhoeae* anzulegen.

**10**

## 10.26 Welche diagnostischen Möglichkeiten gibt es beim Verdacht auf eine Urethritis und welche Vor- und Nachteile haben sie?

- Gramfärbung: schneller, günstiger und sensitiver Test für Gonorrhö
- Gonokokken-Kultur: weiterhin Standard, jedoch schwierige mikrobiologische Testung (da zeitintensiv [48–72 h] und sehr anfällig bei langer Liegezeit der Proben, Transport nur in Spezialmedium sinnvoll)
- Chlamydien-Kultur: zeitintensiv und materialintensiv, daher nicht mehr routinemäßig durchgeführt
- PCR-Untersuchungen sind hoch-sensitive (100 %) und spezifische (> 95 %) Nachweisverfahren sowohl für *Chlamydia trachomatis* als auch für *N. gonorrhoeae* und sind immer weiter verbreitet. Sie sind deutlich weniger anfällig als Kulturen und auch bei extragenitaler Manifestation sicher durchzuführen. Ein Nachteil sind die sehr hohen Kosten.

## 10.27  Wie unterscheiden sich klinisch die gonorrhoeische von der nicht-gonorrhoeischen Urethritis?

▶ Tab. 10.1

**Tab. 10.1  Klinische Unterscheidungsmerkmale von gonorrhoeischer und nicht-gonorrhoeischer Urethritis**

| Manifestation | Urethritis bei Gonorrhö | Andere Urethritis |
| --- | --- | --- |
| Inkubationszeit | 2–7 Tage | 10–21 Tage |
| Beginn | Rasch | Stufenweise |
| Ausfluss | Gelblich, eitrig | Dünnflüssig-wässrig, meist klar |

## 10.28  Wie verläuft eine Gonorrhö unbehandelt und welche Komplikationen können auftreten?

75 % aller Männer mit einer Gonorrhö entwickeln spezifische Symptome innerhalb der ersten 4 Tage nach der Infektion. Die Symptome lassen unbehandelt meist über einen Zeitraum von 1–3 Monaten nach. Nach 6 Monaten sind 95 % der Patienten auch ohne spezifische Behandlung symptomfrei, jedoch ist unklar, wie viele dieser Patienten zu asymptomatischen Trägern werden. Als **Komplikationen** einer unbehandelten Infektion können sich eine Prostatitis, urethrale Strikturen sowie eine Epididymitis entwickeln, die bis zur Sterilität führen kann.

## 10.29  Welche Therapiemöglichkeiten gibt es bei Urethritis mit Nachweis von *N. gonorrhoeae* bzw. *C. trachomatis*?

In den letzten Jahren ist weltweit eine zunehmende Resistenzentwicklung bei *Neisseria gonorrhoeae* zu beobachten. Insbesondere zeigt sich eine High-level Penicillin-Resistenz und Chinolon-Resistenz. Um therapeutische Synergieeffekte zu nutzen, sollte leitliniengerecht eine Kombinationstherapie mit Ceftriaxon und Azithromycin erfolgen.

Bei Nachweis von *C. trachomatis* erfolgt die antibiotische Therapie mit Doxycyclin (100 mg p. o. 2 × täglich über 7 Tage) oder Azithromycin, 1,5 g p. o. (Einmalgabe).

## 10.30  Welche Möglichkeiten gibt es, wenn kein Erregernachweis gelingt oder eine sofortige Therapie erwünscht ist?

Sollte aus klinischen oder logistischen Gründen eine sofortige Behandlung bei Verdacht auf eine Urethritis erwogen werden oder kein Erregernachweis gelingen (z. B. schwierige mikrobiologische Testung aufgrund Transportverzögerung), obwohl der dringende Verdacht auf eine Urethritis vorliegt, sollte eine antibiotische Kombinationstherapie mit Doxycylin, Azithromycin und Ceftriaxon (i. v. als Einmalgabe) durchgeführt werden.

## 10.31 Was ist ein Lymphogranuloma venereum?

**Lymphogranuloma venereum** (LGV) ist eine Infektion durch bestimmte Subtypen von *Chlamydia trachomatis* (Serovare L1, L2 und L3), die durch eine charakteristische Vergrößerung der Lymphknoten in der Abflussbahn der Infektionslokalisation gekennzeichnet ist. Häufig verläuft die Infektion in 3 Stadien:

- Das **erste Stadium** zeichnet sich durch eine kleine Papel oder herpetiformes Ulkus aus, welches 3–30 Tage nach Infektion auftritt und zumeist nicht bemerkt wird. Tage bis Wochen nach der Primärläsion kommt es zur Lymphadenopathie der abfließenden Lymphknoten bis hin zur Verschmelzung und Abszedierung in das umliegende Gewebe. Im Gegensatz zu Herpes-genitalis-Läsionen ist die Primärläsion zumeist nicht schmerzhaft und die Lymphadenopathie zumeist nur einseitig.
- Das **zweite Stadium** wird häufig durch systemische Infektionszeichen wie Fieber, Myalgien und Kopfschmerzen begleitet.
- Bleibt die Infektion unbehandelt, kann es in manchen Fällen zu einer chronischen Lymphabflussstörung und einer daraus resultierenden Elephantiasis mit hypertropher chronisch granulomatöser Vergrößerung und Ulzeration der äußeren Genitalien kommen, dem **dritten Stadium** des LGV.

## 10.32 Wie kann man ein Lymphogranuloma venereum von einer klassischen Chlamydieninfektion unterscheiden?

Die Unterscheidung zwischen einer LGV und einer klassischen Infektion durch *Chlamydia trachomatis* ist rein diagnostisch sehr schwierig, da üblicherweise eingesetzte PCR-Untersuchungen nicht darauf ausgelegt sind, zwischen den einzelnen Serovaren zu unterscheiden. Die Diagnose sollte daher klinisch gestellt werden und bei Verdacht entsprechend behandelt werden.

## 10.33 Wie wird ein Lymphogranuloma venereum behandelt?

Neben der Abszessspaltung oder chirurgischem Debridement steht die antibiotische Therapie im Vordergrund. Diese sollte mit Doxycyclin 2 × 100 mg p. o. über mindestens 21 Tage durchgeführt werden.

## 10.34 Was ist das Reiter-Syndrom und wie wird es behandelt?

Das **Reiter-Syndrom** ist ein Symptomkomplex bestehend aus Urethritis, Arthritis, Konjunktivitis, Uveitis und oralen oder genitalen Ulzera, das als postinfektiöse Immunantwort typischerweise nach sexuell übertragbarer Urethritis oder bakterieller Gastroenteritis auftreten kann. Die Mehrzahl der Patienten (60–95 %) sind Träger des HLA-B27-Gens.

Bei Verdacht auf das Vorliegen eines Reiter-Syndroms sollte eine infektiöse Urethritis ausgeschlossen bzw. behandelt werden. Sollte keine Urethritis nachgewiesen werden können, kann eine 7-tägige Behandlung mit Doxycyclin aufgrund der massiven Häufung bei Chlamydien-Infektionen dennoch sinnvoll sein. Nicht-steroidale Antiphlogistika sind die effektivste Therapie bei systemischen inflammatorischen Manifestationen.

**10**

# Virale Infektionen

## 10.35 Welche viralen STIs gibt es und was macht sie besonders?

Zu den durch Viren ausgelösten sexuell-übertragenen Infektionen zählen Infektionen durch HIV (▶Kap. 22, ▶Kap. 23, ▶Kap. 24), humane Papillomviren (▶Kap. 10.41) und Molluscum-contagiosum-Viren, die Genitalwarzen herbeiführen, sowie humane Herpesviren, die typischerweise Bläschen und Ulzera der Schleimhäute verursachen. Eine Heilung existiert nicht, sodass diese Infektionen nach einer Erstmanifestation im Laufe des Lebens immer wieder auftreten können. Alle drei werden durch direkten Kontakt der infizierten Lokalisation übertragen.

## 10.36 Wie sieht eine genitale Herpes-Infektion aus?

Genitale Herpes-Infektionen werden häufig durch das humane Herpes-simplex-Virus (HSV) Typ II verursacht. Herpes simplex I kann ebenfalls die Genitalien betreffen, kommt jedoch häufiger oral vor. Zumeist erscheinen HSV-Infektionen in kleinen gruppierten, vesikulären, schmerzhaften Bläschen auf der Haut, die bei Immunsupprimierten größere Areale und sogar generalisiert auftreten können. Bei infizierten Männern finden sich die Läsionen häufig auf der Glans penis oder dem Penisschaft. Bei Frauen sind häufig Vulva, Perineum, Zervix oder Vagina betroffen.

## 10.37 Wie kann eine genitale Herpes-Infektion gesichert werden?

Größtenteils ist eine genitale Herpes-Infektion eine Blickdiagnose. Serologische Untersuchungen sind in der akuten Phase zur Diagnosesicherung ungeeignet. Der Nachweis viralen Antigens mittels PCR-Untersuchung ist sehr sensitiv und spezifisch.

## 10.38 Kann eine Herpes-simplex-Infektion geheilt werden und wie sieht die Behandlung aus?

Herpes simplex persistiert selbst nach Ausheilung der Krankheit lebenslang im Körper: Herpesviren lösen spezifische Symptome aus und nisten sich im Anschluss in die sensorischen Ganglien der Spinalnerven ein. Durch spezifische Auslöser wie Stress, Sonnenstrahlung oder andere Infektionen werden sie erneut aktiv, wandern die Nervenzellen entlang und verursachen nochmals Beschwerden. Während der Patient Symptome zeigt, kann die Infektion mit oralem Aciclovir, Valaciclovir oder Famciclovir behandelt werden. Die Therapie verkürzt die Dauer der Symptome, beschleunigt den Heilungsprozess und damit die Dauer der Infektiosität. Dennoch harren die Viren auch nach einer antiviralen Therapie im Körper aus.

## 10.39 Wann sollte eine antivirale Therapie bei Herpes simplex eingeleitet werden?

Patienten mit einer akuten Herpes-simplex-Infektion sollten antiviral behandelt werden, um rasch die Symptome zu lindern. Eine medikamentöse Sekundärprophylaxe (halbierte Dosis) kann eingesetzt werden, wenn es zu schweren oder häufig rezidivierenden Herpes-Infektionen kommt.

## 10.40  Welche Viren verursachen genitale Warzen?

Genitalwarzen sind virale Hautinfektionen, die durch humane Papillomviren (HPV, Condylomata acuminata) oder Molluscum-contagiosum-Viren ausgelöst werden. Condylomata lata werden durch *Treponema pallidum* (Syphilis, ▶ Kap. 10.1) ausgelöst und werden nicht zu den Warzen gezählt.

## 10.41  Wie wird die Diagnose einer HPV-Infektion gestellt?

Die humanen Papillomviren (HPV) können **Condylomata acuminata** (Feigwarzen) auslösen, jedoch führt nicht jede Infektion mit HPV zu Kondylomen. Klassische Condylomata acuminata sind pigmentierte, feste hyperplastische Papeln. Sie treten einzeln oder in Gruppen auf und werden unterschiedlich groß. In seltenen Fällen (Immunsuppression) können sie zu großen Plaques zusammenwachsen. Bei Männern sind häufig die Glans, Corona und Penisschaft, bei Frauen häufig Zervix, Labien und Introitus betroffen. Bei passivem Analverkehr treten Condylomata auch anal auf. Zu Beginn der Infektion sind sie jedoch so klein, dass sie nur unter dem Mikroskop erkennbar sind. Mithilfe eines hochauflösenden Mikroskops und 3–5 %-Essigsäure werden zervikale und anale subklinische Infektionen sichtbar gemacht. Insbesondere wird diese Methode im Rahmen von Vorsorgeuntersuchungen für das Zervix- und das Analkarzinom eingesetzt.

## 10.42  Welche Therapieoptionen gibt es?

Verfügbare Behandlungsmethoden können entweder vom Patienten selbst durchgeführt werden (topische Therapie z. B. mit Imiquimod) oder werden von einem Arzt durchgeführt (z. B. Kryotherapie, Elektrokoagulation oder chirurgische Maßnahmen).

## 10.43  Welche Langzeitkomplikationen können bei HPV vorkommen?

Bestimmte HPV-Subtypen führen zu genitalen und analen Neoplasien. Über 99 % aller Zervixkarzinome und über 50 % aller Analkarzinome werden durch Infektion mit onkogenen Hochrisiko-HPV-Typen ausgelöst (HPV-Subtyp 16, 18, 31, 33, 35, 39, 45, 51, 52, 56, 58, 59 und 68). Die größte Bedeutung haben jedoch die Subtypen 16, 18 und 31. Daher wurden bei hoher Inzidenz Impfstoffe entwickelt, die Schutz vor einer Vielzahl von Subtypen (6, 11, 16, 18, 31, 33, 45, 52 und 58) bieten. Die Impfung wird derzeit nur bei jungen, noch nicht sexuell aktiven Mädchen als Kassenleistung angeboten.

**Literatur**

Clement ME, Okeke NL, Hicks CB. Treatment of syphilis: a systematic review. JAMA. 2014 Nov 12; 312 (18): 1905–1917.

Dudareva-Vizule S, Haar K, Sailer A, Wisplinghoff H, Wisplinghoff F, Marcus U; PARIS study group. Prevalence of pharyngeal and rectal Chlamydia trachomatis and Neisseria gonorrhoeae infections among men who have sex with men in Germany. Sex Transm Infect 2014; 90: 46–51.

European Center for Disease Prevention, Control. Annual Epidemiological Report 2013. ecdc.europa.eu. 2013.

**10**

Goeman J, Kivuvu M, Nzila N, Behets F, Edidi B, Gnaore E, Van Dyck E, St Louis M, Piot P, Laga M. Similar serological response to conventional therapy for syphilis among HIV-positive and HIV-negative women. Genitourin Med. 1995 Oct; 71 (5): 275–279.

Horn NN, Kresken M, Körber-Irrgang B, Göttig S, Wichelhaus C, Wichelhaus TA. Working Party Antimicrobial Resistance of the Paul Ehrlich Society for Chemotherapy. Antimicrobial susceptibility and molecular epidemiology of Neisseria gonorrhoeae in Germany. Int J Med Microbiol 2014; 304: 586–591.

Janier M, Hegyi V, Dupin N, Unemo M, Tiplica GS. Potočnik M, French P, Patel R. European guideline on the management of syphilis, J Eur Acad Dermatol Venereol. 2014 Dec; 28 (12): 1581–1593.

Workowski KA, Berman S. Centers for Disease Control and Prevention (CDC). Sexually transmitted diseases treatment guidelines, 2010. MMWR Recomm Rep. 2010 Dec 17; 59 (RR-12): 1–110.

WHO. WHO guidelines for the treatment of Neisseria gonorrhoeae. 2016.
www.who.int/mediacentre/factsheets/fs110/en/ (letzter Zugriff 01.07.2017)

10

# 11 Augeninfektionen

*R. S. Grajewski*

## Infektionen der Augenoberfläche: Konjunktivitis

### 11.1 Wie schützt die Konjunktiva das Auge vor Infektionen?

Die Bindehaut des Auges (Konjunktiva) ist eine nahezu transparente Schleimhautmembran, die die anteriore Sklera und die Innenseite der Lider auskleidet. Sie trägt über Becherzellen zur Zusammensetzung und Stabilität des Tränenfilms bei, der antimikrobielle Substanzen wie sekretorische Immunglobuline (v. a. IgA), Lysozym und Komplementfaktoren enthält.

### 11.2 Was sind die charakteristischen Befunde bei Konjunktivitis? Warum ist es wichtig, die Konjunktivitis von einer Keratitis zu unterscheiden?

**Charakteristische Befunde** bei der Bindehautentzündung (Konjunktivitis) beinhalten:
- Fremdkörpergefühl
- Pruritus (v. a. bei allergischer Konjunktivitis)
- Verkrustung der Wimpern und morgendliche Verklebung der Lider (v. a. bei bakterieller Konjunktivitis)
- Erweiterung der oberflächlichen Bindehautgefäße und Hyperämie
- Mukopurulente Sekretion (v. a. bei bakterieller Konjunktivitis)
- In schweren Fällen Lidschwellung

Eine Unterscheidung von einer infektiösen Hornhautentzündung (Keratitis) ist sehr wichtig, da Letztere den Visus bedroht. Symptome und Befunde, die auf eine **Keratitis** hindeuten beinhalten:
- Trübung der Hornhaut
- Zirkumkorneale („ziliare") Injektion der Bindehautgefäße
- Visusminderung (v. a. ohne Besserung durch Blinzeln) und Photophobie
- Schmerzen

Bei Verdacht auf eine Keratitis sollte eine umgehende Überweisung an einen Ophthalmologen erfolgen.

**11**

> **MERKE**
> Visusminderung und Photophobie sind keine typischen Symptome einer Konjunktivitis und sollten zum Ausschluss einer ernsteren Augenerkrankung ophthalmologisch abgeklärt werden.

## 11.3 Wodurch wird eine Konjunktivitis verursacht?

- Infektionen (Bakterien, Viren, Pilze, Parasiten)
- Chemikalien
- Allergene
- Sekundär bei anderen Augenerkrankungen (Uveitis, Glaukom)
- Mechanisch („Reiben", Trauma, Wind)

Ursächlich am häufigsten sind Bakterien und Viren.

## 11.4 Was sind die häufigsten Ursachen einer bakteriellen Konjunktivitis und wie wird sie behandelt?

Häufige Ursachen sind:
- *Streptococcus pneumoniae*
- *Staphylococcus aureus*
- *Hämophilus influenzae* (v. a. bei Kindern)
- *Moraxella catharralis*

Topische Behandlung mit Breitbandantibiotikum, z. B. Fluorchinolon-Augentropfen.

## 11.5 Was sind die klinischen Manifestationen einer Konjunktivitis durch *Neisseria gonorrhoeae*, und wie wird sie behandelt?

Eine **Konjunktivitis durch Gonokokken** stellt einen ophthalmologischen Notfall dar mit rapidem Einsetzen der Symptome, massivem Eiterausfluss, deutlicher Chemosis (Bindehautschwellung) und Lidschwellung. Andere Charakteristika können präaurikuläre Lymphknotenschwellungen und begleitenden genitalen Ausfluss beinhalten. Eine aggressive lokale und systemische Therapie muss unverzüglich begonnen werden, denn die Bakterien können die intakte Hornhaut penetrieren und innerhalb nur weniger Stunden zu einer ulzerierenden Keratitis mit Erblindung führen. Die Therapie beinhaltet beim Erwachsenen systemisch die einmalige Gabe von Ceftriaxon 1.000 mg intramuskulär (IM) und die stündliche topische Gabe eines Fluorchinolon-Antibiotikums. Bei Neugeborenen wird eine systemische Gabe von 50 mg/kg KG (maximal 125 mg) Ceftriaxon IM meist von einer Lokaltherapie mit stündlicher Applikation von Penicillinlösung (100.000 I.E/ml) begleitet.

## 11.6 Was sind die häufigsten Ursachen einer neonatalen Konjunktivitis in Deutschland? Wie wird sie übertragen?

Die infektiöse neonatale Konjunktivitis (Ophthalmia neonatorum) wird am häufigsten durch *Chlamydia trachomatis*, Serotypen D–K, hervorgerufen. *C. trachomatis* wird während der Geburt durch infiziertes Material aus dem Genitaltrakt der Mutter auf das Auge des Neugeborenen übertragen.

Weitere Ursachen für eine neonatale Konjunktivitis sind:
- *Neisseria gonorrhoeae*
- Staphylokokken
- Herpes-simplex-Viren
- Toxisch-irritativ (Credé-Prophylaxe und Polyvidon-Iod, s. u.)

Die sog. Credé-Prophylaxe der neonatalen Konjuntivitis (v. a. gegen Gonokokken) mittels Silbernitrat 1 % Augentropfen ist in Deutschland nicht mehr vorgeschrieben. Eine wirksame Alternative besteht in der Gabe von Polyvidon-Iod 2,5 % Lösung als Augentropfen, die zusätzlich antivirale Wirksamkeit aufweisen (HSV, HIV). Beide Substanzen wirken irritativ und verursachen selbst eine konjunktivale Rötung.

## 11.7 Warum ist eine ausschließlich topische Therapie der neonatalen Chlamydien-Konjunktivitis inadäquat?

Es gibt eine starke Assoziation zwischen der neonatalen Chlamydien-Konjunktivitis und neonataler Chlamydien-Pneumonie. Nach Infektion der Konjunktiven breiten sich die Chlamydien über den Nasopharynx in die Atemwege aus und führen zur Pneumonie. Da die Lokaltherapie am Auge nicht ausreicht, um die nasopharyngeale Kolonisation zur Vorbeugung der Pneumonie zu eliminieren, sollte für 2 Wochen systemisch antibiotisch behandelt werden.

## 11.8 Welche Infektion verursacht weltweit am häufigsten eine Erblindung?

Das **Trachom** ist weltweit die häufigste Erblindungsursache und betrifft ungefähr 500 Millionen Menschen. Es wird durch *Chlamydia trachomatis*, Serotypen A–C, verursacht. Unbehandelt führt das Trachom meistens zur Erblindung durch Hornhautnarben und Katarakt. Generell ist die Katarakt (unabhängig von der Ursache) weltweit die häufigste Erblindungsursache überhaupt.

## 11.9 Was sind die häufigsten Ursachen einer viralen Konjunktivitis und wie wird sie jeweils behandelt?

Eine Konjunktivitis wird häufig durch die folgenden Viren verursacht:

- Adenoviren (u. a. Auslöser der hochinfektiösen Keratoconjunctivitis epidemica, umgangssprachlich auch als „Augengrippe" bezeichnet)
- Herpesviren (HSV, VZV, CMV, EBV)
- Picornaviren
- Coxsackievirus A24
- Enterovirus 70
- Masernviren
- Molluscum-contagiosum-Viren

Eine kausale Therapie ist mit Ausnahme der HSV- und VZV-bedingten viralen Konjunktivitis nicht möglich. Die Therapie beschränkt sich meistens auf die topische Gabe von gekühlten Tränenersatzmitteln zur Linderung der Symptomatik. Eine milde CMV-bedingte Konjunktivitis bedarf i. d. R. keiner Therapie, ganz im Gegensatz zur CMV-Retinitis (▶ Kap. 11.18 und ▶ Kap. 11.19). Bei Molluscum contagiosum bedingter Konjunktivitis werden die assoziierten Dellwarzen mittels scharfem Löffel operativ entfernt. Insbesondere Patienten mit Konjunktivitis durch Adeno- und Picornaviren sollten wegen der hohen Ansteckungsgefahr möglichst für 1–2 Wochen isoliert werden.

**11**

## 11.10 Worin unterscheiden sich bakterielle von viralen Konjunktividen klinisch?

Bei einer viralen Konjunktivitis ist das Sekret eher wässrig, im Unterschied zur bakteriellen Genese, wo es sich eher mukopurulent darstellt (typisch sind morgens verklebte Augenlider). Die virale Konjunktivitis beginnt eher einseitig, um sich dann von einer auf die andere Seite auszubreiten. Häufig lassen sich weitere Befunde im Sinne eines allgemeinen viralen Erkältungssyndroms erheben (nicht-eitriger, wässriger Schnupfen, Halsschmerzen, Myalgien und Husten, Schwellung der präaurikulären und submandibulären Lymphknoten). Obwohl es klinisch manchmal dennoch schwierig sein kann, eine virale von einer bakteriellen Genese zu unterscheiden, sollte ein unkritischer Gebrauch von Antibiotikatropfen vermieden werden (häufig gilt: kein Pus → keine Antibiotika). Die meisten viralen Konjunktividen sind nämlich selbstlimitierend und heilen ohne spezifische Therapie in 7–10 Tagen aus.

## 11.11 Welche der humanen Herpesviren können okuläre Infektionen verursachen?

Herpes-simplex-Virus (HSV)-1, HSV-2, Varizella-Zoster-Virus (VZV), Zytomegalievirus (CMV) und Epstein-Barr-Virus (EBV). Humanes Herpes-Virus Typ 6 und HHV Typ 7 konnten bisher nicht mit okulären Infektionen in Zusammenhang gebracht werden.

# Infektionen der Augenoberfläche: Keratitis

## 11.12 Was ist in Deutschland die häufigste Ursache für Erblindungen durch Infektionen?

Die häufigste infektiöse Ursache für eine Erblindung ist in Deutschland die Keratitis durch Herpes-simplex-Virus (HSV). HSV-1 ist für die meisten Fälle verantwortlich. HSV-2 kommt aber ursächlich durch direkte Übertragung von genitalen Läsionen ebenfalls infrage. Diese Form der Erblindung ist grundsätzlich durch eine Hornhauttransplantation heilbar. Allerdings sind Rezidive in das Transplantat hinein möglich.

## 11.13 Welche Besonderheit gibt es bei der Pathogenese der HSV-Keratitis? Was sind die typischen Befunde einer kornealen Infektion?

Die Besonderheit der Pathogenese liegt in der Reaktivierung einer latenten Infektion vom Ganglion trigeminale, die typischerweise für die okuläre Erkrankung verantwortlich ist. Bei einer Reaktivierung breiten sich die Viren über den N. ophthalmicus des N. trigeminus aus und verursachen eine follikuläre Konjunktivitis, vesikuläre Blepharitis oder epitheliale Keratitis. Bei einer Hornhautbeteiligung zeigt sich in der Spaltlampenuntersuchung eine Fluoreszein-Anfärbung der typischen dendritischen Läsionen, die von einer aktiven viralen Replikation im Epithel herrühren. Neben der epithelialen Hornhautbeteiligung können bei einer Herpes-Keratitis noch eine stromale (unterteilt in eine ulzerierende nekrotisierende und eine interstitielle Keratitis) und eine endotheliale Form abgegrenzt werden.

## 11.14 Wie wird eine Herpes-Keratitis behandelt?

Die epitheliale Beteiligung wird mit lokaler Gabe von Aciclovir-Augensalbe oder Ganciclovir-Augengel, jeweils 5 × täglich bis zur Abheilung behandelt. Der Wert der Therapie besteht vor allem in einer Verkürzung der Krankheitsdauer auf ca. 1 Woche, die sonst in der Regel 2–3 Wochen dauert (Spontanheilung). Die stromale ulzerierende nekrotisierende HSV-Keratitis wird antiviral lokal genauso behandelt, aber aufgrund einer häufigen bakteriellen Superinfektion werden noch lokale Antibiotika gegeben (v. a. Moxifloxacin AT, 5 × täglich). Zur zusätzlichen systemischen Therapie wird Aciclovir verordnet. Bei den immunologisch vermittelten Formen der interstitiellen stromalen und bei der endothelialen HSV-Keratitis wird ebenfalls lokal und systemisch antiherpetisch und zusätzlich antiinflammatorisch mit Prednisolonacetat AT behandelt. Die epitheliale Integrität der Hornhaut muss vor lokaler Kortikosteroidgabe an der Spaltlampe mithilfe von Fluoreszein-Augentropfen überprüft werden.

**MERKE**
Lokale Kortikosteroide sind bei epithelialer HSV-Keratitis kontraindiziert.

## 11.15 Was ist die gefährlichste Komplikation des Gebrauchs von Kontaktlinsen? Welches sind die beiden wichtigsten Pathogene kontaktlinsenassoziierter kornealer Infektionen?

Die gefährlichste Komplikation des Gebrauchs von Kontaktlinsen stellt die **infektiöse Keratitis** dar, die zu einer permanenten Sehverschlechterung durch Hornhautvernarbung führen kann. Die wichtigsten Erreger sind *Pseudomonas aeruginosa* und Akanthamöben.

**MERKE**
Bei einem roten und schmerzhaften Auge bei einem Kontaktlinsenträger muss, bis zum Beweis des Gegenteils, von einer infektiösen Keratitis ausgegangen werden. Eine umgehende notfallmäßige ophthalmologische Abklärung ist obligat.

**11**

## 11.16 Was sind die drei Hauptrisikofaktoren für das Entstehen einer Akanthamöben-Keratitis?

Kontaktlinsentragen (v. a. bei mangelnder Hygiene), Hornhautverletzungen und kontaminiertes Wasser. Akanthamöben sind frei lebende, ubiquitäre Amöben, die vor Einführung der Kontaktlinsen nur extrem selten zu kornealen Infektionen geführt haben, vor allem nach kornealen Verletzungen und durch kontaminiertes Wasser. Aktuell stellt eine hygienisch mangelhafte Handhabung der Kontaktlinse und der zugehörigen Reinigungslösung den Hauptrisikofaktor für eine Akanthamöben-Keratitis dar.

**PRAXISTIPP**
Es sollte stets versucht werden, die Erreger aus den Kontaktlinsen, der Lösung und dem Kontaktlinsenbehälter mittels PCR nachzuweisen oder anzuzüchten.

## 11.17  Wie wird die Keratitis durch Pseudomonaden und Akanthamöben jeweils behandelt?

Die **Pseudomonas-Keratitis** wird durch hochfrequente (halbstündliche) topische Gabe eines Fluorchinolon-Antibiotikums behandelt. Wirksam sind Ciprofloxacin, Ofloxacin, Norfloxacin und Moxifloxacin. Initial können auch hochkonzentrierte Antibiotika, sog. „Fortified Drops" (d.h. Tobramycin 15 mg/ml und Cefazolin 50 mg/ml), halbstündlich getropft werden. Die Therapiedauer ist abhängig vom klinischen Bild und beträgt in der Regel 2 Wochen.

> **MERKE**
> Pseudomonaden bilden Toxine, Proteasen und Kollagenasen, die den Gewebedefekt bei Pseudomonas-Keratitis verursachen. Bei fulminanten Verläufen sollte daher, in Ergänzung zur antibakteriellen Therapie mit Fluorchinolonen, auch systemisches Doxycyclin zur Hemmung der Metalloproteinasen und der Kollagenolyse in der Hornhaut erwogen werden.

Die Therapie der **Akanthamöben-Keratitis** beruht auf drei Säulen. Neben der antibiotischen Therapie mit Neomycin wird zur Membrandisruptur der Erreger Propamidinisethionat (Brolene) und zur Inhibition der Atmungsenzyme der Erreger Polyhexamethylen-Biguanid (PHMB) eingesetzt. Pentamidin und Cotrimazol stellen weitere topische Alternativen bei unzureichender Wirksamkeit der Therapie dar.

## Infektionen des Augeninneren

## 11.18  Was ist die häufigste opportunistische okuläre Infektion bei Patienten mit AIDS? Welche klassischen Befunde können funduskopisch erhoben werden?

**11**

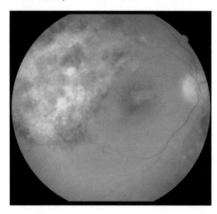

Abb. 11.1 CMV-Retinitis mit Makulabeteiligung bei einem HIV-Patienten [P344]
(Eine farbige Version dieser Abbildung findet sich im Anhang.)

Die Zytomegalievirus-(CMV-)Retinitis. Die klassischen Befunde sind ein „Buschfeuer-artiges" Ausbreitungsmuster (▶ Abb. 11.1) mit „flammenförmigen" retinalen Hämorrhagien neben weißlichen retinalen Infiltraten (deskriptiv häufig auch als „Ketchup- und Majonaise-Retinitis" oder „Pizza-Retinitis" beschrieben). Neben dieser klassischen, häufig fulminant verlaufenden Form, gibt es noch eine langsamer von der Peripherie her fortschreitende Variante (meist ohne Blutungen) und eine retinale Vaskulitis ohne Netzhautinfiltrate. Eine Untersuchung der Netzhautperipherie in Mydriasis ist obligat.

## 11.19 Wie wird eine CMV-Retinitis behandelt? Was sind mögliche Komplikationen der Therapie?

Die Standardtherapie besteht in einer dreiwöchigen Induktionsphase mit intravenöser Gabe von Ganciclovir (5 mg/kg KG, 2 × täglich) oder oraler Therapie mit Valganciclovir (900 mg, 2 × täglich), gefolgt von einer oralen Erhaltungstherapie mit Valganciclovir (450 mg 1 × täglich). Die wichtigste Nebenwirkung und Komplikation einer Therapie mit Ganciclovir und Valganciclovir ist eine Myelosuppression.

## 11.20 Was sind die Augenmanifestationen der Borreliose in den einzelnen Stadien und wie werden sie behandelt?

Die Borreliose kann sich in jedem Stadium am Auge manifestieren, aber die okulären Manifestationen unterscheiden sich stadienabhängig deutlich:

- Im Stadium 1 sind eine Konjunktivitis und eine Photophobie beschrieben, beide selbstlimitierend.
- Im Stadium 2 können Hirnnervenaffektionen auftreten, einschließlich VII (Fazialisparese mit Lidschlussdefizit) und VI (Abduzensparese mit Doppelbildern).
- Im Stadium 3 können ernste okuläre Manifestationen wie Entzündungen der Hornhaut (Keratitis) und des Augeninneren auftreten (Uveitis, ▶ Kap. 11.21).

Eine Beteiligung des vorderen Augensegments kann mit lokalen Kortikosteroiden behandelt werden, Hirnnervenaffektionen und eine posteriore Beteiligung nach den Kriterien der Neuroborreliose (z. B. 2 Wochen Ceftriaxon i. v.).

## 11.21 Welche Formen der Uveitis sind Ihnen bekannt und durch welche Pathogene kann sie verursacht werden?

Eine **Uveitis** wird als Entzündung intraokulärer Strukturen definiert. Neben der Uvea im eigentlichen Sinne (Iris, Ziliarkörper und Chorioidea) können auch die Retina, die retinalen Gefäße und der Glaskörper (Vitreus) betroffen sein. Entsprechend dem morphologischen Entzündungsschwerpunkt werden eine **Uveitis anterior** (Iris, Ziliarkörper), **intermedia** (Glaskörper) und **posterior** (Retina, Chorioidea) sowie eine **Panuveitis** (alle Augenabschnitte) unterschieden. Ätiologisch werden autoimmune von infektiösen Formen unterschieden. Dabei kommt einer Vielzahl an Pathogenen aller Erregerklassen (Bakterien, Viren, Pilze, Parasiten und Protozoen) ursächlich infrage. Typischerweise sollte abhängig vom klinischen Bild an eine Lues, Borreliose, Brucellose, Bartonellose, Tuberkulose, Toxoplasmose, Toxokariasis, Herpesinfektion, Candidiasis oder Aspergillose gedacht werden.

## 11.22 Was ist eine Endophthalmitis und wie wird sie behandelt?

Die **Endophthalmitis** stellt eine infektiöse Entzündung sämtlicher intraokulärer Gewebe mit Ausnahme der Sklera dar. Ätiologisch wird eine **exogene** (z. B. nach intraokulärer Augenchirurgie oder nach Trauma) von einer **endogenen** Form (über die hämatogene Aussaat einer Infektion) unterschieden. Es handelt sich um einen akuten **Notfall** der unverzüglich behandelt werden muss. Vor Therapiebeginn ist eine diagnostische Probenentnahme mittels Glaskörperaspiration anzustreben. Haupterreger sind Koagulase-negative Staphylokokken, *Staphylococcus aureus*, Streptokokken, *Pseudomonas aeruginosa* sowie *Candida* und *Aspergillus spp*. Die Behandlung bakterieller Formen erfolgt systemisch und lokal mit intravenöser und

**11**

intraokulärer Gabe von Vancomycin, Ceftazidim und zur Dämpfung der entzündlichen Reaktion mit einem Kortikosteroid. Mykotische Formen durch *Candida albicans* werden primär durch Fluconazol und nicht-albicans *Candida spp.* und andere Mykosen durch Voriconazol behandelt.

## Infektionen der Adnexe und Orbita

### 11.23 Welche Arten von Lidinfektionen sind Ihnen bekannt?

Staphylokokkenabszesse von Talg- und Schweißdrüsen der Wimpern oder der Meibomdrüsen des Lids werden als **Hordeolum** („Gerstenkorn") bezeichnet. Davon abzugrenzen ist eine chronische granulomatöse entzündliche Lidveränderung durch Talgretention in den Meibomdrüsen, das **Chalazion** („Hagelkorn").

Als weitere bakterielle Infektionen sind das Erysipel und die Lidphlegmone (▶ Kap. 11.24) möglich. Daneben sind auch Lidhautbeteiligungen durch Herpes simplex und Herpes-Zoster-Viren verbreitet. Pilzinfektionen der Lider sind dagegen sehr selten. Gelegentlich treten parasitäre Erkrankungen wie Phthiriasis (Filzlausbefall) und häufiger eine Demodikose (Haarbalgmilben) auf.

### 11.24 Vergleichen Sie die präseptale Lidphlegmone mit der orbitalen Phlegmone. Warum ist eine Unterscheidung wichtig?

▶ Tab. 11.1. Die **präseptale Lidphlegmone** stellt eine Entzündung der subkutanen Gewebe des Augenlides dar und ist anterior des Orbitaseptums lokalisiert. Sie kann in die gefährliche **orbitale Phlegmone** übergehen, die sich in der Orbita, d. h. posterior des Orbitaseptums abspielt und über eine Beteiligung orbitaler oder angrenzender Strukturen (z. B. N. opticus, N. oculomotorius, N. opthalmicus, N. trochlearis, N. abducens, Sinus cavernosus, Meningen) bis hin zur Erblindung oder letalem Ausgang führen kann.

**11**

**Tab. 11.1** Unterscheidungskriterien präseptale Lidphlegmone versus Orbitaphlegmone

| Befund | Lidphlegmone | Orbitaphlegmone |
|---|---|---|
| Fieber | Mild oder nicht vorhanden | Vorhanden |
| Lidschwellung und -Erythem | Vorhanden | Vorhanden |
| Visus | Normal | Reduziert |
| Okuläre Motilität | Normal | Eingeschränkt |
| Augenbewegungsschmerz | Nicht vorhanden | Vorhanden |
| Proptosis | Nicht vorhanden | Vorhanden |
| Leukozytose | Mild oder nicht vorhanden | Vorhanden |
| Allgemeinzustand | Gering reduziert | Moderat bis deutlich reduziert |
| Konjunktiva/Sklera | Weiß oder minimal gerötet | Gerötet und chemotisch |
| Pupillomotorik | Normal | Häufig Afferenzdefekt |

## 11.25 Wie unterscheidet sich die Behandlung der präseptalen von der orbitalen Phlegmone?

Die präseptale (Lid-)Phlegmone wird oral antibiotisch behandelt und ist insbesondere gegen die häufigsten Erreger *S. aureus, Streptococcus spp.* und *Hämophilus influenzae* gerichtet. Eine orbitale Phlegmone erfordert die umgehende Hospitalisierung und intravenöse antibiotische Therapie. Gelegentlich sind sogar chirurgische Eingriffe notwendig.

• • • • • • • • • • • • • •

### Weiterführende Literatur

Azari AA, Barney NP. Conjunctivitis: A systematic review of diagnosis and treatment. JAMA. October 23; 310 (16): 1721–1729. 2013.

Erb C, Schlote T (Hrsg.). Medikamentöse Augentherapie, 6. Aufl., Thieme Verlag, Stuttgart 2017.

Leibowitz HM. Primary Care: The red eye. N Engl J Med 343: 345–351, 2000

Lynn WA, Lighthman S. The eye in systemic infection. Lancet. Oct 16–22; 364 (9443): 1439–50. 2004.

Pleyer U (Hrsg.). Entzündliche Augenerkrankungen, 1. Aufl., Springer-Verlag, Berlin, Heidelberg 2014.

Yanoff M, Duker JS. Ophthalmology, 4. Aufl., Saunders Elsevier Ltd, Oxford, 2014.

Zierhut M et al. (Hrsg.). Intraocular Inflammation, 1. Aufl., Springer-Verlag, Berlin, Heidelberg 2016.

**11**

# 12 Sepsis

*B. Böll, M. Kochanek, A. Shimabukuro-Vornhagen*

## 12.1 Wie lautet die Definition der Sepsis?

Nach den 2016 erschienen Konsensus-Definitionen ist Sepsis definiert als lebensbedrohliche Organdysfunktion, die durch eine fehlregulierte Wirtsantwort auf eine Infektion verursacht wird (Singer et al. 2016).

Die bis 2016 geltende Definition der Sepsis wird von einigen Autoren nach wie vor bevorzugt und definiert Sepsis als vermutete oder nachgewiesene Infektion und das Vorhandensein von zwei oder mehr der folgenden Kriterien (SIRS-Kriterien, ▶ Kap. 12.2):

- Körpertemperatur ≥ 38 °C oder ≤ 36 °C
- Herzfrequenz ≥ 90/min (Tachykardie)
- Tachypnoe: Atemfrequenz ≥ 20/min oder Hyperventilation mit $pCO_2$ ≤ 32 mmHg
- Leukozytose (≥ 12.000/µl) oder Leukopenie (≤ 4.000/µl) oder Linksverschiebung (d. h. > 10 % unreife Leukozytenformen im Differenzialblutbild [Levy et al. 2001])

## 12.2 Was sind SIRS und schwere Sepsis, und was ist deren Stellenwert nach aktuellen Leitlinien?

Der Begriff „schwere Sepsis" entfällt nach der Definition von 2016, ebenso entfallen die Kriterien des SIRS (Systemic Inflammatory Response Syndrome). Hintergrund ist, dass SIRS-Kriterien wie Fieber, Tachykardie und Leukozytose häufige Symptome bei Infektionen sind, ohne dass eine Sepsis vorliegt. Somit haben die SIRS-Kriterien eine geringe Spezifität zur Diagnose einer Sepsis. Zudem liegen SIRS-Kriterien bei einer Vielzahl von Patienten auf Intensiv- und Normalstationen ohne Sepsis ebenfalls vor, sodass die Eignung der Kriterien zur Erkennung von Patienten mit Sepsis vielfach infrage gestellt wurde (Vincent 1997).

## 12.3 Wie ist der septische Schock definiert?

Die Kriterien des septischen Schocks sind nach der aktuellen Definition von 2016 erfüllt, wenn Patienten auch nach Ausgleich eines Volumendefizits Katecholamine benötigen, um einen arteriellen Mitteldruck von ≥ 65 mmHg zu erreichen und ein Laktat von ≥ 2 mmol/l aufweisen. Nach diesen Kriterien haben Patienten im septischen Schock eine Mortalität von über 40 % (Singer et al. 2016).

**12**

## 12.4 Wie ist die Prävalenz der Sepsis und des septischen Schocks?

Nach aktuellen Erhebungen stieg die Anzahl der im Krankenhaus behandelten Sepsispatienten in den vergangenen Jahren. In Deutschland stieg zwischen 2007 und 2013 die Sepsisfallzahl auf 335 Fälle/100.000 Einwohner an. Die Sterblichkeitsrate der Sepsis in Deutschland sank in einer aktuellen Erhebung aus Deutschland im Beobachtungszeitraum von 2007–2013 um 2,7 Prozentpunkte auf 24,3 % (Fleischmann et al. 2016). Ursachen für die steigende Inzidenz der Sepsis sind die demografische Entwicklung und die zunehmende Häufigkeit multimorbider Patienten, aber auch eine vermehrte Kodierung der Diagnose Sepsis.

Eine ähnliche Zunahme ist in anderen europäischen Ländern (Großbritannien, Spanien u. a.) und den USA festzustellen, wo die Inzidenz der Sepsis jährlich um etwa 7 % von 221/100.000 Einwohner im Jahr 2000 auf 377/100.000 Einwohner im Jahr 2008 anstieg. Eine Sepsis ist in den USA somit häufiger als ein Myokardinfarkt oder häufige Tumorarten wie Mamma- oder kolorektales Karzinom.

## 12.5 Was sind Risikofaktoren, an einer Sepsis zu erkranken?

Ein erhöhtes Risiko, an einer Sepsis zu erkranken, kann bei Prädisposition zur auslösenden Infektion vorliegen, etwa bei Neutropenie nach Chemotherapie oder immunsuppressiver Medikation nach Organtransplantation. Die Risikofaktoren für aus Infektion resultierender Organdysfunktion sind größtenteils unbekannt, beinhalten aber eine mögliche genetische Prädisposition des Patienten, Komorbidität und vorbestehende Organdysfunktionen, etwa eine chronische Niereninsuffizienz. Zudem zeigt eine zweigipflige Altersverteilung der Sepsisdiagnosen in Krankenhäusern, dass bei Neugeborenen und älteren Menschen ein höheres Sepsisrisiko vorliegt und die Krankenhausletalität ab dem 40. Lebensjahr nahezu linear zunimmt (Fleischmann et al. 2016).

## 12.6 Welche Pathophysiologie liegt der Sepsis zugrunde?

Als zentrale Komponenten, die zur Entstehung und Unterhaltung einer Sepsis beitragen, werden eine **Fehlregulation des Immunsystems** und eine **gestörte Gerinnung** mit konsekutiver disseminierter intravaskulärer Koagulation (DIC) beschrieben.

Dabei variiert zunächst das Ausmaß und die Richtung der Immunantwort bei der Sepsis (Hyperinflammation oder Immunparalyse oder beides) im Verlauf der Erkrankung und individuell mit genetischen Faktoren sowie Menge und Art des auslösenden Erregers.

Zunächst erfolgt eine Pathogen-Erkennung über membrangebundene, lösliche und intrazelluläre Pattern-Recognition-Receptors (PRRs), welche mikrobielle molekulare Strukturen erkennen (sog. PAMPs [Pattern-Associated Molecular Patterns]). Über intrazelluläre Signalkaskaden werden proinflammatorische Gene hochreguliert, die eine Aktivierung der angeborenen Immunität zur Folge haben. Auch endogene Moleküle, sog. Alarmine, die nach Trauma durch Zelluntergang freigesetzt werden, sind in der Lage, PRRs zu aktivieren und ein Sepsis-ähnliches Krankheitsbild auszulösen. In beiden Fällen bewirken proinflammatorische Reaktionen kollaterale Organschäden, welche gemeinsam mit antiinflammatorisch-immunparalytischen Signalen wiederum sekundäre Infektionen begünstigen (Chousterman, Swirski, Weber 2017).

Durch Endotoxin-vermittelte direkte Gerinnungsaktivierung, über Gewebefaktor und durch Protease-Activated Receptors (PARs) erfolgt eine intravasale Gerinnungsaktivierung mit Verbrauch von Gerinnungsfaktoren und Thrombozyten und resultierender Organschädigung durch Mikrothrombosierung.

## 12.7 Wie erfolgt die Risikobestimmung bei Sepsispatienten?

Es gibt eine Vielzahl von Scores, die anhand biologischer und epidemiologischer Kriterien die Einteilung von Sepsispatienten in verschiedene prognostische Gruppen ermöglichen sollen. Einschränkend ist, dass eine prospektive Validierung größtenteils nicht erfolgt ist, sodass die klinische Anwendbarkeit eingeschränkt ist. Zudem ist bei schlechter Prognose derzeit keine Intervention verfügbar, für die ein Überlebensvorteil gezeigt werden konnte.

Eine Stadieneinteilung der Sepsis mittels PIRO-System, die neben patienteneigenen Faktoren wie Alter und genetischer Prädisposition auch Laborwerte und Symptome der Sepsis und Organdysfunktion sowie zusätzlich Virulenzfaktoren der zugrunde liegenden Infektion berücksichtigte, hat sich in der klinischen Routine nicht durchgesetzt.

In der 2016 publizierten Konsensusempfehlung zur Diagnose der Sepsis wurde an einer Erhebungs- und einer Validierungskohorte untersucht, inwiefern etablierte und neu entwickelte Scores (z. T. nur bei Patienten außerhalb der Intensivstation) eine Prädiktion im Hinblick auf das Überleben erlauben. Hier zeigte sich, dass die untersuchten Scores eine vergleichbare prädiktive Validität haben und die untersuchten Scores ein höheres Risiko zu versterben bei zunehmendem Punktwert und zunehmendem Grad an Organdysfunktion anzeigen (Singer et al. 2016). **Beispiele angewendeter Risikoscores** sind:

- **SOFA-Score** (Sepsis-related Organ Failure Assessment): berücksichtigt die Parameter Atmung, zentrales Nervensystem, Herz-Kreislauf, Leberfunktion, Blutgerinnung und Nierenfunktion.
- **QSOFA** (quick SOFA-Score): berücksichtigt die Parameter: Atemfrequenz (> 22/min), Bewusstseinseinschränkung und systolischen Blutdruck (< 100 mmHg).
- **APACHE II** (Acute Physiology And Chronic Health Evaluation II): Komplexer Score, der aus **drei Komponenten** besteht: dem Acute Physiology Score (Körpertemperatur, Blutdruck, Herz- und Atemfrequenz u. a.), den Age Points (höherer Punktewert mit steigendem Alter) und den Chronic Health Points (Punktwert nach Komorbidität).
- **SIRS:** berücksichtigt die Parameter Körpertemperatur ($\geq 38\,°C$ oder $\leq 36\,°C$), Herzfrequenz ($\geq 90$/min), Atemfrequenz $\geq 20$/min oder Hyperventilation mit $pCO_2 \leq 32$ mmHg, Leukozytose ($\geq 12.000$/µl) oder Leukopenie ($\leq 4.000$/µl) oder Linksverschiebung (> 10 % unreife Leukozytenformen im Differenzialblutbild).

## 12.8 Welche Erreger sind häufige Auslöser einer Sepsis?

Die häufigsten Erkrankungen, die zu einer Sepsis führen, sind Pneumonie, gefolgt von abdominalen Infektionen und Infektionen des Urogenitaltrakts [1]. In ca. 30–50 % der Fälle kann der ursächliche Erreger nicht identifiziert werden [2]. Die häufigsten Erreger für eine Sepsis sind gramnegative Bakterien, gefolgt von grampositiven Bakterien und Pilzen [1]. Die häufigsten gramnegativen Erreger sind *Pseudomonas aeruginosa* und *E. coli*. Der häufigste grampositive Erreger für eine Sepsis ist *Staphylococcus aureus*. Unter den Pilzen sind *Candida spp.* am häufigsten. In den letzten Jahren zeichnet sich zudem ein Anstieg der Prävalenz multiresistenter Erreger ab.

## 12.9 Wann sollte ein Antibiotikum verabreicht werden?

Antibiotika sollten so bald wie möglich und spätestens innerhalb der ersten Stunde nach Stellen der Verdachtsdiagnose verabreicht werden. Der verzögerte Beginn einer adäquaten antibiotischen Therapie ist mit einer erhöhten Mortalität verbunden. Vor Gabe der antibiotischen Therapie sollten Proben zur mikrobiologischen Diagnostik, inkl. zwei Blutkulturpärchen, asserviert werden. Etwaige notwendige In-

12

terventionen oder diagnostische Maßnahmen sollten jedoch die rasche Verabreichung einer antibiotischen Therapie nicht über Gebühr verzögern.

MERKE
Die antibiotische Therapie sollte so bald wie möglich nach Stellen der Verdachtsdiagnose begonnen werden.

## 12.10 Welches Antibiotikum sollte bei einer Sepsis verabreicht werden?

Die Auswahl des Antibiotikums sollte sich nach dem wahrscheinlichsten Erregerspektrum richten und die lokale Resistenzlage berücksichtigen. Solange der verantwortliche Erreger nicht bekannt ist, sollte eine empirische antibiotische Therapie mit einem Antibiotikum mit breitem Wirkspektrum begonnen werden. Sobald der verantwortliche Erreger identifiziert ist und ein Resistogramm des Erregers vorliegt, sollte die antibiotische Therapie resistogrammgerecht auf ein Antibiotikum mit engerem Wirkspektrum umgestellt werden. In den meisten Fällen ist eine Therapiedauer von 7–10 Tagen ausreichend. Die genaue Therapiedauer sollte jedoch vom Einzelfall abhängig gemacht werden.

## 12.11 Was ist „Antimicrobial Stewardship"?

Unter dem Begriff „Antimicrobial Stewardship" oder „Antibiotic Stewardship" werden Strategien zusammengefasst, die einen rationalen Umgang mit antimikrobiellen Substanzen fördern sollen. Das **Ziel** ist es, den unnötigen Verbrauch von antimikrobiellen Medikamenten zu reduzieren, um dadurch eine Resistenzentstehung zu verhindern. Darüber hinaus kann Antimicrobial Stewardship dazu beitragen, Kosten zu reduzieren und das Auftreten von Medikamentennebenwirkungen und -toxizitäten zu minimieren.

Antimicrobial Stewardship umfasst eine Reihe von Maßnahmen die darauf abzielen, die Qualität hinsichtlich der Antibiotikauswahl, Dosierung, Applikationsform und Anwendungsdauer sicherzustellen. Anhand des klinischen Verlauf und der mikrobiologischen Diagnostik sollte täglich geprüft werden, ob die antimikrobielle Therapie angepasst werden kann [3].

## 12.12 Was ist bei der Dosierung der Antibiotika zu beachten?

Bei kritisch kranken Patienten sollte die antibiotische Therapie möglichst individualisiert erfolgen [4]. Bei der Dosierung der Antibiotika sollte berücksichtigt werden, dass septische Patienten ein verändertes Verteilungsvolumen aufweisen. Ferner sollten Medikamenteninteraktionen bei der Wahl und Anwendung des Antibiotikums berücksichtigt werden. Für Antibiotika, deren Wirksamkeit von der Dauer abhängt, in der die Plasmaspiegel über der minimalen Hemmkonzentration des Erregers liegen, kann eine kontinuierliche Gabe vorteilhaft sein [5].

## 12.13 Welche Rolle haben Protokolle in der Behandlung der Sepsis und des septischen Schocks?

Die neuen Sepsis-Leitlinien der Surviving Sepsis Campaign betonen den Stellenwert einer individualisierten Therapiestrategie. Die aktuellen Leitlinien empfehlen, dass

Krankenhäuser Programme implementieren sollten, um die frühe Diagnose und effektive Behandlung von Sepsisepisoden sicherzustellen [6].

In jüngster Zeit konnten mehrere Studien jedoch zeigen, dass das strikt protokollbasierte Management der Sepsis keine entscheidenden Vorteile bringt, sofern die entscheidenden therapeutischen Grundprinzipien beachtet werden, d. h. möglichst rasche Diagnosestellung, frühzeitige Antibiotikatherapie und zügiges hämodynamisches Management mit Volumentherapie und ggf. Vasopressoren [7].

## 12.14  Wie erfolgt das hämodynamische Management im septischen Schock?

Bei Patienten mit sepsisbedingter Hypotension/Hypoperfusion sollte initial eine Volumentherapie mit intravenöser Gabe von 30 ml/kg KG einer kristalloiden Infusionslösung innerhalb der ersten 3 h erfolgen. Hydroxyethylstärke (HES) sollte **nicht** zur Volumentherapie bei Sepsis verwendet werden, da Metaanalysen gezeigt haben, dass dies, verglichen mit kristalloiden Infusionslösungen, zu einer erhöhten Rate von Nierenversagen führt. Die darüber hinausgehende Volumentherapie sollte anhand der Ergebnisse einer engmaschigen Reevaluation der Hämodynamik des Patienten gesteuert werden. Hierzu sollten dynamische Parameter gegenüber statischen Parametern bevorzugt werden.

Das empfohlene Ziel für den mittleren arteriellen Druck (MAD) liegt bei 65 mmHg. Kann dieses Ziel durch adäquate Volumentherapie nicht erreicht werden, sollten Vasopressoren eingesetzt werden. Patienten, die Vasopressoren benötigen, sollten sobald wie möglich einen arteriellen Zugang zum hämodynamischen Monitoring erhalten. Das Katecholamin der Wahl ist Norepinephrin. Epinephrin oder Vasopressin können zum Erreichen der hämodynamischen Zielkriterien zusätzlich hinzugenommen werden. Dobutamin kann bei Persistenz einer insuffizienten Organperfusion hinzugenommen werden. Der Einsatz von Dopamin wird in den aktuellen Leitlinien nicht empfohlen [6, 8, 9].

MERKE
HES sollte **nicht** zur Volumentherapie bei Sepsis verwendet werden.

## 12.15  Wie erfolgt die Beatmung bei Sepsis?

**12**

Ursache für eine Sepsis ist vielfach eine Pneumonie mit begleitendem ARDS. Ziel der Behandlung einer Sepsis ist neben der adäquaten Antibiotikatherapie eine optimale mechanische Beatmung.

Nach der großen ARDS Networkstudie [10] liegt das Hauptaugenmerk bei der mechanischen Beatmung auf der Lungenprotektion. Die wichtigsten Parameter sind:
1. Ziel Atemzugvolumen 6 ml/kg KG
2. Ausreichend hoher PEEP
3. Obere Plateaudrücke $\leq$ 30 cm $H_2O$
4. Vorzug einer druckkontrollierten gegenüber einer volumenkontrollierten Beatmung

MERKE
Die **lungenprotektive Beatmung** gehört zu den allgemeinen Standards bei septischen beatmeten Patienten und sollte strikt eingehalten werden.

## 12.16 Wie hoch sollte der Blutzuckerspiegel bei der Sepsis eingestellt werden?

In den letzten Jahren ist die Höhe des Blutzuckerspiegels Gegenstand zahlreicher Untersuchungen und Studien gewesen. Sepsisleitlinien von 2016 schlagen folgendes Vorgehen zur Blutzuckereinstellung vor [13]:

1. Oberer Ziel-BZ sollte bei ≤ 180 mg/dl sein.
2. Es sollte eine engmaschige BZ-Kontrolle erfolgen, da es im Rahmen einer Sepsis häufig zu Hypoglykämien kommt.

## 12.17 Sollte bei septischen Patienten auf Intensivstation eine Stressulkusprophylaxe durchgeführt werden?

In diesem Bereich hat es in den letzten Jahren einige Bewegung gegeben. Mittlerweile zeigen gute Metaanalysen, dass nur Patienten mit Risikofaktoren eine Stressulkusprophylaxe erhalten sollen. Als Risikofaktoren gelten eine maschinelle Beatmung, Hämodialyse oder andere invasive Therapieoptionen (z. B. ECMO). Neu sind die Daten einer Studie, die zeigen, dass eine Therapie mit H2-Blockern einer Therapie mit Protonenpumpenhemmern vorzuziehen ist, es sei denn, es liegen ausgedehnte gastritische Beschwerden bzw. eine Ulkuserkrankung in der Anamnese vor. Die Metaanalyse zeigte auch, dass es unter einer Protonenpumpenhemmertherapie vermehrt zu Pneumonien, C. diff.-Infektionen und sogar zu mehr gastrointestinalen Blutungen kommen kann (Reperfusionsschaden).

Patienten ohne Risikofaktoren sollten keine Prophylaxe erhalten.

MERKE

Wenn bei Sepsispatienten auf der Intensivstation ein Risikofaktor vorliegt (Beatmung, Dialyse, ECMO), sollte eine Stressulkusprophylaxe mit einem H2-Blocker durchgeführt werden. Nur bei nachgewiesenem Ulkus soll eine Protonenpumpenhemmer-Therapie erwogen werden. Ohne Vorliegen von Risikofaktoren ist eine Stressulkusprophylaxe nicht notwendig.

## 12.18 Sollten Blutprodukte routinemäßig verabreicht werden?

Nein!

Der Trigger für die Gabe von **Erythrozytenkonzentraten** ist in den letzten Jahren deutlich gesunken. Mit einer Grad-1B-Empfehlung soll eine Transfusion roter Blutzellen nur stattfinden, wenn die Hämoglobin-Konzentration auf < 7,0 g/dl sinkt.

Sowohl **Fresh frozen Plama** (FFP) als auch **Antithrombin** sollten nicht routinemäßig zur Behandlung einer Gerinnungsstörung verabreicht werden.

Bei Patienten mit schwerer Sepsis können prophylaktisch **Thrombozyten** verabreicht werden:

- < 10.000/mm³ (10 × 10⁹/l) ohne offensichtliche Blutungen
- < 20.000/mm³ (20 × 10⁹/l) bei hohem Blutungsrisiko
- Ziel ≥ 50.000/mm³ (50 × 10⁹/l) bei aktiven Blutungen oder chirurgischen/invasiven Interventionen (Grad D).

12

· · · · · · · · · · · · · · · ·
**Literatur**
**12.1–12.7:**
Chousterman BG, Swirski FK, Weber GF. Cytokine storm and sepsis disease pathogenesis Semin Immunopathol (2017) 39: 517–528.

Fleischmann C, Thomas-Rueddel DO, Hartmann M et al. Hospital Incidence and Mortality Rates of Sepsis. Dtsch Arztebl Int 113: 159–166, 2016.

Levy MM, Fink MP, Marshall JC et al. 2001 SCCM/ESICM/ACCP/ATS/SIS International Sepsis Definitions Conference., in 2003, 530–5389.

Singer M, Deutschman CS, Seymour CW et al. The Third International Consensus Definitions for Sepsis and Septic Shock (Sepsis-3). JAMA 315: 801, 2016.

Vincent J-L. Dear SIRS, I'm sorry to say that I don't like you … Critical Care Medicine 25: 372–374, 1997.

**12.8–12.18:**
[1]  Vincent JL et al. International study of the prevalence and outcomes of infection in intensive care units. JAMA 302, 2323–2329 (2009).

[2]  Gupta S et al. Culture-Negative Severe Sepsis: Nationwide Trends and Outcomes. Chest 150, 1251–1259 (2016).

[3]  Rhodes DR et al. Large-scale meta-analysis of cancer microarray data identifies common transcriptional profiles of neoplastic transformation and progression. Proc. Natl. Acad. Sci. U.S.A. 101, 9309–9314 (2004).

[4]  Taccone FS, Bond O, Cavicchi FZ, Hites M. Individualized antibiotic strategies. Curr Opin Anaesthesiol 29, 166–171 (2016).

[5]  Roberts JA et al. Continuous versus Intermittent β-Lactam Infusion in Severe Sepsis. A Meta-analysis of Individual Patient Data from Randomized Trials. Am. J. Respir. Crit. Care Med. 194, 681–691 (2016).

[6]  Rhodes A et al. Surviving Sepsis Campaign: International Guidelines for Management of Sepsis and Septic Shock: 2016. Intensive Care Medicine 1–74 (2017).

[7]  Nguyen HB et al. Early goal-directed therapy in severe sepsis and septic shock: insights and comparisons to ProCESS, ProMISe, and ARISE. Crit Care 20, 160 (2016).

[8]  Avni T et al. Vasopressors for the Treatment of Septic Shock: Systematic Review and Meta-Analysis. PLoS ONE 10, e0129305 (2015).

[9]  Gordon AC et al. Effect of Early Vasopressin vs Norepinephrine on Kidney Failure in Patients With Septic Shock: The VANISH Randomized Clinical Trial. JAMA 316, 509–518 (2016).

[10]  Ventilation with lower tidal volumes as compared with traditional tidal volumes for acute lung injury and the acute respiratory distress syndrome. The Acute Respiratory Distress Syndrome Network. N Engl J Med 342, 1301–1308 (2000).

[11]  Wintermann GB et al. Stress Disorders Following Prolonged Critical Illness in Survivors of Severe Sepsis. Critical care medicine 43, 1213–1222 (2015).

[12]  Pandharipande PP et al. Long-Term Cognitive Impairment after Critical Illness. N Engl J Med 369, 1306–1316 (2013).

[13]  Rhodes A et al. Surviving Sepsis Campaign: International Guidelines for Management of Sepsis and Septic Shock: 2016. Intensive Care Med 43, 304–377 (2017).

[14]  Caironi P et al. Albumin replacement in patients with severe sepsis or septic shock. N Engl J Med 370, 1412–1421 (2014).

[15]  Chao PW et al. Long-Term Outcomes in Critically Ill Septic Patients Who Survived Cardiopulmonary Resuscitation. Critical care medicine 44, 1067–1074 (2016).

**12**

# 13 Fieber unklarer Herkunft

*L. Durán Graeff, J. J. Vehreschild*

## 13.1 Wie wird Fieber unklarer Herkunft definiert?

Die klassische Definition für **Fieber unbekannter Ursache** (engl. fever of unknown origin, **FUO**) stammt von Petersdorf und Beeson (1961) und wurde beschrieben als mehrere Temperaturmessungen ≥ 38,3 °C über mindestens 3 Wochen und ohne klare Ursache nach 1 Woche stationärer Abklärung. In der Zwischenzeit sind die ambulanten diagnostischen Möglichkeiten deutlich besser geworden, sodass die Voraussetzungen in neueren Fallserien auf 3 Tage reduziert oder durch eine intensive ambulante Abklärung ersetzt worden sind (mindestens drei ambulante Vorstellungen mit Durchführung einer Basisdiagnostik ▶ Kap. 13.6).

## 13.2 Was sind die häufigsten Ursachen eines klassischen Fiebers unklarer Herkunft und wie verändern sich diese Ursachen mit dem Alter?

Die häufigsten Ursachen eines klassischen FUO werden **fünf Gruppen** zugeordnet:

- **Infektionen** (ca. 25 %):
  Endokarditis, Tuberkulose (Tbc), hepatobiliäre Infektionen, okkulte Abszesse, Harnwegsinfektionen, Prostatainfektionen, Osteomyelitis, Fremdkörper-assoziierte Infektionen, Mononukleose und seltenere Infektionen wie z. B. Brucellose, Malaria, Histoplasmose, Leishmaniasis, Rattenbissfieber.
- **Malignome** (ca. 10–15 %):
  Lymphom (insbesondere Hodgkin-Lymphom), Myelom, Leukämien, solide Tumoren (Nierenzellkarzinom, hepatozelluläres Karzinom, Lebermetastasen, Kolonkarzinom, Bronchialkarzinom, Sarkom, Vorhofmyxom).
- **Inflammatorische Erkrankungen** (ca. 20 %):
  Polymyalgia rheumatica/Arteriitis temporalis, Morbus Still, Riesenzellarteriitis, Sarkoidose, Thyreoiditis, Morbus Crohn, Lupus erythematodes, weitere Vaskulitiden und Autoimmunerkrankungen.
- **Sonstige** (20 %):
  Medikamentenfieber, vorgetäuschtes Fieber (Febris factitia), periodische Fiebersyndrome, Morbus Castleman, Kikuchi-Fujimoto-Krankheit, okkulte abdominale oder retroperitoneale Hämatome (z. B. bei Patienten mit oralen Antikoagulantien), Thrombosen (tiefe Venenthrombose, Lungenembolie).
- **Ungeklärt** (ca. 10–30 %):
  Trotz neuer diagnostischen Verfahren bleibt bei bis zu ca. einem Drittel der Patienten die Ätiologie ungeklärt. Bei älteren Patienten verringert sich der Anteil an ungeklärten Ursachen. Je länger das Fieber anhält, desto unwahrscheinlicher ist eine infektiöse Ursache.

**13**

## 13.3 Welche anderen Arten des Fiebers unklarer Herkunft gibt es und wie werden diese definiert?

- **Nosokomiales FUO:** stationäre Patienten mit im Krankenhaus neu aufgetretenem Fieber bei mehreren Messungen ≥ 38,0 °C und einer unklare Diagnose nach 3 Tagen adäquater Abklärung (einschließlich mindestens 48 h Inkubation von mikrobiologischen Kulturen).

Typische Ursachen: *C. difficile*-Infektionen (▶Kap. 16), Medikamentenfieber, Katheter-assoziierte Infektionen, Lungenembolie, septische Thrombophlebitis, postoperative Wundinfektionen, Hämatome, ZNS-Erkrankungen, Sinusitis (v. a. bei Patienten mit langer Verweildauer von nasoenteralen Sonden).

▪ **FUO beim neutropenischen Patienten:** jedes Fieber ohne Fokus bei Patienten mit einer absoluten Neutrophilenzahl < 500 Zellen/µl.
Ursachen: febrile Neutropenie ▶Kap. 28.8

▪ **HIV-assoziiertes FUO:** Patienten mit bestätigter HIV-Infektion und einer Fieberdauer ≥ 4 Wochen (ambulant) oder ≥ 3 Tage (stationär).
Ursachen: atypische Mykobakteriosen, Tuberkulose, CMV-Reaktivierungen, Toxoplasmose, *Pneumocystis jirovecii*, Kryptokokkose, Bartonellose, Lymphome (primäres ZNS-Lymphom, Hodgkin-Lymphom, Non-Hodgkin-Lymphom), Lues und seltenere Ursachen wie Leishmaniasis und endemische Mykosen.

## 13.4  Welche Aspekte der Anamnese sind bei klassischem FUO besonders relevant nachzufragen?

Eine komplette Anamnese ist grundlegend. Es sollten der Ausgangspunkt des Fiebers erkundet und folgende Aspekte bei der Anamnese besonders berücksichtigt werden:

▪ Fieberverlauf, Gewichtsverlust, lokalisierte Symptome, B-Symptomatik, gezielte Abfrage der Organsysteme (Fokus orientiert)
▪ Vorerkrankungen (beachte: Immunsuppression?), Voruntersuchungen und Befunde, vorherige Therapieversuche, Operationen, Fremdkörper
▪ Medikamente und Drogenanamnese (beachte: Rezeptpflichtige Medikamente, aber auch Vitamine, Kräuter, Nahrungsergänzungsmittel etc.), sexuelles Risikoverhalten, Beruf- oder Freizeitexposition
▪ Familienanamnese (beachte Ethnizität)
▪ Reiseanamnese, Tier- oder Insektenkontakte

Häufig hatten Patienten mit FUO bereits intensiven Kontakt mit anderen Ärzten und haben bereits umfassende Diagnostik- und teilweise auch Therapieverfahren durchlaufen. Nur in seltenen Ausnahmefällen bringt die kurzfristige Wiederholung einer andernorts bereits durchgeführten Untersuchung einen Wissenszuwachs. Es sollte daher zu Beginn keine Mühe gescheut werden, sämtliche Vorbefunde im Volltext inkl. Bildern zu besorgen, zu sichten und zu indizieren. Eine solche systematische Herangehensweise, z. B. mittels einer Checkliste, erhöht die Erfolgsaussicht und spart dem Patienten sinnlose Wiederholungen.

**13**

> **MERKE**
> Die meisten Infektionen folgen einer spürbaren aufsteigenden oder abklingenden Dynamik, es stellt sich selten eine langfristige Balance zwischen Wirt und Erreger ein. Lange, konstante Verläufe sind in Deutschland nur in Ausnahmefällen auf Infektionen zurückzuführen.

## 13.5  Worauf ist bei der körperlichen Untersuchung zu achten?

Eine sorgfältige internistische körperliche Untersuchung wird vorausgesetzt. Gezielt sollten Hinweise eines möglichen Fokus erkundet werden. Gerade typische FUO-Ursachen gehen häufig mit Hautzeichen einher, die teilweise sehr diskret sein können und vom Patienten selbst nicht bemerkt werden. Der Patient sollte daher in Ruhe und **vollständig** angeschaut werden. Diese Untersuchung sollte insbesondere im Fieber wiederholt werden wegen möglichen intermittierenden Zeichen. Eine regelmäßige Wiederholung im Verlauf wegen neu auftretender Zeichen ist ebenfalls sinnvoll. Folgende Punkte werden oft vernachlässigt und sollten nicht übersehen werden:

- Haut-/Weichteilläsionen
- Lymphknotenstatus
- Rachenring und Mundhöhle
- Herzgeräusche
- Komplette Prüfung der Gelenke, Wirbelsäulenklopfschmerz
- Neurologischer Status
- Augenuntersuchung

Folgende **Hinweise** sind besonders relevant: Effloreszenzen (Verdachtsdiagnose abhängig von den Läsionen, z. B. Exantheme bei Infektionen, Autoimmunerkrankungen, Medikamenten, Eschar bei Rickettsien), Lymphadenopathien (Malignome, EBV, CMV, HIV, Tuberkulose usw.), Hepato- oder Splenomegalie (Infektionen, Malignome), Sinovitis (Autoimmunerkrankungen), schmerzhafte oder palpable Temporalarterien (Arteriitis temporalis).

Eine **relative Bradykardie** (z. B. < 110/min bei 38,3 °C, < 120/min bei 39 °C) ist selten, kann aber auf spezifische Ätiologien hinweisen: Typhus, Leptospirose, Malaria, Denguefieber, Gelbfieber, Medikamentenfieber, zentrales Fieber, Lymphom und vorgetäuschtes Fieber.

## 13.6 Welche Basisdiagnostik muss bei Patienten mit FUO durchgeführt werden?

In der Literatur findet sich häufig eine mehr oder weniger detaillierte Basisdiagnostik, die unspezifisch ausfallen muss, um als FUO zu gelten (in der Liste unten **fett** hervorgehoben). Diese Basisdiagnostik kann aber um weitere Untersuchungen erweitert werden. Folgende Untersuchung können **in Abhängigkeit von der Klinik** in einem ersten Untersuchungsgang durchgeführt werden:

- **Differenzialblutbild, BSG und periphere Blutausstriche; biochemisches Routinelabor** (Elektrolyte, Blutzucker, GOT, GPT, AP, GGT, Bilirubin, Kreatinin, Harnstoff, Harnsäure, LDH, CK), **CRP** (falls erhöht: PCT), Gerinnung, TSH, fT3/T4, Ferritin, **Urinstatus, Urinsediment,** Proteinurie
- **3 Paar Blutkulturen, Urinkultur** bei auffälligem Urinstatus
- **HIV, Lues, bei V. a. Mononukleose: CMV- und EBV-Serologie, bei erhöhten Transaminasen: HBV-HCV.** Tbc IFN-yRelease Assay (z. B. QuantiFERON®)
- **Antinukleäre Antikörper (ANA), Rheumafaktor,** Antidoppelstrang-DNA-Ak (dsDNA), Serumelektrophorese, Serumimmunfixation, Bence-Jones-Proteinurie, Komplement C3/C4, Immunglobuline quantitativ, ACE und löslicher Interleukin-2-Rezeptor
- EKG, transösophageale Echokardiografie
- Bildgebung: **Rö.-Thorax** (p. a. und lateral), **Sono-Abdomen.** Bei negativem Befund oder stationäre Aufnahme: CT Hals/Thorax/Abdomen, Röntgen OPG, Ösophagogastroduodenoskopie mit tiefen Dünndarmbiopsien (beachte: Whipple), Koloskopie
- Konsiliarische Vorstellung; Ophthalmologie, Zahnheilkunde, Urologie, Gynäkologie

**13**

Bei Patienten mit positiver Tropenanamnese muss die Diagnostik bezogen auf das jeweilige Aufenthaltsgebiet und die lokale epidemiologische Ausgangssituation spezifisch erweitert werden.

Malaria ▶ Kap. 26

Amöbiasis, Leishmaniasis, Echinokokkosen, Trypanosomiasis ▶ Kap. 27

## 13.7 Wie hilft das Basislabor bei der Orientierung bzgl. der auslösenden Erkrankung?

▶ Tab. 13.1

**Tab. 13.1  Zuordnung der Laborparameter zur Genese**

| Ergebnis | Häufige Differenzialdiagnosen |
|---|---|
| Sturzsenkung | Endokarditis, inflammatorische Erkrankungen (rheumatoide Arthritis, Polymyalgia rheumatica, Arteriitis temporalis) |
| PCT-Erhöhung | Pneumonie, Bakteriämien, Fungämien, Parasitämien, Endokarditis; falsch positiv durch manche Tumore, z. B. Bronchialkarzinom |
| Linksverschiebung | Bakterielle Infektionen, Morbus Still, andere inflammatorische Erkrankungen |
| Ferritin-Erhöhung > 2.000 µg/l | Morbus Still, inflammatorische Erkrankung |
| LDH bis 2-facher Normwert | Mononukleose, Malaria, viele inflammatorische und maligne Erkrankungen |
| LDH über 2-fachem Normwert | Starke Hämolyse (Haptoglobin? Bilirubin?), Malignome |

## 13.8  Welche Bildgebungen sind grundsätzlich bei Patienten mit FUO sinnvoll?

Zur Basisdiagnostik sollte bei jedem Patienten ein Röntgen-Thorax und eine Sonografie des Abdomens durchgeführt werden. Wenn man nicht weiterkommt, ist meistens früher oder später, alleine zum Ausschluss eines Malignoms oder okkulter Abszesse, eine Ganzkörperbildgebung indiziert. Wissenschaftlichen Publikationen zufolge ist die Sensitivität für die Feststellung der Fieberursache bei einem hochauflösenden PET-CT mit Radionuklid/Iod Doppelkontrast am höchsten – allerdings bei deutlich höherer Strahlenbelastung und mehrfach höheren Kosten. Andererseits findet man sich bei unauffälligem Ganzkörper-CT häufig in der Situation wieder, doch noch ein PET-CT machen zu wollen. Vorteile des PET-CTs liegen vor allem darin, in manchen Fällen auch entzündliche Prozesse der größeren Gefäße und fokale Herde in Leber und Milz abgrenzbar machen zu können. Außerdem kann bei inkonklusiven, nicht zu kleinen Lymphknoten > 1 cm eine Aussage zur Stoffwechselaktivität getroffen werden, somit können geeignete Biopsiekandidaten identifiziert werden. Zusammengenommen bietet sich das PET-CT vor allen Dingen dann an, wenn eine gewisse Anfangswahrscheinlichkeit eines positiven Befundes besteht, z. B. vaskulitische Hautläsionen, B-Symptomatik, grenzwertige Lymphknotenbefunde oder fokale Skelettschmerzen. Für einen reinen Malignomausschluss bei wahrscheinlicher inflammatorischer Genese ist das Verfahren nicht notwendig.

## 13.9 Was sind sinnvolle Zusatzuntersuchungen nach Leitsymptom?

- Arthritis: Rheumafaktor, ANA, Komplement C3/C4; HLA-B27; Serologie: Salmonellen, Borrelien, Shigellen, Yersinien, Campylobacter; Ejakulat auf Chlamydien, Gonokokken
- Arthritis/Serositis mit positiver Familienanamnese: familiäres Mittelmeerfieber Gentest, TNFR1-Mutation testen (TRAPS), ggf. Colchicin-Versuch
- Cephalgie: Im akuten Fall Bildgebung mittels CT Neurocranium, sonst MRT Kopf mit Kontrastmittel. Lumbalpunktion: Zellzahl, Eiweiß, Laktat, Glukose, Zytologie, PCR für neurotrope Viren, Kultur, Lues-Serologie, oligoklonale Banden; bei HIV zusätzlich JCV-PCR, EBV-PCR, CMV-PCR, Toxoplasmose (Serologie, PCR), Kryptokokkose (Tuschepräparat, PCR)
- Diarrhö: 3 × Stuhl zur Mikrobiologie (C. difficile [nur einmal], pathogene E. coli, Shigellen, Campylobacter, Yersinien, Salmonellen), Virologie (Enteritis-Erreger: Adenovirus, Rotavirus, Norovirus, Astrovirus); Ösophagogastroduodenoskopie (Sprue, Whipple), Koloskopie. Zusätzlich bei HIV-Patienten: 3 × Stuhl auf Parasiten, Kryptosporidien, Mikrosporidien, atypische Mykobakterien; Heparinblut auf atypische Mykobakterien
- Dyspnoe: bei negativem Röntgen → CT-Thorax nativ. Bei einem Wells-Score ≥ 2 → Angio-CT-Thorax zum Ausschluss einer Lungenembolie. Herzecho (Pumpfunktion? Klappenfunktion? pulmonalarterielle Hypertonie?)
- Husten, produktiv: Sputumkultur. Bildgebung wie bei Dyspnoe. Bei Tbc-Exposition, HIV (+) und/oder Kaverne im Röntgen-Thorax: ggf. Unterdruckisolation, 3 × Sputum auf säurefeste Stäbchen und Tbc-PCR, IFN-y Release Assay
- Husten, Reiz-: Tiefer Nasopharynxabstrich für Bordetella pertussis, HNO-Konsil zur Laryngoskopie. Bei negativem Röntgen → CT-Thorax nativ, Bronchoskopie
- Neurologische Defizite: peripher (MRT Myelon, Nervenleitgeschwindigkeit, Elektromyografie, konsiliarische Vorstellung beim Neurologen), zentral (Cephalgie)
- Sehstörungen: Ophthalmologische Vorstellung, Bildgebung wie bei Cephalgie

## 13.10 Welche Zusatzuntersuchungen sind bei auffälligen Laborparametern sinnvoll?

- **Blutbildveränderungen** (Zytopenie, Leukozytose, Eosinophilie, Basophilie): periphere Ausstriche, Knochenmarkpunktion und -stanze. Bei Eosinophilie: 3 × Stuhl auf Parasiten, ggf. ÖGD + Koloskopie und Duodenalsaft auf Parasiten. Bei Zytopenie: Leishmanien-Serologie, Kultur (Tbc, Brucellose), HIV. Bei Tropenrückkehrern je nach Anamnese und Schweregrad empirischer Therapieversuch gegen Strongyloides evtl. sinnvoll. Auslassversuch einer evtl. vorhandenen Regelmedikation
- **Hepatitis:** Serologie (EBV, CMV, VZV, HAV, HBC, HCV, HEV, evtl. Brucella, Coxiella, Legionellen), Antimitochondriale-Ak (AMA), Anti-glatte Muskulatur-Ak (Anti-SMA), Anti-LKM-1 und SLA/LP, Anti-Neutrophile cytoplasmatische-Ak (pANCA); sonst Leberbiopsie
- **Hyperkaliämie/Hyponatriämie:** Synacthen™-Test und Morgen-ACTH
- **Leberherde:** Kontrastmittelsonografie, MRT Leber, Serologie: Entamoeba histolytica, Yersinien, Salmonellen, Echinokokken; gezielte Leberbiopsie. Bei neutropenischen Patienten an Candida denken.

**13**

- **Thrombose:** Anticardiolipin-AK, Anti-β2-Glykoprotein, Lupus-Antikoagulans
- **Sturzsenkung** mit V. a. Riesenzellarteriitis (proximale Arthralgien, Cephalgie, Sehstörungen und/oder Kieferklemme): Sonografie, ggf. Biopsie der A. temporalis, Steroidversuch

## 13.11 Wann wäre Medikamentenfieber zu beachten? Welche sind die häufigsten Ursachen?

Medikamentenfieber entsteht häufig im Rahmen einer allergischen Reaktion oder Unverträglichkeit. Typisch ist ein Beginn erst nach mehreren Tagen Therapie oder wiederholter Anwendung eines Medikaments. Der Allgemeinzustand des Patienten ist oft nur wenig beeinträchtigt. Weitere mögliche Hinweise sind Exanthem, Eosinophilie, erhöhte Leberwerte und Nephritis. Seltener können Medikamente direkt Fieber auslösen, wie z. B. bei konventionellem Amphotericin B, Interferon und Betalaktam-Antibiotika (▶ Tab. 13.2).

**MERKE**
Medikamentenfieber ist eine Ausschlussdiagnose.

| Tab. 13.2 Fieber auslösende Medikamente | |
| --- | --- |
| **Gruppen** | **Beispiele** |
| Antimikrobielle Substanzen | Amphotericin B (konventionelles), Betalaktam-Antibiotika, Isoniazid, Sulfonamide, Vancomycin |
| Antineoplastische Substanzen | Bleomycin, Cytosin-Arabinosid (Ara-C, Cytarabin), Daunorubicin |
| Herz-Kreislauf-Medikamente | Hydralazin, Hydrochlorothiazid, Methyldopa, Procainamid |
| Sonstige | Allopurinol, Heparin, Iodid, nicht-steroidale Antiphlogistika, Metamizol |

## 13.12 Welche häufigsten Diagnosen sollte man bei periodischen Fiebersyndromen beachten?

Rezidivierende Fieberepisoden bei Kindern oder jungen Erwachsenen, erhöhte Entzündungswerte, Arthralgien, gelegentlich Exanthem und abdominale Schmerzen sollten den Verdacht auf eines der **periodischen Fiebersyndrome** richten:
- **Familiäres Mittelmeerfieber (FMF):** autosomal-rezessiv vererbte auto-inflammatorische Erkrankung mit periodischen Fieberattacken, Serositis (Pleuritis oder Peritonitis) und Arthralgien/Arthritis, die primär im Bereich des Mittelmeeres auftritt (Nicht-Ashkenazi-Juden, Armenier, Araber, aber auch bei Griechen, Italiener und Spanier). Die Diagnose beinhaltet klinische Kriterien und den Nachweis einer Mutation des MEFV-Gens. Die Behandlung basiert auf Colchicin, das auch die relevanteste Komplikation, eine Amyloidose, verhindern kann.
- **Hyper-IgD-Syndrom:** hereditäres periodisches Fieber mit abdominalen Symptomen, Lymphadenopathie und Exanthem, nach Infektionen oder Impfungen
- **TRAP-Syndrom (TNF-Rezeptor 1-assoziiertes periodisches Syndrom):** hereditäres periodisches Fieber mit Konjunktivitis, Myalgien, Abdominal- oder Thoraxschmerz, Arthritis und schmerzhaftem Exanthem

**13**

- **PFAPA-Syndrom:** erworbenes periodisches Fieber mit aphthöser Stomatitis, Pharyngitis und zervikaler Adenitis. Es ist eine gutartige Erkrankung. Eine Tonsillektomie kann hilfreich sein.

## 13.13 Muss ein Patient mit FUO behandelt werden?

Bei stabilen Patienten sollte zunächst eine intensive Diagnostik durchgeführt werden. Gerade bei negativer Erregerdiagnostik ist die Wahrscheinlichkeit einer bakteriellen Infektion als Krankheitsursache sehr gering – in diesen Fällen liegen meist mit heutigen Mitteln nicht eindeutig diagnostizierbare inflammatorische Erkrankungen vor. Sollte deutlicher, berechtigter Zweifel an einer inflammatorischen Genese bestehen, ist ein zeitlich limitierter Therapieversuch zu rechtfertigen, z. B. mit Doxycyclin.

Wenn Patienten durch das Fieber erheblich eingeschränkt sind oder durch Organbeteiligung langfristige Schäden drohen, kann eine antiinflammatorische Therapie gerechtfertigt sein. Eine hochdosierte Therapie mit NSAR (z. B. Ibuprofen 600 mg 3 × tgl. oder Celecoxib 200 mg 2 × tgl.) ist hierfür in manchen Fällen bereits ausreichend.

> **MERKE**
> Vor einem Steroidversuch muss auch bei nur geringem Verdacht ein **Lymphom** ausgeschlossen werden (Ganzkörper-CT, Beckenkammbiopsie), da die Diagnostik der Lymphomentität nach Steroidstoß häufig nicht mehr gelingt und der Patient dann nicht mehr einer adäquaten krankheitsadaptierten Immunochemotherapie zugeführt werden kann.

Patienten mit mildem bis moderatem Krankheitsbild sollten informiert werden, dass die Prognose der meisten FUO-Erkrankungen gut ist und die Symptome häufig auch von selber verschwinden. Sie sollten regelmäßig auf neue Symptome nachuntersucht und ohne Therapie beobachtet werden.

## 13.14 Wie ist die Prognose für Patienten mit FUO?

Die Prognose von Patienten, die sich mit klassischem FUO vorstellen, ist von der Ursache abhängig. Bei jüngeren Patienten sind infektiöse Ursachen häufiger, während bei älteren Patienten Autoimmunerkrankungen und Malignome häufiger sind und diese die Prognose entsprechend beeinträchtigen.

Wenn nach einer ausführlichen Abklärung die Ursache des Fiebers der Patienten unklar bleibt, ist im Allgemeinen mit einer guten Prognose zu rechnen, vor allem, wenn das Fieber ohne B-Symptomatik einhergeht.

Bei persistierenden Beschwerden oder Exazerbation sollte der Patient weiterhin beobachtet werden, entweder mittels eines weiteren stationären Untersuchungsgangs oder, wenn klinisch stabil, ambulanter Nachsorge.

**13**

**Weiterführende Literatur**
Kallinich T et al. Fieber unklarer Genese. AWMF-S1 Leitlinie, Register Nr. 027–053. www.AWMF.org, letzter Zugriff 01.07.2017.
Kern WV. Fieber unklarer Genese. In: Marre R, Mertens T, Trautmann M, Zimmerli W (Hrsg.). Klinische Infektiologie. Infektionskrankheiten erkennen und behandeln. München: Elsevier GmbH, 2. Aufl. 2008. 977–985.

Knockaert DC et al. Fever of unknown origin in adults: 40 years on. J Intern Med. 2003 Mar; 253 (3): 263–275.

Mourad O et al. A comprehensive evidence-based approach to fever of unknown origin. Arch Intern Med. 2003 Mar; 163 (5):545–551.

Wright W, Mackoviak P. Fever of Unknown Origin. In: Bennett J, Dolin R, Blaser M (Hrsg) Mandell, Douglas, and Bennett's principles and practice of infectious diseases, 8. Aufl. Philadelphia: Elsevier; 2015. 721–731.

• • • • • • • • • • • • • • • •

## Referenzen

De Kleijn E, Vandenbroucke J, van der Meer J and the Netherlands FUO Study Group. Fever of unknown origin: I. A prospective multicenter study of 167 patients with FUO, using fixed epidemiologic entry criteria. Medicine. 1997; 76 (6): 392–400.

# 14 Streptokokkeninfektionen

*J. Gielen*

## 14.1 Welche humanpathogenen Streptokokken gibt es?

Bakterien der Gattung Streptococcus stellen sich mikroskopisch als in Ketten oder Paaren angeordnete grampositive Kokken dar. Die meisten besiedeln als Bestandteil der physiologischen Flora die Schleimhäute und haben Bedeutung als opportunistische oder fakultativ pathogene Krankheitserreger. Nach ihrer Fähigkeit, die Erythrozyten bluthaltiger Kulturmedien zu verändern bzw. zu zerstören, werden sie in α- und β-hämolysierende Streptokokken eingeteilt (▶ Tab. 14.1). Die **α-hämolysierenden Streptokokken** verändern die Farbe des Hämoglobins in einen grünlichen Farbton (vergrünende oder Viridans-Streptokokken), die **β-hämolysierenden Streptokokken** zerstören die Erythrozyten des Kulturmediums (vollständige Hämolyse). Diese zunächst mikrobiologische Unterteilung ist auch für die klinischen Krankheitsbilder relevant.

**Tab. 14.1** Einteilung wichtiger humanpathogener Streptokokken

| Hämolyseverhalten | Gruppe | Art |
| --- | --- | --- |
| α-Hämolyse | Pneumokokken | *Streptococcus pneumoniae* |
| | *S. bovis*-Gruppe | *Streptococcus bovis* <br> *Streptococcus gallolyticus* u. a. |
| | *S. mutans*-Gruppe | *Streptococcus mutans* <br> *Streptococcus sobrinus* u. a. |
| | *S. sanguinis*-Gruppe | *Streptococcus sanguinis* <br> *Streptococcus parasanguinis* <br> *Streptococcus gordonii* u. a. |
| | *S. anginosus*-Gruppe | *Streptococcus anginosus* <br> *Streptococcus constellatus* <br> *Streptococcus intermedius* |
| | *S. mitis*-Gruppe | *Streptococcus mitis* <br> *Streptococcus oralis* u. a. |
| β-Hämolyse | Serogruppe A | *Streptococcus pyogenes* |
| | Serogruppe B | *Streptococcus agalactiae* |
| | Serogruppen C, G, F | *Streptococcus dysgalactiae* <br> *Streptococcus equi* u. a. |

**14**

## 14.2 Welche Infektionskrankheiten werden durch Streptokokken verursacht?

Pneumokokken sind typische Erreger von Infektionen des oberen und unteren Respirationstrakts sowie des HNO-Bereichs. Die α-hämolisierenden Streptokokken finden sich regelmäßig als Erreger der Endocarditis lenta. Die β-hämolysierenden Streptokokken, insbesondere *Streptococcus pyogenes*, besitzen ein großes variables Repertoire an Virulenzfaktoren, durch die sich die unterschiedlich schweren Krankheitsbilder erklären lassen.

Übersicht über typische Infektionskrankheiten durch Streptokokken ▶ Tab. 14.2.

**Tab. 14.2 Typische Infektionskrankheiten durch Streptokokken**

| Gruppe | Infektionskrankheiten |
|---|---|
| Pneumokokken | Pneumonie, Sinusitis, Otitis, Mastoiditis, Meningitis |
| S. bovis-Gruppe | Endokarditis, Infektionen des Genitaltrakts |
| S. mutans-Gruppe | Endokarditis, Karies |
| S. sanguinis-Gruppe S. mitis-Gruppe | Endokarditis |
| S. anginosus-Gruppe | Abszesse, Sinusitis, Meningitis, Wundinfektionen |
| Serogruppe A | Erysipel, nekrotisierende Fasziitis, Pyodermie, Tonsillitis, Scharlach, Streptokokken-Toxic-Shock-Syndrom (STSS) Folgekrankheiten: akute Glomerulonephritis, akutes rheumatisches Fieber |
| Serogruppe B | Neugeborenen-Sepsis, Neugeborenen-Meningitis, Haut-Weichteil-Infektionen |
| Serogruppen C, G, F | Pharyngitis, Endokarditis, Haut-Weichteil-Infektionen |

## 14.3 Wie werden Infektionskrankheiten durch Streptokokken diagnostiziert?

Methode der Wahl ist die **kulturelle Anzucht** der Erreger mit anschließender **Resistenztestung**. Als Untersuchungsmaterial sind v. a. native Proben (Biopsien, Punktate, Sekrete), in Ausnahmefällen auch Abstriche möglichst tief aus dem Infektionsherd geeignet. Zusätzlich ist die Abnahme von mehreren Blutkulturpärchen bei allen systemischen/schweren Infektionskrankheiten (z. B. Endokarditis, Meningitis, Sepsis, nekrotisierende Fasziitis, Pneumonie) obligat. Ein erstes kulturelles Ergebnis ist nach 24–48 h, das Endergebnis mit Resistenztestung nach 48–72 h zu erwarten.

**Mikroskopische Direktpräparate** können bei nativen Proben aus primär sterilen Körperkompartimenten (Kompartimente ohne physiologische Flora) einen schnellen Hinweis auf den zu erwartenden Erreger ermöglichen (z. B. Nachweis von grampositiven Diplokokken im Liquor bei akuter ambulant erworbener Meningitis = V. a. *Streptococcus pneumoniae*). Die Sensitivität ist aber gegenüber der Kultur wesentlich geringer, sodass ein negativer mikroskopischer Befund die Erkrankung nicht ausschließt.

**Nukleinsäure-Amplifikationsverfahren** (PCR) sind für einige Streptokokken verfügbar. So kann z. B. mit einem Multiplex-PCR-Verfahren in Liquorproben nach DNA von *Streptococcus agalactiae* und *Streptococcus pneumoniae* gesucht werden. Diese Tests werden aber nicht in allen mikrobiologischen Laboren routinemäßig vorgehalten, sodass sich bei Bedarf eine telefonische Kontaktaufnahme mit dem Labor empfiehlt.

**Schnelltests** mithilfe immunchromatografischer Verfahren sind für den direkten Nachweis antigener Strukturen von *Streptoccus pyogenes* und *Streptococcus agalactiae* etabliert. Die Spezifität ist mittlerweile stark verbessert worden, die Sensitivität ist aber weiterhin der Kultur unterlegen.

**14**

Serologische Verfahren haben bei der Diagnostik von akuten Infektionen keine Bedeutung, können aber für die ätiologische Abklärung von immunologischen Folgeerkrankungen nach Streptokokken-Infektionen hilfreich sein. Der Nachweis von Anti-Streptolysin-O-Antikörpern und Anti-DNase-B-Antikörpern bei akutem rheumatischem Fieber oder akuter Glomerulonephritis weist auf eine vorangegangene Infektion mit *Streptococcus pyogenes* hin.

## 14.4 Wie können Infektionskrankheiten durch *Streptococcus pneumoniae* therapiert werden?

Mittel der Wahl für die Therapie von Pneumokokkeninfektionen sind β-Laktam-Antibiotika. In Deutschland sind die meisten *Streptococcus pneumoniae*-Isolate empfindlich für **Penicillin.** Der unkritische Einsatz von Antibiotika in vielen Ländern hat zu regional unterschiedlich hohen Resistenzraten gegenüber Penicillin geführt. Bei schweren Infektionen wie Pneumokokkenmeningitiden oder Pneumokokkenpneumonien sollte daher für die kalkulierte Therapie (bis zum Vorliegen der Resistenztestung) **Ceftriaxon** eingesetzt werden. Zeigt die Resistenztestung einen Penicillin-empfindlichen Stamm, sollte auch bei schweren Infektionen aufgrund der schmaleren therapeutischen Breite und des günstigeren Nebenwirkungsprofils auf Penicillin G umgestellt werden.

Bei Penicillinallergie kann mit Cephalosporinen therapiert werden. Bei kombinierter Penicillin- und Cephalosporinallergie kommen in Abhängigkeit von der Resistenztestung und der Schwere der Infektion Makrolide, Tetrazykline, Clindamycin oder Glycopeptide infrage.

## 14.5 Welche Personen sollten gegen *Streptococcus pneumoniae* geimpft werden?

Derzeit sind zwei Pneumokokken-Impfstoffe verfügbar:
- 23-valenter Pneumokokken-**Polysaccharidimpfstoff** (PPSV23)
- 13-valenter Pneumokokken-**Konjugatimpfstoff** (PCV13)

Eine Impfung gegen Pneumokokken wird für Personen empfohlen, die ein erhöhtes Risiko für Infektionen durch *Streptococcus pneumoniae* oder im Falle einer Infektion ein erhöhtes Risiko für einen schweren Krankheitsverlauf haben. Die Ständige Impfkommission am RKI (STIKO) unterscheidet **fünf Risikogruppen,** bei denen die zur Verfügung stehenden Impfstoffe unterschiedlich eingesetzt werden.
- **Senioren (≥ 60 Jahre):** Impfung mit PPSV23 (alle 6 Jahre)
- **Angeborene/erworbene Immundefekte, Immunsuppression:** sequenzielle Impfung mit PCV13 gefolgt von PPSV23 nach 6–12 Monaten (PPSV23 erst ab ≥ 2 Jahre)
- **Chronisch Erkrankte:** Personen ab 16 Jahre Impfung mit PPSV23 (alle 6 Jahre); Kinder (2–15 Jahre) sequentielle Impfung mit PCV13 gefolgt von PPSV23 nach 6–12 Monaten
- **Anatomische/Fremdkörper-assoziierte Risiken für Pneumokokken-Meningitis:** sequenzielle Impfung mit PCV13 gefolgt von PPSV23 nach 6–12 Monaten (PPSV23 erst ab ≥ 2 Jahre)
- **Berufliche Exposition zu Metalldämpfen/Metallrauchen:** Impfung mit PPSV23 (alle 6 Jahre)

**14**

Diese zunächst maßgeblichen STIKO-Empfehlungen werden derzeit von einigen Fachgesellschaften kontrovers diskutiert. Da der Pneumokokken-Konjugatimpfstoff wesentlich immunogener ist als der Polysaccharidimpfstoff, kommt sein Einsatz auch bei Senioren und chronisch Erkrankten infrage. Ein Konsens steht noch aus.

## 14.6 Wie ist der Pathomechanismus der nekrotisierenden Fasziitis durch *Streptococcus pyogenes*?

*Streptococcus pyogenes* (auch Gruppe-A-Streptokokken genannt) verfügt über eine Vielzahl membrangebundener und sezernierter Virulenzfaktoren. Je nach Ausstattung mit diesen Virulenzfaktoren resultieren bei einer Infektion verhältnismäßig leichte Erkrankungen wie Angina tonsillaris oder schwere invasive Erkrankungen wie nekrotisierende Fasziitis, STSS oder Sepsis. Diese invasiven *Streptococcus pyogenes*-Infektionen führen zu Letalitätsraten bis über 30 %.

Für die Invasion bei diesen schweren Infektionsverläufen sind Hyaluronidasen, DNasen, Streptokinasen und SPE (stretoccoccal pyrogenic exotoxines) verantwortlich. Letztere fungieren auch als Superantigene. Zum Schutz vor Phagozytose können Gruppe-A-Streptokokken ihre eigene Opsonisierung mit einem membrangebundenen M-Protein behindern, durch Expression von Zytokin-Peptidasen die Anlockung von Granulozyten stören und durch Streptolysine angreifende Granulozyten zerstören.

## 14.7 Wie können Infektionen durch *Streptococcus pyogenes* therapiert werden?

*Streptococcus pyogenes*-Isolate sind ausnahmslos empfindlich gegenüber β-Laktam-Antibiotika. Mittel der Wahl ist daher **Penicillin**. Bei Allergien kann ggf. mit Makroliden therapiert werden, wenn die Resistenztestung dies erlaubt.

Bei schweren *Streptococcus pyogenes*-Infektionen (STSS, nekrotisierende Fasziitis, Sepsis) ist eine intensivmedizinische Betreuung sowie die frühzeitige chirurgische Mitbehandlung (Reduktion des infizierten Gewebes/radikales Debridement) erforderlich. Eine Kombinationstherapie aus Penicillin G 30 Mio. U/Tag in 6 Dosen oder kontinuierlich **und** Clindamycin 3 × 600 mg/Tag ist in diesen Fällen sinnvoll. Der Proteinbiosynthesehemmer Clindamycin soll hierbei die Produktion von Toxinen reduzieren und die Freisetzung von Zytokinen verringern.

## 14.8 Welche Folgekrankheiten können nach *Streptococcus pyogenes*-Infektionen auftreten?

In den Wochen nach einer *Streptococcus pyogenes*-Infektion kann es zu immunologischen Folgekrankheiten kommen:

- **Akute Glomerulonephritis:** Es handelt sich um eine Immunkomplexnephritis, bei der es zur Ablagerung von Antigen-Antikörper-Komplexen in den Glomeruli kommt. Die dabei ausgelöste Komplementaktivierung lockt Granulozyten an, die für eine Entzündungsreaktion sorgen. Daraus resultiert u. a. eine Permeabilitätserhöhung der Kapillaren, sodass eine Proteinurie und Mirkohämaturie auftreten kann.
- **Akutes rheumatisches Fieber:** Durch kreuzreagierende Antikörper kommt es in seltenen Fällen zu Gewebeschädigungen im Herzen (Myokard oder Endokard),

in Gelenken, in der Gefäßintima oder in der Haut. Die narbige Abheilung solcher Schäden am Endokard kann das Risiko für eine spätere Endokarditis erhöhen.

Die immunologischen Folgekrankheiten werden antiphlogistisch bzw. antirheumatisch therapiert.

**MERKE**

Die **nephritischen oder rheumatischen Läsionen enthalten keine Erreger.** Eine antibiotische Therapie ist nicht sinnvoll.

### 14.9 Wie kommt es zu *Streptococcus agalactiae*-Infektionen bei Neugeborenen und wie kann man sie verhindern?

Bis zu 40 % der werdenden Mütter sind auf ihrer Vaginalschleimhaut mit *Streptococcus agalactiae* (auch Gruppe-B-Streptokokken genannt) besiedelt. Bei der vaginalen Entbindung können die Neugeborenen über ihre Haut und Schleimhäute mit diesem Bakterium besiedelt werden. In seltenen Fällen, insbesondere bei unreifen Frühgeborenen, vorzeitigem Blasensprung, niedrigem Geburtsgewicht und Zervixinsuffizienz kann es in den Stunden bis 5 Tagen nach der Geburt („early-onset Disease") zu einer Sepsis und/oder Meningitis des Neugeborenen kommen. Tritt erst eine Woche bis Monate nach der Geburt eine Meningitis auf („late-onset Disease"), kommen auch Hygienefehler bei Mutter oder Krankenhauspersonal als Übertragungsmöglichkeit infrage.

In einigen Geburtskliniken werden die Mütter auf Besiedlung mit *Streptococcus agalactiae* gescreent. Die besiedelten Mütter erhalten dann eine peripartale Penicillin-Infusion unter der Vorstellung, so die Übertragungswahrscheinlichkeit auf das Neugeborene zu reduzieren. Angesichts der hohen Zahlen an prophylaktischen Penicillin-Gaben um wenige Sepsis-/Meningitis-Fälle zu verhindern, ist dieses Verfahren aber nicht durchgehend etabliert.

### 14.10 Wie wird eine Endokarditis durch vergrünende „Viridans-"Streptokokken therapiert?

Für eine gezielte bakterizide antibiotische Therapie ist der kulturelle Keimnachweis mit Resistenztestung inkl. MHK-Bestimmung erforderlich. Je nach klinischem Verlauf und Größe der Vegetationen kann zusätzlich zur Antibiotikatherapie eine kardiochirurgische Intervention zur Entfernung/Reduktion des infizierten Gewebes notwendig sein. Mittel der Wahl für die Therapie einer Endocarditis lenta durch α-hämolysierende Streptokokken ist Penicillin G, das abhängig von seiner minimalen Hemmkonzentration (MHK) eingesetzt wird. Angelehnt an die Leitlinien der Europäischen Gesellschaft für Kardiologie (ESC) ergeben sich folgende Empfehlungen:

- Penicillin MHK $\leq 0,125$ mg/l:
  - Penicillin G 12–18 Mio. U/Tag in 4–6 Dosen oder kontinuierlich für 4 Wochen
- Penicillin MHK 0,25–2 mg/l:
  - Penicillin G 24 Mio. U/Tag in 4–6 Dosen oder kontinuierlich für 4 Wochen in Kombination mit Gentamicin 3 mg/kg/Tag in 1 Dosis für 2 Wochen
- Penicillin MHK > 2 mg/l, Ceftriaxon sensibel getestet:
  - Ceftriaxon 2–4 g/Tag in 1–2 Dosen für 4 Wochen

**14**

■ β-Laktame resistent getestet oder Patient mit β-Laktam-Allergie:
  – Vancomycin 30 mg/kg KG/Tag für 4 Wochen ggf. in Kombination mit Gentamicin 3 mg/kg/Tag in 1 Dosis für 2 Wochen

Für weitere Substanzklassen und Hinweise wird auf die vollständige Leitlinie der ESC verwiesen.

## 14.11 Worauf kann der Nachweis von Bakterien der *Streptococcus bovis*-Gruppe in Blutkulturen hinweisen?

Bakterien der *Streptococcus bovis*-Gruppe (*S. bovis, S. gallolyticus, S. infantarius, S. lutetiensis, S. alactolyticus*) gehören zur physiologischen Darmflora und können wie alle α-hämolysierenden Streptokokken eine **Endokarditis** auslösen. Allerdings sind sie aufgrund fehlender Virulenzfaktoren normalerweise nicht in der Lage, die Basalmembran des Darms zu überwinden, um in die Blutbahn zu gelangen. Eine Bakteriämie mit diesen Streptokokken ist demnach Hinweis auf eine Basalmembranstörung des Darms z. B. durch **kolorektale Neoplasien.**

MERKE

Bei Nachweis von Bakterien der *Streptococcus bovis*-Gruppe in Blutkulturen sind kolorektale Neoplasien auszuschließen!

· · · · · · · · · · · · · · · · ·
**Weiterführende Literatur**
**Streptokokken**
Reinert RR. Streptococcaceae. In: Neumeister B, Geiss HK, Braun RW, Kimmig P (Hrsg.). Mikrobiologische Diagnostik. Stuttgart, New York: Georg Thieme Verlag, 2009. S. 310–325.
**Impfungen**
STIKO. Empfehlungen der Ständigen Impfkommission am Robert Koch-Institut. www.rki.de, letzter Zugriff 12.7.2017.
**Endokarditis**
Habib G. 2015 ESC Guidelines for the management of infective endocarditis. www.dkg.org, letzter Zugriff 12.1.2017.

14

# 15 Staphylococcus aureus-Infektionen

S. Rieg

## 15.1 Was sind die mikrobiologischen Charakteristika von Staphylococcus aureus?

*Staphylococcus aureus* (subsp. *aureus*) ist ein grampositives, fakultativ anaerobes, Koagulase-positives Bakterium, das sich mikroskopisch oft als in Trauben angeordnet darstellt („Haufenkokken"). *S. aureus* stellt die virulenteste (Sub-)Spezies der *Staphylococcaceae* dar. Das Genom umfasst 2,8 Mio. Basenpaare und beinhaltet zudem eine Vielzahl an mobilen genetischen Elementen, Pathogenitätsinseln, Transposons und Prophagen, die Virulenz- und Resistenzgene codieren. Dieses reichhaltige Armamentarium begründet die pathogenetische Bedeutung von *S. aureus*.

### MERKE

*S. aureus* ist ein sehr vielseitiger und anpassungsfähiger Erreger, der das gesamte klinische Manifestationsspektrum, von asymptomatischer Kolonisierung über lokalisierte, oberflächliche Infektionen bis hin zu schwersten, disseminierten Blutstrominfektionen, verursachen kann.

## 15.2 Was ist das natürliche Habitat? Was lässt sich zur Trägerschaft von S. aureus sagen?

*S. aureus* ist einerseits Kommensale von Haut und Schleimhäuten. Das primäre Habitat stellt der Nasenvorhof dar. Bei nasalen Carriern sind häufig Hände, Rachen, Leisten/Perineum, Achselhöhle und Stamm ebenfalls besiedelt. Longitudinale Untersuchungen an Gesunden haben ergeben, dass 20 % permanente Carrier, 30 % transiente Carrier und 50 % Non-Carrier darstellen. Eine höhere Carrier-Rate findet sich unter anderem bei Patienten mit atopischer Dermatitis, Dialyse-Patienten, Diabetes mellitus- und HIV-infizierten Patienten (Wertheim et al. 2005).

### INFO
**Bedeutung der S. aureus-Trägerschaft**
Ungefähr 90 % der invasiven Infektionen werden durch das endogene, kolonisierende Isolat verursacht. Patienten, die Carrier sind, haben ein erhöhtes Risiko für invasive *S. aureus*-Infektionen (insbesondere postoperative und periinterventionelle Infektionen).

## 15.3 Was sind Risikofaktoren für eine invasive S. aureus-Infektion?

Generell führen alle Faktoren, die mit einer vermehrten (und hochtitrigen) *S. aureus*-Kolonisierung vergesellschaftet sind, zu einem erhöhten Risiko für invasive Infektionen.

Darüber hinaus stellen sämtliche Komorbiditäten, die einen wiederkehrenden Kontakt zu ambulanten Versorgungseinrichtungen des Gesundheitssystems oder häufige Hospitalisierungen erforderlich machen, einen Risikofaktor für Gesundheitssystem-assoziierte („healthcare associated") oder nosokomiale invasive *S. aureus*-Infektionen dar. Besonders von Bedeutung sind hierbei das Vorhandensein von intra-

15

vaskulären Kathetern und die Notwendigkeit invasiver Prozeduren (interventionell oder chirurgisch).

Dies spiegelt sich auch in Ergebnissen Populations-bezogener Studien zu Risiko-faktoren für invasive *S. aureus*-Infektionen wider (Laupland et al. 2003):

**Risikofaktoren** (relatives Risiko im Vergleich zur Allgemeinbevölkerung):
- Hämodialyse und Peritonealdialyse, relatives Risiko ~150- bis 250-fach
- HIV-Infektion, Organtransplantation, Herzerkrankungen, relatives Risiko ~20- bis 25-fach
- Malignom, intravenöser Drogenabusus, Alkoholabusus, Diabetes mellitus, relatives Risiko ~8- bis 12-fach
- Schlaganfall, COPD, SLE, rheumatoide Arthritis, relatives Risiko ~2- bis 5-fach

## 15.4 Was versteht man unter „Small Colony Variants" und in welchem Zusammenhang treten diese auf?

**Small Colony Variants** (SCVs) sind Subpopulation von *S. aureus*, die spezifische phänotypische und metabolische Eigenheiten aufweisen. SCVs wachsen deutlich verlangsamt in kleinen Kolonien, was die Gefahr birgt, in der mikrobiologischen Diagnostik als Kontamination fehlinterpretiert zu werden. Die Induktion dieses Phänotyps (und die Reversion in die Wildtyp-Variante) kann spontan erfolgen, ist jedoch auch unter verschiedenen Stress-Bedingungen, zu denen auch die Antibioti-ka-Exposition (am besten untersucht für Gentamicin oder Cotrimoxazol) gehört, beobachtbar. SCVs sind minderempfindlich gegenüber vielen Antibiotika und durch ihre Fähigkeit intrazellulär zu persistieren in der Lage, chronische und rezidi-vierende Infektionen auszulösen. Insbesondere bei der chronischen Osteomyelitis und bei Fremdkörper-Infektionen (intrakardiales Fremdmaterial, orthopädische Prothesen) wurden SCVs gehäuft beschrieben (Kahl et al. 2016).

PRAXISTIPP
Die Eradikation von SCVs erfordert eine prolongierte Therapie, die intrazellulär wirk-same Antibiotika sowie Substanzen, die Aktivität gegenüber gering proliferierenden bzw. metabolisch inaktivierten Bakterienpopulationen aufweisen, beinhaltet. Eine Rifampicin-haltige Kombinationstherapie wird in der aktuellen Literatur favorisiert. Zu-meist ist eine Explantation des infizierten Fremdmaterials erforderlich.

## 15.5 Welche primären oder sekundären Immundefizienzen prädisponieren für invasive *S. aureus*-Infektionen?

Eine Reihe von umschriebenen Immundefizienzen führen zu wiederkehrenden, zu-meist (aber nicht ausschließlich) kutanen *S. aureus*-Infektionen (Miller und Cho 2011):
- Angeborene Neutrophilen-Defekte: schwere kongenitale Neutropenien, septische Granulomatose (CGD), Wiskott-Aldrich-Syndrom, Chediak-Higashi-Syndrom
- Erworbene Neutrophilen-Funktionseinschränkung: Diabetes mellitus, Hämo-dialyse und terminale Niereninsuffizienz
- Störungen der „Innate Immunity": MyD88-Defekt, IRAK4-Defizienz
- T-Lymphozyten-Defekte: verminderte Th17-Lymphozytzahl und -Funktion (Hyper-IgE-Syndrom, HIV/AIDS, atopische Dermatitis), eingeschränkte IL17-Aktivität (Beispiel: chronische mukokutane Candidiasis)

15

## 15.6 Was bedeutet MRSA und wie hoch ist die Prävalenz von MRSA in Deutschland?

MRSA steht für **Methicillin-resistenter** *Staphylococcus aureus*. Resistenzvermittelnd ist das mecA-Gen, das für ein modifiziertes Penicillin-Bindeprotein (PBP2a) kodiert, welches eine niedrige Affinität zu Methicillin und den meisten anderen β-Laktam-Antibiotika aufweist. Aufgrund ihrer epidemiologischen Besonderheiten wird zwischen unterschiedlichen MRSA-Subtypen unterschieden („healthcare-associated" MRSA [HA-MRSA], „community-acquired" MRSA [CA-MRSA], „livestock-associated" MRSA [LA-MRSA]).

Mehrere Punktprävalenz- oder Screening-Untersuchungen haben ergeben, dass in Deutschland im Durchschnitt ca. 1–3 % der Bewohner in Alten- und Pflegewohnheimen mit MRSA kolonisiert sind. Da es sich hier um eine Risikogruppe handelt, sind die Kolonisierungsraten in der Allgemeinbevölkerung niedriger – in einer aktuellen Studie lag die nasale Kolonisierungsrate bei 0,7 % (Köck et al. 2015).

Daten des EARS-Net (European Antimicrobial Resistance Surveillance Network) zufolge ist die Methicillin-Resistenz-Rate bei *S. aureus*-Isolaten aus Blutkulturen in Deutschland in den letzten Jahren von ca. 16 % auf 12 % im Jahr 2014 zurückgegangen (zum Vergleich: der Mittelwert für alle EARS-Net-Länder betrug 17 %, mit Werten zwischen 1 % für skandinavische Länder bis > 40 % für manche südeuropäische Länder).

MERKE

Der Anteil der durch MRSA verursachten Infektionen an allen *S. aureus*-Infektionen in Deutschland liegt bei 12–15 %.

## 15.7 Wie unterscheidet sich die Epidemiologie der wichtigsten MRSA-Subtypen?

▶ Tab. 15.1 fasst epidemiologische und klinische Charakteristika zusammen.

**Tab. 15.1 Epidemiologische und klinische Charakteristika der unterschiedlichen MRSA-Subtypen (modifiziert nach Köck et al. 2011 und RKI Epidem. Bulletin Nr. 31, 2015)**

| | HA-MRSA („healthcare-associated" MRSA) | CA-MRSA („community-acquired" MRSA) | LA-MRSA („livestock-associated" MRSA) |
|---|---|---|---|
| Risiko-faktoren | • Krankenhausaufenthalt, Alten-/Pflegeheimbewohner<br>• Vorhandensein von Kathetern<br>• Chronische Wunden<br>• Vorausgegangene Antibiotikatherapie | • Reisen in (oder Herkunft aus) Länder mit hoher MRSA-Prävalenz<br>• Kontakt zu Personen mit CA-MRSA-Infektion | Kontakt zu landwirtschaftlichen Nutztieren (Landwirte, Schlachthofarbeiter, Veterinärmediziner und deren enge Kontaktpersonen/Familie) |
| Klinische Manifestation | Gesamtes Spektrum nosokomialer Infektionen wie Wundinfektionen, Pneumonie, Katheter-Infektionen, Bakteriämie | • Haut- und Weichteilinfektionen (häufig rezidivierend)<br>• Nekrotisierende Pneumonie<br>• Fasziitis | • Haut- und Weichteilinfektionen<br>• Bakteriämie<br>• Pneumonie |

15

**Tab. 15.1** Epidemiologische und klinische Charakteristika der unterschiedlichen MRSA-Subtypen (modifiziert nach Köck et al. 2011 und RKI Epidem. Bulletin Nr. 31, 2015) *(Forts.)*

| | HA-MRSA („healthcare-associated" MRSA) | CA-MRSA („community-acquired" MRSA) | LA-MRSA („livestock-associated" MRSA) |
|---|---|---|---|
| Bedeutung | ~15.000 nosokomiale MRSA-Infektionen/Jahr (‹ 5 % aller nosokomialen Infektionen) | ~3 % PVL-positiv MRSA-Isolate in Deutschland; große Bedeutung in den USA durch epidem. Auftreten von PVL-pos. klonalen Linien USA300/ST8 und USA400/ST1 | Anteil 3,5 % an allen MRSA-Isolaten in Deutschland, Anteil 2,5 % an invasiven MRSA-Infektionen |
| Klonaler Komplex | überwiegend CC22 (ST22), CC5 (ST225, ST5), seltener CC8 und CC45 | CC5, CC8, CC30 und CC80 | CC398, neuerdings auch CC130, CC599 u. a. |

CC = Klonaler Komplex, ST = Sequence type, PV = L Panton Valentine Leukocidin – Virulenzfaktor mit zytotoxischen Effekten auf neutrophile Granulozyten

## 15.8 Wie unterscheidet sich das Resistenzprofil von HA-MRSA-Isolaten von dem von CA-MRSA-Isolaten?

Im Jahr 2014 waren 80 % aller nosokomialen HA-MRSA-Infektions-Isolate resistent gegen Ciprofloxacin und Moxifloxacin, ca. 60 % gegen Erythromycin und 50 % gegen Clindamycin. Resistenzraten zwischen 5–8 % waren gegenüber Gentamicin, Doxycyclin und Fusidinsäure zu verzeichnen, weniger als 3 % der Isolate waren resistant gegen Cotrimoxazol, Daptomycin, Rifampicin oder Fosfomycin (RKI, Epidem. Bulletin Nr. 31, 2015).

Die Resistenzraten bei CA-MRSA-Isolaten sind (wie auch bei HA-MRSA) abhängig vom vorliegenden klonalen Komplex. Die überwiegende Mehrheit der CA-MRSA-Isolate ist jedoch – im Gegensatz zu HA-MRSA – sensibel auf Ciprofloxacin, Clindamycin, Cotrimoxazol und Doxycyclin (Köck et al. 2011).

## 15.9 Welche Toxin-mediierten Erkrankungen löst *S. aureus* aus?

- **Lebensmittelintoxikation:** 2–6 h nach Aufnahme kontaminierter Nahrungsmittel (Milch-, Ei- und Fleischerzeugnisse), die die präformierten Staphylokokken-Enterotoxine enthalten, kommt es zu Nausea, Erbrechen, abdominalen Schmerzen und gelegentlich Diarrhö; selbstlimitierend, Besserung nach 12–24 h.
- **Staphylococcal Scalded Skin-Syndrom (SSSS):** durch *S. aureus*-Exfoliativtoxine A oder B ausgelöste Epidermolyse mit oberflächlicher, subkornealer Blasenbildung (positives Nikolski-Phänomen). Im Säuglings- und Kleinkindesalter generalisiert als SSSS (Morbus Ritter von Rittershain); lokalisiert mit umschriebener Toxin-Wirkung als bullöse Impetigo contagiosa.
- **Staphylococcal Toxic Shock-Syndrom (STSS):** ausgelöst durch *S. aureus*-Superantigene (z. B. Toxic shock syndrome-Toxin-1), als menstruelles STSS bei einliegenden Tampons und vaginaler *S. aureus*-Besiedlung oder nicht-menstruelles STSS (Fokus variabel, häufig Haut-Weichteilinfektion); Fieber, Exanthem und Multiorgan-Beteiligung (s. Kasten); Mortalität geringer als beim Streptococcal Toxic Shock-Syndrom (▶ Kap. 14.2).

15

**MERKE**

**Kriterien für Vorliegen eines Staphylococcal Toxic Shock-Syndrom** (STSS) nach CDC (Centers for Disease Control and Prevention) 2011 Case Definition:

- **Klinische Kriterien:**
  - Fieber (≥ 38,9 °C)
  - Hypotonie (systol. < 90 mmHg)
  - Diffuses makulöses Exanthem
  - Desquamation 1–2 Wochen nach Exanthem (insbesondere palmoplantar)
  - Multiorgan-Beteiligung (drei oder mehr Organsysteme): Gastrointestinale Symptomatik, Myalgien oder CK-Erhöhung, mukosale Beteiligung, akutes Nierenversagen, Hepatitis, Thrombopenie < 100.000/µl, ZNS-Symptomatik (Verwirrung, Vigilanzminderung)
- **Laborkriterien:**
  - Liquor- oder Blutkulturen negativ für andere Erreger (außer *S. aureus*)
  - Negative Serologien für Leptospirose, Masern (in USA zudem für Rocky Mountain spotted fever)

**Bestätigtes STSS:** Laborkriterien und alle 5 klinischen Kriterien erfüllt; **Verdachtsfall:** Laborkriterien und 4 der 5 klinischen Kriterien erfüllt

## 15.10  Welche invasiven *S. aureus*-Infektionen sind wichtig und häufig?

▶ Tab. 15.2 gibt einen Überblick über die vielfältigen *S. aureus*-Manifestationen, die sich durch die Fähigkeit von *S. aureus* zur Disseminierung und metastatischen Absiedelung erklären (▶ Abb. 15.1).

**Tab. 15.2  Klinische Manifestationen invasiver *S. aureus*-Manifestationen**

| Manifestation | Bemerkung |
|---|---|
| *Haut- und Weichteilinfektionen* | |
| **Oberflächlich:** Impetigo contagiosa, Follikulitis, Furunkel, Wundinfektion | Rezidivierende Verläufe mit wiederkehrenden Furunkeln/Abszessen möglich, wichtiger Risikofaktor: Reise in Länder mit hoher (CA-)MRSA- (und damit auch PVL)-Prävalenz |
| **Tief:** Abszess, „Cellulitis", nekrotisierende Fasziitis, Myositis/Pyomyositis | Neben Gruppe A-Streptokokken ist *S. aureus* wichtigster Erreger von Haut- und Weichteilinfektionen; bei Abszess/Einschmelzung und v. a. bei nekrotisierenden Haut-/Weichteilinfektionen chirurgische Exploration und Drainage erforderlich |
| *Osteoartikuläre Infektionen* | |
| Septische Arthritis, Osteomyelitis, Spondylodiszitis, Gelenk-Empyem | Entstehung per continuitatem (z. B. Malum perforans bei diabet. Fußsyndrom) oder als hämatogene osteoartikuläre Absiedelung; Erregernachweis durch Punktion oder intraoperatives Sampling |
| *Fremdkörper-assoziierte Infektionen* | |
| **Intravaskulär:** PVK, ZVK, Port, Schrittmacher/ICD, Gefäßprothesen, Herzklappenprothesen, LVAD | Bei V. a. Katheter-Infektionen zeitgleiche Abnahme von Blutkulturen peripher und über Katheter zur Bestimmung der Differenzial-time-to-Positivity; bei kurzliegenden Kathetern immer Explantation, bei implantierten Systemen/Fremdkörpern sorgfältige Abwägung ob Sanierungsversuch vertretbar |

**15**

**Tab. 15.2 Klinische Manifestationen invasiver *S. aureus*-Manifestationen** *(Forts.)*

| Manifestation | Bemerkung |
|---|---|
| **Extravaskulär:** orthopädische Implantate, CAPD-Katheter, neurochirurgische Implantat-Systeme | KM-Bildgebung (CT, MR) und Erregernachweis anstreben; bei Versuch des Erhalts Biofilm-aktive Therapie (z. B. Rifampicin) unabdingbar |
| Disseminierte Infektion | |
| *S. aureus*-Bakteriämie | Häufig kompliziert durch schwere Sepsis und septischer Schock, Krankenhaussterblichkeit ~20% |
| Endokarditis | *S. aureus* ist inzwischen der dominierende Endokarditis-Erreger, häufig akute und komplikationsträchtige Verläufe mit hochgradiger Klappeninsuffizienz und paravalvulären Komplikationen |

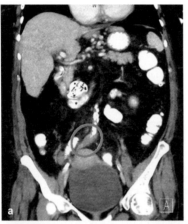
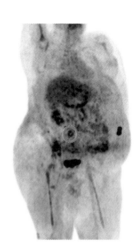
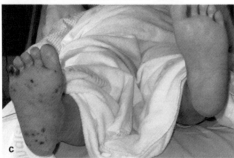

**Abb. 15.1** Beispiel für die Disseminierungsfähigkeit von *S. aureus*: Patientin mit *S. aureus*-Bakteriämie mit Endarteriitis der rechten Arteria iliaca interna. Darstellung in CT (**a**) und FDG-PET/CT (**b**), plantar streng rechtsseitig septische Embolien im Sinne von Janeway-Läsionen (**c**). [P348] (Eine farbige Version dieser Abbildung findet sich im Anhang.)

**15**

**Tab. 15.2  Klinische Manifestationen invasiver *S. aureus*-Manifestationen** *(Forts.)*

| Manifestation | Bemerkung |
|---|---|
| Organinfektionen oder tiefsitzende metastatische Absiedelungen | |
| Pneumonie, Pleuraempyem | Bei Empyem, Abszess oder Verhalt chirurgische oder interventionelle Drainage essenziell; bei metastatischen Absiedelungen immer Suche nach primärem Fokus und Ausschluss Endokarditis |
| Meningitis, intraspinale oder epidurale Empyeme | |
| Mastoiditis, Parotitis | |
| Psoasabszess | |
| Endophthalmitis, Endarteriitis | |

PVL Panton Valentine Leukocidin, PVK peripherer Venenkatheter, ZVK zentraler Venenkatheter, LVAD Left Ventricular Assist Device, KM Kontrastmittel, CAPD continuous ambulatory peritoneal dialysis

## 15.11  Wie ist eine unkomplizierte *S. aureus*-Bakteriämie definiert?

**Kriterien der unkomplizierten *S. aureus*-Bakteriämie** (alle Kriterien müssen erfüllt sein):

- Nicht-tiefsitzender primärer Fokus z. B. Katheter-assoziierte *S. aureus*-Bakteriämie (ursächlicher Katheter wurde frühzeitig entfernt) oder Haut-Weichteilinfektion als Fokus
- Kein Anhalt für tiefsitzende metastatische Absiedelungen
- Negative Kontroll-Blutkultur nach 48–72 h
- Entfieberung innerhalb 48–72 h nach Therapieeinleitung
- Keine Hinweise auf Vorliegen einer Endokarditis in der transösophagealen Echokardiografie
- Keine implantierten Fremdkörper (z. B. Knie-/Hüft-TEP, Herzklappen, Schrittmacher/ICD)

Demnach sind Beispiele für eine **komplizierte *S. aureus*-Bakteriämie** (Vorliegen eines einzelnen Kriteriums ausreichend) z. B. Endokarditis, tiefsitzender primärer Fokus bzw. tiefsitzende metastatische Absiedelung (Osteomyelitis, Spondylodiszitis, Gelenkempyem, viszerale septische Herde, septische zerebrale Embolien).

## 15.12  Wie sieht die moderne mikrobiologische *S. aureus*-Diagnostik aus?

Aus sämtlichen klinischen Materialien (oberflächliche Abstriche, Aspirate, Punktate, Blutkulturen, Gewebeproben, Knochenbiopsien) lässt sich *S. aureus* bei ausbleibender antibiotischer Vorbehandlung kulturell anzüchten. „Grampositive Haufenkokken", mittels Gramfärbung und Mikroskopie dargestellt, können vorab schon hinweisend sein.

Die Erregeridentifizierung mittels Latex-Agglutinationstests (Nachweis von *S. aureus*-Antigenen) wird zunehmend durch massenspektrometrische Verfahren (MALDI-TOF-MS) ersetzt. Die phänotypische Resistenztestung erfolgt durch automatisierte Mikrodilutionstests, bei Bedarf wird mittels E-Test oder Agardiffusion nachgetestet.

15

Zunehmende Bedeutung gewinnt die molekulare, Nukleinsäure-basierte Testung. Die rasche Detektion einer Methicillin-Resistenz kann durch den Nachweis der Resistenz-vermittelnden Gene (mecA, mecC) mittels PCR geführt werden. Für eine kulturunabhängige Erregeridentifizierung stehen andere *S. aureus*-spezifische PCRs (z. B. femB-Gen) zur Verfügung.

Bei längerer antibiotischer Vorbehandlung und Kultur-Negativität (Beispiel Knochenbiopsie, Herzklappen-Resektat) kann außer der spezifischen PCR auch eine eubakterielle PCR (16S-rRNA) mit anschließender Sequenzierung versucht werden.

## 15.13  Was sind wichtige Therapiegrundsätze und -substanzen?

- Schwere, disseminierte Infektionen (Blutstrominfektion, Infektionen mit tiefsitzenden Foci) sollten zu Beginn immer hochdosiert intravenös behandelt werden, optimalerweise mit einer Zellwand-aktiven Substanz (▶ Tab. 15.3).
- Die Therapiedauer ist abhängig von Schwere und Lokalisation der Infektion:
  – Oberflächliche Haut-Weichteilinfektion: 5–7 Tage, selten länger
  – Unkomplizierte *S. aureus*-Bakteriämie: 2 Wochen
  – Komplizierte *S. aureus*-Bakteriämie: 4–6 Wochen
  – Endokarditis, osteoartikuläre Infektionen: 6 Wochen (gelegentlich länger)
  – Fremdkörperinfektionen: mindestens 6 Wochen (gelegentlich länger)
- Für eine orale (Sequenz-)Therapie sollten *S. aureus*-aktive Antibiotika mit guter oraler Bioverfügbarkeit verwendet werden; orale β-Laktam-Präparate (z. B. das in Deutschland häufig verwendete Cefuroxim-Axetil) erfüllen diese Voraussetzungen nicht.
- Es deutet sich an, dass Patienten mit Fremdkörperinfektionen oder *S. aureus*-Bakteriämie mit einliegendem (nicht offensichtlich infiziertem) Fremdmaterial (Herzklappen-Prothesen, Schrittmacher/ICD, Knie/Hüft-TEP) von einer Rifampicin-haltigen Kombinationstherapie profitieren (Rieg et al. 2016).

PRAXISTIPP

Aufgrund der hohen Virulenz von *S. aureus,* ausgeprägter Biofilm-Bildung und multiplen Immunevasions-Mechanismen ist bei Fremdkörper-Infektionen (Port-Infektion, Schrittmacher/ICD-Infektion, Knie-/Hüft-TEP) in aller Regel eine Explantation bzw. ein Austausch (optimalerweise zweizeitig) des Fremdmaterials erforderlich.

## 15.14  Welches sind *S. aureus*-aktive Antibiotika der ersten Wahl?

Semisynthetische Staphylokokken-Penicilline wie Flucloxacillin (in anderen Ländern Oxacillin, Nafcillin etc.) gelten bei schweren, invasiven Infektionen durch Methicillin-sensible *S. aureus* (MSSA) als Erstlinien-Substanzen. Das Erstgenerations-Cephalosporin Cefazolin, welches längere Zeit wenig eingesetzt wurde, scheint nach neueren Untersuchungen zumindest bei Infektionen mit nicht-hoher Erregerlast/geringem Inokulum den Staphylokokken-Penicilline nicht unterlegen zu sein und kommt bei leichten bis mittelschweren MSSA-Infektionen als erste Alternative infrage (Rieg und Kaasch, 2017).

Für schwere, disseminierte MRSA-Infektionen stehen Vancomycin und Daptomycin als Therapeutika der ersten Wahl zur Verfügung. Bei der MRSA-Pneumonie sind Linezolid und Clindamycin (wenn sensibel getestet) gute Alternativen.

Eine Übersicht zu therapeutischen Optionen ▶ Tab. 15.3.

**15**

**Tab. 15.3** *S. aureus*-aktive Antibiotika mit hohem Stellenwert in der klinischen Praxis

| Substanz, Dosis | Primäre Indikation | Bemerkungen |
|---|---|---|
| Flucloxacillin<br>4 × 2 g/d i. v. | MSSA | Therapie der ersten Wahl; Endokarditis-Dosis 3 × 4 g/d i. v. (verlängerte Infusionsdauer von 2–4 h empfohlen); **Cave:** Hepato- und Myelotoxizität, Reizung peripherer Venen |
| Cefazolin<br>3 × 2 g/d i. v. | MSSA | Erste Alternative zu Flucloxacillin; bei Endokarditis und Infektionen mit hohem Inokulum auf BK-Sterilisierung/klinisches Ansprechen achten (höheres Risiko der Inaktivierung durch bestimmte β-Laktamasen) |
| Vancomycin<br>2 × 15 mg/kg KG/d i. v. | MRSA | Ziel-Talspiegel 10–15 µg/ml, Kontrolle Vancomycin-Talspiegel und Kreatinin erforderlich |
| Daptomycin<br>8–10 mg/kg KG/d i. v. | MRSA, bei MSSA als Reservesubstanz | Nota bene: eskalierte Dosierung, CK-Kontrolle erforderlich; wird von Surfactant der Lunge inaktiviert, nicht effektiv bei Pneumonie |
| Haut-Weichteilinfektionen oder im Rahmen oraler Sequenztherapie | | |
| Levofloxacin<br>1 × 750 mg/d p. o. | MSSA, MRSA* | Bakterizid, erste Wahl zur oralen Sequenztherapie in Kombination mit Rifampicin bei osteoartikulären oder Fremdkörper-Infektionen; **Cave:** Tendinopathie bei längerer Gabe |
| Cotrimoxazol<br>2 × 800/160 mg/d p. o. | MSSA, MRSA* | Bakterizid, **Cave:** Nephrotoxizität und Myelosuppression |
| Clindamycin<br>3 × 600 mg/d | MSSA, MRSA* | Bakteriostatisch, **Cave:** *C. difficile*-assoziierte Diarrhö bei prolongierter Anwendung; additive Gabe bei STSS zur Hemmung der Toxinbildung |
| Linezolid<br>2 × 600 mg/d p. o. | MRSA | Bakteriostatisch, bei MRSA-Pneumonie Vancomycin gleichwertig, **Cave:** Neuropathie und Myelotoxizität bei längerer Gabe; additive Gabe bei STSS zur Hemmung der Toxinbildung |
| Doxycyclin<br>2 × 100 mg/d p. o. | MSSA, MRSA* | Bakteriostatisch, Reservesubstanz – jedoch oralen β-Laktamen deutlich zu bevorzugen |
| Substanzen zur Kombinationstherapie bei Endokarditis, Fremdkörperinfektionen oder im Rahmen oraler Sequenztherapie | | |
| Rifampicin<br>2 × 450 mg/d p. o. | MSSA, MRSA* | Aufgrund rascher Resistenzentwicklung nicht als Monotherapie einsetzbar, meist kombiniert mit Zellwand-aktiver Substanz oder Fluorchinolon; **Cave:** multiple Medikamenten-Interaktionen und Hepatotoxizität |
| Fosfomycin<br>3 × 5 g/d i. v. | MSSA, MRSA* | **Cave:** hoher Natrium-Gehalt |

Dosisangaben für normale Nieren-/Leberfunktion, * Sensibilität in Resistenztestung vorausgesetzt. STSS = Staphylococcal Toxic Shock-Syndrom; d = Tag

**15**

## 15.15 Welche Qualitätsindikatoren (Standards-of-care) sind bei der Versorgung von Patienten mit *S. aureus*-Bakteriämie wichtig und können zu einem besseren Behandlungsergebnis führen?

- Abnahme von Kontroll-Blutkulturen alle 48 h zur Dokumentation der Blutkultur-Sterilisierung
- Durchführung einer transösophagealen Echokardiografie bei allen Patienten mit ambulant erworbener oder komplizierter *S. aureus*-Bakteriämie oder prädisponierenden Faktoren für eine Endokarditis
- Frühzeitiges Entfernen infizierter Katheter oder Fremdkörper, adäquate Fokus-Sanierung/-Drainage
- Behandlung der Methicillin-sensiblen *S. aureus*-Bakteriämie mit einem β-Laktam-Antibiotikum
- Adäquate Therapiedauer, d. h. 2 Wochen bei unkomplizierter, ≥ 4–6 Wochen bei komplizierter *S. aureus*-Bakteriämie

Bereits länger ist bekannt, dass die Adhärenz an diese Qualitätsindikatoren über die Mitbetreuung der Patienten durch einen infektiologischen Konsiliardienst verbessert werden kann. Eine ganze Reihe neuerer Studien weist nun darauf hin, dass zudem die Sterblichkeit der Patienten durch Einbeziehung eines infektiologischen Konsiliardienstes um 40–50 % gesenkt werden kann (Rieg und Küpper, 2016).

## 15.16 Welche Präventionsstrategien für *S. aureus*-Katheterinfektionen sind sinnvoll?

Mehrere Studien haben gezeigt, dass die Implementierung sog. „Catheter Bundles" zu einer deutlichen Reduktion Katheter-assoziierter Bakteriämien führt. Die bei Katheteranlage vorgesehenen Maßnahmen umfassen:
- Sorgfältige Händehygiene
- Bei Anlage zentralvenöser Katheter strikte aseptische Kautelen (langärmeliger steriler Kittel, Haube, Mund-Nasen-Schutz, sterile Handschuhe sowie große sterile Abdecktücher), Hautdesinfektion mit Chlorhexidin-haltiger Lösung
- Vermeidung femoraler Katheterlagen
- Wichtig (und oftmals vernachlässigt): tägliche Evaluation der Katheter-Notwendigkeit und ggf. frühzeitige Katheter-Entfernung

## 15.17 Was ist die Rationale für eine *S. aureus*-Dekolonisierungsbehandlung?

Durch eine Dekolonisierung soll das Risiko postoperativer oder periinterventioneller *S. aureus*-Infektionen durch das nasal kolonisierende Isolat reduziert werden. Die Wirksamkeit des Ansatzes wurde in einer randomisierten, Placebo-kontrollierten Studie erbracht, in der nach präoperativer Dekolonisierung ein signifikanter Rückgang von postoperativen *S. aureus*-Wundinfektionen (relatives Risiko 0,42; für tiefe postoperative Infektionen relatives Risiko 0,21) gezeigt werden konnte (Bode et al. 2010).

**15**

*S. aureus*-besiedelte Patienten-Subgruppen, die hiervon vermutlich am meisten profitieren sind:

- Patienten vor großen Herz-Thorax-chirurgischen operativen Eingriffen (Nähe des Operationssitus/-Wunde zu nasaler *S. aureus*-Nische)
- Hämodialyse-/CAPD-Patienten vor Operationen und Katheter-Anlagen
- Nach neueren Studien könnten auch Patienten vor endoprothetischem Knie- und Hüftgelenks-Ersatz profitieren (Schweizer et al. 2015).

## 15.18  Wie wird eine *S. aureus*-Dekolonisierung durchgeführt?

Abhängig vom Kolonisierungsmuster ist eine staphylozide Behandlung im Bereich des Nasenvorhofs und ggf. des Rachens und des Integuments anzustreben. Methode der Wahl und zudem einer systemischen Therapie überlegen ist die topische Dekolonisierung. Am meisten Erfahrung besteht mit einem 5-tägigen Dekolonisierungsprotokoll bestehend aus

- Mupirocin-Nasensalbe 3 × täglich
- Octenidin-haltige Rachenspülung 3 × täglich
- Octenidin-haltige Ganzkörperwaschungen 1 × täglich (in den USA stattdessen häufig Verwendung von Chlorhexidin-haltigen Externa)

Für dieses aus der MRSA-Dekolonisierung stammende Protokoll darf eine vergleichbare MSSA-Dekolonisierungseffizienz postuliert werden. In MRSA-Studien zeigte sich eine negative Abstrichdiagnostik 1 Woche nach topischer Dekolonisierungsbehandlung bei ca. 90 % der Behandelten. Im längeren Follow-up (nach einigen Monaten) blieben ~60 % der Behandelten MRSA-negativ in den Kontroll-Abstrichen (Ammerlaan at al. 2009).

PRAXISTIPP

Unterstützende Umgebungsmaßnahmen sind zur Vermeidung einer Re-Kolonisierung von Patienten-nahen Utensilien unerlässlich:
- Desinfektion Gebiss, Kamm, Brille und Hörgerät
- Täglich Textilien und Gegenstände, die mit Haut oder Schleimhaut Kontakt haben, wechseln/waschen (Bekleidung, Bettwäsche, Handtücher, Waschlappen)
- Verwendung Deo-Spray anstatt Deo-Roller, Verwendung Einmal-Zahnbürsten

## 15.19  Gibt es Strategien bei Versagen der topischen Dekolonisierungsbehandlung?

Nach zweimaligem Dekolonisierungsversagen kann eine kombinierte topische und systemische Dekolonisierungsbehandlung erwogen werden. Hierbei wird zusätzlich (und zeitgleich) eine orale Therapie mit Cotrimoxazol, Clindamycin oder Doxycyclin (eventuell jeweils in Kombination mit Rifampicin) eingesetzt. Zudem sollte eine Abstrichdiagnostik bei engen Kontaktpersonen/Familienangehörigen durchgeführt werden.

INFO

Prädiktoren für ein Versagen der Dekolonisierung sind Wunden und Hautalteration, einliegende Katheter sowie eine Kolonisierung des Rachens.

15

**Weiterführende Literatur**

Ammerlaan HSM, Kluytmans J, Wertheim HFL et al. Eradication of Methicillin-Resistant Staphylococcus aureus Carriage: A Systematic Review. Clinical Infect Dis, 2009; 48: 922–30.

Bode LG, Kluytmans JA, Wertheim HF et al. Preventing surgical-site infections in nasal carriers of Staphylococcus aureus. N Engl J Med, 2010; 362: 9–17.

European Centre for Disease Prevention and Control. Antimicrobial resistance surveillance in Europe 2014. Annual Report of the European Antimicrobial Resistance Surveillance Network (EARS-Net). Stockholm: ECDC; 2015.

Kahl BC, Becker K, Löffler B. Clinical Significance and Pathogenesis of Staphylococcal Small Colony Variants in Persistent Infections. Clin Microbiol Rev, 2016; 29 (2): 27 401–427.

Köck R, Werner P, Friedrich AW et al. Persistence of nasal colonization with human pathogenic bacteria and associated antimicrobial resistance et al. New Microbes New Infect, 2015; 9: 24–34.

Köck R, Mellmann A, Schaumburg F et al. The epidemiology of methicillin-resistant Staphylococcus aureus (MRSA) in Germany. Dtsch Arztebl Int, 2011; 108 (45): 761–767.

Laupland KB, Church DL, Mucenski M et al. Population-based study of the epidemiology of and the risk factors for invasive Staphylococcus aureus infections. J Infect Dis, 2003; 187 (9): 1452–1459.

Miller LS, Cho JS. Immunity against Staphylococcus aureus cutaneous infections. Nat Rev Immunol, 2011; 11 (8): 505–518.

Rieg S, Joost I, Weiß V, Peyerl-Hoffmann G et al. Combination antimicrobial therapy in patients with Staphylococcus aureus bacteraemia-a post hoc analysis in 964 prospectively evaluated patients. Clin Microbiol Infect, 2016; S1198–743X(16)30370–6.

Rieg S, Kaasch A. Kontroversen im Management schwerer Staphylokokken-Infektionen. Dtsch Med Wochenschr, 2017; im Druck.

Rieg S, Küpper MF. Infectious diseases consultations can make the difference: a brief review and a plea for more infectious diseases specialists in Germany. Infection, 2016; 44 (2): 159–166.

Robert Koch-Institut, Epidemiologisches Bulletin Nr. 31, 3. August 2015

Schweizer ML, Chiang HY, Septimus E et al. Association of a bundled intervention with surgical site infections among patients undergoing cardiac, hip, or knee surgery. JAMA, 2015; 313 (21): 2162–2171.

Wertheim HFL, Melles DC, Vos MC et al. The role of nasal carriage in Staphylococcus aureus infections. Lancet Infect Dis, 2005; 5: 751–762.

15

# 16 *Clostridium difficile*-Infektion

N. Jazmati, M. Vehreschild

## Mikrobiologie und Ätiopathogenese

N. Jazmati

### 16.1 Was ist *C. difficile* und welche Virulenzfaktoren kennen Sie?

*Clostridium difficile* ist ein obligat anaerob wachsendes, grampositives Stäbchenbakterium. C. *difficile* ist in der Lage Sporen zu bilden, die eine hohe Toleranz gegenüber Wärme, Austrocknung und auch chemischen Substanzen wie Desinfektionsmitteln besitzen. C. *difficile*-Sporen können auf unbelebten Flächen bis zu 5 Monate persistieren.

Virulenzfaktoren:

- Hauptvirulenzfaktor ist die **Bildung von Enterotoxin A und Cytotoxin B.**
- Einige C. *difficile*-Stämme können zusätzlich ein drittes Toxin, das binäre Toxin, bilden. Die Rolle des binären Toxins in der Entstehung der CDI ist bislang noch nicht vollständig geklärt.
- Sporenbildung.
- Intrinsische Resistenz gegen Breitspektrumantibiotika.

**INFO**
Humanpathogene C. *difficile*-Stämme produzieren meist Toxin A und Toxin B, einige Stämme aber auch ausschließlich Toxin B.
Stämme, die nur Toxin A bilden, gelten als **nicht** humanpathogen.

### 16.2 Wo kommt *C. difficile* vor und wie wird es übertragen?

Das natürliche Habitat von C. *difficile* ist der **Dickdarm von Tieren und Menschen.** Die Sporen von C. *difficile* sind darüber hinaus ubiquitär in der Umwelt verbreitet und können insbesondere aus dem Erdboden und Oberflächenwasser, aber auch aus Nahrungsmitteln isoliert werden.

Die **Übertragung** von C. *difficile* erfolgt fäkal-oral. Symptomatische Patienten scheiden umweltresistente Sporen mit dem flüssigen Stuhl in großen Mengen aus. Diese werden dann direkt (Patientenkontakt) oder indirekt (über unbelebte Flächen) auf andere Patienten übertragen.

## 16.3 Wie ist der Pathomechanismus einer *Clostridium difficile*-Infektion?

- Wird die physiologische Darmflora eines Patienten z. B. durch die Gabe von Antibiotika gestört, kann sich C. *difficile* im Kolon ansiedeln und vermehren. Es ist nicht geklärt, warum einige Menschen eine asymptomatische Kolonisation entwickeln und andere eine manifeste Erkrankung.
- Eindeutig belegt ist aber, dass die Bildung von Toxinen eine übergeordnete Rolle spielt und essenziell für die Entstehung der Erkrankung ist. Die von C. *difficile* produzierten Toxine A und B binden an der Oberfläche der Kolonepithelzellen an einen noch weitestgehend unbekannten Rezeptor.
- Über eine Signaltransduktion kommt es zur Öffnung der Zell-Zell-Verbindungen (Tight Junctions) im Epithelzellverband. Direkte Folgen dieser Barriere-Störung sind eine Flüssigkeits- und Eiweißverschiebung ins Darmlumen mit daraus resultierenden Durchfällen.
- Durch Bindung der Toxine an der Unterseite der Epithelzellen werden der direkte Zelltod der Epithelzellen und eine Zytokinausschüttung induziert. Dies kann zu einer intensiven Entzündungsantwort mit massiver Neutrophileneinwanderung führen, die im Falle einer Pankolitis schwerste, auch systemische Entzündungsreaktionen bis hin zur Sepsis, auslösen kann.
- Über eine Ausschüttung von Stickstoff (NO) kann es zu einer übermäßigen Muskelrelaxation des Darms kommen, die sich klinisch in einem toxischen Megakolon äußern kann.

MERKE
Die Toxine lösen die Erkrankung aus, nicht das Bakterium!

## Epidemiologie
N. *Jazmati*

### 16.4 Was wissen Sie zur aktuellen Epidemiologie der *C. difficile*-Infektion?

Seit Anfang der Jahrtausendwende wird in der industriellen Welt nicht nur über eine deutliche Zunahme der Inzidenz von C. *difficile*-Infektionen (CDI), sondern auch der Schwere der Infektion mit steigender Morbidität und Mortalität berichtet.

Die Inzidenz in Deutschland wird aktuell auf etwa 5–20 Fälle pro 100.000 Einwohner geschätzt. Da keine generelle Meldepflicht besteht, sind genauere Abschätzungen nicht möglich. Dahingegen liegt die Inzidenz in den USA bei etwa 150 Fällen pro 100.000 Einwohner.

Die CDI galt lange Zeit als klassische Krankenhaus-assoziierte Erkrankung. In den letzten Jahren sind allerdings immer mehr ambulante Fälle von teilweise auch schweren CDI aufgetreten. Aktuelle Zahlen dokumentieren einen Anteil von ambulant erworbener CDI in Europa von 14 % und in den USA von bis zu 35 %.

16

**INFO**

Die CDI stellt aktuell in den USA mit 12,5 % die häufigste nosokomiale Infektion dar und ist im Report des Centers for Disease Control and Prevention (CDC) aus dem Jahr 2013 der höchsten Warnstufe zugeordnet worden. In Deutschland lag die CDI im Jahr 2013 mit 6,4 % aller Krankenhaus-assoziierten Infektionen auf Platz vier hinter postoperativen Wund-, Harnwegs- und Atemwegsinfektionen.

**MERKE**

Steigende Inzidenz und Zunahme der Schwere von CDI in den letzten 15 Jahren. Aktueller Trend: ambulant erworbene Infektionen nehmen zu!

## 16.5 Wie ist eine nosokomial erworbene *C. difficile*-Infektion (CDI) im Vergleich zu einer ambulant erworbenen CDI definiert?

Eine CDI gilt als **nosokomial** erworben, wenn die Symptomatik im Krankenhaus über 48 h nach Krankenhausaufnahme (hospital-onset) oder innerhalb von 4 Wochen nach einem Krankenhausaufenthalt einsetzt (community-onset).

Als **ambulant** erworben gilt eine CDI, wenn die Symptomatik ambulant beginnt und der Patient in den letzten 12 Wochen keinen stationären Krankenhausaufenthalt (für mindestens 1 Nacht) hatte.

Patienten mit ambulantem Beginn der Symptomatik und Krankenhausaufenthalt vor über 4 und unter 12 Wochen sind derzeit als nicht klassifiziert (bzw. intermediär) einzustufen.

## 16.6 Was sind die Gründe für die steigende Inzidenz und Mortalität von *C. difficile*-Infektionen?

Neben dem **demografischen Wandel** ist insbesondere die generelle **Zunahme des Antibiotikaeinsatzes** in der westlichen Welt ein wichtiger Grund für die steigende Inzidenz von *C. difficile*-Infektionen (CDI). Ebenfalls wird die verbesserte Diagnostik und die Zunahme der Testung auf *C. difficile* bei Auftreten von Durchfällen für die steigenden Zahlen mitverantwortlich gemacht.

Darüber hinaus sind die steigende Inzidenz und die erhöhte Mortalität der CDI mit dem **Auftreten von neuen, als hypervirulent definierten *C. difficile*-Stämmen** assoziiert. Hier ist seit einem Ausbruch in Kanada im Jahr 2003 die weltweite Ausbreitung des *C. difficile*-Stammes mit dem Ribotyp 027 hervorzuheben.

## 16.7 Was macht den *C. difficile*-Stamm Ribotyp 027 so besonders?

Der *C. difficile*-Stamm Ribotyp 027 ist seit dem erstmaligen Auftreten in Kanada im Jahr 2003 Ursache weltweiter Ausbrüche von *C. difficile*-Infektionen mit z. T. erheblicher Mortalität und Morbidität. Mittlerweile ist *C. difficile*-Ribotyp 027 in Europa bei *C. difficile*-Infektionen der am häufigsten auftretende Stamm (19 %).

Folgende Merkmale charakterisieren den *C. difficile*-Ribotyp 027:

- **Vermehrten Sporulation** (wird für die erhöhte Ausbruchstendenz verantwortlich gemacht)
- Erhöhte Expression von Toxin A (16-fach) und Toxin B (23-fach)

**16**

- Bildung des **binären Toxins**
- Die Toxine A und B des Ribotyp 027 weisen experimentell eine erhöhte Aktivität auf
- Bei einer CDI mit Ribotyp 027 ist eine erhöhte Tendenz zu rezidivierenden und schweren Verläufen zu verzeichnen.
- Zusätzliche **Resistenz gegen Moxifloxacin und Erythromycin**

## 16.8 Was wissen Sie über die asymptomatische Besiedlung mit *C. difficile*?

Übersicht Besiedlungsraten ▶Tab. 16.1

- Gesunde Neugeborene weisen in der normalen Darmflora in 40–50 % toxinbildende *C. difficile* auf. Ein fehlender oder unausgereifter Rezeptor an den Darmepithelzellen wird als mögliche Ursache für die ausbleibende Symptomatik bei Kindern unter einem Jahr gesehen. Aus diesem Grund macht eine Testung auf *C. difficile* in diesem Patientenkollektiv (auch bei Durchfällen) nur in Ausnahmefällen Sinn.
- Gesunde Erwachsene weisen eine Besiedlungsrate von etwa 2–5 % auf, wobei sich diese nach einer Krankenhausaufnahme auf bis zu 30 % erhöht.
- Bewohner von Altenheimen sind im Vergleich zur Normalbevölkerung deutlich häufiger mit toxinbildenden *C. difficile* besiedelt (bis 50 %).

Ob sich eine asymptomatische Besiedlung mit *C. difficile* protektiv (durch Immunisierung) oder risikosteigernd auf das Auftreten einer CDI auswirkt, ist noch umstritten und Gegenstand aktueller Studien.

**Tab. 16.1 Übersicht Besiedlungsraten mit *C. difficile* in den unterschiedlichen Patientenkollektiven**

| Patientenkollektiv | Besiedlungsrate |
|---|---|
| Normalbevölkerung | 2–5 % |
| Neugeborene | Bis zu 50 % |
| Patienten im Krankenhaus | Bis zu 30 % |
| Patienten in Pflegeheimen | 50 % |

**INFO**

Die Rolle von asymptomatischen *C. difficile*-Trägern in der Ausbreitung von *C. difficile*-Infektionen im Krankenhaus wird aktuell kontrovers diskutiert. Asymptomatische Träger scheiden zwar Sporen von *C. difficile* aus, allerdings in deutlich geringerer Menge als Patienten mit Durchfällen. Ein Screening auf *C. difficile* bei Krankenhausaufnahme wird derzeit in Deutschland nicht praktiziert. Ebenfalls werden bekannte asymptomatische Träger von *C. difficile* derzeit weder isoliert noch therapiert.

**16**

# Diagnostik

N. Jazmati

## 16.9 Wie ist eine *Clostridium difficile*-Infektion definiert?

Eine *Clostridium difficile*-Infektion (CDI) ist definiert durch den mikrobiologischen **Nachweis von toxinproduzierenden *C. difficile*** aus dem Stuhl eines Patienten **und** dem zeitgleichen Vorhandensein einer **typischen CDI-Symptomatik** (Durchfall, Ileus oder toxisches Megakolon). Darüber hinaus kann auch ohne den mikrobiologischen Nachweis von *C. difficile* eine CDI durch den endoskopischen Nachweis einer **pseudomembranösen Kolitis** festgestellt werden.

> **MERKE**
> Der alleinige mikrobiologische Nachweis von toxinbildenden *C. difficile* im Stuhl definiert **keine** *C. difficile*-Infektion!

## 16.10 Welche diagnostischen Maßnahmen leiten Sie bei Verdacht auf eine *C. difficile*-Infektion ein?

- Zur Diagnostik einer CDI ist eine mikrobiologische Stuhluntersuchung zum Nachweis von *C. difficile* notwendig.
- Bei Patienten mit Ileus und hochgradigem Verdacht auf eine CDI kann alternativ ein Rektalabstrich verwendet werden.
- Bei schweren Fällen und hohem klinischen Verdacht auf eine CDI kann eine Sigmoidoskopie mit Nachweis einer pseudomembranösen Kolitis auch ohne mikrobiologischen Nachweis von *C. difficile* zu einer raschen Diagnosesicherung und Einleitung der spezifischen Therapie führen.
- Andere bildgebende Verfahren (Sonografie, CT) können einen klinischen Verdacht erhärten, müssen aber immer durch einen mikrobiologischen Nachweis von *C. difficile* aus einer Stuhlprobe bestätigt werden.
- Die Bestimmung von Leukozyten (> 15.000/µl), Albumin (< 30 g/l) und Serum-Kreatinin (Anstieg um > 50 % des Ausgangswerts) können dabei helfen den Schweregrad einer CDI einzuschätzen.

## 16.11 Welche grundsätzlichen mikrobiologischen Nachweismöglichkeiten von *C. difficile* gibt es, und was sind die Vor- bzw. Nachteile der einzelnen Verfahren?

Es werden in Deutschland in den mikrobiologischen Laboren teilweise sehr unterschiedliche Testmethoden zum Nachweis von *C. difficile* verwendet. Zur Therapieentscheidung, dem Abwägen von Differenzialdiagnosen und der Beurteilung diagnostischer Lücken sollte der Kliniker mit den aktuellen Standards vertraut sein.

Die aktuell verfügbaren diagnostischen Tests zum Nachweis von *C. difficile* lassen sich in vier große Gruppen einteilen:

- **Kultureller Nachweis (toxigene Kultur):** Der kulturelle Nachweis von *C. difficile* ist eines der ältesten Testverfahren und galt lange Zeit als Goldstandard in der Diagnostik von *C. difficile*. Da auch Stämme isoliert werden, die kein Toxin bilden, muss ein Toxin A/B-Nachweis aus den Isolaten angeschlossen werden. Aufgrund der benötigten Inkubationszeit von 48–72 h ist die Kultur heutzutage fast

**16**

vollständig aus der Akutdiagnostik verschwunden. Ihren Stellenwert hat die Kultur heute insbesondere für die Untersuchung von Ausbruchssituationen, zur Klärung wissenschaftlicher sowie epidemiologischer Fragestellungen und Resistenztestung.

- **Nachweis der Toxine A und B:** Der Nachweis von Toxin A/B aus dem Stuhl wird in Deutschland üblicherweise durch kommerzielle Immunoassays (ELISA) geführt. Diese Verfahren liefern innerhalb weniger Stunden, relativ kostengünstig und mit verhältnismäßig geringem Aufwand ein Ergebnis. Allerdings liegt die Sensitivität dieser Verfahren im Vergleich zur Kultur bei nur etwa 60 %. Da die Spezifität aber sehr gut ist (98 %) und es gezeigt werden konnte, dass Patienten mit einem Toxin-Nachweis schwerere klinische Verläufe aufweisen, wird dieses Testverfahren heute in Kombination mit einem weiteren hochsensitiven Verfahren als Bestätigungstest eingesetzt.
- **Nachweis des Common Antigens Glutamatdehydrogenase (GDH):** GDH ist ein Antigen, welches in allen *Clostridium difficile*-Stämmen vorkommt. Es kann ähnlich den Toxinen mittels Immunoassay schnell und kostengünstig im Stuhl von Patienten nachgewiesen werden. Dabei zeigt dieses Testverfahren mit über 95 % eine besonders hohe Sensitivität und eignet sich somit sehr gut als Screeningtest. Da mit diesem Test nicht zwischen toxinbildenden und nicht toxinbil-

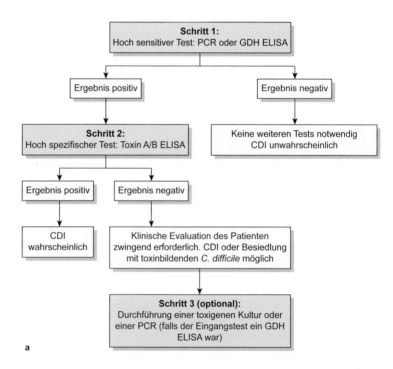

**a**

Abb. 16.1a  Von der European Society of Clinical Microbiology and Infectious Diseases (ESCMID) empfohlene Algorithmen zur Diagnostik einer CDI (CDI: *Clostridium difficile*-Infektion; GDH: Glutamatdehydrogenase; NAAT: Nucleic Acid Amplification Rest; TC: Toxigenic Culture; Tox A/B: Toxin A/B; EIA: Enzyme Immunoassay) [H033–001; L231]

denden Stämmen unterscheiden kann, muss im positiven Falle ein weiterer Test zum Nachweis der Toxinbildung angeschlossen werden.

- **Nachweis von Toxin-Genen mittels PCR:** In den letzten Jahren sind eine Fülle an kommerziellen PCRs zum Nachweis der Toxin-Gene A und B auf den Markt gekommen. Da es humanpathogene Stämme gibt, die nur das Toxin B produzieren, sollte darauf geachtet werden, dass eine PCR verwendet wird, die nicht ausschließlich das Toxin A-Gen nachweist. Da die PCR mit teilweise sehr geringem Aufwand ein Ergebnis in unter 1 h liefern kann, wird dieses Testverfahren trotz des vergleichsweise hohen Preises immer populärer. Die PCR zeichnet sich durch eine extrem hohe Sensitivität aus, die sogar die Sensitivität der Kultur übersteigt. Wegen der hohen Sensitivität der PCR werden aktuell deutlich mehr *C. difficile* in Stuhlproben gefunden als in den Jahren zuvor. Die Spezifität eines positiven PCR-Ergebnisses ist deswegen stark umstritten und es wird empfohlen, die PCR im positiven Falle mit einem spezifischen Testverfahren (Toxin-Nachweis) zu bestätigen.

Zusammenfassend lässt sich sagen, dass aktuell kein mikrobiologisches Nachweisverfahren eine *C. difficile*-Infektion sicher diagnostizieren bzw. zwischen einer Besiedlung und einer Infektion unterscheiden kann. Es wird deswegen eine Kombination aus einem hochsensitiven Screeningverfahren (PCR oder GDH-Nachweis) und einem hochspezifischen Nachweisverfahren (Nachweis von freiem Toxin A/B oder Kultur) empfohlen (▶ Abb. 16.1).

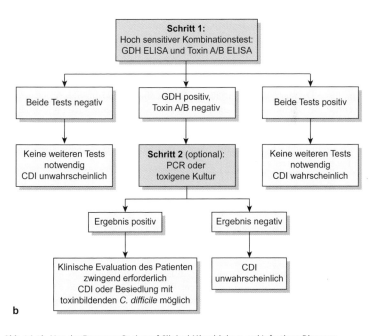

**b**

**16**

Abb. 16.1b Von der European Society of Clinical Microbiology and Infectious Diseases (ESCMID) empfohlene Algorithmen zur Diagnostik einer CDI (CDI: *Clostridium difficile*-Infektion; GDH: Glutamatdehydrogenase; NAAT: Nucleic Acid Amplification Rest; TC: Toxigenic Culture; Tox A/B: Toxin A/B; EIA: Enzyme Immunoassay) [H033–001; L231]

PRAXISTIPP

Wenn aus dem mikrobiologischen Befund nicht ersichtlich ist, welches Verfahren zum Nachweis von *C. difficile* verwendet wurde, fragen Sie im Labor nach! Diskutieren Sie ggf. die Ergebnisse und deren Interpretation mit dem Mikrobiologen.

MERKE

Die Sensitivität der verschiedenen Nachweisverfahren differiert immens (PCR > Kultur > Toxin-Nachweis), ebenso die Spezifität (Toxin-Nachweis > Kultur > PCR)! Aktuell kann kein Labortest zwischen einer Besiedlung und einer Infektion effektiv unterscheiden, sodass die kritische klinische Evaluation des Patienten einen hohen Stellenwert bei der definitiven Diagnose einer *C. difficile*-Infektion hat.

### 16.12  Sie haben einen Patienten mit Durchfällen und dem Nachweis von *C. difficile* Toxin B-Gen mittels PCR. Der zusätzlich durchgeführte Immunoassay zum Toxinnachweis war negativ. Wie entscheiden Sie sich hinsichtlich einer Diagnosestellung und Therapieeinleitung?

Der Patient hat Durchfälle und den Nachweis von toxinbildenden *C. difficile* (in der PCR). Somit sind die Kriterien zur Definition einer *C. difficile*-Infektion erfüllt. Der direkte Toxin-Nachweis im Immunoassay ist allerdings negativ. Patienten mit dieser Konstellation haben ein deutlich besseres Outcome als Patienten mit positivem direktem Toxin-Nachweis und weisen auch ohne spezifische Therapie selten schwere Verläufe auf.

In dieser Situation ist ein besonders kritischer klinischer Blick gefragt. Wenn der Patient keine anderen plausiblen Gründe (Laxantien, Chemotherapie, chronische entzündliche Darmerkrankungen) für die Durchfälle hat und zusätzlich in der Vergangenheit mit einem Antibiotikum behandelt worden ist, kann auch ohne direkten Toxin-Nachweis die Diagnose einer *C. difficile*-Infektion gestellt werden. Die Indikation zur spezifischen Behandlung ist damit dann grundsätzlich gegeben – auch wenn bei sehr milder Symptomatik ohne Komorbidität eine zunächst abwartende Haltung gerechtfertigt ist.

### 16.13  Wann testen Sie den Stuhl eines CDI-Patienten nach Einleitung einer spezifischen Therapie erneut („test of cure")?

Gar nicht. Nach Einleiten einer CDI-spezifischen Therapie scheiden auch bei vollständiger klinischer Heilung bis zu 30 % aller Patienten weiterhin toxinbildende *C. difficile* aus.

Die Entscheidung einer Entisolation im Krankenhaus wird deswegen ausschließlich anhand der klinischen Situation getroffen. Wenn Patienten nach einer CDI keine Durchfälle mehr haben und kontinent sind, können die Isolationsmaßnahmen nach 48 h unabhängig von einem mikrobiologischen Test aufgehoben werden.

Sollte ein Patient nach einer erfolgreich therapierten CDI (mindestens 10 Tage Therapie!) erneut Durchfälle entwickeln oder aber trotz abgeschlossener Therapie nach 10 Tagen keine Besserung der Symptomatik aufgetreten sein, kann eine erneute Testung auf *C. difficile* zur Differenzialdiagnostik sinnvoll sein. Dabei gilt dennoch, dass ein positives Testergebnis vor dem Hintergrund der hohen Besiedlungsraten nach Infektion besonders kritisch zu hinterfragen ist und ggf. durch weitere Untersuchungen ergänzt werden sollte.

**MERKE**
Kein „test of cure" nach einer therapierten CDI!

# Klinik

*M. Vehreschild*

### 16.14 Welche Informationen aus der Anamnese lassen eine *Clostridium difficile*-Infektion wahrscheinlich erscheinen?

Fast alle Patienten berichten über eine erst kürzlich begonnene oder beendete Antibiotikatherapie. Wurden keine Antibiotika verabreicht, sind andere Ursachen erst einmal wahrscheinlicher für die bestehende Symptomatik verantwortlich. Weitere wichtige Risikofaktoren sind Alter > 65 Jahre, viele oder lange vorhergehende Aufenthalte in Krankenhäusern oder Pflegeheimen, ausgeprägte Multimorbidität und Immunsuppression.

**MERKE**
Ohne vorhergehende Antibiotikatherapie ist ein *C. difficile*-Infektion unwahrscheinlich!

### 16.15 Was sind die typischen Symptome einer *Clostridium difficile*-Infektion?

Das Spektrum der Symptomatik reicht von Diarrhöen (Definition: ≥ 3 ungeformte Stuhlgänge in 24 h) über die Entwicklung einer ausgeprägten Entzündung der Dickdarmmukosa mit Nachweis von Pseudomembranen bis zum Ileus mit toxischem Megakolon und potenziell tödlichem Ausgang.

### 16.16 Wodurch zeichnet sich eine schwere Infektion zusätzlich aus?

Eine schwere Infektion zeichnet sich aus durch eine Darmwandverdickung oder Distension des Lumens über 6 cm, durch Fieber, blutige Stuhlgänge oder eine Ileussymptomatik. Laborchemisch sprechen folgende Parameter für einen schweren Verlauf: deutliche Leukozytose, Kreatininanstieg, Laktatanstieg und Abfall des Serumalbumins.

### 16.17 Welche behandlungsbedürftigen klinischen Zustände resultieren aus einer *Clostridium difficile*-Infektion?

Durch die Diarrhöen bzw. dem Verlust der Flüssigkeit in den 3. Raum im Rahmen eines Ileus kann es zu einer ausgeprägten Dehydratation mit Hypokaliämie und Somnolenz kommen. Da die betroffenen Patienten meist fortgeschrittenen Alters sind, kann eine solche Dehydratation nur schlecht kompensiert werden.

**16**

Weitere gefürchtete Komplikation sind die schwere pseudomembranöse Kolitis und das toxische Megakolon, die bei ungünstigem Verlauf in einer Perforation des Kolons kulminieren können.

### 16.18 Wie häufig kommt es nach erfolgreicher Behandlung einer *Clostridium difficile*-Infektion zu einem Rückfall?

Rückfälle treten in 20–25 % der mit Metronidazol oder Vancomycin behandelten Patienten auf. Nach einer Therapie mit Fidaxomicin liegt die Rückfallrate knapp 10 % niedriger.

## Therapie
*M. Vehreschild*

### 16.19 Was ist die Therapie der Wahl bei einer nicht schwer oder kompliziert verlaufenden Infektion mit *C. difficile*?

Ist die Symptomatik nur sehr schwach ausgeprägt, kann in dieser Situation eine Heilung oft bereits durch Absetzen des auslösenden Antibiotikums erzielt werden. Sollte dies nicht gelingen oder ein Absetzen des auslösenden Antibiotikums den Patienten ebenfalls gefährden, so wird eine Therapie mit oralem Metronidazol empfohlen.

### 16.20 Was ist die Therapie der Wahl bei einer schwer oder kompliziert verlaufenden Infektion mit *C. difficile*?

In dieser Situation kann mit oralem Vancomycin oder mit Fidaxomicin behandelt werden. Sollte eine orale Therapie nicht möglich sein, sollte Vancomycin über eine Magensonde verabreicht werden. Dazu können die normalerweise zur iv-Applikation gedachten Ampullen verwendet werden. Zusätzlich sollte eine intravenöse Therapie mit Metronidazol erfolgen. Dies wird aus dem Blutkreislauf in das Kolon sezerniert, sodass im Darmlumen auch nach intravenöser Gabe wirksame Spiegel erwartet werden können.

**MERKE**
Leichte Erkrankung → Metronidazol, schwere oder komplizierte Erkrankung → Vancomycin oder Fidaxomicin!

### 16.21 Welchen Stellenwert hat die empirische Therapie der Infektion mit *C. difficile*?

Eine Therapie sollte grundsätzlich erst bei Vorliegen des positiven mikrobiologischen Befunds in Kombination mit entsprechenden Symptomen erfolgen. Daher hat die empirische Therapie keinen Stellenwert.

**16**

### 16.22 Wie behandeln Sie die rezidivierende *C. difficile*-Infektion?

Die rezidivierende C. *difficile*-Infektion kann mit oralem Vancomycin über 10 Tage oder ausschleichend dosiert behandelt werden. Alternativ kann eine Therapie mit oralem Fidaxomicin erfolgen. Bei multiplen Rezidiven kann auch eine sog. „Stuhltransplantation" oder „Fäkaler Mikrobiotatransfer" diskutiert werden. Dabei wird die Darmflora eines gesunden Spenders in den Darm des Patienten übertragen.

### 16.23 Was sollte bei Vorliegen eines toxischen Megakolons beachtet werden?

In dieser Situation ist ein chirurgisches Konsil einzuholen, da Perforationsgefahr besteht. Zur Vermeidung dieses Ereignisses kann es notwendig sein, eine Kolektomie durchzuführen.

## Hygiene und Meldepflicht

N. Jazmati

### 16.24 Welche hygienischen Maßnahmen müssen bei Auftreten einer *C. difficile*-Infektion bei einem Patienten im Krankenhaus ergriffen werden?

Zur Minimierung der Transmission von C. *difficile* wird generell Folgendes empfohlen:

- **Isolation:** Einzelzimmerisolation bei Patienten mit (unkontrollierten) Durchfällen. Wenn nicht möglich, sollte mindestens eine eigene Toilette zur Verfügung stehen. Die Patienten sind angehalten, nach jedem Toilettengang die Hände gründlich zu waschen und zu desinfizieren.
- **Entisolation:** Die Patienten können entisoliert werden, sobald die klinische Symptomatik abgeklungen ist (praktiziert wird hier häufig die Entisolation 48 h nach dem letzten ungeformten Stuhlgang). Patienten, die verwirrt sind und die Umgebung unkontrolliert mit Stuhl kontaminieren, müssen für den gesamten stationären Aufenthalt isoliert bleiben. Nach Aufheben der Isolationsmaßnahmen ist eine gründliche (sporozide) Endreinigung des Zimmers vorzunehmen.
- **Schutzkleidung:** Tragen von (unsterilen) Handschuhen und langärmeligen, geschlossenen Schutzkitteln mit Bündchen bei direktem Patientenkontakt (ärztliche Untersuchung, Pflegetätigkeit) und Ausziehen unmittelbar danach mit Entsorgung im Patientenzimmer.
- **Händedesinfektion:** strikte Händehygiene mit hygienischer Händedesinfektion nach jedem Patientenkontakt und insbesondere vor Verlassen des Patientenzimmers. Da die üblichen alkoholischen Händedesinfektionsmittel gegen bakterielle Sporen unwirksam sind, müssen die Hände zusätzlich gründlich mit Wasser und Seife gewaschen werden.
- **Desinfektion patientennaher Flächen:** Es wird zur Reduktion der Sporenlast eine tägliche Desinfektion der patientennahen Flächen mit Oxidantien (z. B. basierend auf 1 % Peressigsäure) empfohlen.

**16**

> **MERKE**
>
> - Entisolation in Abhängigkeit der klinischen Symptomatik.
> - Nicht die alkoholische Händedesinfektion, sondern das Händewaschen mit Wasser und Seife ist im Sinne einer Keimzahlreduktion von *C. difficile* und dessen Sporen wirksam und notwendig.

## 16.25   In welcher Situation besteht Meldepflicht einer *C. difficile*-Infektion? Ist der mikrobiologische Nachweis von *C. difficile* meldepflichtig?

Nach IFSG § 7 ist das Auftreten einer schweren C. *difficile*-Infektion durch den behandelnden Kliniker meldepflichtig. Dabei gelten zur Definition einer schweren Infektion die folgenden Kriterien:

- Stationäre Aufnahme wegen einer ambulant aufgetretenen CDI
- Tod durch CDI
- Verlegung auf eine Intensivstation wegen CDI
- Notwendigkeit einer Operation wegen CDI

Der mikrobiologische Nachweis von C. *difficile* ist nicht generell meldepflichtig. Von 2007 bis 2016 war der Nachweis des C. *difficile* Ribotyp 027 nach IFSG § 6 meldepflichtig (durch das Labor). Dies ist mit der Erneuerung der Richtlinien im Jahr 2016 aufgehoben worden.

················

**Weiterführende Literatur**

**Mikrobiologie und Ätiopathogenese**

Buffie CG, Bucci V, Stein RR et al. 2015. Precision microbiome reconstitution restores bile acid mediated resistance to Clostridium difficile. Nature. 517: 205–208.

Leffler DA, Lamont JT. 2015. Clostridium difficile infection. N Engl J Med. 372: 1539–1548.

**Epidemiologie**

Behnke M, Hansen S, Leistner R et al. 2013. Nosocomial infection and antibiotic use: a second national prevalence study in Germany. Dtsch Arztebl Int. 110: 627–633.

Davies KA, Longshaw CM, Davis GL et al. 2014. Underdiagnosis of Clostridium difficile across Europe: the European, multicentre, prospective, biannual, point-prevalence study of Clostridium difficile infection in hospitalised patients with diarrhoea (EUCLID). The Lancet. Infectious diseases. 14: 1208–1219.

Lessa FC, Mu Y, Bamberg WM et al. 2015. Burden of Clostridium difficile infection in the United States. N Engl J Med. 372: 825–834.

**Diagnostik**

Crobach MJ, Planche T, Eckert C et al. 2016. European Society of Clinical Microbiology and Infectious Diseases: update of the diagnostic guidance document for Clostridium difficile infection. Clin Microbiol Infect. 22 Suppl 4: S63–81.

**Klinik**

Debast SB, Bauer MP, Kuijper EJ 2014. European Society of Clinical Microbiology and Infectious Diseases: update of the treatment guidance document for Clostridium difficile infection. Clin Microbiol Infect. 20 Suppl 2: 1–26.

**Therapie**

Cornely OA, Nathwani D, Ivanescu C et al. 2014. Clinical efficacy of fidaxomicin compared with vancomycin and metronidazole in Clostridium difficile infections: a meta-analysis and indirect treatment comparison. J Antimicrob Chemother. 69: 2892–2900.

**16**

Debast SB, Bauer MP, Kuijper EJ 2014. European Society of Clinical Microbiology and Infectious Diseases: update of the treatment guidance document for Clostridium difficile infection. Clin Microbiol Infect. 20 Suppl 2: 1–26.

van Nood E, Vrieze A, Nieuwdorp M et al. 2013. Duodenal infusion of donor feces for recurrent Clostridium difficile. N Engl J Med. 368: 407–415.

**Hygiene und Meldepflicht**

Falldefinitionen des Robert Koch-Instituts zur Übermittlung von Erkrankungs- oder Todesfällen und Nachweisen von Krankheitserregern; Ausgabe 2016 gemäß § 4 Abs. 2 des Gesetzes zur Verhütung und Bekämpfung von Infektionskrankheiten beim Menschen (Infektionsschutzgesetz – IfSG)

Arbeitskreis „Krankenhaus- und Praxishygiene" der AWMF: Hygienemaßnahmen bei Vorkommen von Clostridium difficile; AWMF-Leitlinien-Register Nr. 029/040

16

# 17 Borreliose, Brucellose und Bartonellose

*J. Fischer*

## Borreliose

### 17.1 Wie hoch ist das Risiko, nach einem Zeckenstich an einer Borreliose zu erkranken?

Die Borreliose ist eine durch Zecken übertragene Erkrankung. In Deutschland tragen ca. 15 % aller Zecken (*Ixodes ricinus*) den Erreger *Borrelia burgdorferi* sensu lato in sich. In Europa sind bislang fünf Spezies bekannt: *B. burgdorferi* sensu stricto, *B. garinii*, *B. afzelii*, *B. spielmanii* und *B. bavariensis*. Die Bakterien werden über einen Zeckenstich in die Blutbahn der Menschen übertragen und könnten von dort aus Organe wie Haut, Herz, ZNS oder Gewebe wie z. B. Gelenke infizieren. Nach einem Stich durch eine infizierte Zecke beträgt die Infektionsrate ca. 4 %.

> **PRAXISTIPP**
> Zecken sollten umgehend mit einer Zange ohne Drehbewegung und Druck entfernt werden. Je früher sie entfernt werden, desto geringer ist das Infektionsrisiko. Das Auftragen von Öl oder anderen Substanzen ist nicht empfohlen. Stichstelle desinfizieren!

### 17.2 Was sind typische Symptome für eine Borreliose?

Bei der Borreliose werden frühe (Stadium I/II) und späte Stadien (Stadium III) unterschieden. Frühe Stadien können bereits nach ca. 10 Tagen bis zu 6 Monaten auftreten. Späte Stadien treten typischerweise nach 6 Monaten auf. Die Erkrankung muss nicht alle Stadien durchlaufen, sondern kann in jedem Stadium erstmals auftreten.

Typisch für das **frühe Stadium einer Borreliose (Stadium I)** ist vor allem das Auftreten von einem oder mehreren Erythema chronicum migrans (ca. 90 %).

Seltener können in **frühen Stadien (Stadium II)** auftreten:
- **Lymphozytäre Meningoradikulitis Bannwarth** evtl. mit Fazialisparese, Meningoenzephalitis, Myelitis, selten zerebrale Vaskulitis mit Hemiparese
- Myokarditis (evtl. mit AV-Block)
- Borrelienlymphozytom
- Arthritis (vor allem Knie-/Ellenbogengelenk)

Typisch für **späte Stadien (III)** sind:
- Acrodermatitis chronica atrophicans
- Polyneuropathie
- Enzephalomyelitis

Darüber hinaus berichten die Patienten über unspezifische Begleitsymptome wie Müdigkeit, Arthralgien, Myalgien, Kopfschmerzen, Fieber, Nackensteifigkeit, Appetitverlust und Übelkeit. Diese treten unabhängig vom jeweiligen Stadium auf.

**17**

**MERKE**

Die Borreliose muss nicht alle Stadien durchlaufen, sondern kann in jedem Stadium zum ersten Mal auftreten.

## 17.3 Muss bei Verdacht auf eine Borreliose immer eine Borrelienserologie angefordert werden?

Der Verdacht auf eine Borreliose sollte grundsätzlich immer nur bei passender Anamnese (Zeckenbiss oder Aufenthalt in einem Zeckengebiet) und Klinik gestellt werden. Zeigt der Patient das für die Borreliose klassische Symptom, das Erythema migrans, ist die Durchführung einer Borrelioseserologie nicht indiziert, da die Diagnose aufgrund der Klinik eindeutig gestellt werden kann.

Bei allen anderen Symptomen anhand derer die Verdachtsdiagnose einer Borreliose gestellt worden ist, sollte eine Borrelioseserologie abgenommen werden. Hierbei ist zu beachten, dass erst 2–6 Wochen nach dem Auftreten von akuten Symptomen mit einem positiven Serologieergebnis zu rechnen ist.

## 17.4 Kann anhand eines *positiven* Serologieergebnisses immer eine aktive Erkrankung diagnostiziert werden?

Die Borrelioseserologie wird nur bei stimmiger Indikation in einem zweistufigen Verfahren durchgeführt. Zunächst wird ein Enzyme-linked Immunosorbent Assay (EIA) durchgeführt. Ist dieser positiv, wird in einem Westernblot ein IgM und bei mehr als 4 Wochen bestehender Symptomatik auch ein IgG als Bestätigungstest bestimmt.

Es gibt jedoch viele Befunde, bei denen das Borrelien-IgM falsch positiv ist. So haben ca. 35 % der Normalbevölkerung ein positives Borrelien-IgM. Eine Erklärung hierfür sind häufige Kreuzreaktionen zwischen der Borrelienserologien mit z. B. Rheumafaktoren, EBV oder Lues.

**MERKE**

Eine Serologie ist nur bei hochgradigem Verdacht auf eine Borreliose indiziert. Aufgrund von falsch positiven Serologieergebnissen muss das Serologieergebnis immer vor dem Hintergrund der Anamnese und Klinik interpretiert werden. Der Titer eignet sich nicht zur Verlaufskontrolle!

## 17.5 Welche weiteren Möglichkeiten der Diagnostik gibt es?

Neben der Serologie gibt es auch die Möglichkeit, Borrelien kulturell anzüchten (lange Inkubationszeit!) und per PCR die DNA nachzuweisen. Übliche Materialien für den PCR-Nachweis sind Synovia, Hautbiopsien und Liquor.

Bei Verdacht auf eine Neuroborreliose sollte eine Liquorpunktion durchgeführt werden. Viele Speziallabore bieten weitere Tests (z. B. Lymphozytentransformationstest) an, die größtenteils nicht standardisiert sind und oft privat bezahlt werden müssen. Diese Tests haben keinen Stellenwert in der Diagnostik.

**MERKE**

In der Diagnostik der Borreliose sind die Borrelienserologie (1. EIA, 2. Bestätigungs-Westernblot), die Kultur und die PCR etabliert und werden in den Leitlinien empfohlen.

17

## 17.6 Welcher Patient muss wie behandelt werden?

Wurde die Diagnose Borreliose klinisch und/oder diagnostisch gesichert, sollte der Patient antibiotisch behandelt werden. Antibiotika der ersten Wahl sind Doxycyclin, Amoxicillin, Cefuroxim und Erythromycin. Sollte eine Unverträglichkeit bestehen, kann auch auf die Gabe von Makroliden ausgewichen werden.

Die Behandlung erfolgt in der Regel per oral. Nur bei einer Borrelienmeningitis, Enzephalomyelitis und Borrelienkarditis sowie einer relevanten Resorptionsstörung erfolgt eine intravenöse Therapie mit Ceftriaxon.

## 17.7 Gibt es eine Indikation zur Langzeitbehandlung mit Antibiotika?

Frühe Stadien der Borreliose wie das Erythema migrans, Borrelienkarditis und die Meningitis werden für 14 Tage behandelt, späte Stadien wie die Arthritis bis zu 28 Tage (▶ Tab. 17.1). Die einzige Indikation zu einer Folgeantibiotikatherapie ist das erste Rezidiv einer Arthritis. Darüber hinaus haben Studien gezeigt, dass es keine Indikation zu verlängerter Antibiotikatherapie, konsekutiven Antibiotikazyklen oder Kombinationstherapien gibt.

| Tab. 17.1 Therapiedauer bei Borreliose | |
|---|---|
| **Klinik** | **Therapiedauer** |
| Erythma migrans | 14 Tage p. o. |
| Meningitis/Radikulopathie | 14 Tage i. v. |
| Isolierte Fazialisparese | 14 Tage p. o. |
| Borrelienlymphozytom | 14 Tage p. o. |
| Borrelienkarditis | 14 Tage i. v. |
| Arthritis | 28 Tage p. o. |
| Progressive Enzephalomyelitis | 14–28 Tage i. v. |
| Akrodermatitis atrophicans | 21–28 Tage p. o. |

## 17.8 Ist die prophylaktische Einnahme von Antibiotika nach Zeckenstich indiziert?

Die Gabe von Antibiotika zur Prophylaxe einer Borreliose nach Zeckenstich ist nicht üblich. In Hochprävalenzgebieten kann eine Einmalgabe von 200 mg Doxycyclin oral erwogen werden. Ein Azithromycingel zur Behandlung der Zeckeneinstichstelle befindet sich derzeit in Erprobung.

Weitere prophylaktische Maßnahmen sind der Schutz vor Zeckenstichen durch schützende, lange Kleidung, Meidung eines Aufenthalts im Gebüsch und hohen Gras, Inspektion des Körpers nach einem Spaziergang und die sofortige Entfernung der Zecke.

17

### 17.9 Wie ist die Prognose einer Borreliose?

Die Prognose ist exzellent. Häufig sistieren die Beschwerden sogar ohne jegliche antibiotische Behandlung. Beobachtungsstudien haben gezeigt, dass es nur wenige Patienten mit residuellen Beschwerden gibt.

## Brucellose

### 17.10 Wie wird die Brucellose übertragen?

Das Erregerreservoir für Brucellen sind Tiere. Der Mensch ist das Endglied in der Infektionskette. *Brucella melitensis* kann über Schafe und Ziegen, *Brucella abortus* über Rinder, *Brucella suis* über Schweine und *Brucella canis* über Hunde übertragen werden.

Übertragungswege sind:
- Kontaktinfektion in der Landwirtschaft über die Schleimhäute und (Mikro-) Verletzungen der Haut
- Übertragung durch Kontaktinfektion bei Laborpersonal
- Perorale Infektion durch ungekochte/nicht pasteurisierte Milch erkrankter Tiere
- Selten: Übertragung über die Muttermilch (bei infizierten Frauen)

> **MERKE**
> Die Brucellose muss nach Infektionsschutzgesetz **namentlich bei Labornachweis gemeldet** werden. Wird die Brucellose bei Personen, die in der Landwirtschaft oder in sonstigen Berufen Kontakt mit Tieren haben oder im Labor tätig sind, festgestellt, muss eine **meldepflichtige Berufskrankheit** geprüft werden.

### 17.11 Wo ist die Brucellose verbreitet?

Die Brucellose ist im Mittelmeerraum, auf der arabischen Halbinsel, Afrika, Asien und Mittel- sowie Südamerika endemisch. In Deutschland gelten die Tierbestände als brucellosefrei. Aufgetretene Krankheitsfälle in Deutschland sind daher darauf zurückzuführen, dass die Erreger mit dem Tierhandel importiert oder von Wild- auf Nutztiere übertragen wurden. In den letzten Jahren wurden in Deutschland < 50 Erkrankungen pro Jahr registriert. Häufig war die Türkei das Infektionsland.

### 17.12 Wie lang ist die Brucellose ansteckend?

Die Inkubationszeit beträgt 5–60 Tage. Eine Übertragung von Mensch zu Mensch ist höchst selten und wurde bislang nur bei stillenden Müttern sowie in Einzelfällen bei Knochenmarktransplantation, Bluttransfusion oder Geschlechtsverkehr beschrieben.

### 17.13 Bei welchen Symptomen sollte die Brucellose als Diagnose in Betracht gezogen werden?

Die Manifestation der Brucellosen ist sehr vielfältig und variabel. Die aktive Brucellose hat unterschiedliche Verlaufsformen: akut, subakut und chronisch; in ca. 90 % verläuft eine Brucellose subklinisch:

**17**

- **Akute, subakute Brucellose:** Beginn entweder schleichend (bei *B. abortus*) oder plötzlich (bei *B. melitensis*):
  - Fieber 7–21 Tage mit fieberfreien Episoden von 2–5 Tagen (undulierendes Fieber)
  - Übelkeit
  - Müdigkeit
  - Kopfschmerzen
  - Nachtschweiß
- **Chronische Brucellose:** Nach Abklingen der akuten Symptome bestehende unspezifische Allgemeinsymptome:
  - Leistungsminderung
  - Schweißausbrüche
  - Depressive Episoden
  - Seltener: Fieber, Hepatosplenomegalie und hämatologische Komplikationen

**INFO**

Brucellen sind gramnegative, fakultativ intrazelluläre Erreger, die nach Eindringen in den Körper vom Monozyten-Makrophagen-System aufgenommen und zu den nächsten Lymphknoten transportiert werden. Über das Lymphsystem können die Erreger dann über den Blutweg in fast alle Organe transportiert werden (Bakteriämie). Die Brucellen siedeln sich bevorzugt in den lymphoretikulären Organen wie Milz, Knochenmark und Leber an. Hier kann es durch die Aktivierung von T-Zellen zu der Formation von entzündlichen Granulomen kommen. **Epitheloidzellige nicht verkäsende Granulome** in einer histopathologischen Untersuchung können auf eine Brucellose hinweisen.

## 17.14 Welche Organsysteme können von der Brucellose betroffen sein?

Im Rahmen der chronischen Brucellose kommt es häufig zu lokalisierten Infektionen. Als Komplikationen können auftreten:

- Uveitis
- Meningitis
- Endokarditis
- Lunge: interstitielle Pneumonie und hiliäre/paratracheale Lymphadenopathie
- Epididymo-Orchitis
- Arthritis, Sacroiliitis und Bursitis
- Knochenmark: Anämie, Leukopenie und Thrombozytopenie

**Seltener:**

- Cholezystitis
- Pankreatitis
- Peritonitis

## 17.15 Wie kann man die Brucellose diagnostisch sichern?

Eine rein klinische Diagnose ist aufgrund des vielfältigen Erscheinungsbilds der Brucellose häufig schwierig. Die Anamnese kann jedoch wichtige Hinweise geben.

Die sichere Diagnose stützt sich daher auf verschiedene Labornachweise (▶ Tab. 17.2).

**17**

**Tab. 17.2  Labormethoden zum Nachweis der Brucellose**

| Methode | Materialien | Bemerkungen |
|---|---|---|
| Kultur | Blut (wiederholte Abnahme von Blutkulturen), Knochenmark, Liquor, Urin oder Gewebeproben | **Wichtig:** Info über die Verdachtsdiagnose an das Labor, da selektive Medien zur Erregeranzucht benötigt werden und aufgrund langsamen Wachstums eine längere Bebrütungszeit gewählt werden muss |
| Antikörpernachweis über ELISA und Coombs-Test | Serum | • Zwei- bis dreifacher Titeranstieg kann als positiv gewertet werden<br>• Antikörpernachweis nach Ende der ersten/Anfang der zweiten Erkrankungswoche<br>• **Cave:** Kreuzreaktion gegen z. B. Yersinien, Salmonellen, Francisiellen im ELISA |
| Komplementbindungsreaktion (KBR) | Serum | Hohe Spezifität, ist daher gut als Bestätigungstest geeignet |
| Nukleinsäurennachweis (PCR) | Blut, Knochenmark, Liquor, Urin oder Gewebeproben | Unterschiedliche PCRs verfügbar, Beratung mit Mikrobiologen |
| Histologie | Knochenmark, Liquor, Urin oder Gewebeproben | Nicht verkäsende Granulome |

**I N F O**

**Konsilarlabor für Brucellose**

Institut für Mikrobiologie der Bundeswehr
Abteilung Bakteriologie und Toxinologie
Neuherbergstraße 11, 80937 München
Ansprechpartner: Prof. Dr. L. Zöller, PD Dr. H. C. Scholz
Tel.: 089 99 26 92–2805/–3980
Fax: 089 99 26 92–3983

## 17.16  Was sind wichtige Differenzialdiagnosen?

- Typhus
- Sepsis
- Malaria
- Hepatosplenomegalie anderer Genese
- Maligne Lymphome

## 17.17  Wie wird die Brucellose therapiert?

Empfohlen wird eine Kombinationstherapie aus Rifampicin und Doxycyclin für 6–12 Wochen. Bei bestimmten Organmanifestationen wie Arthritiden, Neurobrucellose oder der Endokarditis müssen z. T. deutlich längere Therapielängen mit z. T. noch zusätzlicher Kombination von anderen Antibiotika gewählt werden.

Bei Allergien gegen Doxycyclin kann alternativ eine Kombinationstherapie mit Cotrimoxazol gegeben werden.

**17**

Bei Endokarditis und Knochenbefall muss eine chirurgische Sanierung diskutiert werden.

**MERKE**
Aufgrund der hohen Rezidivraten sind zur Therapie der Brucellose immer **Kombinationstherapien** empfohlen.
Bei der Einnahme von Doxycyclin muss der Patient zwingend bezüglich **Hautreaktion** bei UV-Strahlenexposition aufgeklärt werden.

### 17.18 Wie ist die Prognose der Brucellose?

Die Letalität der Brucellose ist gering. Unbehandelte Brucellosen haben eine Letalität von 2 %, die vor allem durch die Manifestation einer Endokarditis begründet ist.

### 17.19 Welche prophylaktischen Maßnahmen können ergriffen werden?

- Ausselektion kranker Tiere
- Aktive Immunisierung gesunder Tiere
- Arbeitshygiene und Körperschutzkleidung bei beruflicher Gefährdung
- Pasteurisierung
- Kein Genuss von rohem Fleisch oder ungekochter/unpasteurisierter Milch in Endemiegebieten

## Bartonellose

### 17.20 Welche Bartonellosen gibt es wo?

Bei den Bartonellosen handelt es sich um eine Gruppe verschiedener bakterieller Erkrankungen (▶ Tab. 17.3).

Darüber hinaus gibt es wenige Fallberichte über einen vierten Erreger, *Bartonella elisabethae*, der eine Endokarditis verursachen kann.

**Tab. 17.3 Übersicht Bartonellenarten**

| Erreger | Vorkommen | Erkrankung |
| --- | --- | --- |
| *Bartonella bacilliformis* | Herdförmig im Nordwesten Südamerikas, in Hochtälern der Anden in Peru, Equador, Bolivien, Kolumbien und Chile | Charrión-Krankheit (Oroya-Fieber und Verruga peruana ▶ Kap. 17.23) |
| *Bartonella henselae* | Weltweit | Katzenkratzkrankheit (▶ Kap. 17.24) Peliosis hepatis Bazilläre Angiomatose |
| *Bartonella quintana* | Weltweit bei unhygienischen Bedingungen (Krieg) | Wolhynisches Fieber (Schützengrabenfieber, Fünftagefieber) |

**17**

## 17.21 Wie sind die Übertragungswege?

Bei den Bartonellosen handelt es sich um Zoonosen. Übertragen werden die Erreger wie folgt:

- *Bartonella bacilliformis:* Stechmücken der Gattung Lutzomyia (Sandfliegen)
- *Bartonella henselae:* Biss- und Kratzverletzungen durch Katzen, andere Säugetiere, Katzenflöhe
- *Bartonella quintana:* Kot von Körperläusen

## 17.22 Wie ist die Inkubationszeit?

▶ Tab. 17.4

**Tab. 17.4 Inkubationszeit Bartonellose**

| Erreger | Inkubationszeit |
|---|---|
| *Bartonella bacilliformis* | 3–16 Wochen |
| *Bartonella henselae* | 3–14 Tage (Hautaffekt)<br>7–60 Tage (Lymphadenopathie) |
| *Bartonella quintana* | 3–5 Wochen |

## 17.23 Was sind die Leitsymptome der Bartonellose?

Da es sich bei der Bartonellose um eine Gruppe von verschiedenen Erkrankungen handelt, müssen unterschiedliche Krankheitsbilder mit unterschiedlichen Verläufen unterschieden werden. Dennoch gibt es gleiche Symptome, bei denen eine Bartonellose erwogen werden muss.

- Fieber
- (Regionale) Lymphadenopathie
- Hepatosplenomegalie
- Hauterscheinungen (Papel, Knoten)

INFO

**Charrión-Krankheit**

*Bartonella bacilliformis* befällt die Erythrozyten und die Gefäßendothelzellen und kann einen biphasischen Krankheitsverlauf mit zwei verschiedenen Krankheitsbildern hervorrufen.

1. **Oroya-Fieber:** plötzlich, ansteigendes, intermittierend hohes Fieber, Lymphadenopathie, Hepatomegalie und ausgeprägtes Krankheitsgefühl. Schwere Hämolyse.
2. **Verruga peruana:** 30–40 Tage nach Infektion Auftreten von Hautmanifestation (kleine Papeln/Knoten) vor allem an den Streckseiten der Extremitäten, seltener im Gesicht und an den Organen. Im weiteren Verlauf ist die Entwicklung eines Tumors oder eine Ulzeration möglich (Eruptionsstadium).

## 17.24 Wie verläuft die Katzenkratzkrankheit?

Typischerweise kommt es zunächst zu:

- Lokaler Hautreaktion (Papel, häufig verkrustet) an der Infektionsstelle (Dauer 1–2 Wochen)
- Bei 30–50 % der Patienten tritt Fieber auf

**17**

- Im weiteren Verlauf (1–6 Wochen): regionale Lymphadenopathie, die eitrig verschmelzen kann
- Manchmal Leberabszess oder Lungengranulome (disseminierte Infektion)

Seltener kommt es zu:

- Parinaud-Syndrom (auch okuloglanduläres Syndrom nach Parinaud, nichteitrige Konjunktivitis und Lymphadentitis)
- Enzephalitis/Neuroretinitis
- „Kulturnegative" Endokarditis

**INFO**
Bei Immunsupprimierten (z. B. HIV) kann *B. henselae* eine bazilläre Angiomatose oder eine Peliosis hepatis hervorrufen, die mit schweren Blutungskomplikationen einhergehen können.

## 17.25 Wie diagnostiziert man eine Bartonellose?

Der Nachweis der Bartonellen kann im Blutausstrich (Giemsa-Färbung) und in der Blutkultur unter Verwendung von Spezialmedien erfolgen. Der kulturelle Nachweis ist jedoch oft schwierig. Außerdem steht die PCR zum Nachweis von Nukleinsäure z. B. in Gewebeproben sowie der serologische Nachweis zur Verfügung. Hilfreich in der weiteren diagnostischen Beratung ist oft der Kontakt zum Konsilarlabor.

## 17.26 Welche Therapieoptionen stehen zur Verfügung?

Therapie bei verschiedenen Bartonellosen (▶ Tab. 17.5).

**Tab. 17.5 Therapie der Bartonellosen**

| Erkrankung | Antibiotikum | Prognose |
|---|---|---|
| **Oroya-Fieber** (Charrión-Erkrankung) | Chloramphenicol, Tetracyclin, Erythromycin | Letalität 8 % trotz antibiotische Therapie wegen schwerer Hämolysen |
| **Verruga peruana** (Charrión-Erkrankung) | Streptomycin, Rifampicin, Tetracyclin | Gut |
| **Katzenkratzkrankheit** | Doxycyclin, Erythromycin, Clarithromycin, Azithromycin | Gut |
| **Wolhynisches Fieber** | Doxycyclin in Kombination mit Gentamicin oder Makroliden | Gut |

**Weiterführende Literatur**
**Borreliose**
Brouqui P, Bacellar F, Baranton G et al. ESCMID Study Group on Coxiella, Anaplasma, Rickettsia and Bartonella; European Network for Surveillance of Tick-Borne Diseases: Guidelines for the diagnosis of tick-borne bacterial diseases in Europe. Clin Microbiol Infect 2004; 10(12): 1108–1132.
Rauer S. Neuroborreliose. In: Leitlinien Deutsche Gesellschaft für Neurologie. www.dgn.org

**17**

Stanek G, Wormser GP, Gray J et al. The clinical assessment, treatment, and prevention of lyme disease, human granulocytic anaplasmosis, and babesiosis: clinical practice guidelines by the Infectious Diseases Society of America. Clin Infect Dis 2006; 43, 1089–1134.

**Brucellose**

Al Dahouk SA, Neubauer H, Hensel A et al. Changing Epidemiology of Human Brucellosis, Germany, 1962–2005. Emerg Infect Dis 2007; 13 (12): 1895–1900.

Corbel MJ, Brucellosis in humans and animals, WHO, 2006. www.who.org

Dean AS, Crump L, Greter H et al. Clinical Manifestation of Human Brucellosis: A systematic review and Meta-Analysis. PLoS Negl Trop Dis 2012; 6(12): e1929.

**Bartonellose**

Sanchez Clemente N, Ugarte-Gil CA, Solórzano N et al. Bartonella bacilliformis: A systematic review of the literature to guide the research agenda for elimination. PLos Negl Trop Dis 2012; 6 (10): e1819.

Bennett JE, Dolin R, Blaser MJ. Mandell, Douglas and Bennett's DolinPrinciples and Practise of Infectious Disease, 8th ed. Elsevier Ltd, Oxford; 2014; P 2649–2663.

# 18 Mykobakterielle Infektionen

*I. Suárez, N. Wassilew, J. Rybniker*

## Tuberkulose

*I. Suárez, J. Rybniker*

### 18.1 Welches Bakterium verursacht die Tuberkulose?

Das *Mycobacterium tuberculosis*
- gehört zur Familie der Mycobacteriaceae,
- **ist ein unbewegliches, stäbchenförmiges** säurefestes Bakterium (ca. 0,2–0,5 μm auf 2–5 μm),
- lebt aerob und wächst sehr langsam (Nachweis von Wachstum in Flüssigmedien nach durchschnittlich 2–3 Wochen),
- kann in Makrophagen der Zellen des Menschen lange überleben, ohne klinische Beschwerden zu verursachen, und
- wird fast immer durch **Tröpfcheninfektion** übertragen.

### 18.2 Was bedeutet „säurefest"?

Für die Säurefestigkeit verantwortlich sind lipophile Zellwandbestandteile namens Mykolsäuren. Diese gehen bei der Ziehl-Neelsen-Färbung mit Fuchsinphenollösung eine Komplexbindung ein, sodass eine anschließende Entfärbung mit HCl-Alkohol nicht mehr möglich ist. Die Bakterien sind daher „säurefest". Dies ist bei anderen grampositiven oder gramnegativen Bakterien nicht der Fall. Es erfolgt anschließend eine Gegenfärbung mit Methylenblau, sodass die Mykobakterien dann rot und die Umgebung blau erscheinen.

### 18.3 Was ist ein tuberkulöses Granulom?

Nach der Inhalation von *Mycobacterium tuberculosis* werden die Bakterien von Lungenmakrophagen phagozytiert. Während apathogene Bakterien von den Makrophagen abgetötet werden, vermehren sich die Tuberkuloseerreger intrazellulär. Es kommt zu einer lokalen Entzündungsreaktion. Das angeborene Immunsystem rekrutiert zusätzliche Zellen und bildet um den Infektionsherd einen Wall aus Ringen verschiedener Abwehrzellen. Dieser Abwehrwall aus Makrophagen, auch Epitheloidzellen genannt, Langhans-Riesenzellen, Lymphozyten und Lungenfibroblasten formieren sich um den Entzündungsherd mit zentraler Nekrose. Diese besondere Form der Nekrose wird **verkäsende Nekrose** genannt. Das Nekroseareal und die verschiedenen Schichten von Abwehrzellen werden als **tuberkulöses Granulom** bezeichnet. Das Granulom verhindert bei Immungesunden die weitere Ausbreitung der Tuberkuloseerreger im Körper des Infizierten.

## 18.4 Wie häufig ist die Tuberkulose in Deutschland und weltweit?

Laut Robert Koch-Institut wurden im Jahr 2015 insgesamt 5.865 Tuberkulosen registriert.

Dies entspricht einer Inzident von 7,3 Neuerkrankungen pro 100.000 Einwohnern. Damit sind die Erkrankungsfälle um 29 % Prozent im Vergleich zum Vorjahr angestiegen.

Die Weltgesundheitsorganisation (WHO) berichtet von 10,4 Millionen Menschen, die im Jahr 2015 weltweit an Tuberkulose erkrankt sind. Hiervon sind 1,8 Millionen Erkrankte verstorben. Allein 60 % der Fälle kommen in 6 Ländern vor: von diesen führt Indien die Statistik an, gefolgt von Indonesien, China, Nigeria, Pakistan und Südafrika.

## 18.5 Wie hängen HIV und Tuberkulose zusammen?

Tuberkulose ist die führende Todesursache unter HIV-positiven Menschen. 2015 war die Tuberkulose verantwortlich für 35 % der Tode unter HIV-infizierten Menschen weltweit.

Die Tuberkulose ist damit die bedeutendste opportunistische Erkrankung unter HIV-Infizierten. CD4-positive T-Helferzellen (CD4-Zellen) werden durch HIV infiziert. Die Zahl der Zellen nimmt im Verlauf der Infektion stark ab. Diese Zellen sind jedoch für die Immunantwort gegen *Mycobacterium tuberculosis* essenziell. Daher ist HIV/AIDS und Tuberkulose eine tödliche Kombination. Es gibt zudem Hinweise darauf, dass eine aktive Tuberkulose zu einem Abfall der CD4-Zellen und zum Anstieg der Viruslast führen kann. Daher ist es ist besonders wichtig, diese Patienten mit antiretroviraler Therapie zu behandeln.

MERKE
Das Tuberkulose-Risiko ist bei **HIV-Infizierten** deutlich höher als bei HIV-negativen Personen. In Niedrigprävalenzländern (wie Deutschland) ist das Risiko, an einer Tuberkulose zu erkranken, unter HIV-positiven Menschen 36,7-mal höher als bei der nicht infizierten Vergleichspopulation.

## 18.6 Was bedeutet „multiresistente Tuberkulose"?

Von multiresistenter oder **MDR-Tuberkulose** (engl. multi-drug resistant) spricht man beim Nachweis einer Resistenz gegen Isoniazid und Rifampicin. Eine extrem arzneimittelresistente Tuberkulose oder **XDR-Tuberkulose** (engl. extensively drug resistant) beschreibt eine Infektion ausgelöst durch Erreger, die gegen Isoniazid und Rifampicin – und gegen die Zweitlinien-Wirkstoffe der Chinolone und der intravenös zu verabreichenden Aminoglykoside bzw. Capreomycin resistent sind.

MERKE
Von einer MDR-Tuberkulose spricht man bei einer Resistenz gegen **Isoniazid und Rifampicin.**

## 18.7 Wie häufig sind Antibiotikaresistenzen bei der Tuberkulose?

2015 waren ca. 480.000 Menschen weltweit an einer MDR-Tuberkulose erkrankt. Zusätzlich erhielten 100.000 Menschen mit Nachweis einer Rifampicin-Resistenz eine Behandlung entsprechend einer MDR-Tuberkulose. Von diesen 580.000 Fällen traten 45 % in Indien, China und Russland auf. In schätzungsweise 9,5 % dieser Fälle lag eine XDR-Tuberkulose vor.

## 18.8 Was bedeudeutet BCG? Wann wird BCG verwendet?

Bacillus Calmette-Guerin, kurz BCG, ist ein attenuierter (bedeutet abgeschwächter) Stamm des Erregers *Mycobacterium bovis*. Verwendung findet BCG als Tuberkulose-Impfstoff. Hierbei handelt es sich um einen intrakutan applizierbaren Lebendimpfstoff, der zwar nicht vor einer Ansteckung mit Tuberkulose schützt, bei Kindern jedoch den Krankheitsverlauf beeinflusst. Nach BCG-Impfung kann demnach das Risiko für das Auftreten einer Miliartuberkulose und damit die Mortalität reduziert werden. Bei Impfung älterer Kinder bzw. Erwachsener wird dieser Effekt nicht mehr beobachtet. Die BCG-Impfung wird in Deutschland von der Ständigen Impfkommission (STIKO) seit 1998 nicht mehr empfohlen. In vielen Hoch-Inzidenz-Ländern wird die Impfung jedoch weiterhin verabreicht.

## 18.9 Was bedeutet der Tuberkulose-Hauttest (THT)?

Beim Tuberkulose-Hauttest (THT) oder **Mendel-Mantoux-Test** handelt es sich um einen intrakutanen **Tuberkulintest**. Tuberkulin wird aus Mykobakterienkulturen hergestellt, es handelt sich um ein Proteingemisch aus über 100 Proteinen. Bei dem intrakutanen Test wird eine genau bemessene Menge strikt intradermal gespritzt und nach 72 h die Reaktion (Schwellung, Rötung) abgelesen. Ein positiver THT kann für eine Tuberkulose sprechen. Ob es sich hierbei um eine latente oder aktive Tuberkulose handelt, kann nicht differenziert werden. Ein falsch-positives Ergebnis kann außerdem nach vorausgegangener BCG-Impfung vorliegen. Der Test wird zunehmend von den Interferon-Gamma-Release Assays abgelöst (▶ Kap. 18.10).

## 18.10 Was ist ein Interferon-Gamma-Release Assay?

Der Interferon-Gamma-Release Assay (IGRA) ist ein Test zum Nachweis einer latenten oder manifesten Infektion mit Mykobakterien des *Mycobacterium tuberculosis*-Komplexes. Hierzu gehören unter anderem *M. tuberculosis, M. bovis* und *M. africanum*. Bei einer Infektion mit Mykobakterien werden T-Lymphozyten aktiviert. In der Folge kommt es zu einer Ausschüttung von Interferon-Gamma. Dies nutzt man beim IGRA. Die in diesem Testverfahren verwendeten *M. tuberculosis*-Komplex-spezifischen Peptidantigene (ESAT-6, CFP-10 und TB7.7) werden von den T-Lymphozyten erkannt und stimuliert Interferon-Gamma auszuschütten, welches mittels Enzyme-linked Immunsorbent Assay (ELISA) quantitativ nachgewiesen werden kann. Durch Mitführung einer (unspezifischen) Mitogenkontrolle wird bei jedem Patienten die generelle Aktivierbarkeit der T-Lymphozytären Inferferon-Bildung untersucht, um falsch negative Ergebnisse zu vermeiden. Außerdem wird eine unstimulierte Negativkontrolle (ohne Antigen) durchgeführt. Auf diese Weise wird überprüft, ob der Test valide ist. Die Sensitivität liegt bei Immungesunden zwischen 82 und 84 %, die Spezifität bei 98 %.

**18**

**Indikationen:**

- Nachweis einer latenten Infektion mit *Mycobacterium tuberculosis*
- Umgebungsuntersuchungen von Kontaktpersonen von Patienten mit aktiver Tuberkulose (Latenzzeit von 6–8 Wochen beachten!)
- Vor Einleiten einer immunsuppressiven Therapie, zum Ausschluss einer latenten Infektion mit *Mycobacterium tuberculosis*
- Kann zur Diagnostik einer aktiven Tuberkulose herangezogen werden. Allerdings nur in Kombination mit direkten Nachweisverfahren

**Vorteile:**

- Keine Kreuzreaktion mit dem BCG Tuberkulose-Impfstoff, geimpfte Patienten sind negativ.
- Keine Kreuzreaktion mit den meisten nicht-tuberkulösen Mykobakterien (Ausnahme: *M. kansasii, M. marinum, M. szulgai*)

**Bewertung des Tests:**

- **Ergebnis positiv für spezifische Tuberkulose-Antigene:** Eine latente oder manifeste Infektion mit Bakterien des *M. tuberculosis*-Komplexes ist wahrscheinlich. Weitere Diagnostik sollte eingeleitet werden (z. B. Röntgen-Thorax, Sputum- bzw. Urinuntersuchung, Sonografie der Lymphknoten). Aus der Höhe der gemessenen Interferon-Gamma-Konzentration lassen sich keine Rückschlüsse auf die Krankheitsaktivität ziehen.
- **Ergebnis negativ für spezifische Tuberkulose Antigene:** Eine Infektion mit Bakterien des *M. tuberculosis*-Komplexes ist nicht wahrscheinlich. Sollte weiterhin der klinische Verdacht bestehen, wird empfohlen, den Test 8 Wochen nach möglichem Infektionszeitpunkt zu wiederholen.
- **Nicht auswertbar:** Mitogenkontrolle (Positivkontrolle) fällt negativ aus z. B. wenn der Patient nach immunsuppressiver Therapie keine bzw. wenige funktionsfähige T-Lymphozyten aufweist. Auch bei fortgeschrittener HIV-Erkrankung ist dies häufig der Fall.

M E R K E

Als Verlaufsmarker zur Beurteilung eines Therapieansprechens eignet sich der Gamma-Interferon-Test **nicht.** Auch ersetzt er nicht die Mikroskopie, PCR oder Kultur. Bei Immunsuppression (AIDS, Prednisolonbehandlung) ist der Test häufig falsch negativ.

## 18.11  Was ist der Unterschied zwischen aktiver und latenter Tuberkulose?

Die **latente Tuberkulose** (Latent Tuberculosis Infection [LTBI]) wird definiert durch das Vorliegen eines positiven Gamma-Interferon- bzw. Tuberkulin-Haut-Tests, jedoch ohne eine klinisch manifeste Erkrankung bei bestehender Risikokonstellation. Das bedeutet, dass das Röntgenbild unauffällig ist und sonst auch keine weitere Symptomatik vorliegt. Die Patienten sind gesund und nicht ansteckend, tragen jedoch lebende, nicht replizierende Tuberkuloseerreger in sich.

Schätzungsweise in 10 % der Fälle entwickelt sich im Lauf des Lebens aus einer latenten eine aktive Tuberkulose. Meist wird diese innerhalb von 5 Jahren nach Infektion klinisch manifest.

Im Gegensatz dazu ist eine aktive Tuberkulose klinisch oder radiologisch nachweisbar bzw. es ist in einer Sputum-, Gewebe- bzw. Urinprobe der mikrobiologische

**18**

Nachweis gelungen (PCR, Mikroskopie bzw. Kultur positiv). Der Patient hat in der Regel Krankheitssymptome.

PRAXISTIPP
Ein Patient mit aktiver Tuberkulose ist nicht immer ansteckend. Die Infektiösität wird durch den mikroskopischen Nachweis von Mykobakterien im Sputum gesichert.

### 18.12 Wie sind die Symptome einer Tuberkulose?

Die häufigste Form der Tuberkulose ist die **Lungentuberkulose** (bis zu 90 % aller aktiven Tuberkulosen). Symptome sind über Wochen und Monate anhaltender produktiver Husten, häufig mit Blutbeimengung. Es kann Gewichtsverlust und Nachtschweiß auftreten. Häufig zeigen die Patienten subfebrile Temperaturen.

Bei der weniger häufigen **Organtuberkulose** oder extrapulmonalen Tuberkulose kann theoretisch jeder Körperteil eines Menschen betroffen sein (Haut, Knochen, Lymphknoten, Urogenitaltrakt, Darm, ZNS). Die Symptome sind dann abhängig vom betroffenen Organ.

Die TB-Meningitis tritt häufig als basale Meningitis an der Hirnbasis auf. Es kann dabei zu Ausfällen der Hirnnerven kommen.

### 18.13 Wie wird die Tuberkulose diagnostiziert?

Wenn ein Patient aus einem Hochrisikoland für Tuberkulose stammt und die unter ▶ Kap. 18.12 beschriebenen Symptome aufweist, ist die Wahrscheinlichkeit hoch, dass eine Tuberkulose vorliegt. Der erste Schritt ist die Durchführung eines Röntgen-Thorax. Zeigen sich hier Infiltrate, typischerweise im Oberlappen oder Kavernen, sollten Sputumproben zur Diagnosesicherung entnommen werden. Kann der Patient kein Sputum produzieren, ist eine Bronchoskopie mit Lavage angezeigt.

Sind die Sputumproben positiv (säurefeste Stäbchen mikroskopisch nachweisbar), handelt es sich um eine **offene Lungentuberkulose.** Dies bedeutet, dass eine Kaverne Anschluss ans Bronchialsystem hat und Bakterien ausgehustet werden. Der Patient ist infektiös.

Bei der geschlossenen Lungentuberkulose oder der extrapulmonalen Tuberkulose ist die Diagnosestellung ungleich schwieriger. Die Diagnose muss dann über die mikroskopische oder molekularbiologische (PCR) Untersuchung von Punktaten oder Biopsaten erfolgen. Hier kann ein positiver IGRA bei der Diagnosestellung helfen.

### 18.14 Wie wird die Tuberkulose übertragen?

Die Übertragung erfolgt **aerogen,** also über Tröpfcheninfektion. Dabei handelt es sich um erregerhaltige Tröpfchen, die von der infizierten Person freigesetzt werden, insbesondere beim Husten oder Niesen. Voraussetzung ist allerdings, dass es sich um eine offene Tuberkulose handelt, d. h. **säurefeste Stäbchen mikroskopisch nachweisbar** sind. Von extrapulmonalen Tuberkulosen geht in der Regel kein Infektionsrisiko aus, es sei denn es erfolgen aerosolbildende Maßnahmen (Spülung von Wunden o. Ä.). Grundsätzlich erfolgt die Ansteckung jedoch nicht so leicht wie bei anderen aerogen übertragbaren Erkrankungen (z. B. Influenzaviren). Das **Übertragungsrisiko** ist abhängig von:

- Häufigkeit, Nähe, Dauer des Kontakts zu der infizierten Person
- Menge und Virulenz der eingeatmeten Erreger
- Empfänglichkeit der exponierten Person

Die meisten Übertragungen finden im familiären Umfeld von Patienten mit offener Lungentuberkulose statt!

## 18.15 Wann sollte man einen Patienten mit V. a. Tuberkulose isolieren?

Die Isolation (Einzelzimmer, wenn möglich mit Unterdruck) sollte erfolgen, wenn säurefeste Stäbchen mikroskopisch im Sputum oder im abgesaugten Bronchialsekret nachgewiesen wurden. Eine gut abschließende Maske (FFP3-Maske, **nicht** chirurgischer Mund/Nasen-Schutz) muss bei Betreten des Zimmers aufgesetzt werden. Mülleimer zur Entsorgung der Maske, Einmalkittel und Handschuhe sollten sich vor dem Patientenzimmer befinden. Falls säurefeste Stäbchen im Urin nachgewiesen wurden, sollte der infizierte Patient eine eigene Toilette verwenden.

MERKE
Wenn säurefeste Stäbchen mikroskopisch im Sputum nachgewiesen werden, sollte der Patient isoliert werden.

## 18.16 Was ist eine Miliartuberkulose?

Bei der **Miliartuberkulose** liegen multiple hirse- bis linsenkorngroße (lat. Milium = Hirsekorn) Tuberkuloseherde entweder in der gesamten Lunge, Hirnhäuten oder in verschiedenen anderen Organen wie Leber, Milz, Nieren oder Knochen vor.

## 18.17 Wie manifestiert sich die Tuberkulose bei HIV-Positiven?

Das gleichzeitige Vorliegen einer HIV-Infektion beeinflusst durch Immundefizienz das Entstehen und den Verlauf einer Tuberkulose. Die Tuberkulose zählt zu den AIDS-definierenden Erkrankungen. Bei Personen mit latenter Tuberkulose steigt durch eine HIV-Infektion das Risiko zur Konversion in eine aktive Tuberkulose deutlich an. Eine Tuberkulose kann unabhängig von der CD4 Zellzahl auftreten, wobei jedoch das Risiko bei CD4-Zellen < 200/µl ansteigt. Interessant ist die Beobachtung, dass bei Patienten ohne antiretrovirale Therapie die Tuberkulose zusätzlich zu einem Absinken der CD4-positiven T-Helferzellen und zum Anstieg der Viruslast führen kann.

Im frühen Stadium einer HIV-Infektion verläuft die Tuberkulose meist mit typischen Symptomen wie Fieber, Gewichtsverlust und Husten. Insgesamt treten jedoch extrapulmonale Verlaufsformen häufiger auf als bei HIV-negativen Personen. Mit fortschreitender HIV-Infektion (CD4-positive Zellen < 200/µl) fehlt bei der pulmonalen Form häufig die Kavernenbildung. Es treten eher atypische Verlaufsformen auf. Mikroskopisch kann die Tuberkulose bei HIV-Patienten häufig schwer zu diagnostizieren sein, da die Untersuchung des Sputums trotz ausgeprägter Lungeninfiltrate negativ ist. Die typische Granulombildung kann ausbleiben, wenn die CD4-positive Zellpopulation niedrig ist.

MERKE
Bei HIV-positiven Patienten kann die Tuberkulose sowohl klinisch als auch radiologisch atypisch verlaufen.

## 18.18 Mit welchem Antibiotikaregime behandelt man eine „Drug-sensitive"-Tuberkulose

In der Tuberkulosetherapie unterscheidet man grundsätzlich die **First-line-** und **Second-line-Medikamente.** Die First-line-Medikamente sind hoch effektiv und in der Regel gut verträglich, hierzu zählen Isoniazid, Ethambutol, Pyrazinamid, Rifampicin und Aminoglykoside wie Amikacin oder Streptomycin. Alle anderen Wirkstoffe zählen zu den Second-line-Medikamenten und kommen eher bei MDR/ XDR-Tuberkulosen zum Einsatz. Nach Mitchison werden antimykobakterielle Medikamente nach verschiedenen Eigenschaften unterschieden, sie sollen die folgende **Wirkung** erzielen:
1. Früher bakterizider Effekt
2. Sterilisierender Effekt
3. Fähigkeit zur Verhinderung von Resistenzen

Daher verläuft die Standard-Tuberkulosetherapie in verschiedenen Phasen. Die ersten 2 Monate werden als **Initialphase** bezeichnet, in der die Erregerzahl und damit die Infektiösität reduziert werden soll. Um eine Resistenzbildung zu vermeiden, muss zu Beginn eine Kombination aus 4 wirksamen Medikamenten für 2 Monate verabreicht werden: Isoniazid, Rifampicin, Ethambutol und Pyrazinamid.

Es folgt die meist die 4-monatige **Stabilisierungsphase,** bestehend aus zwei Medikamenten (Isoniazid und Rifampicin) zur Eliminierung der verbliebenen vitalen Erreger und Vermeidung eines Rezidivs.

Die Behandlung einer antibiotikaresistenten Tuberkulose ist komplex und sollte in spezialisierten Zentren erfolgen.

**M E R K E**
Die Standard-Tuberkulosetherapie dauert 6 Monate. In den ersten 2 Monaten (Initialphase) werden 4 Medikamente verabreicht, gefolgt von 4 Monaten (Stabilisierungsphase), in denen der Patient 2 Medikamente erhält.

## 18.19 Wie wird eine latente Tuberkulose behandelt?

Bei einer latenten tuberkulösen Infektion (LTBI) liegt zwar eine Infektion mit *M. tuberculosis* vor, was sich an einem positiven Ergebnis des Interferon-Gamma-Release-Assays (IGRA) oder Tuberkulin-Haut-Tests zeigt, jedoch gibt es radiologisch bzw. klinisch keinen Anhalt für eine Erkrankung. In dieser latenten Phase werden die Erreger durch die Bildung von Granulomen in der Regel unter Kontrolle gebracht, die Bakterien vermehren sich nicht.

**Indikationen** zur Behandlung einer latenten Tuberkulose wären – neben einem positiven IGRA bzw. THT – z. B.:
- Naher Kontakt zu einer an Tuberkulose erkrankten Person
- Radiologischer Nachweis narbiger Veränderungen im Parenchym
- Zustand nach Organtransplantation unter Immunsuppression
- HIV-Infektion
- Schwerwiegende Grunderkrankung
- I. v.-Drogenabhängigkeit

Es stehen vier verschiedene Therapieregime bei der LTBI zur Verfügung. Das aufgrund der Datenlage favorisierte Regime ist eine Behandlung mit Isoniazid über 9 Monate.

**18**

# Nicht-tuberkulöse Mykobakterien (NTM)
*N. Wassilew, J. Rybniker*

## 18.20 Was sind nicht-tuberkulöse Mykobakterien?

Als nicht-tuberkulöse Mykobakterien (NTM) werden alle Mykobakterien bezeichnet, die nicht zum *Mykobakterium (M.) tuberculosis complex* oder zu *Mykobakterium leprae*, dem Erreger der Lepra, gehören. Bis November 2016 wurden über 170 verschiedene NTM-Spezies identifiziert (www.bacterio.net). Durch moderne Spezies-Differenzierungsmöglichkeiten wie der DNA-Sequenzierung werden jährlich weitere Spezies charakterisiert.

NTM kommen ubiquitär in der Umwelt vor, v. a. im Boden und im Wasser. In der Regel sind NTM für den Menschen nicht pathogen, können aber unter bestimmten Bedingungen Erkrankungen hervorrufen.

Häufige Vertreter beim Menschen sind:
- *M. avium complex* (MAC)
- *M. abscessus*
- *M. marinum*
- *M. kansasii*
- *M. xenopi*
- *M. malmoense*
- *M. ulcerans*
- *M. fortuitum*
- *M. chelonae*

## 18.21 NTM werden mikrobiologisch in zwei Hauptgruppen unterteilt – welche sind das?

NTM werden in langsam und schnell wachsende unterteilt:
- **Langsam wachsende NTM** (wachsen innerhalb von 2–3 Wochen in der Kultur). Beispiele:
  - *M. avium complex* (MAC)
  - *M. kansasii*
  - *M. xenopi*
  - *M. szulgai*
  - *M. genavense*
- **Schnell wachsende NTM** (wachsen innerhalb von ca. 7 Tagen in der Kultur). Beispiele:
  - *M. abscessus*
  - *M. chelonae*
  - *M. fortuitum complex*
  - *M. smegmatis*

## 18.22 Was bedeutet „MAC"?

MAC ist die Abkürzung für *Mycobacterium avium complex*. „Komplex" bedeutet die Zusammenfassung einer Gruppe von mehreren Mykobakterienspezies, die phylogenetisch miteinander verwandt sind. Bei MAC sind es mindestens 8. Die wichtigsten Vertreter sind *M. avium* und *M. intracellulare*. Diese werden auch als *M. avium-intracellulare* (MAI) bezeichnet.

MERKE

Mykobakterien des MAC verursachen weltweit am häufigsten NTM-Infektionen.

## 18.23 Was können NTM beim Menschen für Erkrankungen verursachen? Was sind die häufigsten Organmanifestationen und prädisponierende Risikofaktoren?

▶ Tab. 18.1

**Tab. 18.1 Häufige Organmanifestationen und Risikofaktoren für Erkrankungen durch nicht-tuberkulöse Mykobakterien**

| Krankheitslokalisation | Risikofaktoren |
| --- | --- |
| Pulmonale Infektion | • Strukturelle Lungenerkrankung (COPD, Bronchiektasen, zystische Fibrose, ausgeheilte pulmonale Tuberkulose, Lungenfibrose, Bronchialkarzinom, Silikose, ehemaliger/aktiver Tabakkonsum, u. a.)<br>• Steroidinhalation |
| Disseminierte Infektionen | • Schwere Immunsuppression (AIDS, insbesondere bei CD4-Zellzahl < 50–100/mm³, Behandlung mit TNFα-Inhibitoren, andere erworbene/angeborene Immundefekte, vor allem des Interferon-Gamma-Signalwegs)<br>• Immunsuppression nach Transplantation (mehr nach Knochenmark- als nach Organtransplantation)<br>• Steroidbehandlung<br>• Maligne Grunderkrankung |
| Haut- und Weichteilinfektionen | • Inokulation durch kleine Hautverletzungen, z. B. bei Kontakt mit (Süß- oder Salz-)Wasser (*M. marinum*), nach Rosenstichverletzung<br>• Chirurgische Interventionen (z. B. in der plastischen Chirurgie oder Tätowierungen, „Outbreak" möglich)<br>• Katheterassoziierte Infektionen |
| Lymphadenitis | • Überwiegend bei Kindern (1–3[–5] Jahre), vorwiegend zervikal |

## 18.24 Welche diagnostischen Möglichkeiten gibt es für NTM?

▪ Die **Klinik** ist häufig unspezifisch. NTM-Infektionen sind oft eine Ausschlussdiagnose. Anamnese und Kontext (Risikofaktoren) sind unbedingt mit einzubeziehen.

▪ Auch die **Bildgebung** ist oft unspezifisch.

▪ **Mikrobiologie:**
  – Nahezu jedes Material kann auf Mykobakterien untersucht werden: respiratorische Proben (z. B. bronchoalveoläre Lavage, Sputum), Gewebebiopsien, Blutkulturen.
  – **Mikroskopie** aus Direktmaterial. Ergebnis: Säurefeste Stäbchen (unspezifisch, nicht von *M. tuberculosis complex* zu unterscheiden).
  – Das Ergebnis der **Flüssigkultur** zeigt Wachstum von Mykobakterien, ist aber für die Speziesbestimmung nicht geeignet. Kolonien auf **Festkulturen** können

phänotypisch charakteristische Merkmale aufweisen (Farbe, Größe/Form der Kolonien), diese sind aber nicht ausreichend spezifisch für eine eindeutige Speziesbestimmung. Einige Mykobakterien wachsen bei niedrigeren Temperaturen (28°–33 °C). Dazu gehören u. a. *M. marinum* und *M. ulcerans*.

– **Molekulargenetische Tests:** aus der Kultur mittels Streifenhybridisierungstests (es wird nur eine bestimmte Auswahl [14–30] aller NTM erfasst); Gen-Sequenzierung (v. a. 16 s rRNA); Analyse des gesamten mykobakteriellen Genoms (engl. whole genome sequencing, WGS). Es gibt in manchen spezialisierten Labors die Möglichkeit, molekulargenetische Methoden (Nukleinsäureamplifikationstests, NAT) an Direktmaterial anzuwenden (z. B. an nativer Gewebeprobe). Dies kann bei schwierig kultivierbaren Mykobakterien (z. B. *M. genavense*) hilfreich sein.

– Die wichtigste Form der **Resistenztestung** bei NTM ist die phänotypische, die heutzutage nach amerikanischem Standard (clinical and laboratory standard institue [CLSI]) mit der Mikrodilutionsmethode durchgeführt wird. Dazu benötigt man NTM aus der Kultur. Es gibt zudem die molekulargenetische Resistenztestung, die aktuell nur für *M. abscessus* und für wenige Antibiotika angewandt wird (Amikacin, Clarithromycin). Sie ersetzt die phänotypische Resistenztestung jedoch nicht.

▪ **Histologie:** Nachweis von säurefesten Stäbchen und epitheloidzelligen Granulomen (nekrotisierend oder nicht nekrotisierend) → unspezifisch. Molekulargenetische Methoden am für die histologische Aufarbeitung fixierten Präparat (z. B. Formaldehyd) sind technisch schwierig.

**MERKE**

Bei Verdacht auf eine mykobakterielle Erkrankung immer auch natives (Biopsie-)Material in die Mikrobiologie schicken, da nur Nativmaterial in der Kultur wachsen kann. Dies ist wichtig für die Speziesbestimmung sowie für die Resistenzbestimmung.

## 18.25  Vor welchen besonderen Herausforderungen steht die Diagnostik bei einer Erkrankung durch NTM?

Da NTM ubiquitär in der Umwelt nachweisbar sind, ist der Mensch permanent mit ihnen konfrontiert. Dies kann zum Nachweis von NTM aus menschlichem Probenmaterial führen, obwohl weder eine Infektion noch eine Erkrankung vorliegen, z. B. im Falle von Laborkontaminationen, aber auch bei vorübergehender Kolonisation eines Organes ohne Krankheitswert. Letzteres sieht man v. a. bei Nachweis aus Organen, die in direktem Austausch mit der Umwelt stehen, z. B. Lunge oder Darm. So muss der Nachweis von NTM aus Sputum- oder Stuhlprobe nicht mit einer Infektion oder Erkrankung assoziiert sein und sollte immer im klinischen Kontext interpretiert werden.

Hilfreich bei der Unterscheidung von Erkrankung versus Besiedelung oder Kontamination sind folgende **Kriterien** (abgewandelt nach Wolinsky et al. Rev Inf Dis 1981):

1. Spezies Differenzierung: Die Diagnose einer nicht-tuberkulösen Mykobakteriose verlangt eine genaue Identifizierung der NTM-Spezies, da einige NTM für den Menschen pathogener sind als andere (z. B. *M. kansasii*, *M. abscessus*, *M. szulgai*, *M. xenopi*, *M. malmoense*) und die Therapie je nach Spezies unterschied-

lich sein kann. Bei Nachweis von *M. gordonae* ist fast immer eine Labor-Kontamination ursächlich.

2. Häufigkeit und Menge der Isolierung aus Probenmaterial (besonders bei nicht sterilem Probenmaterial, z. B. Sputum, BAL, Stuhl etc.). Der wiederholte Nachweis derselben NTM spricht unter Umständen für eine Infektion bzw. Erkrankung.

3. Ort der Probenentnahme (steriles/nicht-steriles Probenmaterial)

4. Zugrunde liegende Grunderkrankung beim Patienten (Risikofaktoren)

**MERKE**

Die Isolation von NTM aus Probenmaterial muss nicht zwingend mit einer NTM-Infektion oder Erkrankung assoziiert sein!

# Pulmonale NTM-Erkrankungen

*N. Wassilew, J. Rybniker*

## 18.26 Welche diagnostischen Kriterien helfen, eine behandlungsbedürftige pulmonale NTM-Erkrankung von einer Besiedelung oder Kontamination zu unterscheiden?

Eine NTM-Erkrankung gilt als wahrscheinlich behandlungsbedürftig, wenn **alle drei** der folgenden **Kriterien** erfüllt sind (nach ATS/IDSA 2007):

1. **Klinik:** Eine passende klinische Symptomatik sowie der **Ausschluss einer anderen Erkrankung, welche die aktuelle Symptomatik verursachen könnte,** und/ oder eine progressive klinische Symptomatik unter Behandlung der pulmonalen Begleiterkrankung

2. **Radiologie:** passendes radiologisches Bild im Röntgen Thorax oder (sensibler) in der Computertomografie

3. **Mikrobiologie:**
   - Mindestens zwei kulturell positive respiratorische Sputumproben (mit derselben NTM) von zwei zu unterschiedlichen Zeitpunkten expektorierten Sputen oder
   - Mindestens eine positive Kultur aus mindestens einer bronchoalveolären Lavage oder
   - Isolation einer NTM aus einer sterilen Probe, z. B. aus der transbronchialen oder transthorakalen Biopsie gewonnenem Lungengewebe, Gewebe aus der offenen Lungenbiopsie

**PRAXISTIPP**

Die Diagnose einer behandlungsbedürftigen pulmonalen Erkrankung durch NTM ist häufig schwierig, aber selten ein Notfall. NTM sind für gesunde Menschen nicht ansteckend, und je nach klinischer Ausprägung können Patienten oft über Wochen oder Monate bis Jahre verlaufskontrolliert werden, bevor die Entscheidung für oder gegen eine Therapie gefällt wird. Hierbei ist die die Hinzunahme einer konsiliarischen Beratung und Mitbetreuung eines erfahrenen Zentrums immer zu empfehlen.

**18**

**18.27 Ein 54-Jähriger kommt in die infektiologische Sprechstunde mit dem Befund eines einmaligen Nachweises von *M. avium* aus dem Sputum. Vor 6 Wochen wurde er stationär bei Pneumonie behandelt und hat Ampicillin/Sulbactam erhalten. Er ist aktiver Raucher mit bekannter chronischer Bronchitis und mittelgradiger COPD. Aktuell geht es ihm subjektiv gut. Im Entlassungsbrief ist ein dichtes Infiltrat des linken Oberlappens im Röntgen-Thorax beschrieben. Der Patient möchte wissen, was es mit diesem Befund auf sich hat und ob er eine Behandlung braucht. Wie gehen Sie vor?**

- Erklären Sie dem Patienten, dass dies ein Bakterium ist, welches einen Krankheitswert haben kann, aber nicht muss. Ansteckend ist er nicht. Eine weitere Diagnostik ist notwendig, um die Behandlungsindikation zu eruieren.
- Lassen Sie ihn z. B. heute und in 2–4 Wochen erneut Sputum abgeben.
- Veranlassen Sie eine Kontrollröntgenuntersuchung, um den Verlauf des Infiltrats zu beurteilen.
- Geben Sie dem Patienten einen erneuten Termin nach Erhalt aller Befunde in 4 bis 6 Wochen zur Besprechung des weiteren Procedere. Sollte es ihm inzwischen schlechter gehen, soll er sich vorher wieder vorstellen.
- Klären Sie den Patienten über die Notwendigkeit der Beendigung seines Tabakkonsums auf.

### 18.28 Welche radiologischen Merkmale können mit einer pulmonalen NTM-Erkrankung einhergehen?

Folgende radiologische Infiltrat-Formen werden als typisch (aber nicht pathognomonisch!) für pulmonale NTM-Erkrankung gesehen:
- Nodulär-bronchiektatische Infiltrate (▶ Abb. 18.1)
- Fibrokavernöse Infiltrate (▶ Abb. 18.2)

Es werden aber auch folgende radiologische Erscheinungen beobachtet:
- Mischformen aus den oben genannten Formen

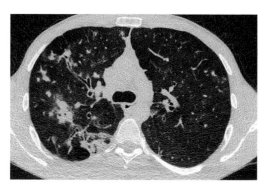

**Abb. 18.1** Nodulär-bronchiektatisches Infiltrat durch *M. abscessus* bei einem Patienten mit zystischer Fibrose [T928]

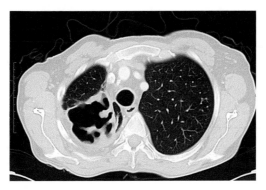

**Abb. 18.2** Fibrokavernöses Infiltrat der Lunge durch MAC bei einem Patienten mit COPD [T928]

- Konsolidierungen
- Raumforderungen

## 18.29 Welche NTM verursachen am häufigsten pulmonale Erkrankungen?

- MAC
- *M. kansasii*
- *M. abscessus*
- *M. malmoense*
- *M. xenopi*

> **MERKE**
> MAC sind weltweit die am häufigsten pulmonale Infektionen verursachenden NTM. Insgesamt können NTM-Spezies in ihrer Häufigkeit regional sehr stark variieren. So kommt *M. abscessus* in Asien, Nordamerika und Australien häufiger vor als in Europa, während z. B. *M. malmoense* besonders in Nordeuropa nachgewiesen wird.

## 18.30 Wie und wie lange wird eine pulmonale MAC-Erkrankung therapiert? Wie wird der Patient verlaufskontrolliert?

Die **Therapie** der pulmonalen MAC-Erkrankung (wie die meisten der pulmonalen NTM-Erkrankungen) erfordert eine Kombinationstherapie mit mindestens drei Antibiotika. Die neueren Makrolide (Clarithromycin oder Azithromycin) bilden den wichtigsten Therapiebaustein bei der Therapie von MAC. Eine Monotherapie ist kontraindiziert, da sich schnell Resistenzen bilden können. Das Makrolid wird in der Regel mit einem Rifamycin (Rifampicin oder Rifabutin) und Ethambutol kombiniert. Obwohl Bakterien des MAC in vitro häufig resistent gegen Rifamycine und Ethambutol sind, haben wenige klinische Studien eine gute Effektivität dieser Dreifach-Kombination zeigen können. Eine Resistenztestung sollte immer angefordert werden, sie testet u. a. Clarithromycin, aus oben genanntem Grund aber nicht die Rifamycine und Ethambutol.

Bei einem ausgeprägten Befall der Lunge oder schwerer Symptomatik kann initial eine **intensivierte Therapie** mit Amikacin intravenös über 1–3 Monate erfolgen. Die

Dauer hängt von therapeutischem Ansprechen und der Verträglichkeit des Antibiotikums ab.

Bei einem lokalisierten Befund, der schlecht auf die medikamentöse Therapie anspricht, kann eine **chirurgische Resektion** des betroffenen Lungenareals in Erwägung gezogen werden.

Die **Therapiedauer** beträgt nach aktuellen Empfehlungen 12 Monate nach Kulturkonversion (in der Regel 15–18 Monate), wobei „outcome-Definitionen" bis heute nicht gut definiert sind.

Ein Patient mit einer so langwierigen und potenziell nebenwirkungsreichen Therapie sollte regelmäßig **verlaufskontrolliert** werden (regelmäßige Sputumkontrollen auf MAC, eine Röntgen- oder CT-Thoraxuntersuchung alle 3–6 Monate je nach Befund und Ausprägung [CT weitaus sensibler als Röntgenuntersuchungen], regelmäßige Laboruntersuchungen [Blutbild, Leberwerte, Nierenwerte], monatliche Augenuntersuchung unter Ethambutol, monatliche Audiometrien unter Amikacin).

**MERKE**

Die Therapie einer pulmonalen MAC-Erkrankung ist langwierig und kann mit ausgeprägten Nebenwirkungen einhergehen. Für ein gutes Ansprechen ist die Compliance des Patienten gefordert. Dennoch ist die Rezidivrate hoch, die Erkrankung verläuft häufig chronisch. Bei der Entscheidung für eine Therapie sollten Benefit und Risiko gut gegeneinander abgewogen werden, die Lebensqualität des Patienten steht im Vordergrund.

### 18.31  Sie sehen den Patienten (▶ Kap. 18.27) nach 5 Wochen wieder. Das Thorax-Röntgenbild zeigt einen deutlichen Rückgang des Infiltrats, jetzt aber eine kavernöse Struktur, bestätigt durch eine anschließend von Ihnen angeforderte CT-Thorax. Eine der Sputumproben hat erneut *M. avium* nachgewiesen, *M. tuberculosis* wurde ausgeschlossen. Der Patient berichtet Ihnen jetzt von einer Gewichtsabnahme von 5 kg in den letzten 6 Monaten. Hinzu kämen aktuell Nachtschweiß und anhaltende Schlappheit. Der Husten hätte nur unwesentlich zugenommen. Wie gehen Sie vor?

- Erklären Sie dem Patienten, dass klinischer, radiologischer und mikrobiologischer Befund mit einer pulmonalen Erkrankung durch *M. avium* gut vereinbar sind und sehr wahrscheinlich einer Therapie bedürfen.
- Besprechen Sie mit ihm, dass eine Bronchoskopie mit transbronchialer Biopsie zum Ausschluss eines Bronchialkarzinoms zeitnah notwendig sei, da der Befund ebenfalls mit einem Bronchialkarzinom vereinbar sein kann und ausgeschlossen werden muss. Das Vorhandensein von *M. avium* schließt dieses nicht aus.
- Klären Sie den Patienten über Art und Dauer der Therapie, über die Nebenwirkungen und über sinnvolle Folgeuntersuchungen auf.
- Planen Sie eine Therapie mit Rifampicin, Ethambutol und Azithromycin.
- Fordern Sie ein Resistogramm an.
- Weisen Sie den Patienten erneut auf die Notwendigkeit der Beendigung seines Tabakkonsums hin.

## 18.32 Was unterscheidet eine pulmonale *M. kansasii*-Erkrankung von einer mit MAC bezüglich Klinik, Radiologie, Diagnostik, Therapie und Prognose?

- **Klinisch und radiologisch** sind *M. kansasii*- und MAC-Erkrankungen der Lunge grundsätzlich nicht gut zu unterscheiden. Radiologisch zeigt sich *M. kansasii* häufiger in Form von fibrokavernösen Infiltraten, was allerdings nicht pathognomonisch ist.
- Es gelten dieselben **diagnostischen Kriterien** wie für eine pulmonale MAC-Infektion. Dennoch gilt *M. kansasii* als pathogener als MAC, sodass bei entsprechendem Nachweis und passenden klinischen und radiologischen Kriterien fast immer eine Therapie indiziert ist.
- **Therapie:** Phylogenetisch ist *M. kansasii M. tuberculosis* sehr nahe. Das erklärt die Wirksamkeit eines Großteiles der antituberkulösen Medikamente. Rifampicin ist, anders als bei MAC, das wichtigste Medikament zur Therapie von *M. kansasii* und darf ebenfalls nicht als Monotherapie gegeben werden. Es wird in der Regel mit Ethambutol und Isoniazid kombiniert. Im Gegensatz zur Tuberkulose sind Makrolide (Clarithromycin, Azithromycin) ebenfalls gut wirksam gegen *M. kansasii*, sodass eine Kombinationstherapie aus Rifampicin, Ethambutol und einem Makrolid eine gut wirksame Alternative darstellen. Ein Resistogramm kann bei der Wahl der Dreierkombination wegweisend sein.
- Die **Dauer der Therapie** bei der pulmonalen *M. kansasii*-Erkrankung wird für 12 Monate empfohlen, also kürzer als bei MAC.
- Die **Prognose** ist in der Regel gut, die Heilungschance hoch.

## 18.33 Welche schnellwachsenden NTM spielen beim Menschen am häufigsten eine pathogene Rolle in der Lunge? Wer ist besonders betroffen?

*M. abscessus* mit den Subspezies *M. abscessus abscessus*, *M. abscessus massiliense* und *M. abscessus bolletii*.

Patienten mit zystischer Fibrose sind eine besonders vulnerable Patientengruppe für *M. abscessus*-Infektionen. Die Behandlungsindikation sollte von erfahrenen, auf diese Patienten spezialisierten Zentren eruiert werden und kann dringend sein. Eine Übertragbarkeit von *M. abscessus* von Mensch zu Mensch innerhalb dieser speziellen Risikogruppe ist möglich, daher sollte durch entsprechende Hygienemaßnahmen die Übertragung auf andere Patienten mit zystischer Fibrose verhindert werden.

## 18.34 Wie therapiert man eine pulmonale Erkrankung durch *M. abscessus,* was sind die Besonderheiten und wie ist die Prognose?

*M. abscessus* zeichnet sich durch eine ausgeprägte intrinsische Antibiotikaresistenz aus, häufig auch gegen die neueren Makrolide.

Es wird eine Kombinationstherapie von 4–5 Antibiotika empfohlen. Die medikamentösen Therapieempfehlungen basieren überwiegend auf in-vitro-Studien, wenigen retrospektiven Serienstudien und auf Expertenmeinungen.

Die Therapie wird in eine Intensiv- und eine Kontinuitätsphase unterteilt:

- **Intensivphase:** zwei der folgenden Antibiotika i. v. (Amikacin, Cefoxitin, Imipenem, Tigecyclin) plus zwei bis drei der folgenden Antibiotika oral (Clarithromycin/Azithromycin, Linezolid, Ciprofloxacin/Moxifloxacin, Doxycyclin, Clofazimin) bis zur Kulturnegativität
- **Kontinuitätsphase:** 3–4 Medikamente oral (Clarithromycin/Azithromycin, Linezolid, Ciprofloxacin/Moxifloxacin, Doxycyclin, Clofazimin) über 12 Monate nach Kulturkonversion

Bei Unverträglichkeit von Amikacin i. v. kann alternativ Amikacin inhalativ gegeben werden, was besser verträglich ist. Die Wirksamkeit ist wahrscheinlich schlechter.

Die Wahl der Antibiotika sollte nach Resistogramm erfolgen.

Bei einem lokalisierten Befund kann/sollte eine **chirurgische Resektion** des betroffenen Lungenareals in Erwägung gezogen werden. Diese kann den Verlauf bzw. die Heilungschance deutlich positiv beeinflussen.

Eine pulmonale Erkrankung mit *M. abscessus* ist schwer zu therapieren. Eine Eradikation ist häufig nicht möglich, sodass die Kontrolle der Bakterienlast im Vordergrund steht. Die Therapie ist nebenwirkungsreich und muss deshalb häufig unterbrochen oder modifiziert werden.

# Disseminierte Erkrankungen durch NTM

*N. Wassilew, J. Rybniker*

### 18.35  Welche NTM verursacht am häufigsten disseminierte Erkrankungen?

MAC sowie *M. genavense* bei HIV/AIDS-Patienten.

### 18.36  Was sind die Symptome und wie ist die Diagnostik bei disseminierter MAC-Infektion?

- **Allgemeinsymptome:** Abgeschlagenheit, Fieber, Nachtschweiß, Gewichtsverlust (wasting) → Diagnostik: Blutkultur
- Bei **abdominalem Befall** (häufig): Diarrhö, abdominale Schmerzen, Lymphadenopathie (v. a. intraabdominell, aber auch zervikal, axillär, inguinal, mediastinal) – bei schwerer Immunsuppression nicht unbedingt ausgeprägt, bei Immunrekonstitutionssyndrom bis hin zur Bulk-Bildung; Malabsorption, ggf. Hepato-/Splenomegalie, Aszites
  → Diagnostik:
  – Biopsie Lymphknoten/Leber/Darmschleimhaut: Mikroskopie, Kultur, Histologie, evtl. NAT aus Direktmaterial
  – Aszitespunktion: Kultur
- Bei **Anämie oder Panzytopenie** → Diagnostik: Knochenmarkpunktion: Mikroskopie, Kultur, Histologie, evtl. NAT aus Direktmaterial

## 18.37  Wie sind die Therapieoptionen von Patienten mit disseminierter MAC-Infektion?

**18**

Die Therapie setzt sich im Wesentlichen aus denselben Antibiotika zusammen wie bei der pulmonalen MAC-Erkrankung. Es ist mindestens eine Zweifachtherapie mit Ethambutol und einem Makrolid (Clarithromycin oder Azithromycin) empfohlen, welche häufig ergänzt wird durch ein Rifamycin (bei AIDS-Patienten wird aufgrund der Medikamenteninteraktionen Rifabutin Rifampicin häufig vorgezogen).

Für die erfolgreiche Behandlung einer disseminierten MAC-Infektion ist eine (zumindest teilweise) **Immunrekonstitution** unbedingt erforderlich, z. b. bei AIDS-Patienten mittels einer effektiven ART (Antiretroviral Therapy). Dies kann bei Patienten mit anderen Ursachen für die Immunsuppression u. U. schwieriger sein, wie z. B. bei transplantierten Patienten oder bei Patienten mit einem genetischen Immundefekt (z. B. in den IFNy/IL12 Signalwegen).

Die **Dauer der Therapie** ist am besten an HIV/AIDS-Patienten untersucht. Die Empfehlungen sind allerdings kontrovers. In der Regel wird eine Therapie bis zur stabilen Immunrekonstitution (CD4-Zellen > $100/mm^3$ über mindestens 3 Monate) unter effektiver ART (Viruslast nicht detektierbar) und Symptomfreiheit empfohlen, deren Dauer aber 6–12 Monate nicht unterschreiten sollte. Bei HIV-negativen Patienten gibt es keine einheitlichen Empfehlungen. Die Dauer der Therapie hängt von der Dauer und Ausprägung der Immunsuppression ab und kann unter Umständen lebenslang notwendig sein.

Bei Patienten mit HIV und AIDS wird bei CD4-Zellen unter $50/mm^3$ wird in Deutschland keine Primärprophylaxe gegen NTM-Infektionen empfohlen. Dies wird in manchen Ländern anders gehandhabt. Wenn eine Prophylaxe verabreicht wird, dann am besten mit Azithromycin 1.200–1.250 mg 1 ×/Woche (alternativ Clarithromycin 500 mg/Tag). Diese sollte bis zum Erreichen von stabilen CD4-Zellzahl von > $100/mm^3$ über 3 Monate unter effektiver ART erfolgen.

# NTM-Lymphadenitis

*N. Wassilew, J. Rybniker*

## 18.38  Welche NTM verursachen am häufigsten Lymphadenitiden?

MAC, *M. malmoense* und *M. scrofulaceum* (Letzteres in Häufigkeit abnehmend).

## 18.39  Was sind klinische Merkmale der NTM-Lymphadenitis?

Indolente Lymphkontenvergrößerung zervikal unterschiedlichen Ausmaßes, meist einseitig. Manchmal wird ein eitriger Durchbruch nach außen beobachtet.

Es sind überwiegend Kinder im Alter von 1–3 (–5) Jahren betroffen.

## 18.40  Wie wird die Diagnose gestellt, wie wird die Erkrankung therapiert und wie ist die Prognose?

**Diagnose:** Lymphknotenexstirpation (diese ist der Lymphknotenpunktion vorzuziehen) mit Gewebeprobenentnahme:

- **Mikrobiologie:** mikroskopischer Nachweis von säurefesten Stäbchen (unspezifisch)

- **Kultur:** Nachweis von Mykobakterien
- **Speziesbestimmung:** mittels NAT/Sequenzierung aus Kultur und ggf. Direktmaterial (natives Gewebe)
- **Histologie:** Nachweis säurefester Stäbchen (inkonstant und unspezifisch) und Granulomen (unspezifisch)

**MERKE**

Nur der kulturelle Nachweis von Mykobakterien mit Speziesbestimmung kann die Unterscheidung zu einer Tuberkulose bringen. Der Nachweis von säurefesten Stäbchen und/oder epitheloidzelligen Granulomen ist unspezifisch und erlaubt keine Differenzierung zu *M. tuberculosis*. Die Kultur braucht in der Regel 2–3 Wochen bis zur Positivität und 8 Wochen, bis sie als negativ deklariert wird. Deshalb sollten die unspezifischen Ergebnisse immer im Zusammenhang mit dem individuellen Risikoprofil des Patienten interpretiert werden. Bei entsprechender Risikokonstellation und folglich Verdacht auf Tuberkulose sollte die Einleitung einer antituberkulösen Therapie bis zum endgültigen Ergebnis in Erwägung gezogen werden. Eine molekulargenetische Untersuchung an Direktmaterial kann unter Umständen schneller zu einer definitiven Diagnose führen, ist bei Negativität aber wenig aussagekräftig.

**Therapie:** Mittel der Wahl ist hier die chirurgische Extirpation. Bei Rezidiven sollte eine erneute chirurgische Exstirpation erfolgen. Eine medikamentöse Behandlung sollte bei Rezidiven oder komplizierten operativen Voraussetzungen (unvollständige Exstirpation bei Nerv-Ummauerung) hinzugenommen werden. Dann mit einer Makrolid-haltigen Dreifachtherapie, wie bei der pulmonalen MAC Infektion.

Die **Prognose** ist in der Regel sehr gut.

## Haut- und Weichteilinfektionen durch NTM
*N. Wassilew, J. Rybniker*

### 18.41  Welche NTM verursachen am häufigsten Haut- und Weichteilinfektionen?

- Schnell wachsende NTM (besonders *M. abscessus subsp.*)
- *M. marinum*
- *M. ulcerans* (Tropen und Subtropen)

### 18.42  Wie therapiert man eine Haut- und Weichteilinfektion durch *M. abscessus*?

Empfohlen wird eine 2- bis 3-fach-Kombination folgender Antibiotika: ein bis zwei intravenös verabreichte Antibiotika (Amikazin, Imipenem) sowie ein orales Antibiotikum (Makrolid, wenn resistent gegen Makrolid: nach Resistogramm) über 4–12 Wochen. Dann sollte eine orale Therapie für mindestens 4 Monate, bei zusätzlichem Knochenbefall mindestens 6 Monate, folgen. Experten empfehlen eine Therapiedauer von 2 Monaten über die klinische Heilung hinaus.

Je nach Ausprägung sollte ein chirurgisches Debridement oder eine Abszessdrainage erfolgen. Fremdkörpermaterial muss entfernt werden.

## 18.43 Welches langsamer wachsende NTM ist häufig mit Hautinfektionen assoziiert? Wie sind Diagnose, Therapie und Prognose?

**18**

Das *M. marinum* ist häufig mit Hautinfektionen assoziiert. Die **Übertragung** erfolgt durch Exposition von Wunden mit Süß- oder Salzwasser. Die Erkrankung wird auch „Schwimmbadgranulom" genannt und tritt häufiger bei Aquariumbesitzern auf.

Die **Verdachtsdiagnose** ist häufig klinisch (indolente indurierte rötliche Papeln, manchmal exulzerierend) bei entsprechender Anamnese, Weichteil- und Knochenbeteiligung. Die **Diagnose** erfolgt durch Biopsie und Kultur.

**Besonderheit:** *M. marinum* wächst bei ca. 30° (entgegen den meisten anderen Mykobakterien, die bei 37 °C wachsen). Deshalb sollte bei der Anforderung an die Mikrobiologie der Verdacht auf eine *M. marinum*-Infektion mit angegeben werden.

Die **Therapie** erfolgt mit Rifampicin, Ethambutol und Clarithromycin/Azithromycin für 2 Monate über die klinische Heilung hinaus (eine Zweifach-Therapie ist unter Umständen auch möglich, z. B. Rifampicin und Makrolid). Die Gesamtdauer beträgt durchschnittlich 4–6 Monate. Bei tiefergehenden Haut- und Weichteilinfektionen kann eine chirurgische Intervention indiziert sein, welche die medikamentöse Therapie jedoch nicht ersetzt. Die **Prognose** ist sehr gut.

• • • • • • • • • • • • • • • •
### Weiterführende Literatur

Mitchison DA. Basic mechanisms of chemotherapy. Chest 1980; 76: 771–781.
**NTM**
Griffith DE, Aksamit T, Brown-Elliott Ba et al. An official ATS/IDSA statement: diagnosis, treatment, and prevention of nontuberculous mycobacterial diseases. American journal of respiratory and critical care medicine 2007: 175(4): 367–416.
Schönfeld N, Haas W, Richter E et al. Empfehlungen zur Diagnostik und Therapie nichttuberkulöser Mykobakteriosen des Deutschen Zentralkomitees zur Bekämpfung der Tuberkulose (DZK) und der Deutschen Gesellschaft für Pneumologie und Beatmungsmedizin (DGP). 2013: 605–633.
Huitt G. Nontuberculous mycobacteria – An issue of Cinics in Chest Medicine, 2015.

# 19 Epstein-Barr-Virus- und Zytomegalievirus-Infektionen

*U. Wieland, O. Witzke*

## Epstein-Barr-Virus-(EBV-)Infektion
*U. Wieland*

### 19.1 Wie wird das Epstein-Barr-Virus übertragen und wie hoch ist die Durchseuchung mit EBV bei Erwachsenen?

EBV wird in erster Linie durch Speichel übertragen (Küsse, gemeinsame Benutzung von Trinkgefäßen oder Besteck); eine Übertragung durch Tröpfchen (Anhusten) ist möglich. Bei Kindern verläuft die primäre EBV-Infektion meist asymptomatisch, während es mit zunehmendem Alter bei Jugendlichen und jungen Erwachsenen zur Manifestation der **infektiösen Mononukleose** (IM) kommen kann (Inkubationszeit 30–50 Tage). 90–95 % aller Erwachsenen über 30–35 Jahre haben eine EBV-Infektion durchgemacht. Nach Primärinfektion (Zielzellen: B-Lymphozyten und Epithelzellen der Tonsillen) wird das Virus lebenslang intermittierend im Speichel ausgeschieden. Memory-B-Lymphozyten bleiben lebenslang latent infiziert (Luzuriaga et al. 2010, Womack et al. 2015, Balfour et al. 2015, Ebell et al. 2016, Young et al. 2016).

### 19.2 Was sind die typischen klinischen Zeichen einer akuten EBV-Infektion, die sich als infektiöse Mononukleose (IM) manifestiert?

Die IM, auch Pfeiffersches Drüsenfieber genannt, ist durch eine Lymphadenopathie (insbesondere am Hals und hinter den Ohren, aber auch axillär und inguinal), Fieber und Halsschmerzen (Pharyngitis) charakterisiert. Weitere typische klinische Zeichen bzw. Symptome sind Petechien am Gaumen, belegte Tonsillen, Kopfweh, Müdigkeit, Schwächegefühl sowie eine Lymphozytose (> 50 % der Leukozyten) mit atypischen Lymphozyten. Weitere hämatologische Auffälligkeiten (Thrombozytopenie, Anämie) treten bei 25–50 % auf. Bei ca. der Hälfte der Patienten (7–100 %) kommt es zur Splenomegalie, z. T. auch zur Hepatomegalie. Seltene Komplikationen der IM sind Pneumonie, Meningitis/Enzephalitis/Myelitis/Neuritis, Milzruptur oder eine Verlegung der oberen Atemwege bei kleinen Kindern. Nach Gabe von Beta-Laktam-Antibiotika (Ampicillin, Amoxicillin) kommt es zu einem makulopapulösem Exanthem (Luzuriaga et al. 2010, Womack et al. 2015, Balfour et al. 2015, Ebell et al. 2016; Bartlett et al. 2016).

**19**

## 19.3 Durch welche Laboruntersuchungen kann der klinische V. a. infektiöse Mononukleose (IM) bei immunkompetenten Patienten labordiagnostisch gesichert werden?

Eine IM kann durch den Nachweis heterophiler IgM-Antikörper (sog. Paul-Bunnell-Test; Mononukleose-Schnelltest) diagnostiziert werden, der Test ist jedoch in der ersten Krankheitswoche in bis zu 25 % (bei unter 4-Jährigen sogar in 40–50 %) falsch-negativ und bei anderen Infektionskrankheiten sowie bei Autoimmun- oder malignen Erkrankungen kommen falsch reaktive Resultate vor. Eine spezifischere und sensitivere Diagnostik der IM ermöglicht der Nachweis von (IgM- und) IgG-Antikörpern gegen EBV-Viruskapsidantigen (VCA) in Verbindung mit dem fehlenden Nachweis von IgG-Antikörpern gegen EBNA-1 (EBV nukleäres Antigen). Antikörper gegen EBV-VCA sind in der Regel bei oder kurz nach Symptombeginn vorhanden, während Anti-EBNA-1-IgG erst 4–12 Wochen nach Primärinfektion nachweisbar sind. Einschränkend muss gesagt werden, dass 5–10 % der Patienten mit IM keine nachweisbaren IgM-Antikörper gegen VCA bilden und dass 5–10 % trotz durchgemachter EBV-Infektion nie EBNA-1 IgG entwickeln.

EBNA-1 IgG gehen bei Immunsuppression häufig verloren (Luzuriaga et al. 2010; Womack et al. 2015; Balfour et al. 2015, Dunmire et al. 2015). Bei immunsupprimierten Patienten ist die EBV-Serologie meist nicht hilfreich; stattdessen sollte bei Immunsupprimierten mit V. a. akute EBV-Infektion oder EBV-Reaktivierung ein (quantitativer) EBV-DNA-Nachweis mittels PCR durchgeführt werden (Dunmire et al. 2015, Styczynski et al. 2016).

## 19.4 Welche mögliche Komplikation einer EBV-bedingten infektiösen Mononukleose (IM) muss bei Verhaltensempfehlungen für IM-Patienten berücksichtigt werden?

Die **Milzruptur** ist eine seltene Komplikation und tritt bei 0,1–0,5 % der Patienten mit IM als Folge der Splenomegalie auf. Das Risiko einer Milzruptur besteht vor allem in den ersten 3 (–8) Krankheitswochen. Eine Milzruptur kann durch sportliche Aktivitäten oder durch Druck/Schlag auf das Abdomen ausgelöst werden, tritt aber in der Mehrzahl der Fälle (> 80 %) ohne vorheriges Trauma auf. Die meisten Autoren empfehlen einen Verzicht auf körperliche Anstrengungen und auf Kontaktsportarten für mindestens 3 Wochen, manche für bis zu 8 Wochen (Luzuriaga et al. 2010, Womack et al. 2015, Balfour et al. 2015, Bartlett et al. 2016).

## 19.5 Welche therapeutischen Optionen sind bei einer infektiösen Mononukleose sinnvoll und durch Evidenz belegt?

Die infektiöse Mononukleose (IM) wird in der Regel nur symptomatisch therapiert. Zu den symptomatischen Therapieempfehlungen zählen so viel Ruhe wie der Patient benötigt (Bettruhe ist nicht nötig), ggf. Ibuprofen oder Paracetamol zur Schmerz- und Fieberlinderung, eine ausreichende Trinkmenge sowie die Vermeidung von Kontaktsportarten in den ersten 3–8 Krankheitswochen (Gefahr der Milzruptur ▶ Kap. 19.4; Luzuriaga et al. 2010; Ebell et al. 2016; Womack et al. 2015; Bartlett et al. 2016). Zwei kürzlich publizierte Cochrane Reviews zum Einsatz von antiviralen Substanzen (Aciclovir, Valaciclovir) bzw. von Steroiden bei immunkompetenten Patienten mit IM kommen zu dem Schluss, dass es keine Evidenz für den Einsatz von antiviralen Substanzen oder Steroiden bei IM gibt (Rezk et al. 2015; de Paor et al. 2016).

## 19.6 Welche Folgeerkrankungen einer EBV-Infektion sind bei nicht-immunsupprimierten Patienten bekannt?

EBV zählt zu den Tumorviren und ist für ca. 1 % (0,5–2 % je nach geografischer Region) aller Krebserkrankungen des Menschen verantwortlich. Zu den EBV-assoziierten malignen Erkrankungen zählen Lymphome wie das endemische Burkitt-Lymphom (Kinder in Malariaregionen Afrikas), ein Teil der Hodgkin- und Non-Hodgkin-B-Zell-Lymphome, bestimmte T-Zell-Lymphome sowie Karzinome wie das undifferenzierte Nasopharynxkarzinom (NPC) oder ca. 10 % der Magenkarzinome (Dunmire et al. 2015, Young et al. 2016).

In den letzten Jahren wird EBV auch als Trigger von Autoimmunerkrankungen wie z. B. der Multiplen Sklerose (z. T. kontrovers) diskutiert (Dunmire et al. 2015, Fernandez-Menendez et al. 2016).

## 19.7 Welche EBV-assoziierten Komplikationen können bei immunsupprimierten Patienten wie Organtransplantierten, Knochenmarktransplantierten oder HIV-Infizierten auftreten?

Entscheidend für die Kontrolle von EBV sind CD8-positive T-Zellen. EBV-assoziierte maligne Erkrankungen wie Non-Hodgkin-Lymphome sind bei Immunsupprimierten wesentlich häufiger als bei Immunkompetenten. Sowohl nach Organ- als auch nach hämatopoetischer Stammzelltransplantation (HSZT) kann EBV sog. **Post-Transplant Lymphoproliferative Disorders** (PTLD) verursachen, worunter eine heterogene Gruppe von lymphomartigen Erkrankunen zu verstehen ist, in denen verschiedene transformierende EBV-Gene exprimiert werden. Dies führt zu einer unkontrollierten Proliferation von lymphoiden oder plasmazytoiden Zellen. PTLD kann in allen Altersgruppen und nach allen Arten von Transplantationen auftreten, wobei Patienten nach allogener HSZT besonders gefährdet sind. Ungefähr 75 % der PTLD sind EBV-assoziiert, wobei fast alle PTLD nach HSZT EBV-assoziiert sind und die Ursprungszellen in der Regel vom Donor stammen (Dharnidharka 2017, Styczynski et al. 2016, Young et al. 2016).

Bei HIV-Infizierten treten trotz antiretroviraler Therapie zahlreiche Formen von EBV-assoziierten B-Zell-Lymphomen wie Hodgkin-, Burkitt- und Diffuses Large B-Cell Lymphom (DLBCL) wesentlich häufiger auf als in der Allgemeinbevölkerung (Gibson et al. 2014, Young et al. 2016).

## 19.8 Welcher Labor-Test sollte zum PTLD-(Post-Transplant Lymphoproliferative Disorder-)Screening nach allogener hämatopoetischer Stammzelltransplantation eingesetzt werden?

Gemäß der aktuellen europäischen Leitlinie (ECIL-6 Guideline, Styczynski et al. 2016) wird zum Monitoring bezüglich PTLD nach allogener hämatopoetischer Stammzelltransplantation (HSZT) die EBV-DNA-Last-Messung mittels quantitativer PCR aus Vollblut, Plasma oder Serum empfohlen. Das Screening sollte innerhalb des ersten Monats nach allogener HSCT beginnen und für mindestens 4 Monate nach HSCT mit mindestens einer Bestimmung pro Woche fortgesetzt werden.

**19**

Da die berechnete Verdopplungszeit von EBV nur 56 h betragen kann, können bei ansteigenden EBV-DNA-Lasten kürzere Kontrollintervalle als einmal pro Woche sinnvoll sein. Hohe EBV-DNA-Lasten nach HSZT sind eine Indikation für die präemptive Therapie mit Rituximab. Für Patienten nach autologer HSCT wird kein regelmäßiges EBV-DNA-Last-Monitoring empfohlen (Styczynski et al. 2016).

### 19.9 Welche Labortests werden zum Nachweis des EBV-assoziierten Nasopharyxnkarzinoms eingesetzt?

Bei Patienten mit EBV-assoziiertem Nasopharynxkarzinom (NPC) sind die IgA-Titer gegen EBV-Viruskapsid-Antigen (VCA) erhöht. In China, wo EBV-assoziierte NPC besonders häufig sind, wird VCA-IgA als Screening-Untersuchung für NPC eingesetzt, um die NPC-Mortalität durch frühzeitige Diagnose und Therapie zu senken. Auch der quantitative Nachweis von zirkulierender zellfreier EBV-DNA aus Plasma gilt als geeigneter Biomarker sowohl für die frühzeitige Erkennung als auch für das Therapieansprechen bei NPC (Young et al. 2016, Chen et al. 2016, Fung et al. 2016).

## Zytomegalievirus-(CMV-)Infektion
*O. Witzke*

### 19.10 Was sind die Manifestationen einer CMV-Infektion nach solider Organtransplantation bzw. Knochenmarktransplantation?

Das Spektrum von einer CMV-Infektion nach Transplantation erstreckt sich von einer asymptomatischen Infektion bis zu einer lebensbedrohlichen Krankheit. Häufig präsentiert sich eine CMV-Erkrankung unspezifisch durch erhöhte Körpertemperaturen mit begleitender Neutropenie. Seltener kommt es zu Symptomen wie einer Hepatitis, einer Thrombopenie sowie zu pulmonalen und gastrointestinalen Symptomen. CMV-Infektionen können das transplantierte Organ betreffen, d. h. eine CMV-Hepatitis, CMV-Pneumonitis oder CMV-Nephritis des Transplantats nach sich ziehen. Sehr selten kommt es zu schweren Verläufen mit CMV-Meningitis oder -Enzephalitis.

### 19.11 Wann tritt eine CMV-Infektion nach solider Organtransplantation typischerweise auf?

Ohne eine medikamentöse Prophylaxe tritt eine CMV-Infektion typischerweise 1–4 Monaten nach der Transplantation auf. Wenn eine medikamentöse Prophylaxe durchgeführt wird, kann es zu einer Verschiebung des Auftretens der CMV-Infektion kommen. Die CMV-Infektion kann in diesem Fall typischerweise wenige Wochen nach Beendigung der Prophylaxe auftreten. Deshalb sollte direkt nach Transplantation ohne CMV-Prophylaxe bzw. nach Absetzen einer CMV-spezifischen Prophylaxe ein engmaschiges CMV-Monitoring erfolgen.

## 19.12 Welche Typen der CMV-Infektion ergeben sich aus der CMV-Konstellation des Spenders und Empfängers bei der Organtransplantation?

Das Risiko von CMV-Infektionen nach Organtransplantation ist wesentlich abhängig vom CMV-Serostatus von Spender und Organempfänger. In Deutschland ist davon auszugehen, dass etwa 50–70 % der Organspender CMV-positiv sind.

Eine **primäre CMV-Infektion** entwickelt sich, wenn ein CMV-negativer Empfänger ein CMV-positives Organ erhält. Diese Konstellation hat das höchste Risiko für eine postoperative CMV-Infektion bzw. CMV-assoziierte Komplikationen.

Eine **CMV-Reaktivierung** kann auftreten, wenn ein CMV-positiver Patient unter der immunsuppressiven Therapie eine latente CMV-Infektion reaktiviert.

Eine **CMV-Superinfektion** kann eintreten, wenn ein CMV-positiver Empfänger ein Organ eines CMV-positiven Spenders erhält. Im Falle einer Superinfektion kann durch molekulare Techniken CMV-DNA des Spenders nachgewiesen werden.

## 19.13 Welche Strategien gibt es für die Prävention einer CMV-Infektion bei CMV-Risikokonstellationen nach Organtransplantation?

Zur Prävention der CMV-Infektion sind prinzipiell **zwei Strategien** möglich:
- Prophylaxe: Verabreichen einer antiviralen Medikation über einen definierten Zeitraum, um der Virusvermehrung entgegenzuwirken.
- Präemptive Therapie: Engmaschiges diagnostisches Monitoring der Viruslast, um eine CMV-Replikation frühzeitig und möglichst noch vor Auftreten von Symptomen zu detektieren und zeitnah eine antivirale Therapie einzuleiten. Unklar ist, ab welcher CMV-Viruslast die präemptive Therapie eingeleitet werden soll. Die meisten Daten in der Literatur schlagen eine Grenze von 400–2.000 CMV-Kopien/ml vor. Dabei muss das lokale Testsystem zur Bestimmung der CMV-Viruslast Berücksichtigung finden.

Beide Strategien werden als praktikable Ansätze zur Prävention einer CMV-Erkrankung empfohlen (hohe Übereinstimmung). Die Wahl der Präventionsstrategie richtet sich nach dem durch die Bestimmung des Serostatus ermittelten Risiko einer CMV-Erkrankung.

Bei einer **Hochrisikokonstellation** (D+/R−) wird die Prophylaxe bevorzugt. Auch bei anderen Hochrisiko-Patienten kann die Prophylaxe die bevorzugte Strategie sein. Dazu zählen Patienten
- nach kürzlicher Behandlung mit Lymphozyten-depletierenden Antikörpern,
- starker Immunsuppression einschließlich Desensibilisierung oder Protokollen bei AB0-inkompatibler Nierentransplantation sowie
- HIV-Patienten.

Bei seropositiven Empfängern (R+) gelten beide Strategien als akzeptabel. Für eine optimale präemptive Therapie sollte die Viruslast mit einem zentrumspezifischen Protokoll wöchentlich über 3–4 Monate nach der Transplantation gemessen werden. Bei R+-Patienten sollte angesichts der Datenlage die CMV-Prophylaxe bevorzugt werden, wenn ein regelmäßiges Monitoring im Rahmen der präemptiven Therapie nicht gewährleistet werden kann.

## 19.14  Wie wird eine CMV-Infektion diagnostiziert?

Nach einer Transplantation sollten ausschließlich quantitative Verfahren, bevorzugt über eine CMV-PCR, angewendet werden (aus Vollblut und aus Plasma). Bisher sind keine standardisierten Grenzwerte verfügbar, sodass die Assays nicht vergleichbar sind. Daher sollten bei einem Patienten weder das Probenmaterial (Plasma/Vollblut) noch das Labor gewechselt werden und Grenzwerte sollten in Kollaboration mit dem Labor ermittelt werden. Tests mit dem Nachweis von CMV-Antigen in Leukozyten (CMVpp65-Antigen-Test) werden zunehmend weniger eingesetzt, da die Testung zeitaufwendig ist und von der Anzahl der Blut-Leukozyten abhängt.

Die Diagnose einer gewebsinvasiven CMV-Erkrankung basiert auf dem CMV-Nachweis im Biopsat. Die bevorzugte Nachweismethode ist die Histologie oder die DNA-Hybridisierung in situ. Bei gastrointestinalem CMV-Befall kann die Testung auf CMV mittels quantitativer PCR im peripheren Blut negativ ausfallen, selten auch bei einer CMV-Pneumonitis.

## 19.15  Welche Bedeutung hat eine asymptomatische CMV-Virämie nach allogener Organtransplantation?

Eine asymptomatische CMV-Infektion kann über indirekte immunologische Effekte zu einer Transplantat-Dysfunktion oder einer Transplantatabstoßung führen und zudem die Empfänglichkeit für andere opportunistische Infektionen oder zu einem EBV-assoziiertem Posttransplantationslymphom erhöhen. Auch eine asymptomatische CMV-Infektion ist in vielen Studien als Marker für eine schlechtes Transplantat- bzw. Patientenüberleben dokumentiert worden. Die genauen kausalen Pathomechanismen für diese Beobachtung sind nicht vollständig geklärt.

## 19.16  Welche Therapieoptionen gibt es für die Behandlung einer CMV-Infektion?

Es gibt drei wesentliche Medikamente, die für die Therapie von CMV-Infektionen verfügbar sind: Ganciclovir (für die orale Therapie Valganciclovir), Foscarnet und Cidofovir. Valganciclovir ist eine Prodrug des Ganciclovir, welches durch hepatische und enterale Esterasen in die aktive Substanz Ganciclovir metabolisiert wird.

Diese drei Medikamente wirken über eine Hemmung der DNA-Polymerase. Ganciclovir muss dreimalig phosphoryliert werden, um aktiv wirken zu können. Die erste Phosphorylierung findet durch eine Serin-Threonin-Kinase statt, die im UL97 Gen des CMV-Virus kodiert wird. Die beiden weiteren Phosphorylierungen finden in Enzymen der Zielzelle statt. Cidofovir benötigt zur Aktivierung zwei Phosphorylierungen durch zelluläre Enzyme. Die phosphorylierten Formen des Ganciclovirs und Cidofovirs hemmen die CMV-DNA-Synthese durch Kompetition mit dGTP. Forcarnet ist ein nicht kompetitiver Inhibitor der CMV-DNA-Polymerase.

## 19.17  Welche Resistenz-Probleme gibt es bei CMV-Therapeutika?

Mutationen in der UL97-Sequenz können zu einer partiellen oder kompletten Resistenz gegenüber Ganciclovir führen. Cidofovir und Foscarnet sind dann noch wirksam. Mutationen in der DNA-Polymerase (UL54) können in Resistenzen gegen Ganciclovir, Cidofovir und Foscarnet oder eine Multiresistenz münden.

**19**

●●●●●●●●●●●●●●●
## Weiterführende Literatur

Balfour HH Jr, Dunmire SK, Hogquist KA. Infectious mononucleosis. Clin Transl Immunology, 2015; 4 (2):e33.

Bartlett A, Williams R, Hilton M. Splenic rupture in infectious mononucleosis: A systematic review of published case reports. Injury. 2016; 47 (3): 531–538.

Chen Y, Xin X, Cui Z et al. Diagnostic Value of Serum Epstein-Barr Virus Capsid Antigen-IgA for Nasopharyngeal Carcinoma: a Meta-Analysis Based on 21 Studies. Clin Lab. 2016; 62 (6): 1155–1166.

De Paor M, O'Brien K, Fahey T, Smith SM. Antiviral agents for infectious mononucleosis (glandular fever). Cochrane Database Syst Rev. 2016; 12: CD011487.

Dharnidharka VR. Peripheral Blood Epstein-Barr Viral Nucleic Acid Surveillance as a Marker for Posttransplant Cancer Risk. Am J Transplant, 2017; 17 (3): 611–616.

Dunmire SK, Hogquist KA, Balfour HH. Infectious Mononucleosis. Curr Top Microbiol Immunol, 2015; 390 (Pt 1): 211–240.

Ebell MH, Call M, Shinholser J, Gardner J. Does This Patient Have Infectious Mononucleosis?: The Rational Clinical Examination Systematic Review. JAMA, 2016; 315 (14): 1502–1509.

Fernández-Menéndez S, Fernández-Morán M, Fernández-Vega I, Pérez-Álvarez A, Villafani-Echazú J. Epstein-Barr virus and multiple sclerosis. From evidence to therapeutic strategies. J Neurol Sci, 2016; 361: 213–219.

Fung SY, Lam JW, Chan KC. Clinical utility of circulating Epstein-Barr virus DNA analysis for the management of nasopharyngeal carcinoma. Chin Clin Oncol, 2016; 5 (2): 18.

Gibson TM, Morton LM, Shiels MS, Clarke CA, Engels EA. Risk of non-Hodgkin lymphoma subtypes in HIV-infected people during the HAART era: a population-based study. AIDS, 2014; 28 (15): 2313–2318.

Luzuriaga K, Sullivan JL. Infectious mononucleosis. N Engl J Med. 2010; 362 (21): 1993–2000.

Rezk E, Nofal YH, Hamzeh A et al. Steroids for symptom control in infectious mononucleosis. Cochrane Database Syst Rev, 2015; (11): CD004402.

Styczynski J, van der Velden W, Fox CP et al. Sixth European Conference on Infections in Leukemia, a joint venture of the Infectious Diseases Working Party of the European Society of Blood and Marrow Transplantation (EBMT-IDWP), the Infectious Diseases Group of the European Organization for Research and Treatment of Cancer (EORTC-IDG), the International Immunocompromised Host Society (ICHS) and the European Leukemia Net (ELN). Management of Epstein-Barr Virus infections and post-transplant lymphoproliferative disorders in patients after allogeneic hematopoietic stem cell transplantation: Sixth European Conference on Infections in Leukemia (ECIL-6) guidelines. Haematologica, 2016; 101 (7): 803–811.

Womack J, Jimenez M. Common questions about infectious mononucleosis. Am Fam Physician, 2015; 91 (6): 372–376.

Young LS, Yap LF, Murray PG. Epstein-Barr virus: more than 50 years old and still providing surprises. Nat Rev Cancer, 2016; 16 (12): 789–802.

# 20 Virushepatitis

*C. Boesecke, D. Nierhoff, J. Schulze zur Wiesch*

## 20.1 Welche Virushepatitiden gibt es?

Virushepatitiden im engeren Sinne sind Infektionen mit den Hepatitisviren A–E. Diese Infektionen sind typischerweise auf die Leber beschränkt. Infektionen mit anderen Viren (z. B. EBV, CMV, HSV, VZV, Parvovirus B19, HIV, Masernvirus) können im Sinne einer Begleithepatitis ebenfalls erhöhte Leberwerte verursachen, involvieren aber im Allgemeinen auch weitere Organsysteme.

In diesem Kapitel stehen Infektionen mit den Hepatitisviren A–E, also die Virushepatitiden im engeren Sinne, im Fokus (▶ Tab. 20.1).

**Tab. 20.1** Charakteristika der Hepatitis A–E

| | Hepatitis A | Hepatitis B | Hepatitis C | Hepatitis D | Hepatitis E |
|---|---|---|---|---|---|
| Erreger | HAV (Picornavirus) | HBV (Hepadnavirus) | HCV (Flavivirus) | HDV (Viroid) | HEV (Calcivirus) |
| Hauptübertragungsweg | Fäkal-oral | Parenteral und perinatal | Parenteral | Parenteral | Fäkal-oral |
| Inkubationszeit | 2–6 Wo. | 1–6 Monate | 2–10 Wo. | Unbekannt | 2–6 Wo. |
| Indikatoren für Infektiosität | Bis 12 Wo. nach Auftreten der ersten Symptome Anti-HAV-IgM positiv | HBs-Ag, HBe-Ag, HBV-DNA und Anti-HBc-IgM positiv | HCR-RNA-Nachweis | Unklar | Unklar |
| Indikatoren für Immunität | Anti-HAV-IgG positiv | Anti-HBs-Ak > 10 IU/l | Unbekannt | Anti-HBs-Ak > 10 IU/l | Unbekannt |
| Fulminanter Verlauf | 0,2 % | 1 % | < 1 % | 2–10 % | Bei Schwangeren bis 20 % |
| Chronischer Verlauf | keiner | 5–10 % | 50–80 % | Bis 70 % | Nur bei Immunsuppression |
| Prognose | Im Kindesalter gut, mit zunehmendem Alter schlechter | Mit zunehmendem Alter schlechter | Mäßig | Oft schlecht | Gut (Ausnahme: Schwangere) |
| Impfung | Aktiv und passiv | Aktiv und passiv | Nicht möglich | Schutz durch Impfung gegen Hepatitis B | Nicht möglich |

**20**

## 20.2 Wie hoch ist die Prävalenz der Virushepatitiden?

Infektionen mit dem **Hepatitis A-Virus** (HAV) sind besonders häufig in Ländern mit geringem Hygienestatus/einfachen sanitären Bedingungen und aufgrund vieler asymptomatischer Verläufe in ihrer Zahl unterschätzt. Deutschland hat mit < 2 % eine niedrige Prävalenz, 2015 wurden dem Robert Koch-Institut (RKI) 848 neue Fälle gemeldet.

Das **Hepatitis B-Virus** (HBV) ist endemisch in China, Südostasien, im Nahen und Mittleren Osten, in der Türkei und in großen Teilen Afrikas. In Ost- und Südeuropa sind bis zu 8 % der Bevölkerung chronisch HBV-infiziert. In Deutschland zeigten in einer bevölkerungsrepräsentativen Untersuchung 0,5 % der Erwachsenen Anzeichen einer akuten oder chronischen Hepatitis B-Erkrankung, wobei die Hälfte aller chronischen HB-Virusträger in Deutschland einen Migrationshintergrund hat.

Mit dem **Hepatitis C-Virus** (HCV) sind weltweit etwa 240 Millionen Menschen chronisch infiziert, in Deutschland liegt die geschätzte Prävalenz bei 0,5 %.

Das **Hepatitis D-Virus** (HDV) ist im Mittelmeerraum, in Rumänien, auf der arabischen Halbinsel, in Teilen von Afrika sowie Mittel- und Südamerika endemisch. In Deutschland sind Infektionen mit HDV selten.

Die **Hepatitis E** ist die zweithäufigste Hepatitis in Nordafrika und Vorderasien, speziell im Sudan und Irak. In Deutschland stieg die Zahl beim RKI gemeldeter Hepatitis E-Fälle in den letzten Jahren bis auf 1.264 neue Fälle im Jahr 2015 an.

## 20.3 Wie werden Virushepatitiden übertragen? Was sind die Risikogruppen?

Nach dem vorwiegenden Übertragungsmodus (▶ Tab. 20.1) können Hepatitisviren mit fäkal-oraler Übertragung (HAV, HEV) von Viren mit überwiegend parenteraler Übertragung (HBV, HCV, HDV) unterschieden werden. Eine Infektion mit HDV kann nur als simultane Koinfektion mit HBV oder als Superinfektion bei vorbestehender chronischer HBV-Infektion erfolgen.

Die meisten HAV-Infektionen ereignen sich bei Kindern, während sich Erwachsene aus Industrieländern meist nur auf Reisen in Endemiegebieten infizieren, typischerweise über verseuchtes Trinkwasser oder kontaminierte Meeresfrüchte. Das Hepatitis E-Virus wird in Europa vor allem über kontaminiertes Schweine- und Wildfleisch übertragen.

Bei den parenteral übertragenen Hepatitisviren erfolgt in Deutschland die Mehrzahl der Neuinfektionen durch sexuelle Übertragung und intravenösen Drogenabusus. Bei HCV ist die sexuelle Übertragung jedoch selten, wobei Sexualpraktiken, die wie der ungeschützte Analverkehr ein höheres Risiko von Schleimhautverletzungen beinhalten, mit höherem Risiko behaftet sind. Bei einer Koinfektion von HCV und HIV kann das Übertragungsrisiko auf bis zu 14 % steigen.

Das Übertragungsrisiko durch Transfusion von Blut oder Blutprodukten wird heute bei HBV auf 1 : 100.000–1 : 1.000.000, bei HCV auf < 1 : 1.000.000 geschätzt. Das Risiko einer Ansteckung durch eine Nadelstichverletzung mit bekannt HBsAg-positivem Indexpatienten liegt bei etwa 10–30 %, mit bekannt HCV-positivem Indexpatienten bei etwa 3–10 %.

In Endemiegebieten ist die vertikale Infektion der wichtigste Übertragungsweg von HBV. Bei hoher Virämie kann auch das Hepatitis C-Virus vertikal übertragen werden.

## 20.4 Welche Inkubationszeiten haben die Virushepatitiden?

Die Inkubationszeit entspricht der Zeit, die zwischen der Infektion mit einem Krankheitserreger und dem Auftreten der ersten Symptome vergeht (▶ Tab. 20.1).

## 20.5 Welche Symptome treten bei einer Virushepatitis auf?

Akute Infektionen mit den Hepatitisviren der Typen A–E sind klinisch anhand der Symptomatik nicht voneinander zu differenzieren.

Bei der mildesten Verlaufsform bleibt der Patient bis zur Ausheilung symptomfrei, die Infektion kann nur laborchemisch durch kurzzeitig erhöhte Transaminasen nachvollzogen werden. Ansonsten durchlaufen die Patienten nach symptomfreier Inkubationszeit ein uncharakteristisches grippeähnliches Prodromalstadium (meist 3–4 Tage) mit Abgeschlagenheit, Appetitlosigkeit, Übelkeit, Erbrechen und gelegentlich rechtsseitigen Oberbauchschmerzen. Die Leber und evtl. auch die Milz können vergrößert sein.

Extrahepatische Begleitsymptome wie flüchtige Exantheme, Polyarthritis, Fieber und eine Glomerulonephritis sind möglich und dann als Zeichen einer Serumkrankheit zu werten.

Bei rückläufigen Prodromi kann sich ein ikterisches Stadium (einschließlich Dunkelfärbung des Urins, evtl. Stuhlentfärbung und Pruritus) in unterschiedlicher Ausprägung anschließen.

MERKE

Akute Infektionen mit den Hepatitisviren der Typen A–E sind klinisch anhand der Symptomatik **nicht** voneinander zu differenzieren.

## 20.6 Wie ist der natürliche Verlauf einer Virushepatitis?

Das klinische Spektrum der akuten Virushepatitis reicht vom asymptomatischen Verlauf bis zur fulminanten Hepatitis mit akutem Leberversagen mit hoher Letalität. Bei ikterischem Verlauf dauert dieses Stadium meist 1–4 Wochen. Nach 3–6 Monaten tritt gewöhnlich eine klinische und laborchemische Normalisierung ein.

Bei der akuten Hepatitis B, C oder D kann in unterschiedlicher Häufigkeit eine Viruselimination ausbleiben und eine chronische Infektion (Viruspersistenz > 6 Monate) folgen. Auch eine akute HEV-Infektion kann bei Patienten unter Immunsuppression chronifizieren. Im Gegensatz dazu sind nach akuter HAV-Infektion keine chronischen Verläufe beschrieben. Infektionen mit HAV und HEV können aber innerhalb von 6 Monaten remittierende Verläufe zeigen.

## 20.7 Wie ist das Management bei akuter Virushepatitis?

In den meisten Fällen ist keine spezifische Therapie der akuten Hepatitis, sondern nur eine supportive Therapie notwendig. Ziel ist es dabei, Symptome zu erleichtern, den Leberschaden zu minimieren und fulminante Fälle rechtzeitig einer Transplant-Evaluation zuzuführen. Es werden Alkoholkarenz, Ausruhen, leichte Schonkost auf 6–8 Mahlzeiten am Tag verteilt und ein Absetzen möglicher hepatotoxischer Medikation empfohlen. Weiterhin werden häufig Antiemetika und Protonenpumpeninhibitoren zur Behandlung einer Begleitgastritis und häufig auftretender Übelkeit, Clemastin zur Nacht bei Unruhe und Juckreiz eingesetzt. Vitamin K kann oral oder i.v. supplementiert werden, um die Gerinnung gerade vor medizinischen Eingriffen bei cholestatischem Verlauf zu optimieren. Bei der akuten HBV-Infektion kann in Einzelfällen und in fulminanten Fällen der Beginn einer Nukleo(s)tid HBV-Therapie (Baraclude, Tenofovir) diskutiert werden. Im Gegensatz zu früheren Empfehlungen sollte in den meisten Fällen eine akute HCV-Infektion erst nach einigen Wochen behandelt werden.

## 20.8 Helfen Kortikosteroide bei akuter viraler Hepatitis ähnlich wie bei der Alkoholhepatitis?

Im Allgemeinen kommen Kortikosteroide nicht in der Behandlung der akuten Virushepatitis zum Einsatz, da diese sowohl den Krankheitsverlauf verlängern als auch die Ausheilungsraten reduzieren können. Kortikosteroide können in einzelnen Fällen von protrahierten cholestatischen Verläufen bei einer HAV-Infektion benutzt werden, um die Hyperbilirubinämie und assoziierte Symptome zu lindern; in diesen Fällen sollte allerdings auch die Möglichkeit einer Autoimmunhepatitis bedacht werden (entweder getriggert durch eine HAV-Infektion oder eine mögliche unspezifische, falsch positive HAV-Serologie bei Autoimmunhepatitis).

## 20.9 Worauf muss man vor der Initiierung einer Immunsuppression bei Patienten mit chronischer viraler Hepatitis achten?

Bei Patienten mit chronischer HCV-Infektion kommt es im Regelfall zu keiner Verschlechterung der chronischen Hepatitis unter Immunsuppression z.B. während einer Chemotherapie. Eine ausgeheilte HCV-Infektion reaktiviert zudem nicht.

Vor Einleitung einer Chemotherapie sollte jedoch immer der HBV-Status getestet werden, da es unter Immunsuppression zu einer Reaktivierung selbst einer ausgeheilten HBV-Infektion kommen kann. Eine solche HBV-Reaktivierung kann schwere Verläufe aufzeigen und zum Leberversagen führen. Bei HBV Patienten sollten vor Einleitung einer Immunsuppression protektiv eine Therapie mit einem HBV-Nukleos(t)id-Analogon bis ca. 1 Jahr nach Beendigung der Chemotherapie initiiert werden (▶ Abb. 20.1).

## 20.10 Wie ist die Diagnostik bei viralen Hepatitiden?

Die beiden Tabellen ▶ Tab. 20.2 und ▶ Tab. 20.3 geben einen Überblick über die zu bestimmenden Laborparameter bei der Abklärung viraler Hepatitiden und die Interpretation von HBV-Serologien.

## 20.11 Sollten immer alle Laborparameter für eine virale Hepatitis bestimmt werden?

Nein, es muss von Fall zu Fall entschieden werden, welche virologischen Tests jeweils sinnvoll erscheinen. Dabei erscheint die Kombination der Untersuchung von Anti-HAV-IgM, HBs-Antigen, Anti-HBc-IgM und Anti-HCV (Elisa) ein effizienter und kostengünstiger Startpunkt für eine rationale Diagnostik zu sein. Eine definitive Diagnose kann in vielen Fällen mit allein diesen Markern gestellt werden. Ein positiver HAV-IgM-Antikörper-Test etabliert in den meisten Fällen eine akute HAV-Infektion. Ein HBs-Antigen-Nachweis ist sowohl in der akuten als auch in der chronischen HBV-Infektion zu erwarten. Ein positiver Anti-HBc-IgM bestätigt eine akute HBV-Infektion, während ein negativer Anti-HBc-IgM eher für eine Exazerba-

20

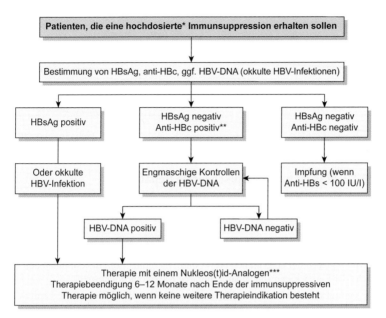

**Patienten, die eine hochdosierte\* Immunsuppression erhalten sollen**

↓

Bestimmung von HBsAg, anti-HBc, ggf. HBV-DNA (okkulte HBV-Infektionen)

HBsAg positiv → Oder okkulte HBV-Infektion

HBsAg negativ Anti-HBc positiv\*\* → Engmaschige Kontrollen der HBV-DNA

HBsAg negativ Anti-HBc negativ → Impfung (wenn Anti-HBs < 100 IU/l)

HBV-DNA positiv | HBV-DNA negativ

Therapie mit einem Nukleos(t)id-Analogen\*\*\*
Therapiebeendigung 6–12 Monate nach Ende der immunsuppressiven
Therapie möglich, wenn keine weitere Therapieindikation besteht

\* Das Risiko für eine Hepatitis-B-Reaktivierung ist abhängig vom Ausmaß der Immunsuppression.
\*\* Ausnahme: Bei Knochenmarks- und Stammzelltransplantation soll eine präemptive Therapie
durchgeführt werden (bei Anti-CD20-Therapie kann eine präemptive Therapie durchgeführt werden).
\*\*\* Auswahl der Therapie nach: u. a. Viruslast, Komorbiditäten

**Abb. 20.1** Strategie zur Verhinderung einer Hepatitis B-Reaktivierung [L231]

**Tab. 20.2 Serologische und molekularbiologische Diagnostik der viralen Hepatitis**

| | HAV | HBV | HCV | HDV | HEV |
|---|---|---|---|---|---|
| Serologische Routine-Diagnostik | Anti-HAV-IgG Anti-HAV-IgM HAV-PCR | HBs-AG HBe-AG Anti-HBe-Ak Anti-Hbs-Ak Anti-HBe-IgG Anti-HBe-IgM HBV-DNA-PCR | Anti-HCV-Ak HCV-PCR (RNA) | Anti-HDV-Ak HDV-PCR positiv | Anti-HEV-IgG Anti-HEV-gM HEV-PCR (RNA) |
| Infektiositäts-indikator(en) | Bis 12 Wo. nach Auftreten der ersten Symptome Anti-HAV-IgM positiv | HBs-Ag, HBe-Ag, HBV-DNA und Anti-HBc-IgM positiv | HCR-RNA-Nachweis | Unklar | Unklar |
| Immunitäts-indikator | Anti-HAV-IgG positiv | Anti-HBs-Ak > 10 IU/l | Unbekannt | Anti-HBs-Ak > 10 IU/l | Unbekannt |

| HBsAg | Anti-HBs | Anti-HBc (IgG) | Anti-HBc (IgM) | Interpretation |
|-------|----------|----------------|----------------|----------------|
| - | - | - | - | Patient benötigt Impfung |
| - | + | - | - | Erworbene Immunität (geimpft) |
| - | + | + | - | Abgelaufene Infektion |
| + | - | + | - | Chronische HBV-Infektion |

**Tab. 20.3** Hepatitis B-Serologie

tion einer chronischen HBV-Infektion oder (bei positiver HBV-PCR) für eine HBV-Superinfektion spricht.

## 20.12 Was ist eine chronisch virale Hepatitis?

Als chronische Hepatitis wird eine Hepatitis bezeichnet, wenn sie nach einer Dauer von 6 Monaten nicht ausgeheilt ist.

## 20.13 Welche weiteren Folgen neben der Leberzirrhose gibt es?

HBV ist (neben der chronischen HCV- und HDV-Infektion) die dominierende Ursache der Entwicklung von **hepatozellulären Karzinomen** weltweit.

Im Verlauf chronischer viraler Hepatitiden (HAV, HBV, HCV, HDV) kann es zu weiteren, meist antikörpervermittelten Erkrankungen kommen. Zu diesen zählen die Artralgien, Kryoglobulinämie, das Sjögren-Syndrom, die Panarteriitis nodosa sowie eine Immunkomplex-Glomerulonephritis. Im gesicherten kausalen Zusammenhang mit der der HCV-Infektion werden als extrahepatische Erkrankungen die Insulinresistenz/Diabetes mellitus, eine kryoglobuliämische Vaskulitis, lymphoproliferative Erkrankungen, eine Einschränkung der Leistungsfähigkeit (Müdigkeit, Abgeschlagenheit) sowie depressive Symptome beschrieben.

## 20.14 Welche Therapien gibt es für chronisch virale Hepatitiden?

Die **Therapie der Hepatitis C** hat die Ausheilung dieser Viruserkrankung zum Ziel. Eine negative HCV-PCR 12 und 24 Wochen nach einer HCV-Therapie sprechen für eine erfolgreiche Behandlung (sog. Sustained Virological Response [SVR]).

Eine SVR kann mit den neuen oralen Medikamenten bei weit über 90 % der Patienten erreicht werden. Seit wenigen Jahren stehen neuartige, direkt antiviral wirkende Medikamente (Direct Acting Agents [DAA]) zur Verfügung. Die verschiedenen DAAs wirken direkt am Virus, genauer gesagt bei der Virusaufnahme in die Zelle und der Virusvermehrung. Die Kombinationstherapie der HCV-Infektion mit Interferon und Ribavirin gehört der Vergangenheit an.

Die Dauer einer HCV-Therapie beträgt dabei 8, 12 oder 24 Wochen (je nach Genotyp, Vorbehandlung und Leberstatus). Die Nebenwirkungen der neuen DAAs sind sehr gering, die Therapie ist im Allgemeinen sehr gut verträglich. Die Kosten dieser HCV-Therapie sind sehr hoch und belaufen sich oft auf 30.000 Euro und mehr.

Das Ziel der **HBV-Therapie** ist es, die Morbidität und Mortalität zu senken. Dazu sollen virale Surrogatmarker während und nach der Behandlung untersucht werden. Zur Therapie stehen pegyliertes Interferon alpha, das einmal wöchentlich für 12 Monate gespritzt wird, und Nukleos(t)idanaloga (Entecavir, Tenofovir) als Tabletten für eine Dauertherapie zur Verfügung. Die Senkung der HBV-DNA unter die Nachweisgrenze (bei gleichzeitiger Normalisierung der Leberwerte und Verbesserung der Leberfibrose) ist das Therapieziel, das die klinischen Endpunkte Leberzirrhose und Entwicklung eines hepatozellulären Karzinoms verhindern kann. Das langfristige Ziel ist die immunologische Kontrolle, d. h. die Serokonversion von HBs-Ag zu Anti-HBs-Antikörpern, welches in ca. 10 % der HBV-Patienten mit HBe-Antigen-Nachweis nach 12-monatiger HBV-Therapie erreicht werden kann. Ein sekundäres Therapieziel ist auch, die Infektiosität der Patienten zu senken.

Die **Hepatitis D** ist eine durch das Hepatitis D-Virus (HDV) hervorgerufene Infektionserkrankung. Das HDV ist ein defektes Virus mit einem viroidähnlichen Genom (kleine Einzelstrang-RNA), an das das Hepatitis-Delta-Antigen (HDAg) gebunden ist. Das HDV-Genom kann zwar unabhängig von HBV replizieren, für Morphogenese, Freisetzung und Infektiosität benötigt HDV aber die Hüllproteine des Hepatitis B-Virus. HDV kann entweder simultan mit HBV (Koinfektion) übertragen werden oder aber einen HBV-Träger infizieren (Superinfektion). Beide Fälle können sowohl akut als auch chronisch verlaufen. Koinfektionen findet man bei 5 % der Patienten mit einer chronischen Hepatitis B-Infektion. Die einzige zugelassene Therapie der Hepatitis D basiert auf der Gabe von pegyliertem Alpha-Interferonen für 12 Monate.

MERKE

Jeder HBV-Patient sollte zumindest einmalig auf HDV-Antikörper getestet werden.

## 20.15 Wie behandelt man eine HBV-Infektion in der Schwangerschaft? Können Neugeborene HBsAg-positiver Mütter nach postpartaler aktiver und passiver Immunisierung gestillt werden?

Grundsätzlich ist die Schwangerschaft nach Aufklärung und Abwägung der Risiken keine Kontraindikation für eine antivirale Therapie mit Tenofovir (Alternativen: Lamivudin, Telbivudine) – dabei sollten Frauen mit hoher HBV-Virämie (HBV-DNA > 107 IU/ml) im letzten Trimenon eine antivirale Therapie mit Tenofovir einleiten, um das Risiko der vertikalen Transmission zu vermindern. Die Behandlung sollte mindestens 6 Monate nach Entbindung fortgeführt werden. Es gibt keine Einwände gegen das Stillen, wenn die aktive und passive Immunisierung direkt nach der Geburt lege artis durchgeführt wurde.

### 20.16 Wann wird noch Interferon eingesetzt?

Pegyliertes Interferon alpha wird aufgrund des schlechten Nebenwirkungsprofils und der hohen Potenz der aktuell in den Leitlinien empfohlenen oralen HAV-DAA-Kombinationstherapien nicht mehr für die HCV-Infektion eingesetzt. Eine 12-monatige Therapie mit PEG-IFN alpha führt bei ca. 10 % HBe-Ag positiven HBV-Patienten zu einer Serokonversion HBs-Ag-Verlust. Die 12-monatige Therapie mit PEG-IFN alpha ist auch die einzige zugelassene Therapie bei chronischer HDV-Infektion und führt bei 20–30 % der behandelten Patienten zu einem langfristigen Verlust der HDV-DNA in der HDV-PCR.

## 20.17 Welche Patienten mit chronisch viraler Hepatitis sollten auf ein hepatozelluläres Karzinom gescreent werden?

Eine bestehende Leberzirrhose ist ein wichtiger Risikofaktor für die Entwicklung eines hepatozellulären Karzinoms. Patienten mit einer chronischen HCV-, HBV- oder HDV-Infektion und einer Leberzirrhose oder weit fortgeschrittener Leberfibrose sollten halbjährlich sonografisch (alternativ: Kontrastmittel (KM)-Sono, KM-CT oder KM-MRT) und laborchemisch auf die Entwicklung eines hepatozellulären Karzinoms gescreent werden. Fakultativ kann zusätzlich der AFP-Wert als Screening-Marker bestimmt werden.

Patienten mit erfolgreich therapierter HCV-, HBV- oder HDV-Infektion und Leberzirrhose sollten auch nach Ausheilung weiter gescreent werden. Das Risiko der Entwicklung eines HCC erhöht sich in der HBV-Infektion bei älteren Patienten parallel zu der Höhe der Virusreplikation (HBV-DNA).

Weitere Faktoren, die mit einem erhöhten Risiko für ein hepatozelluläres Karzinom in der HBV-Infektion assoziiert sind, sind eine HDV-Koinfektion, afrikanische oder asiatische Herkunft, eine positive Familienanamnese für hepatozelluläres Karzinom, Aflatoxin-Exposition, das männliche Geschlecht, das erhöhte Alter, Komorbiditäten und HBV-genetische Polymorphismen (Genotyp C und Mutationen im Kernpromotor oder pre-S). In der Praxis wird deswegen ein HCC-Screening bei einem hohen Prozentsatz von Patienten mit chronisch aktiver HBV- und HDV-Infektion durchgeführt.

## 20.18 Wann sollte eine Leberbiopsie erfolgen?

In der akuten Phase einer Virushepatitis ist eine Leberbiopsie nicht besonders hilfreich. Allerdings kann sie im Verlauf einer chronischen Hepatitis von Nutzen sein:

- Ausschluss anderer Differenzialdiagnosen (z. B. Morbus Wilson, Hämochromatose, Autoimmunhepatitis)
- Zur Diagnosesicherung bei mehreren möglichen Ursachen (z. B. Alkohol, Hepatitis C)
- Wenn keine nicht-invasive Leberdichtemessung mittels transienter Elastografie (z. B. FibroScan®) zur Verfügung steht zur Abklärung einer möglicherweise vorliegenden Leberzirrhose mit der daraus resultierenden Notwendigkeit des regelmäßigen Screenings auf HCC mittels Ultraschall, eines Ösophagusvarizen-Screenings und der Evaluation einer antiviralen Therapie bei niedrigvirämischer Hepatitis B

> **MERKE**
> In der akuten Phase einer Virushepatitis ist eine Leberbiopsie nicht besonders hilfreich. Allerdings kann sie im Verlauf einer chronischen Hepatitis von Nutzen sein.

## 20.19 Wie sieht das Vorgehen bei beruflicher Exposition gegenüber Hepatitis B bzw. C aus?

Die berufliche Exposition beinhaltet Kontakt von potenziell infektiösem Blut, Gewebe und/oder Körperflüssigkeiten mit Augen, Schleimhäuten, nicht-intakter Haut sowie Blut bei Nadelstich- bzw. Schnittverletzung.

Das Risiko für eine **Übertragung von Hepatitis B** nach Nadelstichverletzung (bei gesicherter HBV-infizierter Indexperson) variiert stark – v. a. abhängig von der Präsenz des HBe-Antigens. Bei HBeAg-positiver Indexperson werden Übertragungsraten von bis zu 62 % beschrieben, bei HBe-Negativität lediglich 1 %. Das Übertragungsrisiko bei anderen Expositionsarten wie Kontakt infektiöser Körperflüssigkeiten mit Schleimhäuten oder nicht-intakter Haut ist nicht bekannt. Im Expositionsfall sollten beide Beteiligte auf HBs-Antigen und -Antikörper getestet werden (zusammen mit HIV) – auch bei bekannter HBV-Immunisierung in der Vergangenheit sollte eine Anti-HBs-Titer-Bestimmung erfolgen. Ist die Indexperson HBs-Ag negativ, besteht kein HBV-Übertragungsrisiko. Bei dem Betroffenen sollte im Falle eines nicht vorhandenen HBV-Impfschutzes (Anti-HBs-Ak negativ) eine Grundimmunisierung bzw. eine einmalige Auffrischung bei zu niedrigem Anti-HBs-Titer (< 100 IE/l) erfolgen. Bei gesicherter HBV-Infektion der Indexperson und nicht vorhandener Immunität gegenüber HBV beim Betroffenen (einschließlich Nichtansprechen auf vorherige Impfung) sollten zusätzlich simultan zur Impfung HBV-Immunglobuline (HBIG) gegeben werden. Eine Anti-HBs Kontrolle sollte 1–2 Monate nach der letzten Impfung erfolgen, wenn zusätzlich kein HBIG gegeben wurden. In Falle der simultanen HBIG-Gabe und Impfung sollte eine Testung frühestens nach 4 Monaten erfolgen.

Das Risiko für eine **Übertragung von Hepatitis C** ist aufgrund der Prävalenz deutlich geringer als bei HBV. Serokonversionsraten nach Nadelstichverletzung bei bekannt HCV-positiver Indexperson (HCV-RNA positiv, HCV-Ak-Bestimmung allein nicht ausreichend) liegen zwischen 3–10 %, wobei Hohlnadelverletzungen das größte Risiko bergen. Eine Übertragung über die Haut (auch nicht intakte) ist nicht bekannt. Es gibt aktuell keine Empfehlung zur sofortigen Einleitung einer Prophylaxe (eine Impfung existiert nicht). Bei nachgewiesen HCV-RNA-positiver Indexperson sollte beim Betroffenen eine Bestimmung der ALT und der HCV-Ak erfolgen zum Zeitpunkt des Ereignisses sowie 3 und 6 Monate später. Alternativ kann eine Testung mittels HCV-PCR erfolgen 4–6 Wochen nach Ereignis. Für den unwahrscheinlichen Fall einer Übertragung ist dann eine frühe, Interferon-freie HCV-Therapie mit direkt wirksamen antiviralen Medikamenten (DAA) nach Leitlinien indiziert.

PRAXISTIPP

**Berufliche Exposition gegenüber Hepatitis B**

- Testung beider Beteiligten auf HBs-Antigen und -Antikörper (zusammen mit HIV)
- Auch bei bekannter HBV-Immunisierung in der Vergangenheit sollte eine Anti-HBs-Titer-Bestimmung erfolgen.
- Ist die Indexperson HBsAg-negativ, besteht kein HBV-Übertragungsrisiko.
- Bei dem Betroffenen sollte im Falle eines nicht vorhandenen HBV-Impfschutzes (Anti-HBs-Ak negativ) eine Grundimmunisierung bzw. eine einmalige Auffrischung bei zu niedrigem Anti-HBs-Titer (< 100 IE/l) erfolgen.
- Bei gesicherter HBV-Infektion der Indexperson und nicht vorhandener Immunität gegenüber HBV beim Betroffenen (einschließlich Nichtansprechen auf vorherige Impfung) sollten zusätzlich simultan zur Impfung HBV-Immunglobuline (HBIG) gegeben werden.

Eine Anti-HBs-Kontrolle sollte 1–2 Monate nach der letzten Impfung erfolgen, wenn zusätzlich keine HBIG gegeben wurden. In Falle der simultanen HBIG-Gabe und Impfung sollte eine Testung frühestens nach 4 Monaten erfolgen.

**20**

## 20.20  Wie kann eine weitere Ausbreitung viraler Hepatitiden kontrolliert werden?

Hier sollte die Minimierung der oben beschriebenen, jeweiligen Risikofaktoren im Vordergrund stehen; insbesondere eine Verbesserung der hygienischen Verhältnisse zur wirksamen Reduktion einer Übertragung von Hepatitis A und E. Auch Impfungen spielen bei Hepatitis A und B eine wesentliche Rolle (▶ Kap. 20.21).

## 20.21  Gegen welche Hepatitisviren kann man impfen?

Immunisierung gegen Hepatitis A und B ist möglich – sowohl mit Einzelimpfstoffen (z. B. Havrix® oder Engerix B®) als auch mit Kombinationsimpfstoffen (z. B. Twinrix®). Die Ständige Impfkommission (STIKO) empfiehlt seit 1995 die **Hepatitis B-Impfung** für alle Säuglinge und Kleinkinder. Für Erwachsene empfiehlt die STIKO die HBV-Impfung in besonders gefährdeten Personengruppen. Diese umfassen sowohl Personen mit erhöhtem beruflichem als auch nicht-beruflichem Expositionsrisiko. Hierzu gehören z. B. HIV-Positive, Dialysepatienten, Kontaktpersonen zu an Hepatitis B erkrankten Personen, Personen mit Sexualverhalten mit hohem Infektionsrisiko, Personal von medizinischen Einrichtungen und Ersthelfer. Für Erwachsene wird die Impfung mit drei Dosen nach dem Schema 0-1-6 Monate durchgeführt. Zur **Kontrolle des Impferfolgs** sollte eine Bestimmung des Anti-HBs-Titers 4–8 Wochen nach Verabreichung der letzten Impfung durchgeführt werden. Als erfolgreiche Grundimmunisierung wird hierbei das Erreichen eines Anti-HBs-Titers von ≥ 100 IE/l 4–8 Wochen nach der letzten Impfstoffdosis definiert. Auch nach späterem Absinken des Anti-HBs-Titers unter 100 IE/l wird aufgrund des immunologischen Gedächtnisses in der Regel von einem weiter bestehenden Impfschutz ausgegangen. Abweichend hiervon werden für Personen, die an einer Immundefizienz leiden (z. B. bei Dialyse), jährliche Anti-HBs-Titerkontrollen empfohlen. Wird hierbei ein Anti-HBs-Titer < 100 IE/l festgestellt, so sollte eine Auffrischimpfung gegeben werden. Zum anderen sollte bei Personen, die ein besonders hohes individuelles Expositionsrisiko haben, nach 10 Jahren eine Kontrolle des Anti-HBs-Titers erfolgen.

Die **Impfung gegen Hepatitis A** für Erwachsene gehört zu den Impfungen, die von der STIKO nicht generell, sondern nur für gefährdete Personen empfohlen werden. Diese umfassen z. B. medizinisches Personal (v. a. in Pädiatrie und Infektionsmedizin), Personen mit chronischer Lebererkrankung, homosexuell aktive Männer, Personen mit substitutionspflichtiger Hämophilie sowie Reisende in Regionen mit hoher Hepatitis A-Prävalenz. Für Erwachsene wird die Impfung mit zwei Dosen nach dem Schema 0–6 Monate durchgeführt. Nach einer Impfung gegen Hepatitis A wird von einer mindestens 10 Jahre anhaltenden Immunität ausgegangen.

Zurzeit sind keine Impfungen gegen **Hepatitis C, D, und E** verfügbar. An der Entwicklung von Impfstoffen gegen HCV wird zurzeit jedoch geforscht.

## 20.22  Was macht man bei einem HBV-Impfversagen?

Postvakzinale Titerbestimmungen sind nur bei Risikopatienten indiziert. Bei über 95 % der Kinder und Erwachsenen tritt eine Serokonversion mit einem Anti-HBs-Antikörperspiegel > 10 IE/l ein. Der Impfschutz hält im Regelfall über 10 Jahre an und wird auch von der zellulären Immunität getragen. Bei Hypo- oder Nonrespondern sollte ein nochmaliger Impfzyklus versucht werden. Nach der Impfung sind bei

Hyporespondern die Antikörpertiter etwa jährlich zu untersuchen. Bei Werten von < 10 IE/ml sollte nachgeimpft werden.

## 20.23 Sind Hepatitis A, B, C, D und E die einzigen Erreger viraler Hepatitiden?

Nein. Leberwerterhöhungen lassen sich bei einer Vielzahl viraler Erreger beobachten, z. B. HIV, EBV, CMV oder bei Gelbfieber.

**20**

••••••••••••••••
### Weiterführende Literatur

Deutsche Gesellschaft für Gastroenterologie, Verdauungs- und Stoffwechselkrankheiten: Leitlinien: www.dgvs.de/leitlinien/leitlinien-der-dgvs/

Mauss S, Berg T, Rockstroh JK et al. Hepatology. A clinical textbook. 7. Aufl. 2016.

Robert Koch-Institut: www.rki.de/DE/Content/Infekt/infekt_node.html

# 21 Varizella-Zoster-Virus-(VZV-)Infektionen

*M. Schlaak*

## 21.1 Was ist das Varizella-Zoster-Virus?

Das Varizella-Zoster-Virus (VZV) gehört zur Familie der humanen Herpesviren (HHV-3). Es ist mit einer Lipidmembran umhüllt und beinhaltet doppelsträngige DNS. Wie bei anderen Infektionen mit humanen Herpesviren kommt es zunächst zu einer Primärinfektion. Im weiteren Leben kann dann im Zuge einer Reaktivierung eine Zweiterkrankung auftreten, hierbei spielen z. B. das Alter oder der Immunstatus des Patienten eine besondere Rolle:

- Die **Erstmanifestation** der Erkrankung äußert sich in Form von Windpocken, meistens als selbst-limitierte Erkrankung im Kindesalter. Die Inkubationszeit beträgt ca. 11–20 Tage und es zeigen sich Hautveränderungen am gesamten Körper. Das Varizella-Zoster-Virus wird mittels Tröpfcheninfektion oder direktem Kontakt übertragen. Die Erkrankung ist hoch kontagiös (daher das Synonym „Windpocken"). Die Viren bleiben nach Erstmanifestation in den sensiblen Ganglien der Hinterwurzeln zeitlebens vorhanden.
- Die **Zweiterkrankung** tritt meistens im höheren Lebensalter oder bei Störungen des Immunsystems auf und wird **Herpes Zoster (Gürtelrose)** genannt. Hautveränderungen sind in der Regel auf eine Körperlokalisation (Dermatom) begrenzt. Das Varizella-Zoster-Virus breitet sich antidrom aus und die angeborene Immunität wird lokal unterdrückt, daraufhin kann sich das Virus in den Keratinozyten vermehren und zu den typischen Effloreszenzen führen.

## 21.2 Wie sehen Infektionen mit Varizella-Zoster-Virus klinisch aus?

Infektionen mit Varizella-Zoster sind recht typisch und daher meistens gut im klinischen Alltag zu erkennen.

**Erstmanifestation** (Windpocken):
- Erythematöse Maculae und Papeln, Vesikel, am gesamten Körper verteilt, häufig auf der Kopfhaut, in manchen Fällen auch in der Mundschleimhaut nach-

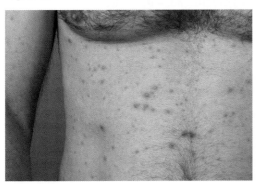

**Abb. 21.1** Heubner'sche Sternenkarte bei Varizella-Zoster-Erstmanifestation (Windpocken). Oberkörper bei einem männlichen Patienten: polymorphes Exanthem mit erythematösen Makulae und Bläschen. [X360]
(Eine farbige Version dieser Abbildung findet sich im Anhang.)

**21**

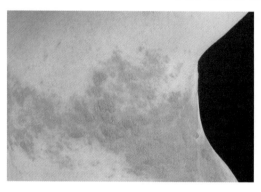

**Abb. 21.2** Herpes Zoster. Einseitige flächige Makulae am Rumpf mit teils konfluierenden Bläschen. [X360]
(Eine farbige Version dieser Abbildung findet sich im Anhang.)

weisbar. Die Läsionen liegen im Regelfall in verschiedenen Entwicklungsstufen vor, dieses wird **Heubner'sche Sternenkarte** genannt (▶ Abb. 21.1).
- Patienten sind ansteckend über das Virusmaterial in den Vesikeln sowie über Tröpfcheninfektionen.
- Schleimhäute können betroffen sein, vor allem am harten Gaumen und an der Wangenschleimhaut. In Einzelfällen werden Bläschen an den Konjunktiven, am Larynx und genital nachgewiesen.

**Zweitmanifestation** (Herpes Zoster, Gürtelrose):
- Häufig gehen der Entwicklung von Hautveränderungen Schmerzen oder Dysästhesien voraus.
- Meistens entstehen lokalisiert in einem oder mehreren Dermatomen Vesikel sowie erythematöse Papeln.
- Häufig tritt die Erkrankung am Rumpf auf (ca. 55 % thorakal, ▶ Abb. 21.2), kann aber auch Areale im Gesicht betreffen (N. trigeminus in ca. 20 %).

## 21.3  Wie wird die Diagnose gestellt?

Die Diagnose wird in der Regel klinisch gestellt. Zusätzlich kann der Nachweis von Varizella-Zoster-Virusmaterial aus einem Bläschen hilfreich sein. Hierzu kann eine PCR (Polymerase-Kettenreaktion) aus Abstrichmaterial erfolgen. Die Spezifität liegt bei 99 % bei einer Sensitivität von 95 %.

## 21.4  Welche Komplikationen können auftreten?

Komplikationen können bei immunsupprimierten und immunkompetenten Patienten in unterschiedlicher Intensität auftreten und werden für immunsupprimierte Patienten gesondert aufgeführt (▶ Kap. 21.8).

Komplikationen im Rahmen der **Erstmanifestation** als Windpocken:
- Sekundäre bakterielle Infektion, meistens mit *Streptococcus pyogenes* oder *Staphylococcus aureus*
- Varizellenpneumonie, häufiger bei Erwachsenen bis zu 20 % und bei schwangeren Frauen. Diese beginnt in etwa 1–6 Tage nach Exanthembeginn. Klinisch schwierig nachzuweisen, daher sollten bildgebende Verfahren eingesetzt werden.

- ZNS-Manifestationen in seltenen Fällen (0,1 %), vor allem meningeale Reizung und akute zerebellärer Ataxie, aseptische Meningitis, Enzephalitis, Guillan-Barré-Syndrom, Reye-Syndrom
- Fetales Varizellensyndrom im ersten und zweiten Trimenon der Schwangerschaft
- Neonatale Varizelleninfektion mit häufig letalem Ausgang wegen unreifem Immunsystem

Komplikationen im Rahmen der **Zweitmanifestation** als Herpes Zoster:

- Sekundäre bakterielle Infektion, meistens mit *Streptococcus pyogenes* oder *Staphylococcus aureus*
- Postzosterneuralgie in ca. 10–20 %
- **Herpes Zoster ophthalmicus,** Hinweis klinisch häufig Bläschen auf der Nasenspitze als Zeichen einer Mitbeteiligung des N. nasociliaris. Eine Mitbehandlung durch einen Augenarzt ist erforderlich. Als späte Komplikation können eine posteriore Skleritis und akute Retinanekrosen auftreten.
- **Zoster oticus** mit Befall der äußeren Anteile des Ohrs, eine periphere Fazialislähmung kann auftreten.
- **Ramsay-Hunt-Syndrom** mit peripherer Faszialisparese (motorisch und sensorisch) und Beteiligung des N. vestibulocochlearis, Beteiligung des äußeren Gehörgangs durch Bläschenbildung. Tinnitus, Schwindel und Taubheit können auftreten.

**21**

## 21.5  Was ist eine Postzosterneuralgie und wie wird diese behandelt?

Eine **Postzosterneuralgie** beschreibt persistierende Schmerzen im Bereich des Herpes Zoster über 3 Monate nach dem ersten Auftreten von Hautveränderungen. Als Risikofaktor wird die Schwere der Erstsymptomatik sowie des Akutschmerzes angesehen.

- Schmerztypen: tiefer Dauerschmerz, attackenförmiger Schmerz, Berührungsschmerz
- Neuropathische Schmerzen lassen sich z.B. mit Gabapentin, Pregabalin und trizyklischen Antidepressiva behandeln, hier wird die Medikation normalerweise vorsichtig eindosiert. Zusätzlich kommen klassische Schmerzmedikamente nach dem WHO-Stufenplan zum Einsatz.
- Lokal können Capsaicin- und Lidocain-haltige Pflaster nach Abheilen der Effloreszenzen verwendet werden.

## 21.6  Wie werden Varizella-Zoster-Infektionen behandelt?

Bei einer Varizelleninfektion und fehlendem Krankheitsgefühl kann zuerst rein symptomatisch behandelt werden. Es kommen z.B. austrocknende Maßnahmen zur Anwendung (topisch: Zinkschüttelmixtur, juckreizstillende Lotionen, antiseptische Externa).

Vor allem deutlich ausgeprägte Erkrankungsstadien bei Erwachsenen sollten medikamentös behandelt werden. Indikation zur medikamentösen Therapie besteht außerdem bei Herpes Zoster und immer bei immunsupprimierten Patienten (Erstmanifestation und Zweiterkrankung).

Verschiedene medikamentöse Therapiemöglichkeiten, je nach Schwere und Lokalisation der Erkrankung, stehen zur Verfügung. Patienten mit neurologischen Manifestationen benötigen immer eine intravenöse, antivirale Therapie. Bei Herpes-Zoster-Erkrankungen im Gesicht mit Beteiligung der Gesichtsnerven ist ebenfalls eine intravenöse Therapie empfehlenswert.

Die **Dauer der Behandlung** richtet sich nach der Schwere der Erkrankung und sollte mindestens 1 Woche durchgeführt werden. Die Behandlung sollte ca. 2 Tage über den Zeitpunkt, zu dem die Läsionen verkrustet sind, weitergeführt werden.

- Intravenös: Aciclovir 5–10 mg/kg KG 3 × tgl. für ca. 7–14 Tage
- Oral:
  - Aciclovir 800 mg 5 × tgl. für ca. 7 Tage
  - Brivudin 125 mg 1 × tgl. für ca. 7 Tage (vor allem bei Herpes Zoster)
  - Valaciclovir 1.000 mg 3 × tgl. für ca. 7 Tage
  - Famciclovir 500 mg 3 × tgl. für ca. 7 Tage

## 21.7  Welche Patienten sollten stationär, welche ambulant behandelt werden?

Einfluss auf diese Entscheidung haben mehrere Faktoren:

- Bei sonst gesunden Menschen vor Erreichen des 50. Lebensjahres erfordert laut europäischer Leitlinie eine Varizella-Zoster-Infektion bei unkompliziertem Verlauf keine medikamentöse Therapie, solche Patienten können daher zu Hause und ambulant behandelt werden.
- Sofern aufgrund der Schwere der Erkrankung die Indikation zur stationären Aufnahme bei Patienten mit Erstmanifestation einer Varizella-Zoster-Infektion gestellt wird, müssen betroffene Patienten stationär in einem Einzelzimmer mit Vorraum isoliert werden, da Virusmaterial aerogen übertragen werden kann. Wenn onkologische Patienten und immunsupprimierte Patienten vor Ort behandelt werden, müssen Patienten ggf. auch in einem Überdruckzimmer isoliert werden. Hierbei sind Empfehlungen der jeweiligen Krankenhaushygiene zu beachten. Bei Eintreten in das Zimmer ist das Tragen eines Schutzkittels, Einmalhandschuhen und ggf. einer FFP2-Atemschutzmaske erforderlich, betroffene Patienten sollten von immunisiertem Personal versorgt werden.
- Patienten mit Herpes Zoster können bei unproblematischem Verlauf zuerst ambulant versorgt werden und sollten über die Erkrankung und den Umgang mit potenziell ansteckendem Virusmaterial in den Bläschen ausführlich informiert werden. Bei diesen Patienten besteht vor allem die Gefahr, durch Schmierinfektion nicht immunisierte Angehörige (Neugeborene, Schwangere) anzustecken.
- Bei ausgeprägtem Befund eines Herpes Zosters, bei Lokalisation im Gesicht, Mitbeteiligung des Ohrs oder eines Auges sowie starken Schmerzen sollte den Patienten immer eine stationäre Behandlung angeboten werden.
- Patienten mit Herpes Zoster sollten stationär im Einzelzimmer behandelt werden. Sofern dies nicht möglich ist, kann unter Beachtung der Basishygiene und Abdeckung der Läsion die Wahrscheinlichkeit der Übertragung auf Mitpatienten reduziert und ein Zusammenlegen mit immunisierten Patienten erwogen werden.

## 21.8  Wie verlaufen Varizella-Zoster-Infektionen bei Immunsupprimierten?

Bei Patienten mit Immunsuppression ist bei Erstmanifestation und bei Zweitmanifestation einer Varizella-Zoster-Infektion insgesamt von einem schweren Verlauf auszugehen. Bei Erstmanifestation ist die Wahrscheinlichkeit von neurologischer oder viszeraler Beteiligung größer. Bei Zweitmanifestation können sich die Effloreszenzen ungewöhnlicher präsentieren, z. B. hämorrhagisch. Mehrere Dermatome können betroffen sein, teilweise können aberrierende Bläschen nachweisbar sein. Ein ausgeprägter Herpes Zoster kann ein Hinweis auf eine zugrunde liegende Immunsuppression sein.

Behandlung der Varizella-Zoster-Infektion bei Immunsupprimierten:
- Intravenös:
  Aciclovir 10 mg/kg KG 3 × tgl. für ca. 7–14 Tage
- Oral:
  – Valaciclovir 1.000 mg 3 × tgl. für ca. 7 Tage
  – Famciclovir 500 mg 3 × tgl. für ca. 10 Tage

**21**

## 21.9   Wie sind die Empfehlungen zu einer Varizella-Zoster-Impfung?

Die ständige Impfkommission (STIKO) empfiehlt seit August 2004 die Varizellen-Schutzimpfung für Kinder und Jugendliche.
- 1. Impfung 11–14 Monate
- 2. Impfung 15–23 Monate

Nicht geimpfte Kinder ohne Varizellen-Anamnese sollten mit 2 Dosen geimpft werden. Darüber hinaus sollten folgende Personen geimpft werden:
- Seronegatives Personal im Gesundheitswesen
- Seronegative Frauen mit Kinderwunsch
- Seronegative Patienten vor Organtransplantation oder geplanter Immunsuppression

## 21.10   Ist in bestimmten Fällen eine postexpositionelle Prophylaxe notwendig?

Die Ständige Impfkommission (STIKO) empfiehlt eine postexpositionelle Varizellenprophylaxe mittels Varizella-Zoster-Immunglobulin (VZIG) möglichst früh (3–10 Tage nach Exposition) für Personen mit erhöhtem Risiko für Varizellenkomplikationen:
- Nicht geimpfte Schwangere ohne Varizellenanamnese
- Seronegative immunsupprimierte Patienten
- Neugeborene von an Varizella-Zoster-Virus erkrankten Müttern
- Frühgeborene ab der 28. Schwangerschaftswoche von Müttern ohne Immunität und nach Exposition in der Neonatalperiode
- Frühgeborene vor der 28. Schwangerschaftswoche nach Exposition in der Neonatalperiode

· · · · · · · · · · · · · · · ·
### Weiterführende Literatur
Human Herpesviruses In: Bolognia J., Schaffer J., Duncan K., Ko C., Dermatology Essentials. Elsevier, 2014. 650–666.
Wollina U, Machetanz J. Herpes zoster und postzosterische Neuralgie. Der Hautarzt 2016 67: 653–665.
Robert Koch-Institut, Epidemiologisches Bulletin, 29. August 2016, Nr. 34 www.rki.de
Robert Koch-Institut, Epidemiologisches Bulletin, 17. November 2000, Nr. 46 www.rki.de

Stockfleth E, Humane Herpesviren. In: Braun-Falco O., Plewig G., Wolff H., Burgdorf W., Landthaler M. (Hrsg.). Dermatologie und Venerologie. 5. Auflage: Springer, 2005. 55–70.

Werner RN, Nikkels AF, Marinovic B, Schafer M, Czarnecka-Operacz M, Agius AM, Bata-Csorgo Z et al. European consensus-based (S2k) Guideline on the Management of Herpes Zoster – guided by the European Dermatology Forum (EDF) in cooperation with the European Academy of Dermatology and Venereology (EADV), Part 2: Treatment. J Eur Acad Dermatol Venereol 2016.

# 22 HIV-Prä- und Post-Expositionsprophylaxe

*C. D. Spinner*

## HIV-Transmission

### 22.1 Wie wird eine HIV-Infektion übertragen?

**22**

Zur Transmission einer HIV-Infektion ist der Kontakt mit ausreichend erregerhaltigem Material erforderlich. Während HIV-Übertragungen im Alltag (z. B. Küssen, gemeinsam genutztes Geschirr etc.) ausgeschlossen sind, ist eine Übertragung im Wesentlichen auf den beiden folgenden Wegen möglich:

- **Sexuelle Transmission:** eine Übertragung durch ungeschützte vaginale und anale Sexualkontakte bzw. sexuelle Praktiken mit hohem Verletzungsrisiko (Fisting etc.)
- **Parenterale Transmission:** eine Übertragung durch gemeinsam genutzte Injektionsnadeln (Drogengebrauch) oder nach akzidentieller Nadelstichverletzung
- **Vertikale Transmission:** Die Mutter-Kind-Übertragung spielt in Deutschland eine eher untergeordnete Rolle, sofern die HIV-Infektion der Mutter rechtzeitig entdeckt und therapiert wird.

In allen Fällen ist der Kontakt zu erregerhaltigem Blut, Sperma, Vaginalsekret oder anderen Flüssigkeiten mit ausreichender Erregerkonzentration erforderlich. Mehrere Studien konnten zeigen, dass eine erfolgreiche HIV-Therapie mit Reduktion der HIV-RNA unter die sog. Nachweisbarkeitsgrenze von 50 Kopien/ml die Infektiosität erheblich verringert bzw. vollständig verhindert. Diese Strategie wird als **Prävention durch Therapie (TasP)** bezeichnet.

## HIV-Prä-Expositionsprophylaxe (PrEP)

### 22.2 Was ist eine HIV-PrEP?

Unter einer HIV-PrEP versteht man die präemptive topische oder systemische Einnahme von antiretroviralen Medikamenten von HIV-negativen Personen zur Verringerung der Wahrscheinlichkeit der Übertragung einer HIV-Infektion.

Hierzu wurden in Studien sowohl Vaginalringe, Gele oder Tabletten als mögliche Darreichungsformen untersucht.

### 22.3 Wie wirkt die HIV-PrEP?

Prinzipiell soll die PrEP die systemische HIV-Infektion nach Exposition durch eine Replikationshemmung verhindern. Die genaue Wirkungsweise ist hierbei nicht abschließend geklärt, mehrere Studien aus dem Tiermodell und dem Menschen zeigen jedoch eine statistisch signifikante Reduktion der Wahrscheinlichkeit einer HIV-Übertragung nach Anwendung einer PrEP.

## 22.4  Schützt die HIV-PrEP auch vor anderen Erkrankungen?

Die HIV-PrEP schützt nicht vor anderen sexuell übertragbaren Infektionen außer HIV, insbesondere nicht vor Gonokokken, Chlamydien, Treponemen oder Infektionen mit dem Humanen Papillomavirus (HPV).

## 22.5  Welche Substanzen sind in Deutschland zur HIV-PrEP zugelassen und wie werden sie angewendet?

Nachdem in Studien verschiedene Wirkstoffe untersucht wurden, existiert aktuell (10/2016) ausschließlich für Truvada® (Tenofovir disoproxil fumarat/Emtricitabine 245/200 mg) eine Zulassung zur **kontinuierlichen, täglichen präemptiven Anwendung** zur Reduktion der Wahrscheinlichkeit einer HIV-Infektion. Hierbei wird während der Dauer des Risikos alle 24 h eine Tablette Truvada® eingenommen. Die Wirksamkeit ist entscheidend von der Regelmäßigkeit der Einnahme abhängig, weshalb eine adhärente Einnahme unverzichtbar ist.

**PRAXISTIPP**

Zugelassene systemische PrEP-Optionen in Deutschland zur Reduktion des Risikos einer HIV-Infektion im Kombination mit anderen Schutzmaßnahmen zur Reduktion der Wahrscheinlichkeit einer HIV-Infektion: Truvada® (Tenofovir disoproxil fumarat/Emtricitabin) zur kontinuierlichen, täglichen Einnahme (Stand: Juli 2017).

## 22.6  Schützt die HIV-PrEP auch ohne andere Schutzmaßnahmen zur Verhinderung einer HIV-Infektion?

In jedem Fall muss eine HIV-PrEP mit anderen Maßnahmen zur Reduktion einer HIV-Infektion (z. B. Kondomgebrauch) kombiniert werden, weil sie in allen Studien auch nur so untersucht wurde. Eine regelmäßige Risikoberatung soll erfolgen. Daher ist die Betreuung an einem spezialisierten Zentrum sinnvoll.

Aus Tiermodellstudie ist bekannt, dass die HIV-PrEP auch ohne weitere Schutzmaßnahmen die Wahrscheinlichkeit alleine deutlich reduziert. Die Kombination mehrerer Maßnahmen erhöht möglicherweise die Effektivität. Obgleich in der Praxis häufig der Ersatz eines Kondoms durch die HIV-PrEP erfolgt, sei zumindest darauf verwiesen, dass hierzu keine Daten aus Studien im Menschen vorliegen und Patienten hierbei auf einen „Off-label"-Gebrauch hingewiesen werden müssen.

## 22.7  Was ist eine anlassbezogene HIV-PrEP?

Die **anlassbezogene, intermittierende HIV-PrEP** wurde bislang nur in einer Studie untersucht. In Deutschland, Europa und den USA liegt aktuell (07/2017) keine Zulassung vor. Bei der anlassbezogenen HIV-PrEP werden 2–24 h vor dem Risikokontakt 2 Tabletten Truvada® eingenommen, gefolgt von je einer weiteren Dosis 24 und 48 h nach der ersten Einnahme. Hierbei ist zu beachten, dass zwischen letztem Risikokontakt und letzter Einnahme ebenfalls mindestens 48 h liegen müssen.

Da diese Dosierung so nicht zugelassen ist, kann sie in der Praxis nicht regelhaft empfohlen werden („Off-label"-Gebrauch).

## 22.8 Für wen eignet sich eine PrEP?

Grundsätzlich sollte eine HIV-PrEP nur bei relevant erhöhtem Risiko bzgl. einer HIV-Infektion angewendet werden. Faktoren, die mit einem erhöhten Risiko assoziiert sind:

- Sexualpartner hat eine bekannte HIV-Infektion
- Vorliegen eines oder mehrere Risikomerkmale in Zusammenhang mit einer erhöhten HIV-Prävalenz. In der Fachinformation von Truvada® werden genannt:
  - Inkonsistenter oder fehlender Kondomgebrauch
  - Diagnose einer sexuell übertragbaren Infektion (STI)
  - Sex im Austausch gegen Zuwendungen (Geld, Wohnung etc.)
  - Konsum illegaler Drogen
  - Inhaftierung
  - Partner mit unbekanntem HIV-Status und einem der vorstehenden Risikoparameter

**22**

PRAXISTIPP

**Sinnvoller HIV-PrEP-Einsatz in Deutschland:**
Vor allem bei Männern, die Sex mit Männern haben (MSM).
Eine Anwendung in der deutschen Allgemeinbevölkerung ist aufgrund der niedrigen HIV-Prävalenz mit ca. 0,1 % vermutlich nicht kosteneffektiv und das Risiko-Nutzen-Verhältnis kann nicht als positiv bewertet werden.

## 22.9 Welche Kontrollen sind vor und während einer HIV-PrEP erforderlich?

**Vor der HIV-PrEP:**

- Ausschluss einer HIV-Infektion mittels 4. Generationstest (kombinierter Antigen/Antikörper-ELISA) sowie Wiederholung 4(–6) Wochen nach Beginn der HIV-PrEP zum Ausschluss einer frischen HIV-Infektion.
- Anamnese und ggf. Untersuchung bzgl. anderer sexuell übertragbarer Infektionen einschließlich Syphilis-Serologie (▶ Kap. 10).
- Ausschluss einer Hepatitis B-Infektion (HBV) und ggf. HBV-Impfung.
- Dokumentation einer normalen Nierenfunktionsleistung (eGFR > 80 ml/min) Bei einer eGFR < 60 ml/min sollte ein Einsatz nur erfolgen, wenn der Nutzen das Risiko eindeutig überwiegt.

**Während der HIV-PrEP:**

- Mindestens alle 3 Monate:
  - HIV-Serologie mindestens alle 3 Monate mittels 4. Generationstest
  - Kontrolle der Nierenfunktionsleistung (Serumkreatinin und eGFR)
  - Re-Evaluation des Risikos bzgl. einer HIV-Infektion und Überprüfung der HIV-PrEP-Indikation
- Mindestens alle 6 Monate: Syphilis-Serologie
- Mindestens alle 12 Monate: HCV-Serologie und ggf. PCR bei V. a. akute Infektion

# HIV-Post-Expositionsprophylaxe (PEP)

## 22.10 Was ist eine HIV-PEP?

Neben der HIV-PrEP und Schutz durch Therapie (TasP ▶ Kap. 22.1) steht als weitere vorbeugende Maßnahme zur HIV-Prävention auch die gezielte Einnahme von antiviralen Medikamenten *nach* definierter Risiko-Exposition innerhalb eines engen Zeitfensters zur Verfügung. Diese Strategie wird als **HIV-Postexpositionsprophylaxe** (**HIV-PEP**) bezeichnet.

Zur Wirksamkeit der HIV-PEP existieren naturgemäß kaum Daten. Alle Erkenntnisse beruhen aus frühen retrospektiven Untersuchungen und kasuistischen Fallberichten. Gesichert scheint jedoch, dass die HIV-PEP die Wahrscheinlichkeit einer HIV-Transmission vor allem wirksam reduzieren kann, wenn eine frühzeitige und korrekte Einnahme erfolgt.

**22**

## 22.11 Für wen ist eine HIV-PEP geeignet?

Die Wahrscheinlichkeit einer HIV-Übertragung ist von Faktoren wie der Erregerhaltigkeit des infektiösen Materials (Viruslast), der Art der Exposition (Nadelstichverletzung, sexuelle Mukosa-Exposition etc.) sowie der Dauer der Exposition abhängig.

Als Grundvoraussetzung einer HIV-Postexpositionsprophylaxe ist damit neben der Art der Exposition vor allem der Frage der Wahrscheinlichkeit der Risikogruppenzugehörigkeit der Indexperson nachzugehen. Während bei sexuellen Risikokontakten zwischen Männern grundsätzlich von einer relevant erhöhten HIV-Inzidenz auszugehen ist, muss bei heterosexuellem Risikokontakt eine Zugehörigkeit der Indexperson zu den Risikogruppen geprüft werden (Drogengebraucher, Herkunft aus Hochprävalenzländern u. a.). Ist bei der Indexperson eine HIV-Infektion bekannt und diese unter stabiler antiretroviraler Therapie mit Suppression der HIV-RNA < 50 cps/ml über mindestens 6 Monate, ist eine Infektion nicht möglich, weshalb keine HIV-PEP durchgeführt werden muss. Im Fall einer niedrigen Virämie existieren unterschiedliche Empfehlungen. Obgleich eine sexuelle Transmission bis 1.500 cps/ml sehr unwahrscheinlich ist, muss die Indikationsstellung daher im Einzelfall geprüft und diskutiert werden.

> **MERKE**
>
> Die HIV-PEP eignet sich vor allem unmittelbar bis 48 h nach einem definierten Risikokontakt wie z. B. einer Nadelstichverletzung, gemeinsam genutzter Nadel oder ungeschützten Sexualkontakten bei Zugehörigkeit der Indexperson zu Risikogruppen (MSM, Drogengebraucher oder Herkunft aus Hochprävalenzländern) und unbekannter oder virämischer HIV-Infektion. Bei erfolgreicher antiviraler Therapie mit dauerhafter Suppression der HIV-RNA < 50 cps/ml (> 6 Monate) kann auf eine PEP verzichtet werden, weil eine Übertragung mit an sich grenzender Wahrscheinlichkeit nicht möglich ist.

## 22.12 Wie ist der praktische Ablauf einer HIV-PEP?

Die HIV-PEP sollte möglichst innerhalb 2–48 h nach der Exposition beginnen, die Dauer liegt bei (28–)30 Tagen (▶ Abb. 22.1).

---

**HIV-Exposition**

- **Stich-, Nadelstichverletzungen:** Blutung anregen, Desinfektion mit mind. 70%igen Alkohol oder viruzidem Desinfektionsmittel
- **Schleimhautexposition:** Ausspeien oder Abspülen: ggf. lokale antiseptische Maßnahmen, keinesfalls Darm- oder Scheidenspülung

---

**Dokumentation**

- **Berufliche Exposition:** Eintrag ins Verbandbuch und D13-Bericht für BG-Verfahren
- **Nicht-berufliche Exposition:** Dokumentation des Risiko-Ereignisses

---

**Indikationsprüfung**

- **Therapie empfohlen bei:**
  - Oberflächlicher Verletzung bei hoher Viruslast, perkutaner Verletzung mit Injektions- oder Hohlraumnadel; tiefer Schnittverletzung. Transfusion von HIV-haltigen Blutprodukten
  - Ungeschütztem insertivem Anal- oder Vaginalverkehr mit bekannt HIV-positiver Indexperson (außer HIV RNA < 50 cps/ml > 6 Monate)
- **Therapie anbieten bei:**
  - Ungeschütztem oder insertivem oder rezeptivem vaginalem oder analem Geschlechtsverkehr bei Indexpersonen-zugehörigkeit zu Hochrisikogruppen (MSM, IVDA, Subsahara-Afrika oder andere Hochprävalenzgruppen)
  - Ungeschütztem oralem Geschlechtsverkehr mit der Aufnahme von Sperma des HIV-infizierten Partners in den Mund und Vorliegen zusätzlicher Risikofaktoren (z.B. Ulzera im Mund etc.)

---

**Tenofovir-DF/Emtricitabine** 200/245 mg alle 24 h
in Kombination mit **Raltegravir** 400 mg alle 12 h
oder **Darunavir** 800 mg und **Ritonavir** 100 mg alle 24 h

---

**Abb. 22.1** Ablauf der HIV-Postexpositionsprophylaxe (PEP) [L231; P347]

Sollte es sich um eine HIV-PEP bei einem virämisch vorbehandelten HIV-Patienten mit Verdacht der Resistenzbildung handeln, ist eine Anpassung des Schemas erforderlich.

Lokale Maßnahmen nach einer möglichen Exposition spielen eine untergeordnete Rolle. Während von der Spülung von Darm- oder Vaginalmukosa nach Exposition wegen eines erhöhten Verletzungsrisikos abzuraten ist, kommt eine topische Desinfektion intakter Haut nach Nadelstichverletzung regelhaft zum Tragen. Hierbei sollte ein > 70 %-alkoholhaltiges oder sonstig viruzides Desinfektionsmittel eingesetzt werden, wobei dieses nicht für Schleimhäute geeignet ist.

Zu beachten ist, dass es sich hierbei in allen Fällen um einen Gebrauch außerhalb der Zulassung („off label") handelt, weshalb Patienten gesondert hierüber aufzuklären sind. Grundsätzlich sind die Kostenträger nicht verpflichtet, diese Therapie zu übernehmen, in der Praxis ist dies bei korrekter Indikationsstellung aber in der Regel dennoch möglich.

**22**

PRAXISTIPP

**Was kann man tun, wenn man kaum Erfahrung mit der HIV-PEP hat, aber dennoch die Indikation beurteilen soll?**

Naturgemäß ereignet sich eine Vielzahl der HIV-PEP-Beratungen außerhalb regulärer Dienstzeiten, weshalb die Beratung häufig durch einen nicht in der HIV-Medizin erfahrenen ärztlichen Kollegen notwendig wird.

Allgemeine Informationen zur HIV-PEP finden sich in der Leitlinie der Deutschen AIDS-Gesellschaft. Dennoch ist die Entscheidung zur HIV-PEP in der Regel eine individualmedizinische Entscheidung und sollte von einem in der HIV-Medizin erfahrenen Arzt getroffen werden. Es hat sich daher bewährt, in Zweifelsfällen eine HIV-PEP durch Ausgabe der Notfallsets in den Notfallzentren für 1–3 Tage zu initiieren, bis ein HIV-erfahrener Arzt die Indikation abschließend beurteilen kann.

## 22.13  Ist eine HIV-PEP nach einer Vergewaltigung indiziert?

Bei Opfern einer Vergewaltigung ist angesichts der epidemiologischen Situation in Deutschland ein routinemäßiges Anbieten oder Empfehlen einer HIV-PEP im Allgemeinen **nicht** gerechtfertigt. Jedoch sollte die Abklärung, ob ein relevantes HIV-Expositionsrisiko bestehen könnte, routinemäßiger Bestandteil der Betreuung von Vergewaltigungsopfern sein. Bei erhöhtem Risiko und/oder begründetem Verdacht auf eine HIV-Exposition im Rahmen einer Straftat sollte auf die fachkompetente Beratung und eventuell notwendige zeitgerechte Initiierung einer HIV-PEP besonders geachtet werden.

## 22.14  Welche Kontrollen sind während der PEP und zur Nachsorge erforderlich?

- **Zu Beginn der PEP:** HIV-, HBV- und HCV-Serologie sowie ggf. Schwangerschaftstest binnen 48–72 h nach Exposition
  Verträglichkeitsberatung während laufender PEP
- **Nach 4 Wochen:** Transaminasen, HCV-Serologie und ggf. HCV-RNA (nur sofern Indexperson HCV-positiv)
- **Nach 6–8 und 12–16 Wochen (Nachsorge):** HIV-Serologie (und Syphilis-Serologie bei sexueller Exposition)

MERKE

Bei fehlender oder unklarer HBV-Immunität wird eine sofortige aktive Immunisierung empfohlen. Bei Hochrisikoexposition gegenüber HBs-Antigen muss die Notwendigkeit einer passiven Immunisierung (Immunglobulingabe) geprüft werden.

**Weiterführende Literatur**

1. Spinner CD, Boesecke C, Zink A et al. HIV pre-exposure prophylaxis (PrEP): a review of current knowledge of oral systemic HIV PrEP in humans. Infection 2015; 1–8.
2. Jain S, Mayer KH. Practical guidance for nonoccupational postexposure prophylaxis to prevent HIV infection. AIDS 2014; 28: 1545–1554.
3. EACS Guidelines 8.1. Abrufbar unter: www.eacsociety.org. Letzter Zugriff Juli; 2017.

22

# 23 HIV-Behandlung

*R. Draenert, U. Kastenbauer*

## 23.1 Welche Symptome können eine akute HIV-Infektion begleiten? Wie wird sie diagnostiziert?

In 40–90 % der Fälle kommt es bei der akuten HIV-Infektion nach einigen Tagen bis wenigen Wochen zu Symptomen. Es handelt sich dabei um ein grippe- oder mononukleoseartiges Krankheitsbild mit Fieber, Abgeschlagenheit, generalisierter Lymphknotenschwellung und anderen Symptomen einer generalisierten Virusinfektion (▶ Tab. 23.1). Der Hautausschlag ist meist makulopapulös und betrifft überwiegend Hals, Rumpf und Gesicht. Neurologische Symptome beim Auftreten einer aseptischen Meningitis, Durchfall und Zeichen des akuten Immundefekts wie ein oraler Soor sind beschrieben. Im Blutbild fallen oft eine Leukopenie und/oder Thrombopenie auf.

Da die Serokonversion erst einige Wochen nach Infektion erfolgt, sind rein antikörperbasierte Tests bei Verdacht auf eine akute HIV-Infektion meist nicht hilfreich. Hier ist der direkte Virusnachweis mittels Tests auf p24-Antigen und/oder HIV-PCR notwendig.

**23**

| Tab. 23.1 Leitsymptome der akuten HIV-Infektion | | |
|---|---|---|
| **Symptom** | **Häufigkeit** | **Odds Ratio (95 % CI)** |
| Fieber | 80 % | 5,2 (2,3–11,7) |
| Hautausschlag | 51 % | 4,8 (2,4–9,8) |
| Orale Ulzera | 37 % | 3,1 (1,5–6,6) |
| Arthralgie | 54 % | 2,6 (1,3–5,1) |
| Pharyngitis | 44 % | 2,6 (1,3–5,1) |
| Appetitverlust | 54 % | 2,5 (1,2–4,8) |
| Gewichtsverlust › 2,5 kg | 32 % | 2,8 (1,3–6,0) |
| Allgemeine Abgeschlagenheit | 68 % | 2,2 (1,1–4,5) |
| Myalgie | 49 % | 2,1 (1,1–4,2) |
| Fieber und Hautausschlag | 46 % | 8,3 (3,6–19,3) |

Quelle: Hecht FM, Busch MP, Rawal B, et al. Use of laboratory tests and clinical symptoms for identification of primary HIV infection. AIDS 2002,16:1119–1129.

PRAXISTIPP

Bei Verdacht auf eine akute HIV-Infektion sollte immer auch ein **direkter Virusnachweis** mittels p24-Antigen-Test und/oder HIV-PCR erfolgen!

## 23.2 Wie verläuft eine unbehandelte chronische HIV-Infektion?

Die chronische HIV-Infektion verläuft in mehreren Phasen:

- Nach Abklingen der akuten Symptomatik (soweit vorhanden) kommt es zu einer symptomarmen oder – freien Phase (Kategorie A nach der CDC-Klassifikation). Die Dauer dieser Phase ist variabel, meist sind es mehrere Jahre, selten nur Monate oder Jahrzehnte (sog. „long term non-progressors"). Während dieser Phase kommt es in der Regel zu einem kontinuierlichen Absinken der CD4-positiven Lymphozyten (Helferzellen).
- Bei zunehmendem Immundefekt können erste HIV-assoziierte Erkrankungen (Kategorie B) wie Mundsoor, orale Haarleukoplakie oder Zoster auftreten.
- Im letzten Stadium treten sog. AIDS-definierende Krankheiten (Kategorie C) wie die Pneumocystis-Pneumonie oder die zerebrale Toxoplasmose auf (▶ Kap. 24).

## 23.3 Welche Laborparameter dienen der Verlaufskontrolle bei HIV-Infizierten vor und unter Therapie? Wie oft werden sie bestimmt?

Die beiden zentralen Parameter sind die **CD4-positiven Lymphozyten** (Helferzellen) und **HI-Viruslast**. Die Helferzellen sind ein Surrogatparameter für den Grad des Immundefekts, ihr Absinken ist mit einem erhöhten Risiko für das Auftreten der meisten HIV-assoziierten oder AIDS-definierenden Erkrankungen verbunden. Eine hohe Viruslast ist in der Regel mit einer rascheren Krankheitsprogression verbunden.

Unter antiretroviraler Therapie ist ein Absinken der Viruslast unter die Nachweisgrenze (aktuell 20–50 Kopien/ml) primäres Ziel. In Folge der Viruskontrolle kommt es zu einem (unterschiedlich ausgeprägten) Wiederanstieg der CD4-Zellen mit entsprechend sinkendem Risiko für Folgeerkrankungen. Üblicherweise werden diese Werte alle 3 Monate kontrolliert, nach Neubeginn einer antiretroviralen Therapie (oder evtl. nach Umstellung) bereits nach 2–4 Wochen.

MERKE

Die wichtigsten Verlaufsparameter sind die CD4-positiven Lymphozyten (Helferzellzahl) und die HI-Viruslast.

## 23.4 Welche Basisuntersuchungen führen Sie bei einem neuen HIV-Patienten durch?

- Komplette Anamnese einschließlich körperlicher und psychischer Vor-/Begleiterkrankungen, Medikamenteneinnahme, Impfungen, Substanzgebrauch, Familien-, Sozial- und Sexualanamnese
- Körperliche Untersuchung
- Großes Blutbild, Lipide, Blutzucker, Transaminasen, Kreatinin, Elektrolyte inkl. Phosphat, Urin (U-Stix und ggf. Eiweißausscheidung)
- HIV-Bestätigungstest und/oder HI-Viruslastmessung
- HIV-Resistenztestung, ggf. inkl. CCR5-Tropismusbestimmung
- CD4- und CD8-Zellen (absolut, relativ, CD4/CD8-Quotient)
- HLA-B5701 (Genmarker für das Risiko eine Abacavir-Hypersensitivitätsreaktion)
- Screening auf sexuell übertragbare Krankheiten (Syphilis-Serologie, ggf. Abstriche auf Chlamydien/Gonokokken)
- Screening auf Hepatitis A, B (ggf. Impfung) und C

- Tuberkulose-Screening bei Herkunft aus Endemiegebiet (Rö.-Thorax, PPD oder IGRA)
- Andere Infektionsserologien (Varizellen, Masern, CMV, Toxoplasmose)

## 23.5 Wann ist eine antiretrovirale Therapie indiziert? Wann sollte eine laufende Therapie umgestellt werden?

Ziel der HIV-Behandlung ist die Reduktion von Symptomen, die Vermeidung von HIV-assoziierten bzw. AIDS-definierenden Erkrankungen und die Erhaltung bzw. Wiederherstellung der Immunfunktion. Als sekundäres Ziel kann auch die Vermeidung einer Übertragung der Infektion gesehen werden. Bei symptomatischer HIV-Infektion oder AIDS besteht grundsätzlich eine Behandlungsindikation. Bei asymptomatischen HIV-Patienten wird die Indikation zum Beginn einer antiretroviralen Therapie in den letzten Jahren zunehmend großzügig gestellt. Studien haben Vorteile in Hinsicht auf die Krankheitsprogression auch für Patienten im frühen Stadium der Infektion gezeigt. Zu der großzügigeren Indikationsstellung beigetragen haben auch die Fortschritte hinsichtlich Verträglichkeit und Einfachheit der Therapie. Während bisher bei asymptomatischen Patienten mit Helferzellzahl von über 500/µl Abwarten unter regelmäßigen Verlaufskontrollen empfohlen wurde, stellen nun die meisten Leitlinien eine Behandlungsindikation für alle Patienten mit nachgewiesener HIV-Infektion fest, unabhängig von der Helferzellzahl.

**23**

> **MERKE**
>
> Die meisten aktuellen Leitlinien empfehlen, jedem HIV-Infizierten eine Therapie anzubieten, unabhängig von der CD4-Zellzahl. Auf jeden Fall behandelt werden sollte bei HIV-assoziierten Symptomen (auch während der akuten Infektion) oder AIDS-definierenden Erkrankungen, bei CD4-Zellzahl unter 500/µl und bei Schwangerschaft (zur Verhinderung der Übertragung auf das Neugeborene).

Gründe für die **Umstellung einer laufenden Therapie** können sein:
- Virologisches Versagen (bestätigter Anstieg der Viruslast über 50–200 cop/ml nach initial erfolgreicher Virussuppression, Nachweis von Resistenzmutationen), soweit andere behebbare Ursachen (unzureichende Adhärenz, Wechselwirkungen) ausgeschlossen sind
- Nebenwirkungen
- Schwangerschaft (bei einzelnen Substanzen wie z. B. Efavirenz)
- Wechselwirkungen mit anderen Therapien (z. B. Tuberkulose- oder HCV-Therapeutika)

## 23.6 Warum wird für die Behandlung der HIV-Infektion eine Kombinationstherapie eingesetzt?

Beim Einsatz der ersten antiretroviralen Monotherapien Mitte der 80er-Jahre zeigte sich bald, dass die Therapien nur vorübergehend wirkten. Rasch kam es zum Wirkungsverlust durch Selektion resistenter Virusstämme. Erst mit der Zulassung der ersten Proteaseinhibitoren 1996 und der Kombination mehrerer Substanzen (meist drei) mit verschiedenen Angriffspunkten in der Virusreplikation zur **hochaktiven antiretroviralen Therapie** (**HAART**) konnten diese Resistenzentwicklung vermieden und die Therapieziele dauerhaft erreicht werden: Suppression der Virusreplikation, Wiederherstellung der Immunfunktion, Verhinderung von AIDS-definierenden Erkrankungen.

**MERKE**
Durch den Einsatz einer Kombinationstherapie in der HIV-Behandlung wird der Wirkverlust durch Selektion von Resistenzmutationen vermieden.

## 23.7 Welche Kombinationen werden für die Ersttherapie bei nicht vorbehandelten HIV-Patienten empfohlen?

Da zur Behandlung der HIV-Infektion eine dauerhafte Einnahme der Medikamente nötig ist und die Adhärenz ein entscheidender Faktor für den Therapieerfolg ist, sollte die Auswahl der geeigneten Kombinationstherapie möglichst durch erfahrene Behandler durchgeführt werden. Folgende Faktoren sind zu beachten:

- Virologische und immunologische Wirksamkeit
- Resistenzbarriere (v. a. bei Patienten mit reduzierter Adhärenz)
- Verträglichkeit (Nebenwirkungsspektrum, Langzeittoxizität)
- Einfachheit (Tablettenzahl, Einnahmefrequenz, Einnahmevorschriften, nachgewiesener Effekt auf die Adhärenz)
- Wechselwirkungen mit Begleitmedikamenten (z. B. CYP3A4)
- Begleiterkrankungen (z. B. chronische Nierenkrankheiten, CVD, Hepatitis B/C)

Die Empfehlungen zur Erstbehandlung werden ständig aktualisiert aufgrund neu zugelassener Substanzen oder neuer Daten zu vorhandenen Medikamenten. Die aktuellen deutsch-österreichischen Empfehlungen z. B. können abgerufen werden unter www.daignet.de/site-content/hiv-therapie/leitlinien-1. Zum Zeitpunkt

| Tab. 23.2 Empfehlungen für die Ersttherapie nicht-vorbehandelter HIV-Patienten | |
|---|---|
| **Kombinationspartner 1** | **Kombinationspartner 2** |
| Nukleosid-/Nukleotidkombinationen | Integraseinhibitoren |
| **Empfohlen:**<br>• Tenofovir/Emtricitabin<br>• Abacavir/Lamivudin (HLA-B5701 negativ) | **Empfohlen:**<br>• Dolutegravir<br>• Raltegravir<br>• Elvitegravir/Cobicistat (+ TAF/FTC) |
| **Alternative:**<br>Tenofovir/Lamivudin | **Alternative:**<br>Elvitegravir/Cobicistat (+ TDF/FTC) |
| | NNRTI |
| | **Empfohlen:**<br>Rilpivirin |
| | **Alternative:**<br>Efavirenz |
| | Proteaseinhibitoren |
| | **Empfohlen:**<br>Atazanavir/Ritonavir<br>Darunavir/Ritonavir |
| | **Alternative:**<br>Lopinavir/Ritonavir |

Quelle: Deutsch-Österreichische Therapieempfehlungen 2015, URL: www.daignet.de/site-content/hiv-therapie/leitlinien-1/Anlage%204%20LL%2005S-001%20Version%206%2011.12.2016%20Ubersicht%20Leitlinien%20zur%20Therapie%20der%20HIV-1-Infektion.ppt, letzter Zugriff am 01.07.2017

der Erstellung dieses Buches wurde die Kombination aus einer Nukleosid-/Nukleotidkombination plus einer dritten Substanz (Integraseinhibitor, Nicht-Nukleosid-Reverse-Transkriptase-Inhibitor/NNRTI oder Proteaseinhibitor) empfohlen (▶ Tab. 23.2).

## 23.8 Welches sind die häufigsten Nebenwirkungen der zugelassenen antiretroviralen Medikamente?

▶ Tab. 23.3

**Tab. 23.3 Häufige Nebenwirkungen antiretroviraler Medikamente**

| Substanz | Markenname | Nebenwirkung |
|---|---|---|
| Nukleosidische/nukleotidische reverse Transkriptase-Inhibitoren | | |
| Abacavir (ABC) | Ziagen® | Hypersensitivitätsreaktion (Fieber, Hautausschlag, Übelkeit, Erbrechen) **HLA-B5701!** |
| Didanosin (ddI) | Videx® | Pankreatitis, Polyneuropathie, Hepatitis, Diarrhö, Übelkeit, Lipodystrofie |
| Emtricitabin (FTC) | Emtriva® | Kaum Toxizität |
| Lamivudin (3TC) | Epivir® | Kaum Toxizität |
| Stavudin (d4T) | Zerit® | Pankreatitis, Polyneuropathie, Lipodystrofie |
| Tenofovir (TDF) | Viread® | Nephrotoxizität, Osteopenie, Transaminasenanstieg, CK-Anstieg (Makro-CK) |
| Tenofovir-Alafenamit (TAF) | Nur in Kombination (Descovy®, Genvoya®, Odefsey®) | Weniger Nephrotoxizität und Osteopenie, sonst wie Tenofovir |
| Zidovudin (AZT) | Retrovir® | Anämie, Leukopenie, Myopathie, Lipodystrofie |
| Nicht-nukleosidische reverse Transkriptase-Inhibitoren | | |
| Efavirenz (EFV) | Sustiva® | ZNS-Symptome, Exanthem, Transaminasenanstieg, Dyslipidämie |
| Etravirin (ETV) | Intelence® | Exanthem, Übelkeit |
| Nevirapin (NVP) | Viramune® | Exanthem, Hepatitis |
| Rilpivirin (RPV) | Edurant® | Exanthem, Übelkeit |
| Protease-Inhibitoren | | |
| Atazanavir (ATV) | Reyataz® | Bilirubinerhöhung, Diarrhö, wenig Dyslipidämie |
| Darunavir (DRV) | Prezista® | Diarrhö, weniger Dyslipidämie, Exanthem |
| Fosamprenavir (FPV) | Telzir® | Diarrhö, Exanthem |
| Lopinavir (LPV) | Kaletra® | Diarrhö, Müdigkeit, Dyslipidämie, Transaminasenanstieg |
| Saquinavir (SQV) | Invirase® | Diarrhö, Transaminasenanstieg, Kopfschmerzen, Dyslipidämie |
| Tipranavir (TPV) | Aptivus® | Diarrhö, Transaminasenanstieg, Dyslipidämie, Exanthem |

**Tab. 23.3** Häufige Nebenwirkungen antiretroviraler Medikamente *(Forts.)*

| Substanz | Markenname | Nebenwirkung |
|---|---|---|
| Integrase-Inhibitoren | | |
| Dolutegravir (DTG) | Tivicay® | ZNS-Symptome, Kopfschmerzen, Übelkeit |
| Elvitegravir (EVG) | Nur in Kombination (Genvoya®, Stribild®) | Kopfschmerzen, Übelkeit (Nebenwirkungen von Kombinationspartnern) |
| Raltegravir (RAL) | Isentress® | Kaum Toxizität |
| CCR5-Inhibitor | | |
| Maraviroc (MVC) | Celsentri® | Kopfschmerzen, Schwindel, Übelkeit, hohe Dosen: orthostatische Hypotonie |
| Fusions-Inhibitor | | |
| Enfuvirtid (T-20) | Fuzeon® | Hautreaktionen an Injektionsstelle |

## 23.9 Wie kann die Adhärenz der HAART verbessert werden?

Für die HAART ist eine hohe Adhärenz besonders wichtig, da sonst virologisches Versagen auftreten kann. Hohe Adhärenz bedeutet, dass 90–95 % der Dosen eingenommen werden. Um diese zu erreichen, sollte der behandelte Arzt den Patienten hier bestmöglich unterstützen. Die Problematik sollte schon vor dem Beginn einer HAART bedacht und/oder angesprochen werden.

PRAXISTIPP

**Zur Verbesserung der Adhärenz:**
- Gute Arzt/Patienten-Beziehung
- Ausführliche Patienteninformation (angepasst an Bildungsstand)
- Evaluation der Bereitschaft zum Start einer HAART des Patienten (stufenweiser Prozess)
- Versuch einer Elimination von Faktoren, die die Adhärenz stören (Depression, Alkoholabhängigkeit etc.)
- Auswahl eines möglichst optimalen Therapieregimes (Nebenwirkungen, Tablettenanzahl, Dosierungsintervalle, Einnahmezeitpunkt, Wechselwirkungen etc.)
- Erstellung eines schriftlichen Therapieplans
- Angebot von Adhärenzhilfen (Tablettenboxen, Wecker, Einnahme-Apps etc.)
- Hilfe durch andere Personen (Angehörige, Sozialarbeiter, Therapie-Sprechstunde etc.)
- Regelmäßige Überwachung der Adhärenz beim Praxisbesuch

## 23.10 Mit welchen Tests kann nach Medikamentenresistenzmutationen gesucht werden?

Für virale Resistenzmutationen gibt es genotypische und phänotypische Resistenzbestimmungen. Weit verbreitet, da weniger aufwendig, ist die genotypische Resistenzbestimmung. Hierfür wird das Virus aus dem Plasma des Patienten in den infrage kommenden Regionen sequenziert (Populations-Sequenzierung). Diese Methode gelingt sicher ab einer Plasmaviruslast von > 1.000 Kopien/ml, evtl. auch schon ab einer Plasmaviruslast von > 600 Kopien/ml. Beim phänotypischen Test wird die virale Replikationsfähigkeit in Medien mit antiretroviralen Substanzen in verschiedenen Konzentrationen untersucht. Diese Methode ist aufwendig und teuer und wird deswegen nur selten verwendet. Auch hierbei ist eine Mindestmenge an Plasmavirus eine Voraussetzung für das Gelingen. Bei beiden Testmethoden werden jedoch nur Mutationen detektiert, die in einem substanziellen Anteil (15–20 %) der Plasmaviren vorhanden sind.

Eine Resistenztestung sollte bei virologischem Versagen durchgeführt werden, solange der Patient sein derzeitiges Therapieregime noch einnimmt oder kurz danach. Bei längerem Warten besteht die Gefahr, dass die Virusmutanten von Wildtyp-Virus überwachsen werden. Zudem ist empfohlen, in der akuten HIV-Infektion und generell bei Erstdiagnose einen Resistenztest durchzuführen.

## 23.11 Welche Impfungen sind für Patienten mit HIV-Infektion empfohlen, welche sind kontraindiziert?

Patienten mit HIV-Infektion sollten dringlich geimpft werden (▶ Tab. 23.4), allerdings muss dies vom Immunstatus (gemessen an der Helferzellzahl) abhängig gemacht werden. Für Totimpfstoffe ist der Immunstatus wichtig, da bei einer CD4-Zellzahl < 200/µl die Impfantwort suboptimal bis fehlend ist. Jedoch besteht für den Patienten hierbei keine Gefahr. Bei Lebendimpfung dahingegen kann es bei zu geringer CD4-Zellzahl zu einer generalisierten Erkrankung mit dem Impfvirus kommen, was den Patienten vital gefährden kann. Bei Patienten mit niedriger CD4-Zellzahl sollte auf die Impfungen in der direkten Umgebung geachtet werden.

**23**

**Tab. 23.4 Empfohlene Impfungen für HIV-Infizierte**

| Standard-/Auffrischungs-impfung | Indikationsimpfung | Reiseimpfung |
|---|---|---|
| • Tetanus/Diphtherie/Pertussis/Polio (inakt.)<br>• Hepatitis B<br>• MMR (CD4 beachten!) | • FSME<br>• *H. influenza* (Hib)<br>• Hepatitis A<br>• Influenza<br>• Meningokokken (ACWY, B; individuelle Entscheidung)<br>• Pneumokokken (erst PCV13, dann PPSV23)<br>• Tollwut<br>• Varizellen (CD4 beachten!) | • Cholera<br>• FSME<br>• Gelbfieber (CD4 beachten!)<br>• Japan. Enzephalitis<br>• Tollwut<br>• Typhus oral (CD4 beachten!) |

## 23.12 Wann ist die primäre Prophylaxe gegenüber opportunistischen Infektionen empfohlen und welches Regime wird bevorzugt? Wann wird sie wieder abgesetzt?

Eine Primärprophylaxe wird gegeben, bevor die Infektion mit dem entsprechenden Pathogen aufgetreten ist. Dies wird bei HIV-infizierten Patienten mit niedriger Helferzellzahl nur für wenige Erreger gemacht (▶ Tab. 23.5). Keine Primärprophylaxe gibt es für: Candidiasis, CMV, Kryptokokken, Kryptosporidien, Histoplasmose, HSV, PML und VZV.

**Tab. 23.5** Primärprophylaxe opportunistischer Infektionen bei HIV-Infektion

| CD4-Zellzahl | Pathogen | Regime | Absetzen der Primärprophylaxe |
|---|---|---|---|
| ‹ 200/µl ‹ 14% | Pneumocystis jerovecii-Pneumonie (PcP) | Cotrimoxazol **Alternativ:** Pentamidin, Atovaquon, Dapson | CD4 › 200/µl für 3 Monate **Oder** CD4 100–200/µl und Viruslast (VL) nicht nachweisbar für 3 Monate |
| | Toxoplasmose | Cotrimoxazol **Alternativ:** Atovaquon, Dapson + Pyrimethamin + Folinsäure | |
| ‹ 50/µl | Atypische Mykobakterien (MAC) | Azithromycin **Alternativ:** Clarithromycin, Rifabutin | CD4 › 100/µl für 3 Monate und Pat. auf stabilem HAART-Regime |

## 23.13 Wann kann die Sekundärprophylaxe abgesetzt werden?

▶ Tab. 23.6

**Tab. 23.6** Sekundärprophylaxe opportunistischer Infefektionen bei HIV-Infektion

| Pathogen | Absetzen der Sekundärprophylaxe |
|---|---|
| PcP (*Pneumocystis jerovecii*-Pneumonie) | CD4 › 200/µl und VL nicht nachweisbar für 3 Monate |
| Toxoplasmose | CD4 › 200/µl und VL nicht nachweisbar für 3 Monate |
| MAC (atypische Myobakterien) | CD4 › 100/µl und VL nicht nachweisbar für 6 Monate und mindestens 1 Jahr Therapie |
| Kryptokokken | Mind. 12 Monate; CD4 › 100/µl und VL nicht nachweisbar für 3 Monate |
| Histoplasmose | CD4 › 150/µl, stabile HAART und VL nicht nachweisbar für 6 Monate, neg. Blutkulturen für Pilze, Histoplasma-AG ‹ 2 µg/l und › 1 Jahr Therapie |
| CMV | CD4 › 200/µl und VL nicht nachweisbar für 3 Monate |
| Kryptosporidien | CD4 › 200/µl und VL nicht nachweisbar für 6 Monate, keine Zeichen von aktiver Erkrankung |
| Leischmaniasis | CD4 › 250–300/µl für 3 Monate, kein Rückfall für 6 Monate, neg. PCR aus Blut und neg. Urin-AG |

VL = Viruslast

## 23.14 Wie sollte ein HIV-Infizierter bzgl. des Lebensstils beraten werden?

Die Lebensstilempfehlungen für HIV-Infizierte unterscheiden sich heute nicht wesentlich von denen für nicht HIV-Infizierte. Besprochen werden sollte die Ernährung (Kalorienzufuhr, Fettgehalt, Zuckergehalt, Vitaminversorgung etc.), der Alkoholkonsum und die körperliche Bewegung. Letztere sollte eher moderat und regelmäßig als exzessiv und selten durchgeführt werden. Wichtig ist es, die Patienten hinsichtlich des Nikotinkonsums zu beraten. Unter HIV-Infizierten besteht ein 2- bis 3-fach erhöhter Zigarettenkonsum als in der Allgemeinbevölkerung (Reinsch 2012). Angesichts der deutlich gestiegenen Lebenserwartung unter HAART gilt es nun, auch lebensstilinduzierte Erkrankungen wie die Arteriosklerose zu verhindern.

In dieser Patientengruppe besteht auch eine deutlich erhöhte Prävalenz von psychischen Erkrankungen, insbesondere der Depression (20–40 % versus 7 % in der Allgemeinbevölkerung; Gallego 2011). Diese wirken sich auch auf HIV-spezifische Belange aus, z. B. Therapieadhärenz. Deswegen sollten Patienten daraufhin untersucht und an Spezialisten überwiesen werden.

## 23.15 Was sollten Ärzte HIV-Infizierten hinsichtlich Reisen in fremde Länder raten?

HIV-Infizierte reisen gern und viel, wobei sie häufig in tropische Länder reisen. Ein zunehmender Anteil der Patienten hat einen Migrationshintergrund und besucht bei Reisen Verwandte und Freunde im Heimatland. Generelle Empfehlungen beinhalten, dass die Reise erst angetreten werden sollte, wenn der klinische Zustand stabil ist und die Therapie steht. Für den Notfall sollten die Patienten einen Brief mit der notwendigen Medikation und weiteren Hinweisen mitbekommen. Für den Zoll empfiehlt es sich, ein Attest über einzunehmende Medikamente auszustellen. Die Tabletten sollten zum einen Teil im Handgepäck und zum anderen Teil im Koffer mitgeführt werden.

Ein wichtiger Bestandteil der Reiseberatung ist die Impfberatung (▶ Tab. 23.4).

So weit möglich sollte die HAART auch bei Wechsel der Zeitzone zur selben Uhrzeit eingenommen werden. Bei Reisen nach Osten sollte das Dosierungsintervall verkürzt werden.

Eine erhöhte Anfälligkeit für HIV-Infizierte ergibt sich für Magen-Darm-Infektionen, da das GALT (Gut Associated Lymphoid Tissue) häufig relativ weit zerstört ist. Wichtige Erkrankungen sind hier die bakterielle Gastroenteritis (mit z. B. *E. coli*, Salmonellen, Shigellen, Campylobacter), aber auch opportunistische Infektionen (mit z. B. Kryptosporidien, Cystoisospora, Mikrosporidien). Deswegen muss besonders auf die Hygiene beim Essen geachtet werden. Für Infektionen wie Malaria, Gelbfieber und Leischmaniose gelten dieselben Empfehlungen wie für Nicht-HIV-Infizierte. Allerdings hat sich gezeigt, dass Patienten, die Verwandte und Freunde in Endemiegebieten besuchen, besonders hinsichtlich dieser Erkrankungen beraten werden sollten.

• • • • • • • • • • • • • • •
### Weiterführende Literatur
**Behandlung**

Centers for Disease Control and Prevention. 1993 Revised Classification System for HIV Infection and Expanded Surveillance Case Definition for AIDS Among Adolescents and Adults. MMWR Recomm Rep. 1992 Dec 18; 41 (RR-17): 1–19.

Deutsch-Österreichische Leitlinien zur antiretroviralen Therapie der HIV-Infektion. AWMF-Register-Nr. 055–001. Version 1.0 vom 13.5.2014. www.awmf.org/uploads/ tx_szleitlinien/055-001l_Antiretrovirale_Therapie_der_HIV_Infektion__2014-05.pdf

Hoffmann C, Rockstroh JK. HIV 2014/15. Hamburg: Medizin Fokus Verlag, 2014.

Lundgren JD, Gatell JM, Rockstroh JK, Furrer H. Guidelines for treatment of HIV-positive adults in Europe (EACS-Guidelines). Version 8.1, Oktober 2016, www.eacsociety.org/guidelines/eacs-guidelines/eacs-guidelines.html

The INSIGHT START Study Group. Initiation of Antiretroviral Therapy in Early Asymptomatic HIV Infection. N Engl J Med 2015; 373: 795–807 August 27, 2015DOI: 10.1056/NEJMoa1506816

· · · · · · · · · · · · · · · ·

## Referenzen

EACS (European AIDS Clinical Society) Guidelines Version 8.1.

Gallego L, Barreiro P, Lopez-Ibor JJ. Diagnosis and clinical features of major neuropsychiatric disorders in HIV Infection. AIDS Rev 2011; 13: 171–179.

Reinsch N, Neuhaus K, Esser S et al. Are HIV patients undertreated? Cardiovascular risk factors in HIV: Results of the HIV-HEART study. Eur J Prev Cardiol 2012; 19: 267–274.

STIKO Impfempfehlungen des Robert Koch-Instituts: www.rki.de/DE/Content/Kommissionen/STIKO/Empfehlungen/Impfempfehlungen_node.html

**23**

# 24 Diagnostik und Behandlung HIV-assoziierter Erkrankungen

*C. Stephan, T. Wolf*

In diesem Kapitel werden zentrale Überlegungen bezüglich der Diagnose und Behandlung häufiger opportunistischer Infektionen und deren syndromalen Präsentationen beleuchtet. Trotz der Erfolge der antiretroviralen Therapie in Bezug auf Morbidität und Mortalität der HIV-Erkrankung treten opportunistische Erkrankungen immer noch bei Patienten ohne Zugang zu antiretroviralen Medikamenten, schlechtem Therapieansprechen und fehlender Therapiebereitschaft auf. Das Spektrum der Inzidenzhäufigkeiten dieser Erkrankungen hat sich durch die antiretrovirale Therapie auch verschoben. Genau wie die antiretrovirale Therapie selbst ändert sich das Therapieoptimum bei den infrage kommenden Erkrankungen durch Neuentwicklungen ständig, sodass die Diagnose und Therapie von AIDS-Patientinnen und Patienten besser in die Hände von spezialisierten Zentren gehört.

## 24.1 Was sind die wichtigsten Überlegungen bei der Abklärung akuter Erkrankungen bei HIV-Patienten?

**24**

Trotz scheinbar endloser Differenzialdiagnosen, insbesondere bei immunsupprimierten Patienten, bei denen klassische Krankheitssymptome oft schwer zu erkennen sind oder komplett fehlen, hilft eine gute Kenntnis der **häufigsten opportunistischen Infektionen** (*Pneumocystis-jirovecii*-Pneumonie [PCP], Kryptokokken-Meningitis, ZNS-Toxoplasmose, Soor-Ösophagitis und CMV-Retinitis), aber auch **bestimmter bakterieller Infektionen** wie rezidivierende Pneumokokken-Pneumonien, Infektionen mit enteritischen Erregen wie *Salmonella enteritidis,* maligne Erkrankungen, die sich bei einem T-Zell-Defekt häufen wie Non-Hodgkin Lymphome oder Kaposi-Sarkome oder sekundäre Phänomene der ausgeprägten B-Zell-Aktivierung wie der HIV-assoziierten, idiopathischen thrombozytopenischen Purpura (ITP). Oft ist auch ein bestimmtes **Risikoverhalten** hinweisend, z. B. die Endokarditis bei intravenösem Drogengebrauch, sexuell übertragene Erkrankungen wie die Lues bei Männern, die Sex mit Männern haben (MSM) oder die Hepatitis C bei beiden Gruppen. Immer sollte auch die Herkunft von Patienten berücksichtigt werden. So können Erkrankungen wie die Leishmaniasis oder die Histoplasmose bei Patienten aus Südeuropa bzw. Afrika auch noch Jahre, nachdem sie ihr Herkunftsland verlassen haben, manifest werden. Es sollte auch stets bedacht werden, dass Symptome ggf. auch durch Nebenwirkungen von Medikamenten, insbesondere antiretroviralen Medikamenten, hervorgerufen werden können, obschon dies durch die Fortschritte in der Substanzentwicklung immer mehr in den Hintergrund tritt. Außerdem entwickeln HIV-Patienten natürlich auch Symptome von in der Allgemeinbevölkerung häufigen Infektionen wie virale Gastroenteritiden oder der Influenza.

Die **Symptome,** die ein Patient aufweist, sollten vor dem Hintergrund der zuletzt gemessenen CD4-Zahlen interpretiert werden. Einige opportunistische Erkrankungen sind nur bei fortgeschrittenem T-Zell-Defekt wahrscheinlich. Beispielsweise sind bestehende Kopfschmerzen bei einem Patienten mit zuletzt 600 CD4-Zellen/µl sehr unwahrscheinlich durch eine bedrohliche Erkrankung wie die Kryptokokken-meningitis o. Ä. erklärt. Im Kontrast hierzu können bereits neu aufgetretene Kopfschmerzen bei einem Patienten mit 60 CD4-Zellen/µl durch derart schwerwiegende

Erkrankungen wie die Kryptokokkenmeningitis, ZNS-Tuberkulose, zerebrale Toxoplasmose oder ein primäres ZNS-Lymphom erklärt sein. Hierbei sollte immer bedacht werden, dass sich mit zunehmendem Immundefekt lebensbedrohliche Erkrankungen zunächst nur mit vergleichsweise milden Symptomen zeigen können.

Ein Verständnis der Häufigkeit spezifischer HIV-assoziierter Erkrankung ist sehr hilfreich in der initialen diagnostischen Abklärung und ggf. bei der Auswahl der empirischen Therapie. Obwohl die Ursachen für akute, respiratorische Erkrankungen ausgesprochen zahlreich sein können, sind die überwiegende Mehrheit dieser PCPs, bakterielle Pneumonien inkl. der Lungentuberkulose und Virusinfektionen.

Letztlich sollten auch zunächst immer die lebensbedrohlichen Erkrankungen diagnostisch und therapeutisch berücksichtigt werden. Diese sind vor allem schwere Pneumonien wie sie von bakteriellen und mykobakteriellen sowie von Pilzerregern und Pneumozysten hervorgerufen werden, raumfordernde ZNS-Läsionen, bakterielle Sepsis sowie Meningitiden. Diese Erkrankungen sollten frühzeitig diagnostisch abgeklärt und empirisch anbehandelt werden.

## 24.2 Welche diagnostischen Ergebnisse können in der Unterscheidung einer PCP von anderen Lungeninfektionen helfen?

**24**

Selbst in der Ära hocheffektiver und gut verträglicher HIV-Therapien und der Verfügbarkeit einer Prophylaxe bestehen bei sog. „Late-Presentern", also Patienten, die sich mit stark fortgeschrittenen HIV-Erkrankungen (für den Fall der PCP besteht eine Gefährdung unter 200 CD4-Zellen/µl) vorstellen, noch immer eine signifikante Zahl an opportunistischen Infektionen. Unter diesen ist die *Pneumocystis-jivorecii*-Pneumonie (PCP) weiterhin die **häufigste AIDS-definierende Erkrankung.** Die klinischen Symptome wie Husten, Belastungs- oder Ruhedyspnoe, Erschöpfung und Gewichtsverlust sind eher unspezifisch. Fieber ist bei der PCP eher selten zu finden, was die wichtige Unterscheidung zur bakteriellen Pneumonie vereinfachen kann. Letztere zeichnet sich bereits anamnestisch durch akuten bis abrupten Symptombeginn mit häufig produktivem und ggf. purulentem Husten aus. Im Gegensatz hierzu berichten Patienten, insbesondere jungen Alters und vorbestehend gutem Trainingszustand, bei der PCP zunächst einen Leistungsverlust und erst spät im Verlauf der Erkrankung Belastungsdyspnoe und Atemnot. In der radiologischen Abklärung zeigen sich bei der PCP klassischerweise bilaterale, retikuläre Infiltrate im Gegensatz zu den fokalen, pneumonischen Infiltraten. Zirka 10 % aller PCPs können allerdings mit einer normalen, konventionellen Röntgenuntersuchung des Thorax einhergehen. Eine Computertomografie des Thorax ist hier viel spezifischer und sensitiver. In Anbetracht der besonders in der Frühphase der Erkrankung oft oligosymptomatischen Präsentation kann eine Lungenfunktionsuntersuchung inkl. einer Diffusionskapazität den Verdacht auf eine PCP erhärten, auch wenn eine konventionelle Röntgenuntersuchung normal ausfällt. Hier zeigt sich oft eine reduzierte Diffusionskapazität. Fortgeschrittene PCP-Erkrankungen können sich radiologisch auch mit fibrotischen Anteilen, Bullae als Ausdruck von Pneumatozelen und sogar Pneumatothoraces, die dann sehr schwierig zu behandeln sind, bis hin zu sogar einem ARDS-Bild präsentieren. Ergüsse, hiläre Lymphadenopathien und lobäre Infiltrate sind hingegen selten und sollten unbedingt die Suche nach anderen Ursachen nahelegen. Eine LDH-Erhöhung kann häufig gefunden werden, ist aber ein unspezifisches Zeichen. Letztlich kann nur eine mikrobiologische Bestätigung durch eine Grocott- oder Fluoreszenzfärbung die Diagnose sichern. Die genaue Rolle der PCR ist unseres Erachtens insbesondere im Hinblick auf die Spezifität noch nicht abschließend geklärt.

## 24.3 Sollten alle PCP-Fälle mit mikrobiologischen Untersuchungen bestätigt werden?

Obwohl die PCP häufig ist und sich mit sehr typischen Befunden und Verläufen präsentieren kann, sollte eine mikrobiologische Bestätigung in nahezu allen Fällen erfolgen. Prinzipiell kann die Spezialfärbung auch aus dem (ggf. provozierten) Sputum erfolgen. Die Sensitivität ist zwar gering (sie wird oft mit 75 % angegeben, dies bezieht sich aber auf Fälle, in denen eine Sputumprovokation überhaupt gelingt) und die Sputumprovokation kann häufig frustran, in sehr ausgeprägten Fällen (Bullae) evtl. auch gefährlich sein, wenn sie aber gelingt und sich ein positives Ergebnis ergibt, kann sie auf der anderen Seite dem Patienten eine invasive Untersuchung ersparen. Keinesfalls sollte mit einer kalkulierten Therapie abgewartet werden, um mikrobiologische Untersuchungen durchzuführen. Die Pneumozysten können auch noch wenige Tage nach Therapiestart in der BAL nachgewiesen werden. Zusammenfassend sollte eine mikrobiologische Sicherung auf alle Fälle empfohlen werden. Wenn auf sie in Einzelfällen verzichtet wurde, sollte sie bei Komplikationen in der Therapie bzw. fehlendem Ansprechen nachgeholt werden, da Sekundärinfektionen, insbesondere die CMV-Pneumonitis, unter einer evtl. notwendigen Steroidtherapie (▶ Kap. 24.5) bei immundefizienten Patienten nicht selten sind.

## 24.4 Wie sollte eine PCP antibiotisch behandelt werden?

Trimetophrim-Sulfamethoxazol in sehr hoher Dosierung bleibt die Behandlung der Wahl. Die Dosierung beträgt 15–20 mg/kgKG Trimetophrim und 75–100 mg/kgKG Sulfamethoxazol pro Tag, verteilt auf 3 Einzeldosen. Diese Dosierung lässt sich de facto nur sinnvoll i. v. verabreichen. Eine Behandlung sollte bereits im Verdachtsfall kalkuliert initiiert werden (z. B. bei Vorliegen atypischer Infiltrate, positivem HIV-Test und Hinweisen auf einen bereits bestehenden T-Zelldefekt). Unverträglichkeiten sind relativ häufig; hier kommen Fieber, Hautausschläge, Knochenmarksdepression und seltener toxische Hepatitis und Niereninsuffizienz vor. In diesen Fällen kann Pentamidin i. v. eingesetzt werden, ggf. auch Trimetrexat mit Folinsäure. Andere Alternativen wie Trimetophrim + Dapson, Atovaquon oder Clindamycin + Primaquin eignen sich nur für milde Verlaufsformen. Als Begleittherapie ist vor allem eine Gabe von Kortikosteroiden zu nennen (▶ Kap. 24.5). Eine Sauerstoffgabe oder eine Beatmungstherapie können notwendig werden.

Nach Abschluss der Therapie ist, wie für einige andere opportunistische Infektionen auch, eine Sekundärprophylaxe bis zu einer Verbesserung des Immunstatus nach Einleitung einer antiretroviralen Therapie zu verabreichen. Kriterien für das Absetzen von Sekundärprophylaxen finden sich in ▶ Tab. 23.13. Eine antiretrovirale Therapie sollte frühestens 14–21 Tage nach Start der PCP-Therapie begonnen werden, um ein schwerwiegendes Immunrekonstitutionsphänomen zu verhindern. Das genaue Timing des Beginns der antiretroviralen Therapie ist Gegenstand mehrerer Studien [7, 8].

## 24.5 Wann sollten bei der Behandlung einer PCP Kortikosteroide zum Einsatz kommen?

Generell benötigen schwerere Verlaufsformen eine Steroidtherapie. Hintergrund ist die Tatsache, dass die antibiotische Therapie alleine erst in einigen Tagen zu einer merklichen Verbesserung führt. In den ersten Tagen der Therapie erreicht die Steroidtherapie eine Reduktion der Diffusionsstrecke durch Besserung des interstititiellen Ödems und verbessert so die Oxygenierung. Als **Leitkriterien** für den Einsatz von Kortikosteroiden hat sich eine Reduktion des $pO_2$ auf $< 70$ mmHg und natürlich eine Notwendigkeit zur Beatmung etabliert. Dies ist jedoch lediglich als Orientierung zu verstehen, es kann auch im Einzelfall sehr gut gerechtfertigt sein, diese Therapieform einzusetzen, z. b. bei sehr hoher Atemfrequenz, insbesondere wenn diese sich durch hohe Sauerstoffdosen nicht senken lässt, oder um eine Intubation und Beatmung zu vermeiden. Bei milden PCP-Formen kann in der Regel auf Kortikosteroide verzichtet werden. Häufig werden 1–1,5 mg/kg KG Prednisolon pro Tag empfohlen, ggf. an den circadianen Rhythmus adaptiert. Wenn klinisch gerechtfertigt (z. b. schwierige Beatmungssituation), können aber auch höhere Dosen verabreicht werden.

## 24.6 Welche Syndrome werden bei HIV-Patienten durch Zytomegalievirus-Infektionen hervorgerufen?

Zytomegalie-(CMV-)Reaktivierungen können im Zusammenhang mit dem HIV-assoziierten T-Zelldefekt schwerwiegende **Organinfektionen** auslösen. Obwohl häufig angegeben wird, dass dies vor allem bei weniger als 50 CD4-Zellen/µl auftritt, können CMV-Erkrankungen auch mit deutlich besseren CD4-Zellen auftreten. Die lange Persistenz von IgM-Antikörpern trotz langjähriger CMV-Seropositivität bei i. v. Drogengebrauchern und MSM legt eine wiederkehrende Neuinfektion mit unterschiedlichen, exogenen CMV-Stämmen nahe.

Die gefürchtetste CMV-Erkrankung ist die **Chorioretinitis**. Die Diagnose wird durch eine Retinoskopie gestellt. Hierbei ist eine präzise Unterscheidung der retinalen Infiltrate zu sog. Cotton-Wool-Infiltraten wichtig. Letztere kommen z. B. bei Toxoplasmose-Infektionen am Auge vor. Häufige Symptome sind Gesichtsfeldverlust und rascher Verlust der Sehschärfe oder auch Glaskörpertrübungen. Eine CMV-Retinitis ist ein Notfall, der eine möglichst sofortige Therapie notwendig macht, um eine Defektheilung mit bleibenden Visuseinschränkungen möglichst zu vermeiden.

Andere CMV-Manifestationen sind eine Colitis, Ösophagitis, Pneumonitis, Enzephalopathie, Radikulitis oder Hepatitis. Sie benötigen in der Regel den Nachweis von CMV mittels Kultur, Immunfärbung oder typischer Histologie aus Biopsiematerial.

## 24.7 Was ist die optimale Therapie einer CMV-Retinitis?

Die etablierte Therapie ist eine Behandlung mit Ganciclovir oder Fosacvir i. v., wobei Ganciclovir aufgrund der geringeren Nephrotoxizität und der wesentlich unkomplizierteren Verabreichung bevorzugt werden dürfte. Die Therapie wird in der Regel über 14 Tage verabreicht. Mit Valganciclovir steht mittlerweile auch eine orale Therapie zur Verfügung. Für die Induktion sowie für Makula-nahe Läsionen kann die orale Therapie jedoch nicht empfohlen werden, da intravenöse Medikamente wirksamer sind. Cidofovir ist ebenfalls eine wirksame Substanz, die eine einmal wöchentliche Verabreichung möglich macht, die Verabreichung ist aber mit einer erheblichen Nephrotoxizität bei gleichzeitig langer Halbwertszeit problematisch. Patienten, bei denen sich in der Retinoskopie keine vollständige Abheilung zeigt, können evtl. längere Therapien als 14 Tage benötigen. Aufgrund der häufigen Rezidive, die man vor der HAART-Ära beobachtete, sollte eine Sekundärprophylaxe mit Valganciclovir durchgeführt werden, bis die Immunrekonstitution einsetzt.

## 24.8 Was sind die häufigsten Manifestationen von disseminierten Infektionen mit dem *Mycobacterium avium/intracellulare* (MAI-)Komplex?

MAI sind Komplikationen einer fortgeschrittenen HIV-Erkrankung, z. B. mit CD4-Zellen unter 100/µl. Üblicherweise können Symptome wie Fieber (meist undulierend und selten höher als 38 °C), (Nacht)schweiß, Appetitlosigkeit, Gewichtsverlust, Bauchschmerzen und Durchfälle auftreten. Sie gehören zu den wichtigsten Differenzialdiagnosen bei HIV-Patienten mit Fieber unklarer Ursache oder Wasting-Syndrom. Klinische Auffälligkeiten bestehen häufig aus Anämien bis hin zu Panzytopenien, Leberwerterhöhungen mit einer Betonung der alkalischen Phosphatase, Hepatosplenomegalie oder disseminierte Lymphadenopathien (häufig eher an der Anzahl als an der Größe auffällige Lymphknoten). Manchmal weisen Patienten aber auch eine lokale Lymphadenitis auf, etwas häufiger nach Einleitung einer antiretroviralen Therapie im Sinne eines Immunrekonstitutionssyndroms gegenüber MAI.

## 24.9 Wie wird eine disseminierte MAI-Infektion diagnostiziert?

In den meisten Fällen gehen diese Erkrankungen mit einer Mykobakteriämie einher, und die meisten Erkrankungen werden durch Bebrütung mittels einer **Blutkultur** für Mykobakterien diagnostiziert. Die Blutkulturen werden oft innerhalb ca. 2 Wochen positiv. Diese vergleichsweise lange Dauer bis zur Diagnosestellung ist häufig für den klinischen Verlauf nicht bedeutsam, da diese Erkrankung in der Regel sehr langsam fortschreitet. Eine **Knochenmarkpunktion** zur Ziehl-Neelsen-Färbung kann die Diagnose oft beschleunigen. Mykobakterielle PCRs stehen mittlerweile ebenso zur Verfügung. Eine **Biopsie** aus einem vergrößerten Lymphknoten ist hilfreich zur Diagnosefindung.

## 24.10 Wie werden MAI-Infektionen therapiert?

Neuere Makrolide liefern einen klaren Vorteil in der Behandlung. In allen Fällen sollten – ähnlich wie bei der Tuberkulose – Kombinationstherapie zur Anwendung kommen. Eine Kombination aus Clarithromycin oder Azithromycin und Ethambutol sowie Rifabutin ist das effektivste Regime, wobei die Interaktionen von Clarithromycin und Rifabutin, insbesondere in Kombination mit Proteaseinhibitoren, zu beachten sind. Die Inzidenz der MAI geht in der HAART-Ära allerdings drastisch zurück. Die Therapie kann in der Regel rasch nach Einsetzen der Immunsuppression abgesetzt werden, sollte aber solange fortgeführt werden.

## 24.11 Welche malignen Lymphome sind differenzialdiagnostisch bei AIDS-Patienten zu berücksichtigen?

Durch Einführung der antiretroviralen Therapie hat sich das Spektrum der Lymphomerkrankungen bei AIDS-Patienten verändert. Primäre ZNS-Lymphome sind glücklicherweise nur noch sehr selten zu finden und treten in der Regel unter 50 CD4-Zellen/µl auf. Demgegenüber ist bei diffus-großzelligen Lymphomen in der HAART-Ära zwar ein Rückgang der Inzidenz zu beobachten, jedoch nimmt der relative Anteil an allen AIDS-definierenden Erkrankungen eher zu, und sie können auch bei vergleichsweise präservierten Helferzellzahlen auftreten. Bei Burkitt-Lymphomen lässt sich kein eindeutiger Rückgang beobachten. Uneinheitlich ist die Entwicklung für die HHV8-assoziierten Lymphome wie Primary Effusion Lymphoma, plasmoblastische Lymphome und dem oft als semimaligne bezeichnetem Morbus Castleman. Die Diagnose wird mittels Biopsie gestellt. Hierbei ist zu beachten, dass mit schlechterem Immunstatus atypische, extranodale Manifestationsformen häufiger zu finden sind.

## 24.12 Was tun bei Kryptokokkose und HIV?

Kryptokokkenerkrankungen stellen eine diagnostische Herausforderung dar: selten findet man ein Lungeninfiltrat (Kryptokokkom), der Eintrittspforte folgend, typisch ist die Meningitis. Die **Symptomatik** bleibt untypisch – subfebrile Temperaturen oder geringes Fieber, Kopfschmerzen (als Hirndrucksymptomatik), Bewusstseinsstörung bis hin zum Koma; nicht selten fehlt ein zerebraler Krampfanfall in der Anamnese.

Fast immer fällt eine ausgeprägte Immunschwäche auf (CD4-Zellzahl < 100/µl), die Bildgebung (CT oder besser zeitnahes MRT) zeigt eine von den Meningen ausgehende Enzephalitis und Hirndruck; wenn möglich, sollte bei jeder Lumbalpunktion eine Liquordruckmessung durchgeführt werden. Im Liquor zeigen sich meist wenige Zellen, in der Tuschefärbung des nativen Liquors sind die Pilze mit ihrer Schleimkapsel ausgespart; ohne Anbehandlung (Fluconazol-Prophylaxe?) gelingt oft (nur) aus der initialen Lumbalpunktion der kulturelle Kryptokokkennachweis (▶ Kap. 6). Der Antigennachweis im Liquor gilt ebenfalls als hinreichend. Das Kryptokokkenantigen im Liquor oder Serum bleibt auch unter Therapie positiv und der Titer eignet sich wie der Liquordruck als Verlaufsparameter (▶ Kap. 25).

## 24.13 Was ist für die Therapie der Kryptokokken-Meningitis zu beachten?

Als initiale Therapie ist für alle erwachsenen Patienten eine Kombinationstherapie zu empfehlen, bestehend aus liposomalem Amphotericin B (einmal täglich 3 mg/kg KG) plus Flucytosin (100–150 mg/kg KG, verteilt auf 4 Einzeldosen) plus Fluconazol (gewichtsadaptiert 400–800 mg täglich, zwei Einzeldosen). Diese Therapie wird 4–6 Wochen durchgeführt und nach immunologischem Ansprechen unter antiretroviraler Therapie auf Erhaltungstherapie (Fluconazol 200–400 mg täglich) gewechselt; Echinocandine (z. B. Caspofungin) sind unwirksam! Häufig wird nach Anbehandlung mit ART ein „paradoxes IRIS" (Immunrekonstitutions-Inflammationssyndrom) beobachtet, unter dem klinischen Bild eines Erkrankungsrückfalls. Daher wird mit der ART erst verzögert begonnen (frühestens nach 2 Wochen Pilztherapie) und ggf. im Fall einer IRIS-Symptomatik – nach diagnostischem Ausschluss anderer AIDS-Manifestationen – diese mittels Kortikosteroiden abgemildert.

Bei der Kryptokokkenmeningitis handelt es sich um eine Form von „Neuro-AIDS", dies sollte in der Wahl von liquorgängigen, antiretroviralen Medikamenten berücksichtigt werden.

## 24.14 Was ist ein IRIS und wann tritt es auf?

Als Komplikation der antiretroviralen Therapie (ART) kann v. a. bei „Late-Presentern" (Infizierte, die sich mit fortgeschrittener HIV-Krankheit in ärztliche Behandlung begeben) das **Immun-Rekostitutions-Inflammationssyndrom** (**IRIS**) auftreten.

Dabei kommt es unter virologisch erfolgreicher ART (Abfall der peripheren HIV-1 RNA > 1 Log10) zur Rekonstitution des Immunsystems, einhergehend mit einer klinischen Befundverschlechterung, die für Betroffene bedrohlich werden kann. Neben einem passageren, milden und unspezifischen IRIS (mit Fieber, Exanthem und Follikulitis) wird zwischen subklinischen Infektionen, die unter ART demaskiert werden („unmasking IRIS", z. B. Lungentuberkulose) oder bekannten opportunistischen Infektionen unterschieden, die sich unter ART paradox verschlechtern („paradoxical IRIS"), wie z. B. für Kryptokokken-Meningitis oder Pneumocystis-Pneumonie beschrieben. Auch für Autoimmunerkrankungen und maligne Erkrankungen sind IRIS-Phänomene beschrieben. Ferner ist auch bei Tuberkulose-Erkrankung nach (TB-) Behandlungsbeginn ein IRIS-Phänomen bekannt (unabhängig vom Vorliegen einer HIV-Koinfektion), das sich z. B. über eine transiente Lymphknotenschwellung bemerkbar macht.

## 24.15  Wie äußert sich eine Tuberkulose bei HIV?

Jede Form der Tuberkulose bei HIV-positiven – extra und intrapulmonal – ist AIDS-definierend und kann sich früh und spät im natürlichen Verlauf der HIV-Infektion manifestieren. Bei spätem Immundefekt ist in der Lunge eine Kaverne eher selten, entsprechend findet sich eine eher geringe Tuberkeldichte und oft fällt der Tuberkulosetest (sowohl Mendel-Mantoux-Hauttest als auch moderne Interferon-γ-Releasing-Assays im Blut) falsch negativ aus. Extrapulmonale Formen manifestieren sich z. B. als Lymphknotenabszesse, Perikarditis (mit Perikarderguss), Spondylodiszitiden, von denen nicht selten ein Senkungsabszess ausgeht, bis hin zum Viszeralabszess sowie Hirnbasis-Meningitis mit Hirnnervenausfällen. Nach Operation besteht eine Neigung zur Fistelung. Im späten Immundefekt verläuft die TB eher miliar, bis hin zur Landouzy-Sepsis, insbesondere wenn eine weitere Immunschwäche (z. B. Schwangerschaft!) hinzukommt.

## 24.16  Was steckt hinter „Fieber unklarer Genese bei HIV"?

Fieber (Temperatur > 38,5 °C) unklarer Genese (Fever of unknown Origin [FUO] ▶ Kap. 13), also ein Zustand, der über mehrere Wochen trotz intensivster Diagnostik fortbesteht, erfordert neben dem diagnostischen Standardvorgehen (z. B. Blutkulturen, Einsatz transösophagealer Echokardiografie/TEE z. A. einer Endokarditis ▶ Kap. 5), bei vorliegender HIV-Infektion ein erweitertes differenzialdiagnostisches und -therapeutisches Procedere. **Typische Ursachen** sind z. B. Mykobakterienerkrankung (atypische und Tuberkulose), Pel-Ebstein-Fieber bei Lymphomen (einschließlich Hodgkin und Non-Hodgkin), Pneumocystis und viele andere opportunistische Infektionen sowie Medikamentenfieber („Drug-Fever"). Differenzialdiagnostisch sollte nach Infektionen und Tumoren als Ursache für FUO ermittelt werden; dies erfordert u. a. spezielle Mykobakterien-Blutkulturen, Computertomografien von Thorax, Abdomen und Becken, Knochenmarkbiopsie, oder die histopathologische Untersuchung auffälliger Lymphknoten. Oft werden differenzialtherapeutisch Antibiotikatherapien kalkuliert eingesetzt; Steroide sollten erst nach Abschluss der Differenzialdiagnostik, z. B. wenn ein IRIS behandelt wird, zum Einsatz kommen.

## 24.17 Wie ist der Zugang zu Patienten mit HIV und Diarrhö?

Zuerst sollte die Schweregraduierung einer akuten Diarrhö vorgenommen werden: Handelt es sich um wässrige Diarrhö, mit/ohne Fieber, Blutbeimengung, oder „nur"

**24**

**Tab. 24.1 Differenzialdiagnostik und -therapie bei HIV-Patienten mit Diarrhö**

| CD4-Zellzahl [pro µl] | Ätiologie | Klinische Besonderheit | | Erregerdiagnostik | Therapie | |
|---|---|---|---|---|---|---|
| </≥ 200 | ART-Toxizität: z. B. Protease-Inhibitor | Weich, ungeformt, nach fettreicher Speise! | | Ausschlussdiagnose – ohne Erregernachweis | ART-Modifikation | |
| </≥ 200 | *Clostridium difficile-*Toxinbildner | Antibiotika-Anamnese | | *C. difficile-*Toxin (Stuhl) | Vancomycin oral oder Metronidazol | |
| </≥ 200 | Virus-Enteritis | Wässrig/evtl. + Fieber | | Keine | Symptomatisch | |
| </≥ 200 | Staphylokokken-enterotoxikose | | max. 24 h | Ggf. Toxinnachweis aus Erbrochenem | | |
| </≥ 200 | Salmonellen, Shigellen, Yersinien, Campylobacter | | | Stuhlkulturen | Symptomatisch selten Antibiotika! | |
| </≥ 200 | *Giadia lamblia* | Blutig-schleimig | | SMPWe, ggf. Antigen | Metronidazol (7 Tage) | |
| </≥ 200 | Amöben (*Entamoeba histolytica*) | Blutig-schleimige Diarrhö (+/– Fieber) | | Blut: Serologie, Stuhl: Antigen, SMPWe; Sonografie-Leber: Abszess? | Metronidazol (10–14 Tage), + ggf. Paromomycin | |
| < 200 | *Isospora belli* | Weich, ungeformt | | SMPWe | Cotrimoxazol | |
| < 200 | Kryptosporidien | Chronisch-wässrig | | Spezialmikroskopie (Stuhl) | ART (+ ggf. TDM) | |
| < 100 | Mikrosporidien | | | | | |
| < 100 | Atypische Mykobakterien (z. B. avium = „MAC") | Abdom. Lymphknoten (im CT), oft + Fieber | | Mykobakterien-(Zitrat-)Blutkultur, ggf. im Stuhl: SFS | | + evtl. MAC-Therapie |
| < 100 | Zytomegalie (CMV) | Schmerzhafte Ulzera (Kolon/Rektum/Ösophagus) | | CMV-PCR (Blut), in-situ-PCR (Histologie der Kolon-Biopsie) | Ganciclovir | |
| < 100 | HIV (Wasting-Syndrom) | Chronisch (> 4 Wo.) + Fieber oder Gewichtsverlust (> 10 % KG) | | Ausschlussdiagnose – ohne Erregernachweis | | |

Legende: MAC = *Mycobacterium avium*-Complex, SMPWe = Stuhl-Mikroskopie: Parasiten & Wurmeier, SFS = Mikroskopie auf säurefeste Stäbchen (Ziehl-Neelsen-Mikroskopie), ART = antiretrovirale Therapie; TDM = therapeutisches Drug-Monitoring antiretroviraler Medikamente

um ungeformte Stühle? Ein differenzialdiagnostisches Vorgehen in Abhängigkeit von klinischer Präsentation und dem Grad der gegebenen Immundefizienz erscheint rational (▶ Tab. 24.1). Im schweren Immundefekt kann die antiretrovirale Therapie oft direkt lebensrettend sein, umso wichtiger ist die Therapie-Überwachung, ggf. mittels therapeutischem Drug-Monitoring (TDM).

## 24.18  Welche klinischen Befunde helfen in der Differenzialdiagnostik von ZNS-Läsionen vor einer Hirnbiopsie?

Die häufigste Ursache von radiologisch-nachgewiesenen Hirnläsionen bei AIDS ist der zerebrale Toxoplasmose-Abszess (▶ Tab. 24.2), gefolgt von der progressiven multifokalen Leukenzephalopathie (PML) und den Non-Hodgkin-Lymphomen (primär oder sekundär intrazerebral). Seltenere Ursachen sind Tuberkulome, bakterielle Abszesse (z. B. als fortgeleitete Endokarditisstreuherde), Kryptokokken-Meningoenzephalitis, Histoplasmose und Nokardiose, ohne Anspruch auf Vollständigkeit dieser Aufzählung. Auch wenn viele dieser Erkrankungen erst mittels **Hirnbiopsie** gesichert werden können, so kann diese mit rationalem differenzialdiagnostischem und -therapeutischem Vorgehen nicht selten zum Patientenwohle vermieden werden.

Andere Diagnosen werden bei HIV selten ohne eine Hirnbiopsie gestellt. Aber auch dann können weniger invasive Untersuchungen (z. B. Liquor-Untersuchungen) Befunde liefern, die zur Diagnose beitragen, z. B. die Liquorkultur auf Mykobakterien, pan-bakterielle (16 s-ribosomale) PCR und Zytologie, ggf. inkl. Durchflusszytometrie (FACS-Analyse = Fluorescence-Activated Cell Scanning).

**24**

| Tab. 24.2 Differenzialdiagnostik von Läsionen im Zentralnervensystem bei HIV-Infektion | |
|---|---|
| **Befund** | **Wahrscheinliche Diagnose** |
| • Ring-Enhancement mit Randwallanreicherung im KM-CT<br>• Serologie (IgG im Blut): positiv für Toxoplasmose<br>• CD4-Lymphozytenzahl < 100 Zellen/µl (peripheres Differenzial-Blutbild)<br>• Radiologisches Ansprechen (Befundregredienz) unter adäquater Toxoplasmose-Therapie (z. B. 4 Wochen nach Behandlungsbeginn) | Zerebraler Toxoplasmose-Abszess |
| • Positives Enhancement im Thallium$_{201}$-SPECT<br>• Serologie (IgG im Blut): negativ für Toxoplasmose<br>• Liquor: erhöhte Zellzahl (> 100/µl) und auffällige Zytomorphologie<br>• Liquor: molekularbiologisch positiver Nachweis für Epstein-Barr-Virus (DNA-PCR positiv) | Zerebrales Lymphom |
| • Konfluierende Läsionen der weißen Substanz, ohne KM-Enhancement in cCT und cMRT<br>• Liquor: spezifischer molekularbiologischer Nachweis JC-Virus (PCR) | Progressive multifokale Leukenzephalopathie |
| SPECT = Single Photon Emission Computed Tomography | |

## 24.19 Gibt es in der HIV-Therapie Unterschiede zwischen Männern und Frauen?

Im Allgemeinen bestehen hinsichtlich Progression zu AIDS, dem Auftreten opportunistischer Erkrankungen, dem Therapieansprechen und dem Therapieergebnis keine signifikanten Unterschiede zwischen Männern und Frauen. Allerdings werden **Frauen** später im natürlichen Verlauf ihrer Infektion erstmalig getestet und müssen mehr Barrieren überwinden, bis sie eine Therapie erhalten. Vaginale Candidiasis und Zervix-Karzinom sind HIV-Symptomatiken, die exklusiv nur Frauen betreffen können, auch das Interaktionspotenzial bezüglich oraler Kontrazeptiva betrifft allein das weibliche Geschlecht. Auch schwächere Tolerabilität von Medikamenten und ausgeprägte Anfälligkeit für Nebenwirkungen der ART machen Frauen zu einer vulnerablen Behandlungsgruppe. Studien zur Prä-Expositionsprophylaxe zur Verhinderung einer HIV-Infektion haben bei Frauen ein schlechteres Ansprechen gezeigt, was vermutlich nicht eine schlechtere Wirksamkeit bei Frauen widerspiegelt, sondern eher soziokulturelle Hintergründe hat.

## 24.20 Welche Strategien hinsichtlich ART bei AIDS-Patienten haben sich geändert?

**24**

Die Bedeutung der ART in der HIV-Behandlung hat sich gewandelt von Verzögerung des Todeszeitpunkts (AZT-Monotherapie bis 1993) bis heute, da die Lebenserwartung und Lebensqualität durch ART nicht eingeschränkt sein sollte. Waren die frühen Triple-Therapien geprägt von Angst vor Nebenwirkungen und der Vorsicht, individuelle Schäden durch Resistenzentwicklung zu vermeiden, so stehen heute wechselwirkungsarme, gut verträgliche und robuste Therapie-Optionen zur Verfügung, z. B. mit der Klasse der Integrase-Inhibitoren; entsprechend wird heute die ART auch bei AIDS-Patienten früh im Behandlungsverlauf der opportunistischen Erkrankung und in der Intensivmedizin eingesetzt.

**Weiterführende Literatur**

Antinori A, Coenen T, Costagiola D et al., for European Late Presenter Consensus Working Group. Late presentation of HIV infection: a consensus definition. HIV Med. 2011 Jan; 12 (1): 61–4.

Abdool Karim SS, Naidoo K, Grobler A et al. Timing of initiation of antiretroviral drugs during tuberculosis therapy. N Engl J Med 2010, 362: 697–706.

Barry SM, Lipman MC, Deery AR, Johnson MA, Janossy G. Immune reconstitution pneumonitis following Pneumocystis carinii pneumonia in HIV-infected subjects. HIV Med 2002, 3: 207–211.

Behrens GM, Meyer D, Stoll M, Schmidt RE. Immune reconstitution syndromes in HIV infection following effective antiretroviral therapy. Immunobiology 2000, 202: 186–193.

Immediate Versus Deferred Antiretroviral Therapy in HIV-infected Patients Presenting With Acute AIDS-defining Events (IDEAL). (letzter Zugriff 10.7.2017): www.clinicaltrials.gov/ct2/show/NCT01417949

INSIGHT START Study Group. Lundgren JD, Babiker AG, Gordin F et al. Initiation of Antiretroviral Therapy in Early Asymptomatic HIV Infection. N Engl J Med. 2015 Aug 27; 373 (9): 795–807.

Thoden J. Deutsch-Österreichische Leitlinien zur Therapie und Prophylaxe opportunistischer Infektionen bei HIV-infizierten erwachsenen Patienten. In: Leitlinien Deutsche AIDS-Gesellschaft. www.daignet.de (letzter Zugriff 23.1.2017).

Zolopa AR, Andersen J, Komarow L et al. Early antiretroviral therapy reduces AIDS progression/death in individuals with acute opportunistic infections: a multicenter randomized strategy trial. PlosOne 2009; 4: e5575.

# 25 Pilzinfektionen

*P. Köhler, A. Hamprecht, O. A. Cornely*

## Infektionen durch *Candida spp.*

*A. Hamprecht, P. Köhler, O. Cornely*

### 25.1 Was ist Candida?

*Candida spp.* sind Hefepilze, die der Ordnung der Saccharomycetales angehören. Die Vermehrung erfolgt durch Sprossung (Sprosspilze). Bislang sind über 200 verschiedene *Candida spp.* beschrieben.

Unter den Pilzen haben *Candida spp.* eine besondere medizinische Bedeutung: Sie sind sowohl Bestandteil der normalen Mund- und Darmflora des Menschen als auch die häufigsten Pilze, die bei Infektionen nachgewiesen werden.

Die Verwandtschaft einiger Candida-Spezies untereinander ist nur sehr gering. *C. glabrata* ist z. B. näher mit *Saccharomyces cerevisiae* verwandt als mit *C. albicans*.

**25**

### 25.2 Was ist eine invasive Candidiasis?

Die **invasive Candidiasis** ist die häufigste invasive Infektion durch Pilze bei hospitalisierten Patienten (Kullberg und Arendrup 2015). Hierunter fällt sowohl die Candidämie/Candida-Blutstrominfektion als auch die tiefe Organmykose durch *Candida spp.*; wesentlich häufiger wird eine Candidämie nachgewiesen. Eine tiefe Organmykose durch *Candida spp.* kann die Folge einer hämatogenen Streuung sein oder durch direkte Inokulation in ein steriles Kompartiment entstehen (z. B. Pleura, Peritoneum, Knochen/Gelenk), z. B. nach Ruptur eines Hohlorgans.

Es wird davon ausgegangen, dass weltweit jedes Jahr 250.000 Personen an einer invasiven Candidiasis erkranken und mehr als 50.000 daran versterben (Kullberg und Arendrup 2015).

### 25.3 Welche Spezies sind die wichtigsten Erreger der Candidämie?

Während mehr als 200 verschiedene Spezies bekannt sind, werden nur ca. 30 als Infektionserreger angesehen; 90–95 % aller Candidämien werden von fünf Spezies hervorgerufen (▶ Tab. 25.1).

Die Häufigkeitsverteilung der einzelnen Spezies ist abhängig von Patientenpopulation/Grunderkrankung, geografischer Lage, Alter und vorheriger antimykotischer Prophylaxe oder Therapie. *C. albicans* ist der häufigste Erreger von Candidämien. Einige Autoren berichten von einer Zunahme der non-albicans Spezies auf > 50 % in den letzten Jahren. Die Zunahme von non-albicans Spezies variiert je nach geografischer Lage, ist abhängig vom Patientenkollektiv und dem Einsatz einer Antimykotika-Prophylaxe. Der Anteil von *C. glabrata* hat vor allem im nördlichen Europa,

**Tab. 25.1  Häufigkeitsverteilung von *Candida spp.* bei Candidämie**

| Spezies | Häufigkeit [%] (Guinea 2014) |
|---|---|
| C. albicans | 38–70 % |
| C. glabrata | 8–21 % |
| C. parapsilosis | 4–25 % |
| C. tropicalis | 3–13 % |
| C. krusei | 1–8 % |
| andere Spezies | 1–9 % |

USA und Kanada zugenommen; im Gegensatz hierzu ist die Häufigkeit von *C. parapsilosis* in Südeuropa, Asien und Südamerika gestiegen.

## 25.4  Welche unterschiedlichen Candida-Spezies gibt es?

Unter den > 30 verschiedenen *Candida spp.*, die als Infektionserreger bekannt sind, ist *C. albicans* die mit Abstand häufigste Spezies, welche in klinischen Proben nachgewiesen wird. Die häufigsten non-albicans Spezies aus klinischen Materialien sind *C. glabrata*, *C. parapsilosis*, *C. tropicalis* und *C. krusei*. Die einzelnen Spezies unterscheiden sich z. T. hinsichtlich Risikofaktoren und in der Empfindlichkeit gegenüber Antimyotika (▶ Tab. 25.2).

**25**

**Tab. 25.2  Risikofaktoren für die häufigsten *Candida spp.*, modifiziert nach Antinori et al. 2016**

| Spezies | Population/Risikofaktoren |
|---|---|
| C. albicans | Alle Patientengruppen |
| C. glabrata | Diabetes mellitus<br>Hämato-onkologische Erkrankungen<br>Azol-Prophylaxe<br>Höheres Lebensalter |
| C. krusei | Azol-Prophylaxe<br>Hämato-onkologische Erkrankungen<br>Kortikosteroid-Therapie |
| C. parapsilosis | Katheterinfektionen<br>Neonatologie/Pädiatrie<br>Intensivpatienten<br>Echinocandintherapie |
| C. tropicalis | Hämato-onkologische Erkrankungen |
| C. auris | Multiresistente Spezies, die zu den „emerging yeasts" gehört (▶ Kap. 25.13) |

## 25.5  Welche Infektionen verursacht Candida?

*Candida spp.* können sowohl oberflächliche Infektionen an Häuten und Schleimhäuten verursachen als auch disseminierte Infektionen, z. T. mit Organbeteiligung, z. B. Pyelonephritis, Endokarditis oder Meningitis:

- Die **oberflächlichen Mykosen der Schleimhäute** (mukokutane Candidiasis) manifestieren sich z. B. als Soor bzw. oropharyngeale Candidiasis.
- **Kutane Infektionen,** z. B. Candida-Intertrigo, zeigen sich vorwiegend an Lokalisationen mit Haut-Haut-Kontakt z. B. der Leistengegend oder submammär bzw. in Bereichen mit feuchtem Milieu. Bei Säuglingen stellt die Windeldermatitis die häufigste Form der kutanen Candidiasis dar.
- Des Weiteren kann *Candida spp.* die **Nägel** befallen (Paronychie bzw. Onychomykose).
- Bei tiefen Infektionen können einzelne oder mehrere Organe betroffen sein. Bei einer Beteiligung mehrerer, nicht benachbarter Organe spricht man von einer **disseminierten Infektion,** bei Nachweis aus Blutkulturen von Candida-Blutstrominfektion/**Candidämie.**

## 25.6 Welche Eigenschaft muss man bei *C. glabrata* beachten?

*C. glabrata* ist Teil der normalen Flora des Gastrointestinaltrakts bzw. Urogenitaltrakts. Im Vergleich zu *C. albicans* ist *C. glabrata* weniger pathogen, Infektionen werden vermehrt bei Patienten mit schwerer Grunderkrankung nachgewiesen, z. B. nach längerem Aufenthalt auf Intensivstation, bei soliden Tumoren, Diabetes mellitus, älteren Patienten und bei abdominalem Infektionsfokus. Da eine geringere Empfindlichkeit gegenüber Azolen besteht (insbesondere Fluconazol), wird *C. glabrata* häufiger nach vorausgehender Therapie oder Prophylaxe mit Azolen nachgewiesen (Whaley und Rogers 2016).

Typische Infektionen durch *C. glabrata* sind urogenitale oder abdominale Infektionen, Blutstrominfektionen sowie Wundinfektionen.

Aufgrund der geringen Empfindlichkeit gegenüber Fluconazol werden Echinocandine bevorzugt zur Therapie von schweren Infektionen mit *C. glabrata* eingesetzt (Cornely et al. 2012). Eine weitere Alternative stellt (liposomales) Amphotericin B dar, welches aber im Vergleich zu Echinocandinen mehr unerwünschte Nebenwirkungen hervorruft. Die Wirksamkeit von anderen Azolen (z. B. Voriconazol) bei *C. glabrata*-Infektionen ist aufgrund häufiger Kreuzresistenz unsicher (Panackal et al. 2006).

## 25.7 Welche Besonderheit muss man bei *C. tropicalis* beachten?

*C. tropicalis* wird gehäuft bei Patienten mit Malignomen nachgewiesen, v. a. bei Patienten mit hämatologischer Grunderkrankung und nach Stammzelltransplantation, seltener auch nach Organtransplantation.

*C. tropicalis* ist üblicherweise empfindlich gegenüber den meisten Antimykotika. Sowohl Echinocandine als auch Amphotericin B und Fluconazol bzw. Voriconazol sind meist wirksam, wenn auch die Resistenz gegenüber Fluconazol etwas häufiger als bei *C. albicans* auftritt.

## 25.8 Was muss man über *C. krusei* wissen?

Ähnlich wie *C. glabrata* gehört *C. krusei* zur Gruppe der non-albicans Spezies, welche in vielen Kliniken in den letzten Jahren zunehmend bei Infektionen nachgewiesen werden.

**25**

Aufgrund einer intrinsischen Resistenz gegenüber Fluconazol wird C. *krusei* gehäuft nach Prophylaxe oder vorheriger Therapie mit dieser Substanz nachgewiesen. Auch gegenüber Amphotericin B ist C. *krusei* häufiger resistent als andere Candida-Spezies. Mit den Echinocandinen steht aber im Falle einer Resistenz gegenüber Amphotericin B eine weitere gut wirksame Substanzgruppe zur Verfügung. Die Verwendung von Voriconazol ist aufgrund niedriger minimaler Hemmkonzentrationen bei C. *krusei* prinzipiell denkbar, jedoch liegen hierzu kaum klinische Daten vor.

### 25.9 Was sollte man bei *C. parapsilosis* beachten?

C. *parapsilosis* tritt gehäuft bei Patienten der Neonatologie bzw. Pädiatrie und bei Intensivpatienten auf. C. *parapsilosis* ist ein Spezieskomplex. Hierzu gehören auch C. *metapsilosis* und C. *orthopsilosis;* letztere Spezies können aber biochemisch nicht von C. *parapsilosis* unterschieden werden, sodass sie von vielen Laboratorien als C. *parapsilosis* berichtet werden.

Aufgrund seiner Fähigkeit an Plastik zu binden und Biofilme zu bilden, ist C. *parapsilosis* zudem ein häufiger Erreger von Katheterinfektionen und anderen Fremdkörperinfektionen.

Im Gegensatz zu den meisten anderen Spezies werden bei C. *parapsilosis* höhere minimale Hemmkonzentrationen bei Echinocandinen beobachtet und Durchbruchsinfektionen mit C. *parapsilosis* unter Echinocandin-Therapie wurden beschrieben. Die Behandlung erfolgt daher bevorzugt mit Fluconazol, wobei auch andere Azole oder Amphotericin B in der Regel empfindlich sind.

Im Gegensatz zu C. *albicans* weist C. *parapsilosis* eine geringere Virulenz auf und die Letalität einer C. *parapsilosis*-Candidämie ist gegenüber C. *albicans* niedriger.

### 25.10 Wann sollte man den Verdacht auf eine invasive Candida-Infektion haben?

Invasive Infektionen durch *Candida spp.* treten meist nach einem längeren Krankenhausaufenthalt (> 7 Tage) sowie bei Patienten mit den o. g. Risikofaktoren auf. Sofern ein Patient an multiplen Lokalisationen mit *Candida spp.* besiedelt ist, besteht ein höheres Risiko für eine invasive Candidiasis. Zur Abschätzung des Risikos wurden verschiedene klinische Scores entwickelt, der Candida-Colonization-Index nach Pittet (CI), die Scores nach Leon und nach Ostrosky-Zeichner (Leon et al. 2006; Ostrosky-Zeichner et al. 2011, Pittet et al. 1994).

In diese Scores gehen verschiedene Risikofaktoren wie abdominalchirurgische Eingriffe, totale parenterale Ernährung, zentralvenöse Katheter oder eine multifokale Candida-Kolonisierung ein.

Die Sensitivität (64–84 %) und Spezifität (60–70 %) der o. g. Scores ist jedoch niedrig; der negative prädiktive Wert von > 90 % kann für die Entscheidung für oder vor allem gegen eine antimykotische Therapie hilfreich sein.

Sofern bei einem Patienten, der multifokal mit *Candida spp.* besiedelt ist, Fieber unter Breitspektrum-Antibiotikatherapie auftritt, sollte an eine invasive Candida-Infektion gedacht werden, insbesondere wenn weitere Risikofaktoren vorliegen.

## 25.11 Wie wird eine invasive Candida-Infektion diagnostiziert?

Eine Infektion durch *Candida spp.* kann durch **drei verschiedene Methoden** nachgewiesen werden:
1. Kultur von Patientenmaterial (inkl. Blutkulturen)
2. Molekularbiologischer Nachweis (PCR)
3. Serologische Verfahren (Antigen und/oder Antikörper)

Jedes der angegebenen Verfahren weist eine begrenzte Sensitivität und Spezifität auf, sodass bei begründetem Verdacht mehrere Verfahren kombiniert werden sollten.

Der Nachweis einer Candidämie durch eine positive **Blutkultur** gilt nach wie vor als Verfahren der Wahl, u. a. weil es als einziges eine Empfindlichkeitstestung erlaubt. Es weist jedoch nur eine mäßige Sensitivität auf (21–71 % nach Autopsie-Studien). Ein Problem des Blutkulturnachweises besteht darin, dass eine Candidämie z. T. nur kurzzeitig oder intermittierend vorliegt bzw. *Candida spp.* bei disseminierten Infektionen zum Zeitpunkt der Blutentnahme bereits den Blutstrom verlassen haben kann. Das Ergebnis dieser Blutkulturen kann also falsch negativ ausfallen. Ein weiteres Problem ist die niedrige Erregerdichte im Blut bei einer Candidämie (meist ≤ 1 KBE/ml [Pfeiffer et al. 2011]). Es ist daher wichtig, ein ausreichendes Volumen (mehrere Blutkulturflaschen, drei Blutkultursets aerob/anaerob) abzunehmen, um die Sensitivität zu steigern. Das Blutvolumen richtet sich hierbei nach dem Alter: Bei Erwachsenen sollten 40–60 ml abgenommen werden, bei Kindern unter 2 kg ist die empfohlene Menge 2–4 ml, zwischen 2 und 12 kg 6 ml und zwischen 12 und 36 kg 20 ml (Cuenca-Estrella et al. 2012).

Ein weiteres Problem der Blutkulturen besteht darin, dass sie häufig relativ spät positiv werden (nach 2–5 Tagen), sodass wertvolle Zeit bis zur Diagnose verloren wird.

Molekularbiologische Verfahren bieten den Vorteil, dass der Nachweis von disseminierten Infektionen ohne begleitende Candidämie prinzipiell möglich ist, welche mittels Blutkultur nicht detektiert werden. Auch kann der Nachweis schneller erfolgen als mittels Blutkultur, ist jedoch deutlich personal- und kostenintensiver.

## 25.12 Wie ist die Empfindlichkeit von *Candida spp.* gegenüber Antimykotika?

Die Empfindlichkeit gegenüber Antimykotika ist im Wesentlichen speziesabhängig, erworbene Resistenzen spielen eine sehr viel geringere Rolle als bei bakteriellen Infektionen (▶ Tab. 25.3). Daher ist die schnelle Speziesidentifizierung das wichtigste Verfahren, um eine geeignete Therapie auswählen zu können.

Die Auswahl des geeigneten Antimykotikums sollte sich jedoch auch nach lokaler Epidemiologie (Auftreten von resistenten Spezies wie *C. krusei* etc.), Patientenpopulation und lokaler Resistenzlage richten.

Die **Resistenztestung** von *Candida spp.* ist nicht in jedem Fall erforderlich, sondern nur bei ausgewählten Indikationen (Candidämie oder Nachweis aus primär sterilen Kompartimenten, bei Therapieversagen u. a.). Die Resistenztestung gegenüber den gängigen Antimykotika ist z. B. nach dem Referenzverfahren des EUCAST (European Committee on Antimicrobial Susceptibility Testing) oder des US-amerikanischen CLSI (Clinical & Laboratory Standards Institute) und mittels kommerzieller Verfahren möglich. Eine Bewertung in sensibel/intermediär/resistent kann jedoch nur für die häufigsten Spezies erfolgen, da meist Daten zur Korrelation von minimaler Hemmkonzentration und Therapieerfolg fehlen. Bei vielen Spezies/Antimykoti-

**25**

**Tab. 25.3 Empfindlichkeit für die häufigsten Candida-Spezies**

| Spezies | Amphotericin B | Fluconazol | Voriconazol | Posaconazol | Anidulafungin | Caspofungin | Micafungin |
|---|---|---|---|---|---|---|---|
| C. albicans | S | S | S | S | S | S | S |
| C. glabrata | S | I/R | IE | IE | S | S | S |
| C. parapsilosis | S | S | S | S | I/R | I/R | I/R |
| C. krusei | S | R | IE | IE | S | S | S |
| C. tropicalis | S | S | S | S | S | S | S |

S: sensibel, R: resistent, I/R: intermediär/resistent, IE: insufficient evidence

ka-Kombinationen gibt EUCAST daher keine Grenzwerte aus, sondern weist darauf hin, dass für eine Behandlung mit dieser Substanz keine ausreichenden klinischen Daten vorliegen; dies ist mit „IE" (insufficient evidence) gekennzeichnet.

### 25.13 Gibt es resistente Candida-Spezies?

Eine intrinsische (natürliche) Resistenz liegt bei *C. krusei* gegenüber Fluconazol vor, sowie bei *C. parapsilosis* gegenüber den Echinocandinen. *C. krusei* und *C. glabrata* weisen häufig höhere minimale Hemmkonzentrationen gegenüber Amphotericin B auf als *C. albicans*.

*C. auris* ist eine erst kürzlich beschriebene Spezies, welche meist multiresistent ist: während sie gegen Fluconazol fast immer resistent ist, werden auch für Voriconazol, Posaconazol sowie Echinocandine und Amphotericin B höhere MHKs nachgewiesen als für andere Spezies, sodass die Therapie hier besonders schwierig ist.

Erworbene Resistenzen gegenüber Echinocandinen sind bei *Candida spp.* in Deutschland noch selten, werden aber v. a. bei *C. glabrata* bei hämatologischen Patienten (u. a. immunsupprimierten Patienten) beschrieben, welche eine Echinocandin-Therapie über einen längeren Zeitraum erhalten. Während bei diesen Patienten initial eine Infektion durch empfindliche Isolate besteht, wird meist nach einem Zeitraum von mehr als 3–4 Wochen erstmalig Echinocandin-resistente *C. glabrata* nachgewiesen. Weitere Risikofaktoren für Infektionen mit Echinocandin-resistenten Isolaten sind vorausgehende Echinocandin-Gabe, Organtransplantation und rezidivierende *C. glabrata*-Candidämien.

### 25.14 Wie behandelt man eine Candidämie?

Aufgrund der guten Wirksamkeit und niedrigen Nebenwirkungsrate werden Echinocandine heute zur Erstlinientherapie der Candidämie sowohl von der ESCMID (European Society of Clinical Microbiology and Infectious Diseases) als auch der IDSA (Infectious Diseases Society of America) empfohlen (Cornely et al. 2012, Pappas et al. 2016, Ullmann et al. 2012). Es liegen keine randomisierten klinischen Studien vor, die eine unterschiedliche Wirksamkeit der einzelnen Echinocandine, Anidulafungin, Caspofungin und Micafungin bei Candidämie belegen.

Im Gegensatz zu den meisten anderen Spezies wird Fluconazol bei *C. parapsilosis*, *C. metapsilosis* und *C. orthopsilosis* aufgrund intrinsisch hoher Echinocandin-MHKs bevorzugt.

Nach Diagnose der Candidämie und Therapiebeginn sollten täglich Blutkulturen abgenommen werden, da sich die Therapiedauer der Candidämie nach dem ersten negativen Blutkulturergebnis richtet. Des Weiteren sollten zentralvenöse Katheter entfernt werden, wenn sie als Infektionsfokus in Betracht kommen. Um eine Augen-

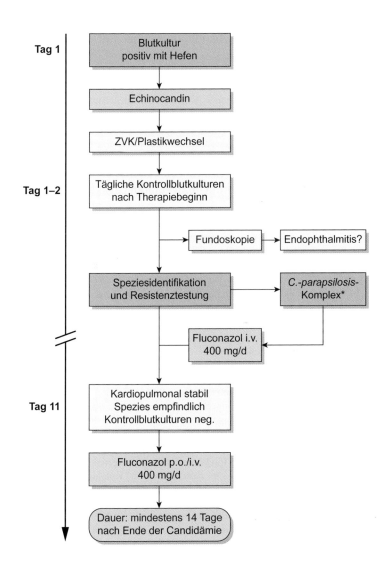

25

*\*C. parapsilosis, C. metapsilosis und C. orthopsilosis*

**Abb. 25.1** Behandlungpfad bei Candidämie (modifiziert Köhler et al., 2014) [L231; P369; P370]
*\*C. parapsilosis, C. metapsilosis, C. orthopsilosis*

beteiligung bei Candidämie (Endophthalmitis) auszuschließen, sollte ferner eine Fundoskopie durchgeführt werden.

Bei persistierend positiven Blutkulturen unter einer wirksamen Therapie muss nach weiteren Infektionsherden gesucht werden und ggf. eine Candida-Endokarditis ausgeschlossen werden.

### 25.15 Wie lange muss eine Candidämie behandelt werden?

Nach dem letzten Nachweis von *Candida spp.* aus einer Blutkultur sollte die Therapie mindestens 14 Tage fortgeführt werden. Es ist daher wichtig, nach Einleitung einer antimykotischen Therapie regelmäßig Blutkulturen abzunehmen, um die richtige Therapiedauer festlegen zu können (Cornely et al. 2012; Pappas et al. 2016).

Im Verlauf der Behandlung kann nach Vorliegen der Resistenztestung bei sensiblen Isolaten, hämodynamisch stabilen Patienten und sterilen Blutkulturen von einem Echinocandin auf Fluconazol umgestellt werden (Pappas et al. 2016).

### 25.16 Was bedeutet der Nachweis von Candida im Urin, Stuhl, Trachealsekret oder einer bronchoalveolären Lavage?

*Candida spp.* wird häufig im Urin nachgewiesen (Candidurie), v. a. bei Patienten mit Dauerkatheter oder suprapubischem Katheter und bei einer Therapie mit Breitspektrum-Antibiotika. Des Weiteren findet man *Candida spp.* im Urin vermehrt bei älteren Patienten und nach Eingriffen an den Harnwegen.

Die klinische Bewertung des Nachweises von *Candida spp.* aus dem Urin ist schwierig; während der Nachweis häufig einer Kolonisierung des Katheters oder der Blase entspricht, kann auch eine systemische Infektion durch *Candida spp.* vorliegen. Es sollte daher immer eine klinische Beurteilung des Risikos für eine systemische Candida-Infektion erfolgen und ggf. weitere Diagnostik eingeleitet werden (Blutkulturen, Candida-Ag/Ak).

Eine asymptomatische Candidurie sollte bei einem immunkompetenten Patienten nicht therapiert werden, bei klinischen Symptomen können Fluconazol oder Amphotericin B eingesetzt werden (Cornely et al. 2012; Pappas et al. 2016). Echinocandine erreichen nur niedrige Konzentrationen im Urin und sollten daher wenn möglich vermieden werden. Eine Pyelonephritis durch *Candida spp.* bedarf hingegen immer einer Therapie, wobei wenig Daten zur Antimykotikawahl vorliegen (Cornely et al. 2012; Pappas et al. 2016).

Der Nachweis von *Candida spp.* aus Materialien des Respirationstrakts stellt in der Regel eine Besiedelung und keine Infektion dar. Bei intubierten Patienten sind die Atemwege häufig durch *Candida spp.* besiedelt und die Kolonisierungsrate steigt mit der Dauer der Beatmung an. Ob eine Pneumonie durch *Candida spp.* existiert, wird kontrovers diskutiert. Wenn sie existiert, dann ist sie extrem selten. Bei einer Autopsie-Studie von Meersseman et al. an Intensivpatienten mit Pneumonie konnte kein einziger Fall einer Candida-Pneumonie nachgewiesen werden (Meersseman et al. 2009). Der Nachweis von *Candida spp.* aus Atemwegsmaterialien sollte daher nicht mit Antimykotika therapiert werden (Cornely et al. 2012; Pappas et al. 2016).

*Candida spp.* ist ein Kommensale des Gastrointestinaltrakts, eine Therapie bei Candida-Nachweis aus dem Stuhl ist nicht notwendig.

# Infektionen durch Cryptococcus

*P. Köhler, A. Hamprecht, O. A. Cornely*

### 25.17  Was ist Cryptococcus und welche Spezies gibt es?

Cryptococcus ist ein Basidiomycet, ein bekapselter Hefepilz. Man unterscheidet *Cryptococcus neoformans, C. gattii, C. bacillisporus* und *C. albidus* als Erreger der Kryptokokkose (▶ Kap. 25.27). Aktuell findet eine Überarbeitung der Taxonomie der Gruppe statt, sodass die Gruppe aktuell zu einem *C. gattii/C. neoformans*-Spezies-Komplex zusammengefasst wird (Hagen et al. 2015). Es gibt vier Serotypen (A–D), die sich mittels Agglutinationseigenschaften der Kapsel voneinander unterscheiden lassen. Die Kapsel hat eine antiphagozytäre Funktion und ist ein entscheidender Virulenzfaktor (Eisenman et al. 2007). *C. neoformans* (▶ Abb. 25.2) findet sich ubiquitär, insbesondere in verrottenden Substanzen (z. B. Erde, Pflanzenmaterial, Vogelkot). *C. gattii* ist endemisch in den Tropen und Subtropen und führte zu einem Ausbruch unter immunkompetenten Menschen in British Columbia, Kanada und den Vereinigten Staaten.

Zusammen verursachen *C. gattii* und *C. neoformans* den Großteil der *Cryptococcus*-Infektionen in Menschen, wobei die Mehrheit durch *C. neoformans* verursacht wird.

**25**

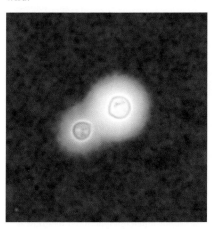

Abb. 25.2 *C. neoformans* im Tuschepräparat [P368]
(Eine farbige Version dieser Abbildung findet sich im Anhang.)

### 25.18  Welche Infektionen verursachen die unterschiedlichen Cryptococcus-Spezies?

In immunsupprimierten Patienten betreffen Cryptococcus-Infektionen typischerweise das zentrale Nervensystem (Bamba et al. 2012). Die Infektion beginnt in den Lungen der Patienten und disseminiert über die Blut-Hirn-Schranke ins ZNS und präsentiert sich als Meningoenzephalitis (Bamba et al. 2012). Bei HIV-negativen Patienten kommt es jedoch häufig lediglich zu Infektionen außerhalb des ZNS (z. B. Haut- und Weichgewebe, Knochen, Gelenke).

## 25.19 Welche Patienten sind prädisponiert für Cryptococcus-Infektionen?

Cryptococcus-Infektionen kommen weltweit vor. Die Mehrheit der Patienten ist infolge einer Grunderkrankung immunsupprimiert. Risikopatienten sind: HIV-infizierte mit niedriger Helferzellzahl, Organtransplantierte, Krebspatienten, Patienten mit Lebererkrankungen, Sarkoidose und Patienten unter Behandlung mit Immunsuppressiva oder Glukokortikosteroiden.

*C. neoformans* wird meistens bei Patienten mit eingeschränkter Immunabwehr nachgewiesen, wohin gegen *C. gatti*-Erkrankungen immunkompetenter Menschen verursachen kann. Hauptpatientengruppe sind Patienten mit AIDS oder hämatoonkologischer Grunderkrankung und nicht selten erfolgt mit der Diagnose einer Cryptococcus-Infektion die Erstdiagnose der HIV-Infektion. Man vermutet, dass bei Patienten mit *C. gatti*-Infektionen subklinische Immundefekte bestehen. Bei einem endemischen Ausbruch wurde beobachtet, dass die Mehrheit der Betroffenen eine vorbestehende Lungenerkrankung hatte oder rauchte. Mit Entwicklung der antiretroviralen Therapie zeigte sich ein Rückgang der Kryptokokkenfälle (Mirza et al., 2003).

## 25.20 Wie entsteht eine Kryptokokkose?

Cryptococcus wird inhalativ erworben. In der Lunge löst Cryptococcus eine Zell-vermittelte Reaktion durch Neutrophile, Monozyten und Makrophagen aus. *C. neoformans* verursacht eine lokale Pneumonitis, die asymptomatisch bleiben kann. Der Immunstatus des Wirts bestimmt den weiteren Verlauf der Infektion: Ausheilung, Progress zu symptomatischer lokal begrenzter Erkrankung oder Disseminierung. Die Disseminierung erfolgt hämatogen in andere Organe und über die Blut-Hirn-Schranke in das Gehirn.

## 25.21 Wann sollte man den Verdacht auf eine Kryptokokkose haben?

Initialer Verdacht auf eine pulmonale Kryptokokkose sollte bei einem fieberhaften Infekt der Atemwege und Erstdiagnose einer HIV-Infektion bestehen. Ein Hautbefall kann durch eine typische Morphologie mit zentraler Rötung und zirkulärer Erhabenheit imponieren.

Patienten mit Befall des zentralen Nervensystems fallen mit einer über mehrere Wochen schleichenden Verschlechterung der Vigilanz, der kognitiven Fähigkeiten mit Kopfschmerzen, Fieber und Antriebslosigkeit auf. Jeder Befall kann sich teils akut (fulminante Meningoenzephalitis mit Lähmungen, Vigilanzminderungen bis hin zum Koma, akutes Lungenversagen), teils jedoch mit unspezifischen Beschwerden manifestieren (Pappas et al. 2001). Bei subakuten Verläufen können trotz bestehender Meningoenzephalitis typische Symptome wie Photophobie oder Nackensteifigkeit fehlen.

MERKE

Bei unklarer Vigilanzminderung mit fieberhaftem Infekt bei HIV-Erstdiagnose muss unter anderem eine Kryptokokkose ausgeschlossen werden.

## 25.22 Wie stellt man die Diagnose einer Infektion mit Crypto-coccus-Spezies?

Die Diagnose wird mit dem Nachweis aus ansonsten sterilen Materialien (Blut und/oder Liquor) erbracht. Im Tuschepräparat färbt sich die Polysaccharidkapsel nicht und der Pilz lässt sich lichtmikroskopisch nachweisen (▶ Abb. 25.2). Für die Diagnose einer Kryptokokkenmeningitis ist der kulturelle Nachweis des Erregers beweisend. Der Antigennachweis im Liquor gilt ebenfalls als hinreichend.

Antigene aus der Polysaccharidkapsel lassen sich mittels ELISA oder Lateral Flow Test (Schnelltest) aus Blut oder Liquor detektieren (CrAg = cryptococcal antigen). Neben dem erregerspezifischen Nachweis gibt es hinsichtlich der Liquordiagnostik unspezifische Merkmale wie erhöhte Leukozytenzahl, erhöhte Protein- und erniedrigte Glukosekonzentration. Normale Messwerte schließen eine Kryptokokkose nicht aus.

Pathognomonische radiologische Befunde fehlen bei der pulmonalen Kryptokokkose und die Ausprägungen sind äußerst variabel. Meist finden sich solitäre, scharf begrenzte, nicht-kalzifizierte, noduläre Infiltrate, die eher pleuranah auftreten. Ebenso können Lappeninfiltrate, hiläre und mediastinale Lymphadenopathien und Pleuraergüsse auftreten. Bei bewiesenen Kryptokokkosen ist es wichtig, eine Ausbreitungsdiagnostik mittels Urintestung (Prostata als Reservoir bei Männern), CT-Untersuchung des Kopfes und Liquordruckmessung durchzuführen.

## 25.23 Wie behandelt man eine Kryptokokkose und welche Heilungsaussicht gibt es?

Die Behandlung einer Kryptokokkose wird dem Organbefall angepasst. Es gibt bislang keine Studien, die unterschiedliche Behandlungsstrategien bei Infektion durch *C. neoformans* oder *C. gatti* belegen (Perfect et al. 2010).

Generell sollte bei der Erstmanifestation einer HIV-Infektion die antiretrovirale Therapie nicht sofort eingeleitet werden, um ein Immunrekonstitutionssyndrom zu vermeiden (Perfect et al. 2010). Falls dieses vorliegt, sollte eine Gabe von Kortikosteroiden in Erwägung gezogen werden (Perfect et al. 2010). Bei erhöhtem intrakraniellem Druck können regelmäßige, druckentlastende Liquorpunktionen (Liquordruckmessung obligat) ggf. nach Durchführung einer CT oder MRT-Diagnostik (Gefahr der Einklemmung) notwendig sein (Perfect et al. 2010). Durch die regelmäßigen Punktionen kommt es zu einer signifikanten Reduktion der Erregerdichte. Bei HIV-infizierten Patienten empfiehlt sich zunächst eine Induktionstherapie mit konventionellem Amphotericin B und Flucytosin über mindestens 2 Wochen, gefolgt von einer Konsolidierungstherapie mit Fluconazol über mindestens 8 Wochen (Perfect et al. 2010). Bei Patienten mit eingeschränkter Nierenfunktion sollte Amphotericin B durch liposomales Amphotericin B ersetzt werden (Perfect et al. 2010). Als Erhaltungstherapie kann Fluconazol in reduzierter Dosis oder Itraconazol verabreicht werden. Eine antiretrovirale Therapie sollte frühestens nach 2–10 Wochen Therapie eingeleitet werden.

Bei organtransplantierten Patienten empfiehlt sich eine Induktionstherapie mit liposomalem Amphotericin B und Flucytosin für mindestens 2 Wochen, gefolgt von einer Konsolidierungstherapie mit Fluconazol für 8 Wochen, das anschließend in re-

**25**

duzierter Dosis für 6–12 Monate fortgeführt wird. Falls möglich, sollten Immunsuppressiva reduziert werden, zunächst mit einer Reduktion der Steroiddosis.

Bei HIV-negativen, nicht transplantierten Patienten sollte eine Induktionstherapie mit Amphotericin B und Flucytosin für mindestens 4 Wochen erfolgen (bei weiterhin positiven Liquorkulturen oder neurologischen Komplikationen mindestens 6 Wochen). Anschließend folgt eine Konsolidierungstherapie mit Fluconazol für 8 Wochen. Bei primär extrazerebralem Befall (Lunge, Haut, Dissemination ohne ZNS) bei immunkompetenten Patienten sollte eine Therapie mit Fluconazol für 6–12 Monate erfolgen (Perfect et al. 2010). Falls Kontraindikationen gegen Fluconazol bestehen, können Itraconazol, Posaconazol oder Voriconazol eingesetzt werden (Perfect et al. 2010). Bei Immunschwäche und pulmonaler Infektion sollte eine ZNS-Beteiligung mittels Liquorpunktion ausgeschlossen werden.

Die Prävalenz der Kryptokokkose hat sich in den letzten Jahren durch die Entwicklung der HIV-Therapie deutlich verringert. Nichtsdestotrotz gibt es eine signifikante frühe Sterblichkeit, bei jedoch deutlich verbessertem Langzeitüberleben (Singh et al. 2007). Die Letalität bei HIV und Transplantationspatienten ist annähernd gleich und wird auf ungefähr 15–20 % geschätzt. Erhöhter intrakranieller Druck tritt in mehr als 50 % der Meningoenzephalitisfälle auf und bedeutet eine signifikant erhöhte Sterblichkeit (Perfect et al. 2010).

## 25.24  Gibt es Vorbeugungsmaßnahmen für risikobehaftete Patienten?

Es gibt momentan keine Empfehlung für eine primäre antimykotische Prophylaxe für HIV- oder Transplantationspatienten. Wichtig ist eine rasche Therapieeinleitung bei HIV-Patienten um eine langanhaltende T-Zell-Depletion zu vermeiden.

# Infektionen durch *Aspergillus spp.* und Mucorales

*P. Köhler, A. Hamprecht, O. A. Cornely*

## 25.25  Was ist Aspergillus?

Aspergillus ist ein Schimmelpilz, dessen Vermehrung vornehmlich in toter, sich zersetzender organischer Substanz stattfindet. Der Erstbeschreiber war 1729 der italienische Priester und Naturforscher Pier Antonio Micheli. Die mikroskopische Morphologie des Pilzes erinnerte Micheli an einen Aspergill, ein liturgisches Gerät, das zum Besprengen mit Weihwasser verwendet wird, sodass die Genusbezeichnung Aspergillus entstand.

Aspergillen wachsen in Kolonien, die aus einem Hyphengeflecht, dem Myzel, bestehen. An den Fruchtkörpern werden die Konidien (Sporen) gebildet, die sich in Aerosolen nachweisen lassen.

## 25.26  Welche unterschiedliche Aspergillus-Spezies gibt es?

Insgesamt gibt es etwa 300–350 Spezies, die human-, tier- und/oder pflanzenpathogen sind. Die relevanten Spezies für Infektionen im Menschen sind hauptsächlich: *A. fumigatus, Aspergillus flavus, A. niger, A. nidulans, A. terreus* und *A. oryzae*.

## 25.27 Welche Infektionen verursachen Aspergillus-Spezies?

Aspergillus-Spezies verursachen **invasive Aspergillosen, Aspergillome und Otomykosen.** Typischer Manifestationsort sind die Atemwege des Patienten. Man unterscheidet pulmonale Aspergillosen mit Infektion des Lungengewebes von lokalen Entzündungen im Bereich der oberen Atemwege, der Tracheobronchitis und der Rhinosinusitis. Die lokale Infektion kann ulzerierend oder pseudomembranös imponieren. Bei schweren Immundefekten und invasivem Wachstum mit Anschluss an das Gefäßsystem kann es zu einer disseminierten Infektion mit Beteiligung aller Organe kommen. Bei disseminierter Aspergillose sind neben den Lungen besonders häufig betroffen: zentrales Nervensystem, Augen (Endophthalmitis), Herz (Endokarditis), Knochen (Osteomyelitis), Gastrointestinaltrakt und Haut. Die direkte traumatische Inokulation kann ebenfalls Ausgangspunkt einer disseminierten Erkrankung sein.

## 25.28 Welche Patienten sind prädisponiert für Aspergillus-Infektionen?

Generell sind Patienten mit einem kompromittierten Immunsystem anfällig für invasive Pilzinfektionen. Für die invasive Aspergillose sind die klassischen **Risikofaktoren:**

- Hämato-onkologische Grunderkrankung (akute Leukämie, myelodysplastisches Syndrom, aplastische Anämie, Knochenmarkversagen)
- AIDS
- Schwere und langandauernde Neutropenie nach Chemotherapie oder nach hochdosierten Kortikosteroiden
- Einnahme von Immunsuppressiva (z. B. bei Autoimmunerkrankungen, Transplantationspatienten)

Darüber hinaus gibt es unterschiedliche genetische **Prädispositionen,** wie z. B. bei Patienten mit septischer Granulomatose (Chronic Granulomatous Disease [CGD]) oder das Fehlen von Mannose-bindendem Lektin, Pentraxin 3 (PTX3), Toll-like Rezeptor 4 oder Dectin-1 Polymorphismen. Wenn Risikopatienten einer erhöhten Sporenbelastung durch Renovierung oder Bauarbeiten ausgesetzt sind, steigt das Risiko einer Infektion zusätzlich (Kanamori et al. 2015).

Spezifische Risikofaktoren bei Patienten nach allogener Stammzelltransplantation sind Graft-versus-Host Disease (GvHD) und CMV-Reaktivierung/Erkrankung. Bei Patienten mit zystischer Fibrose geht eine vorherige Kolonisation der Atemwege mit *Aspergillus spp.* vor einer Lungentransplantation mit einem erhöhten Risiko für die Entstehung einer invasiven Aspergillose einher.

Bei lebertransplantierten Patienten sind CMV-Reaktivierung, hochdosierte Immunsuppressiva und Dialyse spezifische Risikofaktoren. Für nierentransplantierte Patienten konnte eine aktuelle Studie zeigen, dass die langfristige Vorbehandlung mittels Hämodialyse vor der Transplantation ein erhöhtes Risiko bedeutet.

## 25.29 Wie entsteht eine Aspergillose?

Menschen atmen Konidien (Sporen) durch die Luft ein. Diese gelangen in die unteren Atemwege und beginnen dort zu wachsen. Bei gesunden Menschen werden Pilzbestandteile durch das angeborene/unspezifische Immunsystem, hauptsächlich durch Alveolarmakrophagen erkannt. Durch deren Aktivierung kommt es zur Rek-

**25**

rutierung und Aktivierung von Neutrophilen. Weiterhin wird das erworbene/adaptive Immunsystem aktiviert. Wenn sich Konidien in einem Gewebe vermehren, wachsen sie meist über Gewebe- und Organgrenzen hinweg. Einwachsen des Pilzmyzels in ein Gefäß führt zu Infarzierung und Nekrose. Bei schwer immunsupprimierten Patienten kann dies zur hämatogenen Disseminierung führen.

### 25.30 Wann sollte man den Verdacht auf eine Aspergillose haben?

Der Verdacht auf eine invasive Aspergillose sollte immer dann bestehen, wenn ein Patient mit Immunschwäche persistierendes Fieber trotz Breitspektrum-Antibiotikatherapie zeigt. Trockener Husten, Hämoptysen, pleuritische Schmerzen und respiratorische Insuffizienz können Hinweise auf eine invasive Aspergillose sein. Bei hämatogener Streuung in andere Organsysteme, z. B. ZNS oder Haut, können z. B. fokale neurologische Ausfälle, Krampfanfälle, Wesensveränderungen oder septische Embolien mit schwarzen Hautläsionen (Eschar) auffallen.

### 25.31 Wie stellt man die Diagnose einer Aspergillose?

Die Diagnosefindung einer Aspergillose variiert je nach Organbefall. Die häufigste Form ist die invasive pulmonale Aspergillose. Bei immungeschwächten Patienten sollte eine Computertomografie (CT) des Thorax erfolgen. Man sieht typischerweise eine oder mehrere noduläre Verdichtungen, sog. **Noduli** mit oder ohne Höhlenbildung (▶ Abb. 25.4). Sie können peribronchiolär gelegen sein und sog. **Tree-in-Bud-Muster** (Blütenzweig-Muster) zeigen (▶ Abb. 25.3). Typisch ist das sog. **Halo-Zeichen**, ein milchglasartiges Infiltrat, das einen Nodulus zirkulär umgibt (▶ Abb. 25.4c). Es wird mit dem Hof des Mondes bei Nebel verglichen, da man es kaum gegen das gesunde Lungengewebe abgrenzen kann. Es ist vermutlich das radiologische Korrelat für die an den Infektionsherd angrenzende Einblutung und wird typischerweise bei neutropenischen (und dann auch thrombozytopenischen) Patienten beschrieben. Während adäquater antimykotischer Therapie kann es zu einer Größenzunahme der Infiltrate kommen, bevor das Infiltrat bis auf eine Narbe schrumpft. Eine Form der Defektheilung ist die Bildung einer Höhle, die ggf. Pilz- und Nekrosematerial enthält. Im CT kann dies als sog. Luftsichel-Zeichen (engl. **air-crescent**) auffallen (▶ Abb. 25.4c). Bei Patienten mit großen nodulären Infiltraten kann eine CT-Angiografie Aufschluss über eine mögliche Angioinvasivität geben und so Sensitivität und Spezifität der Bildgebung erhöhen. Die radiologischen Befunde können jedoch sehr variabel sein. Daher sind Differenzialdiagnosen unbedingt auszuschließen (Mukormykose, bakterieller Abszess, Lungentumor, Metasta-

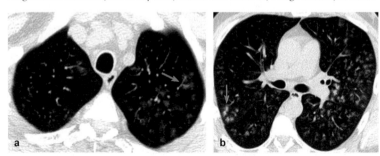

Abb. 25.3 Tree-in-Bud-Muster im CT Thorax [P369; P370]

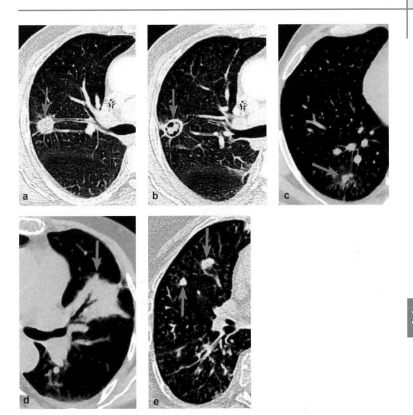

**Abb. 25.4** Typische Infiltrate invasiver Aspergillosen im CT Thorax:
Typischer Nodule (**a**), Air-Crescent-Zeichen und Cavity als Zeichen einer therapierten invasiven Aspergillose (**b**), Nodules mit umgebendem Halo, einer milchglasartigen Umgebungsreaktion (**c**), Nodule mit Ummauerung des Bronchus (**d**), mehrere Nodules (**e**) [P369; P370]

se). Bei allen Patienten mit pilztypischen Infiltraten im CT-Thorax sollte daher die Durchführung einer bronchoalveolären Lavage (BAL) mit Probengewinnung erfolgen. Mikroskopische, kulturelle, serologische und molekulargenetische Untersuchungen der Proben sind zur Diagnosefindung unabdingbar. Falls dies nicht möglich sein sollte, kann Sputum analysiert werden. Hier ist jedoch die Unterweisung des Patienten extrem wichtig, um eine aussagekräftige Probe zu gewinnen. Kulturell lassen sich zusätzlich Resistenztestungen durchführen, die unter Umständen eine Anpassung der antimykotischen Therapie notwendig machen. Serologisch kann man aus Lavageflüssigkeit und aus dem Blut Galactomannan nachweisen. Aus Serum empfiehlt es sich, Proben an 3 aufeinanderfolgenden Tagen zu analysieren. Das Polysaccharid Galactomannan ist Hauptbestandteil der Zellmembran von Aspergillen.

Da Aspergillus-Konidien ubiquitär vorkommen und ständig von Menschen eingeatmet werden, beweisen ein kultureller Nachweis aus der Lavage oder eine positive Serologie nicht eine invasive Infektion. Daher wurden Kriterien festgelegt, die einerseits den Wirt (engl. host) risikostratifizieren (z. B. Dauer einer Neutropeniephase oder einer Glukokortikosteroidtherapie) und andererseits die Güte der Diagnostik (z. B. histopathologische Untersuchung einer invasiv gewonnen Probe im Vergleich zu einer positiven Sputumprobe) gewichten. Aus der Kombination wird auf die Wahrscheinlichkeit einer invasiven Pilzerkrankung geschlossen. Man unterscheidet zwischen möglicher (possible), wahrscheinlicher (probable) und gesicherter (proven) Pilzerkrankung (fungal disease; de Pauw et al. 2008). Wann immer es seitens des Patienten möglich ist, sollte man versuchen, eine definitive Diagnosefindung anzustreben, bestenfalls mit invasiver Probenentnahme und mikrobiologischer sowie histopathologischer Untersuchung. Oft ist dies aufgrund unzureichender Gerinnungssituation oder z. B. schlechtem Allgemeinzustand des Patienten erst zu einem späteren Zeitpunkt möglich. Einen schematischen Diagnoseleitpfad zeigt ▶ Abb. 25.5.

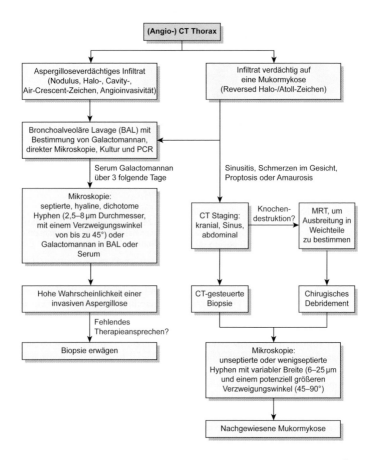

**Abb. 25.5** Diagnoseleitpfad zur invasiven pulmonalen Aspergillose und Mukormykose. Übersetzt und aktualisiert nach Koehler und Cornely 2016 [L231; P369; P370]

## 25.32  Wie behandelt man eine Aspergillose und welche Heilungs-aussicht gibt es?

Die Wahl des Antimykotikums hängt davon ab, ob der Patient bereits eine antimy-kotische Prophylaxe zum Zeitpunkt des Symptombeginns erhalten hat. Wenn dies der Fall ist, muss man von einer sog. **Durchbruchmykose** ausgehen und einen Wech-sel der Substanzklasse vornehmen.

Eine invasive Aspergillose wird ansonsten leitliniengerecht mit Voriconazol behan-delt, wenn keine erhöhte Rate an Azolresistenz vorhanden ist (▶ Abb. 25.6) (Herbrecht et al. 2002, Koehler and Cornely 2016, Verweij et al. 2015). Es sollten im Therapieverlauf Spiegelbestimmungen durchgeführt werden, um die Dosierung in-dividuell anzupassen. Die Therapieeinleitung erfolgt bei Verdacht umgehend. Die Diagnostik wird im Anschluss komplettiert.

Mit der Zulassung von Isavuconazol zur Therapie der invasiven Aspergillose steht seit März 2015 ein weiteres Azol mit zusätzlicher Mucorwirksamkeit zur Verfügung (Maertens et al. 2016). Alternativ zu Voriconazol oder Isavuconazol kann liposo-males Amphotericin B oder Caspofungin eingesetzt werden, falls Nebenwirkungen unter Azoltherapie auftreten oder Kontraindikationen bestehen (Patterson et al. 2016, Cornely et al. 2011). Ein Nutzen einer Kombinationstherapie konnte bisher trotz einer großen klinischen Studie nicht schlüssig belegt werden (Marr et al. 2015,

**25**

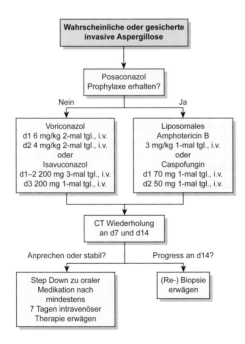

**Abb. 25.6** Therapieleitpfad der invasiven Aspergillose (übersetzt und aktualisiert nach Köhler und Cornely 2016) [L231; P369; P370]

Patterson et al. 2016). Bei kritisch kranken Patienten kann eine **Kombinationsthera-pie als Ultima Ratio** erfolgen (Patterson et al. 2016). Die Therapiedauer bei Patien-ten sollte mindestens 6–12 Wochen dauern (Patterson et al. 2016). Zusätzlich zur medikamentösen Therapie kann es sinnvoll sein, eine chirurgisches Resektion oder ein Débridement durchzuführen. Insbesondere bei lokalisierten Infektionen, z. B. Rhinosinusitiden, kutanen Infektionen, Endokarditis und Osteomyelitis gilt die chirurgische Intervention als unabdingbar (Koehler et al. 2014, Patterson et al. 2016). Die Heilungschancen einer invasiven Aspergillose waren um den Jahrtau-sendwechsel äußerst schlecht mit hohen Letalitätsraten (bis 80 %). Mit der Neuent-wicklung von Antimykotika und frühzeitiger Diagnose konnte in mehreren Studien jedoch zuletzt ein verbessertes Überleben gezeigt werden (Herbrecht et al. 2002, Parody et al. 2009, Koehler et al. 2016).

### 25.33  Gibt es vorbeugende Maßnahmen für risikobehaftete Patienten?

Für Patienten, die ein erhöhtes Risiko für eine invasive Aspergillose haben, gibt es mehrere Leitlinien, die eine Primärprophylaxe mit einem Aspergillus-wirksamen Antimykotikum empfehlen (Maertens et al. 2011, Tacke et al. 2014, Patterson et al. 2016). Generell ist eine antimykotische Prophylaxe bei Patienten, die weniger als 7 Tage neutropenisch sind, nicht erforderlich. Patienten mit AML, MDS oder mit GvHD nach allogener Stammzelltransplantation sollten eine Prophylaxe erhalten. Posaconazol ist als Tablette, Suspension und Infusion verfügbar und ist das Stan-dardmedikament zur Prophylaxe einer invasiven Pilzinfektion für Patienten mit er-höhtem Risiko (Cornely et al. 2007, Ullmann et al. 2007). Voriconazol steht als Tablette, orale Lösung, und Infusion zur Verfügung und kann als Prophylaxe gegen Aspergillus-Infektionen verwendet werden. Nachteile sind jedoch eine fehlende Wirksamkeit gegen Mucorales sowie optische Halluzinationen und Hepato- und Dermatotoxizität als häufige Nebenwirkungen. Echinocandine sind ausschließlich als Infusionslösung verfügbar. Sie werden hauptsächlich bei Candida-Infektionen eingesetzt, man kann jedoch im Off-Label-Use Micafungin oder Caspofungin pro-phylaktisch einsetzen.

### 25.34  Was ist Mucor?

Pilzinfektionen durch Erreger aus der Gattung der Mucorales führen beim Men-schen zu schweren, lebensbedrohlichen Erkrankungen, den **Mukormykosen.** Muco-rales finden sich ubiquitär in der Natur und in/auf verrottendem Holz, Obst, Laub oder Erde. Diese Pilze vermehren sich rapide und sorgen für eine hohe Sporendichte in der sie umgebenden Luft.

### 25.35  Welche unterschiedliche Gattungen der Mucorales gibt es?

Die am häufigsten als humanpathogener Erreger nachgewiesenen Gattungen sind Rhizopus, Mucor, Rhizomucor und Lichtheimia (vormals Absidia und Mycocla-dus). Seltenere Erreger sind Cunninghamella, Saksenaea und Apophysomyces. Die zusammenfassende Bezeichnung als Zygomyzeten ist dem Begriff Mucorales gewi-chen.

## 25.36 Welche Infektionen verursachen Mucorales?

Invasive Pilzinfektionen mit Mucorales verursachen entweder rhinozerebrale, pulmonale, kutane, gastrointestinale, Knochen- oder disseminierte Infektionen.

In einer großen Fallanalyse fiel auf, dass die Mehrheit der Patienten mit Krebserkrankung einen pulmonalen Befall und die Mehrheit der Patienten mit Diabetes mellitus einen rhinozerebralen Befall zeigten.

## 25.37 Welche Patienten sind prädisponiert für Mukormykosen?

Fast alle Patienten mit Mukormykose haben eine prädisponierende Grunderkrankung, die das Infektionsrisiko erhöht. Die häufigsten Risikosituationen sind: schlecht eingestellter Diabetes mellitus, längere Glukokortikoidtherapie, hämato-onkologische Grunderkrankung, allogene Stammzelltransplantation, Organtransplantation, Eisenüberladung, Trauma und Verbrennung.

## 25.38 Wie entsteht eine Mukormykose?

Jeder Mensch atmet täglich Pilzsporen ein. Ein gesundes Immunsystem verhindert eine invasive Infektion. Bei ausgeprägter Immunsuppression kann sich eine Mukormykose entwickeln. Nach der Inhalation gelangen die Sporen in die oberen und unteren Atemwege und vermehren sich dort. Die Pilze infiltrieren Gewebe und führen zu ausgedehnten Nekrosen, nach Gefäßinvasion kann eine hämatogene Streuung erfolgen.

Mucorales haben teilweise Enzyme, die es ihnen erlauben in einem sauren, Glukose-reichen Milieu zu wachsen. Möglicherweise deshalb sind Patienten mit diabetischer Ketoazidose einem hohen Risiko für invasive Mukormykosen ausgesetzt. Darüber hinaus spielt der Eisenstoffwechsel eine wichtige Rolle für die Entwicklung und das Wachstum. Deferoxamin, ein Eisen-Chelator, der bei chronischer Eisenüberladung eingesetzt wird, steigert das Risiko, eine Mukormykose zu entwickeln.

**25**

## 25.39 Wann sollte man den Verdacht auf eine Mukormykose haben?

Mukormykosen zeigen sich meist durch nekrotisierende, infarzierende, fieberhafte Infektionen.

Bei **rhinozerebralem Befall** kann es zu Gesichtsschwellungen, Sinusitis mit verlegter Nase, eitrigem Nasenlaufen, (Kopf-/Augen-)Schmerzen, Parästhesie, Amaurosis und Proptosis kommen. Die ersten Mainfestationszeichen finden sich nicht selten am harten Gaumen, sodass eine orale Inspektion wichtig ist. Typischerweise schreitet eine Mukormykose rasch fort, sodass bei kontinuierlicher Ausbreitung ins ZNS der Ausfall peripherer Nerven bis hin zu Hemiplegien, Krampfanfällen und Sinusvenenthrombosen auftreten kann.

Bei **pulmonalem Befall** kommt es meist zu unspezifischen Symptomen, ähnlich einer invasiven Aspergillose. Jedoch kann es bei dem rapiden Wachstum rasch zu Infiltration benachbarter Organe, z. B. Mediastinum, Herz, Milz und Leber kommen. Bei Patienten mit hämato-onkologischer Grunderkrankungen sind Fälle von hämatogener Streuung beschrieben.

**Primär kutane Infektionen** entstehen durch direkte Inokulation von Sporen in die Dermis, dies geschieht zumeist nach Verbrennungen oder Traumata (Tornado, Tsunami, Vulkanausbruch). Diese Form der Mukormykose bedarf keiner prädisponierenden Immunsuppression. Haut- oder Schleimhautnekrosen imponieren schwarz und werden *Eschar* genannt.

Bei Patienten mit pilztypischen Infiltraten im CT, die auf eine Aspergillus-Therapie nicht ansprechen oder progredient sind, sollte man eine Mukormykose ausschließen.

### 25.40  Wie stellt man die Diagnose einer invasiven Mukormykose?

Die Diagnosefindung einer Infektion mit Mucorales variiert je nach Organbefall. In jedem Fall sollte eine Bildgebung mit Einbezug benachbarter Organe erfolgen. Bei pulmonalen Mukormykosen findet sich im CT das sog. **Reversed Halo** oder **Atoll-Zeichen** (▶ Abb. 25.7). Es ist charakterisiert durch eine konsolidierte Ringstruktur um ein milchglasartiges Zentrum. Bei solchem Befund muss eine mikrobiologische und histopathologische Klärung angestrebt werden.

Zum Nachweis stehen Kultur, Histopathologie und molekularbiologische Verfahren zur Verfügung.

**25**

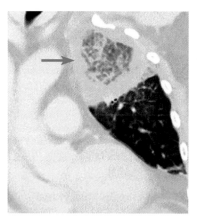
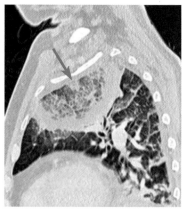
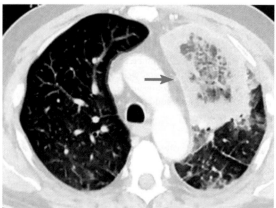

**Abb. 25.7**  CT-Thorax mit Reversed Halo/Atoll-Zeichen bei Mukormykose [P369; P370]

Mucorales sind sehr empfindlich, die kulturelle Anzucht gelingt daher selten. Bei Verdacht auf eine Mukormykose ist dies unbedingt dem mikrobiologischen Labor mitzuteilen, weil dann andere Kulturtechniken angewandt werden müssen. Das beste Ausgangsmaterial zum Nachweis von Mucorales sind Biopsien.

Wie bei der invasiven Aspergillose sind bei der Mukormykose Kriterien festgelegt, die einerseits den Wirt (Host) risikostratifizieren, andererseits die Güte der Diagnostik bewerten und aus der Kombination die Wahrscheinlichkeit einer invasiven Pilzerkrankung rückschließen lassen (de Pauw et al. 2008). Wann immer es seitens des Patienten möglich ist, sollte man die Diagnosesicherung anstreben, die auf einer Biopsie zur mikrobiologischen und histopathologischen Untersuchung fußt. Oft ist dies aufgrund unzureichender Gerinnungssituation oder schlechtem Allgemeinzustand des Patienten schwierig. Einen schematischen Diagnoseleitpfad zeigt ▶ Abb. 25.5.

## 25.41  Wie behandelt man eine Mukormykose und welche Heilungsaussicht gibt es?

Die Therapie der Mukormykose ist multimodal (▶ Abb. 25.8). Sie umfasst das chirurgische Débridement der befallenen Gewebeareale mit dem Ziel der Resektion im Gesunden und die antimykotische Therapie (Spellberg et al. 2009, Koehler and Cornely 2016). Die initiale antimykotische Therapie erfolgt intravenös mit liposomalem

**25**

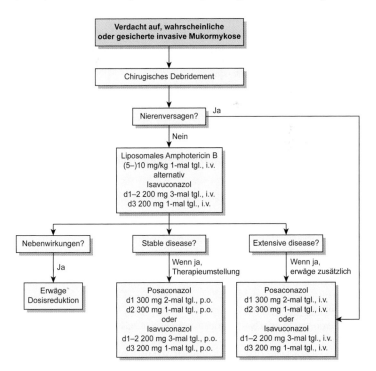

**Abb. 25.8** Therapieleitpfad der Mukormykose (übersetzt und aktualisiert nach Köhler und Cornely 2016) [L231; P369; P370]

Amphotericin B oder Isavuconazol und muss bereits bei Diagnoseverdacht unmittelbar einsetzen (Cornely et al. 2014, Koehler and Cornely 2016, Marty et al. 2016). Eine Therapieverzögerung bedeutet signifikant erhöhte Sterblichkeit (Chamilos et al. 2008). Bei Ansprechen auf die Behandlung kann nach genauer Speziesdiagnose und Resistenztestung auf Isavuconazol- oder Posaconazol-Tabletten umgestellt werden. Die Therapie sollte mindestens bis zur Erholung des Patienten, Rückbildung aller klinischen und radiologischen Befunde und Wiedererlangung der Immunabwehr fortgeführt werden. Bei Patienten, die weitere Neutropeniephasen durchlaufen, wird die Therapie in der Regel bis zum Abschluss der letzten Risikoperiode fortgeführt. Die Therapiedauer beträgt zumeist mehrere Monate, bisweilen Jahre. Die Heilungsraten sind trotz schneller Diagnostik und radikaler chirurgischer Therapie schlecht und betragen selbst bei optimaler Nutzung aller heutigen Möglichkeiten mindestens 40 % (Kontoyiannis et al. 2016, Marty et al. 2016). Unbehandelt beträgt die Letalität 100 %. Die Sterblichkeit ist bei pulmonalem Befall höher als bei rhinozerebralem Befall.

## Endemische Mykosen

*A. Hamprecht, P. Köhler, O. A. Cornely*

### 25.42 Was sind endemische Mykosen?

Endemische Mykosen sind Erkrankungen durch Pilze, die in geografisch begrenzten Regionen vorkommen. Im Gegensatz zu vielen anderen Pilzen können sie auch immunkompetente Personen infizieren, verlaufen hier jedoch in der Regel milder als bei Patienten mit Immunsuppression.

Die Erreger sind **dimorphe Pilze,** d. h. sie bilden unterschiedliche Formen im Körper des Menschen und in der Natur aus. In der Umwelt imponieren sie als Schimmelpilze, im Körper des Menschen gleichen sie Hefen (Sprosspilze). Infektionen werden überwiegend durch Inhalation erworben.

### 25.43 Welche Erreger verursachen endemische Mykosen, und wo kommen sie vor?

Die Erreger von endemischen Mykosen kommen nur in bestimmten Gebieten vor (überwiegend außereuropäisch) und benötigen typischerweise ein besonderes Klima, um sich zu verbreiten. Die Kokzidioidomykose kommt z. B. nur in sehr trockenen, heißen Gegenden vor, die Histoplasmose dagegen in feucht-warmen Regionen, die Blastomykose kommt vor allem in der Nähe von Flüssen vor (▶ Tab. 25.4).

Entscheidend zur Diagnose ist die Erhebung der **Reiseanamnese:** Gab es einen Aufenthalt in einem Endemiegebiet (auch lange zurückliegend)? Je nach Aufenthaltsort kommen auch mehrere Erreger infrage, z. B. überschneidet sich das Endemiegebiet von Histoplasmose und Blastomykose in Nordamerika.

Neben den o. g. „klassischen" Formen werden z. T. auch noch die Sporotrichose (durch *Sporothrix schenckii/S. brasiliensis/S. globosa*) und die Emmonsiose (durch *Emmonsia pasteuriana*) zu den endemischen Mykosen gezählt.

**Tab. 25.4** Übersicht über Erreger endemischer Mykosen

| Erkrankung | Erreger | Vorkommen |
|---|---|---|
| Histoplasmose (Cave's disease, Darling's disease, Ohio Valley disease) | *Histoplasma capsulatum* | Feucht-warme Regionen<br>• USA: V. a. Mittlerer Westen Zentral-/Südamerika, Karibik<br>• Afrika (Sub-Sahara)<br>• Asien<br>• Australien<br>• Selten: Südeuropa |
| Kokzidioidomykose (Desert rheumatism, San Joaquin Valley fever) | *Coccidioides immitis*<br>*Coccidioides posadasii* | Trockenes/halbtrockenes Klima<br>• USA: Texas, Arizona, New Mexico, Kalifornien<br>• Zentral-/Südamerika |
| Parakokzidioidomykose | *Paracoccidioides brasiliensis* | Subtropische Regionen<br>• Mittel-/Südamerika |
| Blastomykose | *Blastomyces dermatitidis* | • USA, Kanada, Lateinamerika, Afrika (Kongo, Tansania, Südafrika)<br>• Indien<br>• Saudi-Arabien u. a. |
| Penicilliose | *Talaromyces marneffei* (früher *Penicillium marneffei*) | Südostasien |

**25**

## 25.44 Was ist bei der Diagnostik von endemischen Mykosen zu beachten?

Die Erreger von endemischen Mykosen wachsen überwiegend langsam und sind z. T. nur mit speziellen Tests nachweisbar (Referenzlaboratorien). Jeder Verdacht auf eine endemische Mykose muss dem untersuchenden Laboratorium mitgeteilt werden, damit die geeigneten Untersuchungen durchgeführt werden können und entsprechende Vorsichtsmaßnahmen ergriffen werden. Die meisten Erreger gehören zur Risikogruppe 3 (d. h. Infektion Immungesunder möglich) und die Laboruntersuchungen müssen daher unter besonderen Sicherheitsbedingungen erfolgen.

## 25.45 Was ist die Histoplasmose?

Die Histoplasmose ist die häufigste Infektion durch einen dimorphen Erreger und kommt in feucht-warmen Gebieten vor, z. B. im mittleren Westen der USA (Ohio-/Mississippi-/Missouri-Gebiet), der Karibik, Asien, Australien und Afrika. *Histoplasma capsulatum* wächst besonders gut auf Vogelkot. Erkrankungen treten gehäuft nach dem Besuch von Fledermaushöhlen auf (Cave's disease).

Nach Inhalation von *H. capsulatum* kann die Erkrankung – je nach Immunstatus und Infektionsdosis – asymptomatisch (beim Großteil der Immunkompetenten), wie ein grippaler Infekt oder als Pneumonie verlaufen. Patienten weisen bei akuter pulmonaler Histoplasmose Husten, Brustschmerzen, Fieber und Unwohlsein auf. Es gibt keine spezifischen klinischen Zeichen für eine Histoplasmose, sodass diese häufig wie eine bakterielle Infektion therapiert wird.

Neben der akuten Erkrankung kommen insbesondere bei Patienten mit vorbestehenden Lungenerkrankungen chronische Formen vor, welche mit Lungeninfiltraten einhergehen und zur Bildung von Kavernen führen.

Bei immunsupprimierten Patienten kann eine Disseminierung in andere Organe auftreten – z. B. Leber, Milz, Knochen oder ZNS. Bei gleichzeitigem HIV-Nachweis ist die disseminierte Histoplasmose eine AIDS-definierende Infektion.

Sowohl die chronische pulmonale als auch die disseminierte Histoplasmose können die Symptome einer Tuberkulose zeigen, sodass dies die wichtigste Differenzialdiagnose ist.

*H. capsulatum* kann im Körper persistieren. Reaktivierungen sind auch nach Jahrzehnten möglich, z. B. im Rahmen einer Therapie mit TNF-α-Blockern oder anderen Immunsuppressiva.

### 25.46 Wie wird die Histoplasmose diagnostiziert?

Im Röntgen-Thorax und CT-Thorax zeigen sich bei einer akuten pulmonalen Histoplasmose oder disseminierten Histoplasmose diffuse retikulo-noduläre oder miliäre Infiltrate, z. T. mit begleitender mediastinaler oder hilärer Lymphadenopathie. Bei Ausheilung kann es zu Bildung von Knoten und Verkalkungen kommen (Hage et al. 2012).

Die Anzucht von *H. capsulatum* kann aus Sputum, einer bronchoalveolären Lavage oder aus einer Blutkultur erfolgen. Ebenfalls ist ein Nachweis mittels PCR möglich. Bei disseminierter Infektion kann *H. capsulatum* aus Organbiopsien durch Kultur oder histopathologisch nachgewiesen werden. Ferner stehen Antigen- und Antikörpertests für *H. capsulatum* zur Verfügung, werden jedoch außerhalb der Endemiegebiete nur in wenigen Speziallaboratorien durchgeführt. Bei Histoplasmose können auch der Aspergillus-Antigen-Test (Galaktomannan) und 1,3 β-D-Glukan positiv sein.

### 25.47 Wie wird eine Histoplasmose therapiert?

Die Histoplasmose kann bei immunkompetenten Personen asymptomatisch oder oligosymptomatisch verlaufen, eine Therapie ist nicht immer notwendig.

Bei chronisch pulmonaler Histoplasmose, schwerer akuter pulmonaler Histoplasmose und bei disseminierten Infektionen ist eine Therapie mit Itraconazol oder Amphotericin B möglich. Amphotericin B (Desoxycholat oder liposomal) wird bei schweren Formen eingesetzt.

Bei immunsupprimierten Patienten wird im Anschluss an die initiale Induktionstherapie mit Amphotericin B eine mehrmonatige Suppressionstherapie mit Itraconazol empfohlen (Limper et al. 2011).

### 25.48 Wie verläuft die Kokzidioidomykose?

Die Kokzidioidomykose ist eine häufige Ursache der ambulant erworbenen Pneumonie (Community Acquired Pneumonia [CAP]) im Südwesten der USA (bis zu 29 % aller CAP-Fälle in Endemiegebieten). Die Infektion erfolgt durch die Inhalation der Arthrokonidien, häufig nach Sandstürmen oder Kontakt mit Erdreich/nach Erdarbeiten. Risikogruppen sind z. B. Soldaten nach Einsatz in Endemiegebieten, Bauarbeiter, Outdoor-Sportler oder Archäologen.

Der klinische Verlauf der Kokzidioidomykose ist unspezifisch und dem einer bakteriellen Pneumonie sehr ähnlich, sowohl bei immunkompetenten als auch bei immunsupprimierten Patienten. Im Gegensatz zu bakteriellen Pneumonien tritt bei der Kokzidioidomykose Husten weniger häufig auf und die Sputumproduktion ist reduziert. Eine Eosinophilie und Hautmanifestationen (Erythema nodosum, Erythema exsudativum multiforme) sind hingegen häufiger. Etwa zwei Drittel der infizierten Personen sind asymptomatisch. Bei 95 % der symptomatisch erkrankten Patienten verläuft die Erkrankung selbstlimitierend und heilt nach mehreren Wochen aus. Bei 1 % der Patienten kommt es zu disseminierten Infektionen mit Befall von extrathorakalen Organen (Haut-/Weichteilinfektionen, Knochen, Meningen) (Hage et al. 2012).

Auch wenn es beim Großteil der Infizierten zu einer Ausheilung der Infektion kommt, können chronische Verläufe mit Ausbildung von Kavernen vorkommen, welche dann rupturieren und zu einem Pneumo- oder Pyopneumothorax führen können.

## 25.49 Wie wird die Kokzidioidomykose behandelt?

Die Indikation zur antimykotischen Therapie richtet sich nach dem Schweregrad der Symptome und dem Vorliegen einer Immunsuppression. Es kann hierbei mit Azolen (v. a. Itraconazol oder Fluconazol) therapiert werden, bei Patienten mit bilateraler oder miliärer Pneumonie oder Disseminierung bei Immunsuppression wird bevorzugt liposomales Amphotericin B initial eingesetzt. An diese Therapie schließen sich eine weitere Behandlung mit Itraconazol oder Fluconazol an (Limper et al. 2011).

**25**

### Literatur

ARTIS, W. M., FOUNTAIN, J. A., DELCHER, H. K. & JONES, H. E. 1982. A mechanism of susceptibility to mucormycosis in diabetic ketoacidosis: transferrin and iron availability. Diabetes, 31, 1109–14.

BALAJEE, S. A., NICKLE, D., VARGA, J. & MARR, K. A. 2006. Molecular studies reveal frequent misidentification of Aspergillus fumigatus by morphotyping. Eukaryot Cell, 5, 1705–12.

BAMBA, S., LORTHOLARY, O., SAWADOGO, A., MILLOGO, A., GUIGUEMDE, R. T. & BRETAGNE, S. 2012. Decreasing incidence of cryptococcal meningitis in West Africa in the era of highly active antiretroviral therapy. AIDS, 26, 1039–41.

BOELAERT, J. R., DE LOCHT, M., VAN CUTSEM, J., KERRELS, V., CANTINIE-AUX, B., VERDONCK, A., VAN LANDUYT, H. W. & SCHNEIDER, Y. J. 1993. Mucormycosis during deferoxamine therapy is a siderophore-mediated infection. In vitro and in vivo animal studies. J Clin Invest, 91, 1979–86.

CHAMILOS, G., LEWIS, R. E. & KONTOYIANNIS, D. P. 2008. Delaying amphotericin B-based frontline therapy significantly increases mortality among patients with hematologic malignancy who have zygomycosis. Clin Infect Dis, 47, 503–9.

CORNELY, O. A., ARIKAN-AKDAGLI, S., DANNAOUI, E., GROLL, A. H., LAGROU, K., CHAKRABARTI, A., LANTERNIER, F., PAGANO, L., SKIADA, A., AKOVA, M., ARENDRUP, M. C., BOEKHOUT, T., CHOWDHARY, A., CUENCA-ESTRELLA, M., FREIBERGER, T., GUINEA, J., GUARRO, J., DE HOOG, S., HOPE, W., JOHNSON, E., KATHURIA, S., LACKNER, M., LASS-FLORL, C., LORTHOLARY, O., MEIS, J. F., MELETIADIS, J., MUNOZ, P., RICHARDSON, M., ROILIDES, E., TORTORANO, A. M., ULLMANN, A. J., VAN DIEPENINGEN, A., VERWEIJ, P. & PETRIKKOS, G. 2014. ESCMID and ECMM joint clinical guidelines for the diagnosis and management of mucormycosis 2013. Clin Microbiol Infect, 20 Suppl 3, 5–26.

CORNELY, O. A., BASSETTI, M., CALANDRA, T., GARBINO, J., KULLBERG, B. J., LORTHOLARY, O., MEERSSEMAN, W., AKOVA, M., ARENDRUP, M. C., ARIKAN-AKDAGLI, S., BILLE, J., CASTAGNOLA, E., CUENCA-ESTRELLA, M., DONNELLY, J. P., GROLL, A. H., HERBRECHT, R., HOPE, W. W., JENSEN, H. E., LASS-FLORL, C., PETRIKKOS, G., RICHARDSON, M. D., ROILIDES, E., VERWEIJ, P. E., VISCOLI, C. & ULLMANN, A. J. 2012. ESCMID* guideline for the diagnosis and management of Candida diseases 2012: non-neutropenic adult patients. Clin Microbiol Infect, 18 Suppl 7, 19–37.

CORNELY, O. A., MAERTENS, J., WINSTON, D. J., PERFECT, J., ULLMANN, A. J., WALSH, T. J., HELFGOTT, D., HOLOWIECKI, J., STOCKELBERG, D., GOH, Y. T., PETRINI, M., HARDALO, C., SURESH, R. & ANGULO-GONZA-LEZ, D. 2007. Posaconazole vs. fluconazole or itraconazole prophylaxis in patients with neutropenia. N Engl J Med, 356, 348–59.

CORNELY, O. A., VEHRESCHILD, J. J., VEHRESCHILD, M. J., WURTHWEIN, G., ARENZ, D., SCHWARTZ, S., HEUSSEL, C. P., SILLING, G., MAHNE, M., FRANKLIN, J., HARNISCHMACHER, U., WILKENS, A., FAROWSKI, F., KARTHAUS, M., LEHRNBECHER, T., ULLMANN, A. J., HALLEK, M. & GROLL, A. H. 2011. Phase II dose escalation study of caspofungin for invasive Aspergillosis. Antimicrob Agents Chemother, 55, 5798–803.

CUENCA-ESTRELLA, M., VERWEIJ, P. E., ARENDRUP, M. C., ARIKAN-AKDAG-LI, S., BILLE, J., DONNELLY, J. P., JENSEN, H. E., LASS-FLORL, C., RICHARD-SON, M. D., AKOVA, M., BASSETTI, M., CALANDRA, T., CASTAGNOLA, E., CORNELY, O. A., GARBINO, J., GROLL, A. H., HERBRECHT, R., HOPE, W. W., KULLBERG, B. J., LORTHOLARY, O., MEERSSEMAN, W., PETRIKKOS, G., ROILIDES, E., VISCOLI, C., ULLMANN, A. J. & GROUP, E. F. I. S. 2012. ESC-MID* guideline for the diagnosis and management of Candida diseases 2012: diagnostic procedures. Clin Microbiol Infect, 18 Suppl 7, 9–18.

DE PAUW, B., WALSH, T. J., DONNELLY, J. P., STEVENS, D. A., EDWARDS, J. E., CALANDRA, T., PAPPAS, P. G., MAERTENS, J., LORTHOLARY, O., KAUFF-MAN, C. A., DENNING, D. W., PATTERSON, T. F., MASCHMEYER, G., BILLE, J., DISMUKES, W. E., HERBRECHT, R., HOPE, W. W., KIBBLER, C. C., KULL-BERG, B. J., MARR, K. A., MUNOZ, P., ODDS, F. C., PERFECT, J. R., RESTRE-PO, A., RUHNKE, M., SEGAL, B. H., SOBEL, J. D., SORRELL, T. C., VISCOLI, C., WINGARD, J. R., ZAOUTIS, T. & BENNETT, J. E. 2008. Revised definitions of invasive fungal disease from the European Organization for Research and Treatment of Cancer/Invasive Fungal Infections Cooperative Group and the National Institute of Allergy and Infectious Diseases Mycoses Study Group (EORTC/MSG) Consensus Group. Clin Infect Dis, 46, 1813–21.

DENNING, D. W. & BOWYER, P. 2013. Voriconazole resistance in Aspergillus fumigatus: should we be concerned? Clin Infect Dis, 57, 521–3.

EISENMAN, H. C., CASADEVALL, A. & MCCLELLAND, E. E. 2007. New insights on the pathogenesis of invasive Cryptococcus neoformans infection. Curr Infect Dis Rep, 9, 457–64.

FREIFELD, A. G., BOW, E. J., SEPKOWITZ, K. A., BOECKH, M. J., ITO, J. I., MULLEN, C. A., RAAD, II, ROLSTON, K. V., YOUNG, J. A. & WINGARD, J. R. 2011. Clinical practice guideline for the use of antimicrobial agents in neutropenic patients with cancer: 2010 update by the infectious diseases society of america. Clin Infect Dis, 52, e56–93.

GREENBERG, R. N., SCOTT, L. J., VAUGHN, H. H. & RIBES, J. A. 2004. Zygomy-cosis (mucormycosis): emerging clinical importance and new treatments. Curr Opin Infect Dis, 17, 517–25.

GUINEA, J. 2014. Global trends in the distribution of Candida species causing candidemia. Clin Microbiol Infect, 20 Suppl 6, 5–10.

HAGE, C. A., KNOX, K. S. & WHEAT, L. J. 2012. Endemic mycoses: overlooked causes of community acquired pneumonia. Respir Med, 106, 769–76.

25

HAGEN, F., KHAYHAN, K., THEELEN, B., KOLECKA, A., POLACHECK, I., SIO-NOV, E., FALK, R., PARNMEN, S., LUMBSCH, H. T. & BOEKHOUT, T. 2015. Recognition of seven species in the Cryptococcus gattii/Cryptococcus neoformans species complex. Fungal Genet Biol, 78, 16–48

HAMPRECHT, A., BUCHHEIDT, D., VEHRESCHILD, J. J., CORNELY, O. A., SPIESS, B., PLUM, G., HALBSGUTH, T. V., KUTSCH, N., STIPPEL, D., KAHL, P., PERSIGEHL, T., STEINBACH, A., BOS, B., HALLEK, M. & VEHRESCHILD, M. J. 2012. Azole-resistant invasive aspergillosis in a patient with acute myeloid leukaemia in Germany. Euro Surveill, 17, 20262.

HERBRECHT, R., DENNING, D. W., PATTERSON, T. F., BENNETT, J. E., GREENE, R. E., OESTMANN, J. W., KERN, W. V., MARR, K. A., RIBAUD, P., LORTHOLARY, O., SYLVESTER, R., RUBIN, R. H., WINGARD, J. R., STARK, P., DURAND, C., CAILLOT, D., THIEL, E., CHANDRASEKAR, P. H., HODGES, M. R., SCHLAMM, H. T., TROKE, P. F. & DE PAUW, B. 2002. Voriconazole versus amphotericin B for primary therapy of invasive aspergillosis. N Engl J Med, 347, 408–15.

KOEHLER, P. & CORNELY, O. A. 2016. Contemporary Strategies in the Prevention and Management of Fungal Infections. Infect Dis Clin North Am, 30, 265–75.

KOEHLER, P., HAMPRECHT, A., BADER, O., BEKEREDJIAN-DING, I., BUCH-HEIDT, D., DOELKEN, G., ELIAS, J., HAASE, G., HAHN-AST, C., KARTHAUS, M., KEKULE, A., KELLER, P., KIEHL, M., KRAUSE, S. W., KRAMER, C., NEUMANN, S., ROHDE, H., LA ROSEE, P., RUHNKE, M., SCHAFHAUSEN, P., SCHALK, E., SCHULZ, K., SCHWARTZ, S., SILLING, G., STAIB, P., ULL-MANN, A., VERGOULIDOU, M., WEBER, T., CORNELY, O. A. & VEH-RESCHILD, M. J. 2016. Epidemiology of invasive aspergillosis and azole resistance in patients with acute leukaemia: the SEPIA Study. Int J Antimicrob Agents.

KOEHLER, P., TACKE, D. & CORNELY, O. A. 2014a. Aspergillosis of bones and joints – a review from 2002 until today. Mycoses.

KOEHLER, P., Tacke, D., Cornely, O. A.: Our approach to candidaemia. Mycoses, 2014 Oct; 57(10) :581–83

KONTOYIANNIS, D. P., YANG, H., SONG, J., KELKAR, S. S., YANG, X., AZIE, N., HARRINGTON, R., FAN, A., LEE, E. & SPALDING, J. R. 2016. Prevalence, clinical and economic burden of mucormycosis-related hospitalizations in the United States: a retrospective study. BMC Infect Dis, 16, 730.

KULLBERG, B. J. & ARENDRUP, M. C. 2015. Invasive Candidiasis. N Engl J Med, 373, 1445–56.

LEON, C., RUIZ-SANTANA, S., SAAVEDRA, P., ALMIRANTE, B., NOLLA-SA-LAS, J., ALVAREZ-LERMA, F., GARNACHO-MONTERO, J., LEON, M. A. & GROUP, E. S. 2006. A bedside scoring system ("Candida score") for early antifungal treatment in nonneutropenic critically ill patients with Candida colonization. Crit Care Med, 34, 730–7.

LIMPER, A. H., KNOX, K. S., SAROSI, G. A., AMPEL, N. M., BENNETT, J. E., CA-TANZARO, A., DAVIES, S. F., DISMUKES, W. E., HAGE, C. A., MARR, K. A., MODY, C. H., PERFECT, J. R. & STEVENS, D. A. 2011. An Official American Thoracic Society Statement: Treatment of Fungal Infections in Adult Pulmonary and Critical Care Patients. American Journal of Respiratory and Critical Care Medicine, 183, 96–128.

MAERTENS, J., MARCHETTI, O., HERBRECHT, R., CORNELY, O. A., FLUCKI-GER, U., FRERE, P., GACHOT, B., HEINZ, W. J., LASS-FLORL, C., RIBAUD, P., THIEBAUT, A., CORDONNIER, C. & THIRD EUROPEAN CONFERENCE ON INFECTIONS IN, L. 2011. European guidelines for antifungal management in leukemia and hematopoietic stem cell transplant recipients: summary of the ECIL 3--2009 update. Bone Marrow Transplant, 46, 709–18.

MAERTENS, J. A., RAAD, II, MARR, K. A., PATTERSON, T. F., KONTOYIANNIS, D. P., CORNELY, O. A., BOW, E. J., RAHAV, G., NEOFYTOS, D., AOUN, M., BADDLEY, J. W., GILADI, M., HEINZ, W. J., HERBRECHT, R., HOPE, W.,

**25**

KARTHAUS, M., LEE, D. G., LORTHOLARY, O., MORRISON, V. A., OREN, I., SELLESLAG, D., SHOHAM, S., THOMPSON, G. R., 3RD, LEE, M., MAHER, R. M., SCHMITT-HOFFMANN, A. H., ZEIHER, B. & ULLMANN, A. J. 2016. Isavuconazole versus voriconazole for primary treatment of invasive mould disease caused by Aspergillus and other filamentous fungi (SECURE): a phase 3, randomised-controlled, non-inferiority trial. Lancet, 387, 760–9.

MARR, K. A., SCHLAMM, H. T., HERBRECHT, R., ROTTINGHAUS, S. T., BOW, E. J., CORNELY, O. A., HEINZ, W. J., JAGANNATHA, S., KOH, L. P., KONTOYIANNIS, D. P., LEE, D. G., NUCCI, M., PAPPAS, P. G., SLAVIN, M. A., QUEIROZ-TELLES, F., SELLESLAG, D., WALSH, T. J., WINGARD, J. R. & MAERTENS, J. A. 2015. Combination antifungal therapy for invasive aspergillosis: a randomized trial. Ann Intern Med, 162, 81–9.

MARTY, F. M., OSTROSKY-ZEICHNER, L., CORNELY, O. A., MULLANE, K. M., PERFECT, J. R., THOMPSON, G. R., 3RD, ALANGADEN, G. J., BROWN, J. M., FREDRICKS, D. N., HEINZ, W. J., HERBRECHT, R., KLIMKO, N., KLYASOVA, G., MAERTENS, J. A., MELINKERI, S. R., OREN, I., PAPPAS, P. G., RACIL, Z., RAHAV, G., SANTOS, R., SCHWARTZ, S., VEHRESCHILD, J. J., YOUNG, J. A., CHETCHOTISAKD, P., JARURATANASIRIKUL, S., KANJ, S. S., ENGEL-HARDT, M., KAUFHOLD, A., ITO, M., LEE, M., SASSE, C., MAHER, R. M., ZEIHER, B. & VEHRESCHILD, M. J. 2016. Isavuconazole treatment for mucormy-cosis: a single-arm open-label trial and case-control analysis. Lancet Infect Dis, 16, 828–37.

MEERSSEMAN, W., LAGROU, K., SPRIET, I., MAERTENS, J., VERBEKEN, E., PEETERMANS, W. E. & VAN WIJNGAERDEN, E. 2009. Significance of the isola-tion of Candida species from airway samples in critically ill patients: a prospective, autopsy study. Intensive Care Med, 35, 1526–31.

MIRZA, S. A., PHELAN, M., RIMLAND, D., GRAVISS, E., HAMILL, R., BRANDT, M. E., GARDNER, T., SATTAH, M., DE LEON, G. P., BAUGHMAN, W. & HA-JJEH, R. A. 2003. The changing epidemiology of cryptococcosis: an update from po-pulation-based active surveillance in 2 large metropolitan areas, 1992–2000. Clin In-fect Dis, 36, 789–94.

OSTROSKY-ZEICHNER, L., PAPPAS, P. G., SHOHAM, S., REBOLI, A., BARRON, M. A., SIMS, C., WOOD, C. & SOBEL, J. D. 2011. Improvement of a clinical predic-tion rule for clinical trials on prophylaxis for invasive candidiasis in the intensive care unit. Mycoses, 54, 46–51.

PANACKAL, A. A., GRIBSKOV, J. L., STAAB, J. F., KIRBY, K. A., RINALDI, M. & MARR, K. A. 2006. Clinical significance of azole antifungal drug cross-resistance in Candida glabrata. J Clin Microbiol, 44, 1740–3.

PAPPAS, P. G., KAUFFMAN, C. A., ANDES, D. R., CLANCY, C. J., MARR, K. A., OSTROSKY-ZEICHNER, L., REBOLI, A. C., SCHUSTER, M. G., VAZQUEZ, J. A., WALSH, T. J., ZAOUTIS, T. E. & SOBEL, J. D. 2016. Clinical Practice Guide-line for the Management of Candidiasis: 2016 Update by the Infectious Diseases Society of America. Clin Infect Dis, 62, e1–50.

PAPPAS, P. G., PERFECT, J. R., CLOUD, G. A., LARSEN, R. A., PANKEY, G. A., LANCASTER, D. J., HENDERSON, H., KAUFFMAN, C. A., HAAS, D. W., SAC-CENTE, M., HAMILL, R. J., HOLLOWAY, M. S., WARREN, R. M. & DISMU-KES, W. E. 2001. Cryptococcosis in human immunodeficiency virus-negative patients in the era of effective azole therapy. Clin Infect Dis, 33, 690–9.

PARODY, R., MARTINO, R., SANCHEZ, F., SUBIRA, M., HIDALGO, A. & SIER-RA, J. 2009. Predicting survival in adults with invasive aspergillosis during therapy for hematological malignancies or after hematopoietic stem cell transplantation: Single-center analysis and validation of the Seattle, French, and Strasbourg prog-nostic indexes. Am J Hematol, 84, 571–8.

PATTERSON, T. F., THOMPSON, G. R., 3RD, DENNING, D. W., FISHMAN, J. A., HADLEY, S., HERBRECHT, R., KONTOYIANNIS, D. P., MARR, K. A., MORRI-SON, V. A., NGUYEN, M. H., SEGAL, B. H., STEINBACH, W. J., STEVENS, D. A.,

WALSH, T. J., WINGARD, J. R., YOUNG, J. A. & BENNETT, J. E. 2016. Practice Guidelines for the Diagnosis and Management of Aspergillosis: 2016 Update by the Infectious Diseases Society of America. Clin Infect Dis, 63, e1-e60.

PERFECT, J. R., DISMUKES, W. E., DROMER, F., GOLDMAN, D. L., GRAYBILL, J. R., HAMILL, R. J., HARRISON, T. S., LARSEN, R. A., LORTHOLARY, O., NGUYEN, M. H., PAPPAS, P. G., POWDERLY, W. G., SINGH, N., SOBEL, J. D. & SORRELL, T. C. 2010. Clinical practice guidelines for the management of cryptococcal disease: 2010 update by the infectious diseases society of america. Clin Infect Dis, 50, 291–322.

PFEIFFER, C. D., SAMSA, G. P., SCHELL, W. A., RELLER, L. B., PERFECT, J. R. & ALEXANDER, B. D. 2011. Quantitation of Candida CFU in initial positive blood cultures. J Clin Microbiol, 49, 2879–83.

PITTET, D., MONOD, M., SUTER, P. M., FRENK, E. & AUCKENTHALER, R. 1994. Candida colonization and subsequent infections in critically ill surgical patients. Ann Surg, 220, 751–8.

SINGH, N., ALEXANDER, B. D., LORTHOLARY, O., DROMER, F., GUPTA, K. L., JOHN, G. T., DEL BUSTO, R., KLINTMALM, G. B., SOMANI, J., LYON, G. M., PURSELL, K., STOSOR, V., MUNOZ, P., LIMAYE, A. P., KALIL, A. C., PRUETT, T. L., GARCIA-DIAZ, J., HUMAR, A., HOUSTON, S., HOUSE, A. A., WRAY, D., ORLOFF, S., DOWDY, L. A., FISHER, R. A., HEITMAN, J., WAGENER, M. M. & HUSAIN, S. 2007. Cryptococcus neoformans in organ transplant recipients: impact of calcineurin-inhibitor agents on mortality. J Infect Dis, 195, 756–64.

SNELDERS, E., VAN DER LEE, H. A., KUIJPERS, J., RIJS, A. J., VARGA, J., SAMSON, R. A., MELLADO, E., DONDERS, A. R., MELCHERS, W. J. & VERWEIJ, P. E. 2008. Emergence of azole resistance in Aspergillus fumigatus and spread of a single resistance mechanism. PLoS Med, 5, e219.

SPELLBERG, B., WALSH, T. J., KONTOYIANNIS, D. P., EDWARDS, J., JR. & IBRAHIM, A. S. 2009. Recent advances in the management of mucormycosis: from bench to bedside. Clin Infect Dis, 48, 1743–51.

STEINBACH, W. J., BENJAMIN, D. K., JR., KONTOYIANNIS, D. P., PERFECT, J. R., LUTSAR, I., MARR, K. A., LIONAKIS, M. S., TORRES, H. A., JAFRI, H. & WALSH, T. J. 2004. Infections due to Aspergillus terreus: a multicenter retrospective analysis of 83 cases. Clin Infect Dis, 39, 192–8.

STEINMANN, J., HAMPRECHT, A., VEHRESCHILD, M. J., CORNELY, O. A., BUCHHEIDT, D., SPIESS, B., KOLDEHOFF, M., BUER, J., MEIS, J. F. & RATH, P. M. 2015. Emergence of azole-resistant invasive aspergillosis in HSCT recipients in Germany. J Antimicrob Chemother, 70, 1522–6.

TACKE, D., BUCHHEIDT, D., KARTHAUS, M., KRAUSE, S. W., MASCHMEYER, G., NEUMANN, S., OSTERMANN, H., PENACK, O., RIEGER, C., RUHNKE, M., SANDHERR, M., SCHWEER, K. E., ULLMANN, A. J. & CORNELY, O. A. 2014a. Primary prophylaxis of invasive fungal infections in patients with haematologic malignancies. 2014 update of the recommendations of the Infectious Diseases Working Party of the German Society for Haematology and Oncology. Ann Hematol, 93, 1449–56.

TOMBLYN, M., CHILLER, T., EINSELE, H., GRESS, R., SEPKOWITZ, K., STOREK, J., WINGARD, J. R., YOUNG, J. A., BOECKH, M. J., CENTER FOR INTERNATIONAL, B., MARROW, R., NATIONAL MARROW DONOR, P., EUROPEAN, B., MARROWTRANSPLANT, G., AMERICAN SOCIETY OF, B., MARROW, T., CANADIAN, B., MARROW TRANSPLANT, G., INFECTIOUS DISEASES SOCIETY OF, A., SOCIETY FOR HEALTHCARE EPIDEMIOLOGY OF, A., ASSOCIATION OF MEDICAL, M., INFECTIOUS DISEASE, C., CENTERS FOR DISEASE, C. & PREVENTION 2009. Guidelines for preventing infectious complications among hematopoietic cell transplantation recipients: a global perspective. Biol Blood Marrow Transplant, 15, 1143–238.

ULLMANN, A. J., AKOVA, M., HERBRECHT, R., VISCOLI, C., ARENDRUP, M. C., ARIKAN-AKDAGLI, S., BASSETTI, M., BILLE, J., CALANDRA, T.,

25

CASTAGNOLA, E., CORNELY, O. A., DONNELLY, J. P., GARBINO, J., GROLL, A. H., HOPE, W. W., JENSEN, H. E., KULLBERG, B. J., LASS-FLORL, C., LORTHOLARY, O., MEERSSEMAN, W., PETRIKKOS, G., RICHARDSON, M. D., ROILIDES, E., VERWEIJ, P. E. & CUENCA-ESTRELLA, M. 2012. ESCMID* guideline for the diagnosis and management of Candida diseases 2012: adults with haematological malignancies and after haematopoietic stem cell transplantation (HCT). Clin Microbiol Infect, 18 Suppl 7, 53–67.

ULLMANN, A. J., LIPTON, J. H., VESOLE, D. H., CHANDRASEKAR, P., LANGSTON, A., TARANTOLO, S. R., GREINIX, H., MORAIS DE AZEVEDO, W., REDDY, V., BOPARAI, N., PEDICONE, L., PATINO, H. & DURRANT, S. 2007. Posaconazole or fluconazole for prophylaxis in severe graft-versus-host disease. N Engl J Med, 356, 335–47.

VAN DER LINDEN, J. W., CAMPS, S. M., KAMPINGA, G. A., ARENDS, J. P., DEBETS-OSSENKOPP, Y. J., HAAS, P. J., RIJNDERS, B. J., KUIJPER, E. J., VAN TIEL, F. H., VARGA, J., KARAWAJCZYK, A., ZOLL, J., MELCHERS, W. J. & VERWEIJ, P. E. 2013. Aspergillosis due to voriconazole highly resistant Aspergillus fumigatus and recovery of genetically related resistant isolates from domiciles. Clin Infect Dis, 57, 513–20.

VAN DER LINDEN, J. W., JANSEN, R. R., BRESTERS, D., VISSER, C. E., GEERLINGS, S. E., KUIJPER, E. J., MELCHERS, W. J. & VERWEIJ, P. E. 2009. Azole-resistant central nervous system aspergillosis. Clin Infect Dis, 48, 1111–3.

VAN PAASSEN, J., RUSSCHER, A., IN 'T VELD-VAN WINGERDEN, A. W., VERWEIJ, P. E. & KUIJPER, E. J. 2016. Emerging aspergillosis by azole-resistant Aspergillus fumigatus at an intensive care unit in the Netherlands, 2010 to 2013. Euro Surveill, 21.

VERWEIJ, P. E., ANANDA-RAJAH, M., ANDES, D., ARENDRUP, M. C., BRUGGEMANN, R. J., CHOWDHARY, A., CORNELY, O. A., DENNING, D. W., GROLL, A. H., IZUMIKAWA, K., KULLBERG, B. J., LAGROU, K., MAERTENS, J., MEIS, J. F., NEWTON, P., PAGE, I., SEYEDMOUSAVI, S., SHEPPARD, D. C., VISCOLI, C., WARRIS, A. & DONNELLY, J. P. 2015. International expert opinion on the management of infection caused by azole-resistant Aspergillus fumigatus. Drug Resist Updat, 21–22, 30–40.

VINH, D. C., SHEA, Y. R., SUGUI, J. A., PARRILLA-CASTELLAR, E. R., FREEMAN, A. F., CAMPBELL, J. W., PITTALUGA, S., JONES, P. A., ZELAZNY, A., KLEINER, D., KWON-CHUNG, K. J. & HOLLAND, S. M. 2009. Invasive aspergillosis due to Neosartorya udagawae. Clin Infect Dis, 49, 102–11.

WHALEY, S. G. & ROGERS, P. D. 2016. Azole Resistance in Candida glabrata. Curr Infect Dis Rep, 18, 41.

25

# 26 Malaria
*H. Gruell*

## 26.1 Wen betrifft Malaria?

Etwa die Hälfte der Weltbevölkerung lebt in den tropischen und subtropischen Regionen der Erde, in denen Malaria endemisch ist. Der Großteil der jährlich über 200 Millionen Malaria-Erkrankungen ereignet sich auf dem afrikanischen Kontinent. Knapp ¾ der 400.000 pro Jahr durch Malaria verursachten Todesfälle gehen auf Kinder unterhalb eines Alters von 5 Jahren zurück.

In nicht-endemischen Regionen sind nahezu ausschließlich Rückkehrer von Reisen in endemische Gebiete von Malaria betroffen.

**INFO**
**Malaria in Deutschland**
In Deutschland lag die Anzahl der gemeldeten Malaria-Diagnosen in den vergangenen Jahren bei 500–1.000 Fällen/Jahr mit zuletzt ansteigender Tendenz.
Zirka 90 % aller in Deutschland nachgewiesenen Infektionen betreffen Rückkehrer von Reisen nach Afrika.

## 26.2 Welche Formen der Malaria unterscheidet man und durch welche Erreger werden sie ausgelöst?

Malaria wird durch einzellige Parasiten der Gattung Plasmodium verursacht.

Man differenziert zwischen **vier Verlaufsformen** der Malaria beim Menschen, die durch spezifische Erreger ausgelöst werden (▶ Tab. 26.1).

**26**

**Tab. 26.1 Verlaufsformen und Erreger der Malaria**

| Malaria-Form | Erreger | Bemerkungen |
|---|---|---|
| Malaria tropica | *P. falciparum* | Mit Abstand häufigste und gleichzeitig bedrohlichste der verbreiteten Malaria-Formen |
| Malaria tertiana | *P. vivax* und *P. ovale* | Rezidivrisiko; meist benigne, bei *P. vivax* jedoch auch bedrohliche Verläufe möglich |
| Malaria quartana | *P. malariae* | Oft lediglich milde Symptomatik |
| Knowlesi-Malaria | *P. knowlesi* | Seltene Fälle in Südostasien, bedrohliche Verläufe möglich, häufig zunächst fehlinterpretiert |

Auf dem afrikanischen Kontinent und insbesondere in Subsahara-Afrika stellt *P. falciparum* den bei Weitem wichtigsten Auslöser der Malaria dar. In anderen Regionen macht *P. vivax* einen erheblichen Anteil der Malaria-Fälle aus (40 % aller Infektionen außerhalb von Subsahara-Afrika).

**INFO**
*Plasmodium ovale*
Bei *Plasmodium ovale* differenziert man zunehmend zwei verschiedene Formen: *P. ovale curtisi* und *P. ovale wallikeri*.

## 26.3  Wie werden die Erreger der Malaria auf den Menschen übertragen?

Bei der Malaria handelt es sich um eine **vektorassoziierte Erkrankung,** die durch Stechmücken auf den Menschen übertragen wird. Zur Infektion kommt es durch die Freisetzung von Plasmodien aus den Speicheldrüsen infizierter **Anopheles**-Arten im Rahmen einer Blutmahlzeit.

Übertragene Plasmodien dringen zunächst in Zellen der Leber ein und teilen sich in diesen. Nach Reifung und Freisetzung aus der Leber infizieren Plasmodien rote Blutzellen, in denen sie sich zum Großteil asexuell vermehren. Als Folge hiervon kommt es zur Schädigung infizierter Erythrozyten mit anschließender Freisetzung von Plasmodien (Merozoiten), die erneut rote Blutzellen infizieren können.

Gleichzeitig stellt der Mensch das entscheidende **Reservoir** für die Übertragung von Plasmodien auf die Mücke dar. Durch die Mücke können sexuelle Vermehrungsformen (Gametozyten) der Plasmodien aufgenommen werden, die im Verdauungstrakt der Mücke erneut zu humanpathogenen Formen heranreifen. In endemischen Regionen kommt es letztlich zur Ausbildung eines Kreislaufs der Plasmodien-Übertragung von Mücke auf Mensch und vice versa. Eine Ausnahme stellt *P. knowlesi* dar. Dieser geografisch auf Südostasien begrenzte Erreger hat ein primäres Reservoir in Primaten (z.B. Makaken). Eine Übertragung auf den Menschen durch Anopheles ist jedoch möglich.

In **seltenen** Fällen ist eine Ansteckung auch ohne Vektor möglich. So können Plasmodien durch infiziertes Blut sowie hiermit kontaminierte Produkte und Materialien übertragen werden. Dies ist z.B. transplazentar während der Schwangerschaft oder im Rahmen von Bluttransfusionen und Nadelstichverletzungen möglich.

## 26.4  Welche Symptome sollten an Malaria denken lassen?

Das **Kardinalsymptom** der Malaria ist das **Fieber.**

Dieses tritt in der Regel nach einer Inkubationszeit von etwa 2 Wochen auf, frühestens jedoch 1 Woche nach der Infektion. Ein späterer Fieberbeginn auch mehrere Wochen nach der Infektion ist jedoch ebenfalls möglich.

> **MERKE**
> Fieber, das innerhalb der ersten Woche nach Antritt einer Reise in ein Endemiegebiet auftritt, ist aufgrund der Inkubationszeit in der Regel **nicht** durch Malaria bedingt.

Fieber ist häufig von **Allgemeinsymptomen** begleitet:
- Kopfschmerzen
- Schüttelfrost
- Husten
- Übelkeit
- Muskel- und Gelenkschmerzen
- Kreislaufreaktionen (Tachykardie)

In der körperlichen Untersuchung können gelegentlich ein Hämolyse-bedingter Ikterus, Zeichen der Anämie oder eine Splenomegalie beobachtet werden.

Bei **schwer verlaufenden Malaria-Formen** können in Folge von Störungen der Mikrozirkulation und Organfunktionen deutlich dramatischere Symptome auftreten. Diese umfassen z. B.

- Enzephalopathie bis hin zum Koma
- Generalisierte Krampfanfälle
- Atemnot aufgrund von Lungenödem und/oder Azidose
- Schock

**PRAXISTIPP**

Bei der Vorstellung eines Patienten mit Fieber ist die sorgfältige Erhebung einer ausführlichen Anamnese inkl. einer **Reiseanamnese** von wesentlicher Bedeutung für das Stellen der Verdachtsdiagnose sowie die Einleitung der wegweisenden diagnostischen Maßnahmen. Bestandteile der Reisenanamnese sind das genaue Reiseziel mit Reiseroute und Reisedaten, aber auch Fragen nach dem Verhalten am Reiseort sowie die durchgeführten prophylaktischen Maßnahmen (z. B. Impfungen, medikamentöse Chemoprophylaxe).

Bei fiebernden Reiserückkehrern aus Endemiegebieten gilt es **immer** eine Malaria auszuschließen, selbst wenn das Fieber erst Wochen nach der Wiederkehr auftritt.

## 26.5 Wie unterscheiden sich die Fieberverläufe der verschiedenen Malaria-Formen?

Die für die verschiedenen Malaria-Formen typischen (und teils namensgebenden) rhythmischen Fieberverläufe (▶ Tab. 26.2) treten erst nach einiger Zeit auf. Sie sind Folge einer zunehmenden Synchronisierung der zyklischen Schädigung infizierter roter Blutzellen.

**26**

| Tab. 26.2 Fieberverläufe bei Malaria | |
| --- | --- |
| **Malaria-Form** | **Fieberverlauf** |
| **Malaria tropica** **Knowlesi-Malaria** | Unregelmäßigkeit des Fieberverlaufs (bei Malaria tropica seltener auch alle 48 h möglich) |
| **Malaria tertiana** | Fieber jeden zweiten Tag (alle 48 h) (Fieber an Tag 1, dann an Tag **3** [„tertiana"]) |
| **Malaria quartana** | Fieber jeden dritten Tag (alle 72 h) (Fieber an Tag 1, dann an Tag **4** [„quartana"]) |

**MERKE**

Fieberverläufe ermöglichen **keine** sichere klinische Diagnose des Malaria-Typs. Typische Fieberzyklen werden zudem in Folge einer früheren Erkennung der Infektion und Behandlungseinleitung insgesamt seltener.

## 26.6 Welche Maßnahme stellt den Goldstandard in der Malaria-Diagnostik dar?

Beim klinischen Verdacht auf das Vorliegen einer Malaria sollte eine umgehende **mikroskopische Untersuchung** des Blutes erfolgen. Hierbei unterscheidet man **zwei** Untersuchungsverfahren (▶ Tab. 26.3).

**Tab. 26.3** Wichtige lichtmikroskopische Untersuchungsmethoden zur Malaria-Diagnostik

| Methode | Vorteile | Nachteil |
|---|---|---|
| **„Dicker Tropfen"** Mehrere übereinanderliegende Schichten lysierter Erythrozyten | • Eignung zur Ausschlussdiagnostik • Erste Abschätzung der Plasmodiendichte | • Erschwerte Speziesbestimmung |
| **Blutausstrich** Erythrozyten werden auf einem Objektträger durch Ausstreichen vereinzelt. | • Morphologische Speziesbestimmung möglich • Relativ genaue Quantifizierung | • Geringere Sensitivität bei niedriger Plasmodienlast |

PRAXISTIPP
Um die Morphologie der Parasiten aufrechtzuerhalten, sollte die Anfertigung der Blutausstriche möglichst rasch nach der Blutentnahme erfolgen.

Entscheidend für eine akkurate mikroskopische Diagnostik ist die ausreichende **Erfahrung** des Untersuchers. Neben dem relativ hohen **Zeitaufwand** stellt sie die größte Einschränkung dieser dennoch weiterhin unverzichtbaren Untersuchungsmethode dar. Sie ermöglicht eine genaue Erkennung der infizierenden Plasmodien-Art und hat somit eine direkte therapeutische Relevanz. Geübte Untersucher können noch eine Plasmodiendichte von 20 Plasmodien/µl Blut oder weniger feststellen. Bei einer sehr geringen Anzahl an Plasmodien kann die Sensitivität der Mikroskopie dennoch für eine sichere Erkennung nicht ausreichend sein.

PRAXISTIPP
Eine einmalige unauffällige mikroskopische Untersuchung des Blutes stellt keinen sicheren Ausschluss einer Malaria dar. Plasmodien können in Kapillaren sequestrieren und somit zwischenzeitlich selbst bei schweren Infektionen nicht einfach im peripheren Blut nachweisbar sein. Bei fortbestehendem klinischem Verdacht auf eine Malaria sollten Untersuchungen des Blutes in Abständen von 12–24 h wiederholt werden. Die Blutabnahmen hierfür können unabhängig vom Fieberverlauf erfolgen.

MERKE
Der Nachweis von *Plasmodium sp.* ist in Deutschland nach § 7 des Infektionsschutzgesetzes durch das nachweisende Labor nicht-namentlich meldepflichtig. Epidemiologische und klinische Daten sind durch den behandelnden Arzt auf dem Meldebogen zu ergänzen.

## 26.7 Welche weiteren Untersuchungen können bei Verdacht auf Malaria erfolgen?

Mit der Untersuchung auf **Plasmodien-spezifischen Antigene** im Blut steht eine als **Schnelltest** verfügbare und von der Untersuchererfahrung relativ unabhängige diagnostische Methode zur Verfügung. Sie kann insbesondere in Notfallsituationen hilfreich sein, wenn keine zeitnahe mikroskopische Untersuchung möglich ist.

**Typische Schnelltests** reagieren auf das Vorhandensein von

- *P. falciparum*-spezifischem Antigen (HRP2 oder spezifische LDH)
- **Allgemein** bei Plasmodien vorkommenden Antigenen (Aldolase, pan-spezifische LDH)

Somit ist meist eine rasche erste Einschätzung bezüglich des Vorliegens einer bedrohlichen Malaria tropica (Nachweis von *P. falciparcum*-spezifischen Antigen) möglich. Ein gleichzeitiger Nachweis von allgemein bei Plasmodien vorkommenden Antigenen ist sowohl bei einer Malaria tropica als auch bei einer Mischinfektion möglich.

> **MERKE**
> Die derzeit verfügbaren Schnelltests können die mikroskopische Diagnostik **nicht** ersetzen:
> - Insbesondere bei sehr hohen und sehr niedrigen Parasitenzahlen kann es zu falsch-negativen Untersuchungsergebnissen kommen.
> - Schnelltests ermöglichen keine sichere Quantifizierung der Plasmodienzahl und spielen in der Beurteilung des Therapieansprechens derzeit praktisch keine Rolle.
> - Antigene wie HRP2 können auch noch Wochen nach einer erfolgreich behandelten Malaria im Blut nachweisbar sein.

**26**

Besonderen Fragestellungen vorenthalten bleibt die nicht routinemäßig verfügbare Polymerase-Kettenreaktion (PCR) zum Nachweis Plasmodien-spezifischer DNA.

## 26.8 In welchen Fällen besteht ein erhöhtes Risiko für schwere Verlaufsformen der Malaria?

Die zeitnahe Erkennung einer schwer verlaufenden Malaria ist von elementarer Bedeutung für die Einleitung einer adäquaten Behandlung sowie die Überwachung bedrohter vitaler Parameter. Schwere und lebensbedrohliche Verlaufsformen der Malaria betreffen nahezu ausschließlich die **Malaria tropica** (sowie die **Knowlesi-Malaria**). Bei ausgeprägtem Befall kann jedoch auch eine Infektion mit *P. vivax* bedrohliche Verläufe aufzeigen.

Ein Risiko für schwere Verlaufsformen besteht insbesondere für Personen, die **keine partielle Immunität** gegenüber Plasmodien aufweisen. Diese kann sich bei regelmäßigem Kontakt zu Malaria-Erregern in Endemiegebieten ausbilden und das Ausmaß einer Infektion teilweise kontrollieren.

Bei Reisenden aus Nicht-Endemiegebieten liegt in der Regel keine Plasmodien-spezifische Immunaktivität vor, sodass die Rate schwerwiegender Krankheitsverläufe erhöht ist.

> **MERKE**
>
> Die Ausprägung der partiellen Immunantwort gegen Malaria nimmt bei ausbleibender Immunstimulation infolge fehlenden Kontakts zu Plasmodien im Laufe der Zeit ab. Dies betrifft insbesondere die wichtige Gruppe von ursprünglich aus Endemiegebieten stammenden Auswanderern, die für Besuche in ihre Heimatregionen zurückreisen ("VFR": Visiting Friends and Relatives). Auch in diesen Fällen nimmt die Häufigkeit schwerer Malaria-Verläufe mit der Länge der Abwesenheit aus dem Heimatland zu.

Ein besonderes Risiko für bedrohliche Krankheitsepisoden findet sich des Weiteren bei **Kindern** und **Schwangeren** sowie beim Vorliegen einer Immunschwäche wie beispielsweise im Rahmen einer **HIV-Infektion**.

## 26.9 Wie ist die komplizierte Malaria tropica definiert?

Zusammengefasst ist die komplizierte Malaria tropica durch eine *P.-falciparum*-Infektion gekennzeichnet, die mit einer besonders hohen Plasmodiendichte im Blut und/oder akuten Organdysfunktionen einhergeht.

Nach den Kriterien der Weltgesundheitsorganisation ist sie definiert als *Plasmodium falciparum*-**Parasitämie mit mindestens einem der folgenden Merkmale:**

- Hyperparasitämie > 10 % (befallene Erythrozyten)
  In den Leitlinien der Deutschen Gesellschaft für Tropenmedizin wird bereits ein **Plasmodienbefall von ≥ 5 %** aller Erythrozyten als schwerwiegende Verlaufsform angesehen.
- Bewusstseinseinschränkung (Glasgow Coma Scale < 11)
- Schwerwiegende Entkräftung mit Verlust der Fähigkeit zu eigenständigem Sitzen, Stehen oder Gehen
- Wiederholte Krampfanfälle innerhalb von 24 h
- Azidose
- Hypoglykämie (Blutzucker < 40 mg/dl)
- Schwere Anämie (Hämoglobin < 7 g/dl oder Hämatokrit < 20 %)
- Akute Nierenfunktionsstörung (Serum-Kreatinin > 3 mg/dl)
- Hyperbilirubinämie (> 3 mg/dl bei einer Parasitenzahl von > 100.000/µl)
- Lungenödem (radiologisch bestätigt oder nach klinischer Symptomatik mit $SpO_2$ < 92 % unter Raumluft und einer Atemfrequenz > 30/min)
- Starke Blutung, inkl. wiederkehrender bzw. persistierender Blutung aus Nase, Zahnfleisch oder Punktionsstellen
- Schocksymptomatik
  - Kompensiert:
    kapilläre Füllungszeit ≥ 3 s oder Temperaturgradient des Beines zwischen proximaler und mittlerer Extremität, jedoch fehlende Hypotension
  - Dekompensiert:
    systolischer Blutdruck ≤ 80 mmHg mit Zeichen reduzierter peripherer Perfusion

**26**

> **INFO**
>
> **Pathogenese der komplizierten Malaria tropica**
> Die Symptome der komplizierten Malaria tropica entstehen vermutlich infolge eines massiven Anstiegs der Parasitenzahl, der inflammatorischen Immunantwort, sowie einer obstruktiven Störung der mikrovaskulären Organperfusion (z. B. des Gehirns) mit konsekutiver metabolischer Azidose. Zur Gefäßobstruktion kommt es unter anderem durch eine von Plasmodien vermittelte Veränderung erythrozytärer Oberflächenproteine, die zu einer gesteigerten Anheftung von Erythrozyten an Endothelien führen kann.

## 26.10 Wonach richtet sich die Auswahl der spezifischen Therapie?

Die Auswahl der spezifischen Behandlung richtet sich unter anderem nach
- dem genauen **Typen** der Malaria
  Bei der Malaria **tropica** zudem:
  Unterscheidung zwischen **unkomplizierter** und **komplizierter** Malaria tropica
- **Kontraindikationen** und **Nebenwirkungen** der jeweiligen Wirkstoffe
- einer vorherigen Einnahme einer (**ineffektiven**) **medikamentösen Prophylaxe**
- dem Plasmodien-**Resistenzprofil** der Region, in der die Malaria erworben wurde

## 26.11 Wie wird die unkomplizierte Malaria behandelt?

Bei der unkomplizierten Malaria **tropica** erfolgt in der Regel eine **3-tägige orale** Behandlung mit einer Wirkstoffkombination (▶ Tab. 26.4).

**Tab. 26.4** Häufig eingesetzte Wirkstoffkombinationen zur Therapie der unkomplizierten Malaria tropica

| Wirkstoff-kombination | Kontraindikationen | Typische Nebenwirkungen |
|---|---|---|
| Atovaquon/ Proguanil | • Schwere Nierenfunktions-störung | • Gastrointestinale Beschwerden<br>• Kopfschmerzen |
| Artemether/ Lumefantrin | • Kardiale Erkrankungen und Konditionen (insbesondere Rhythmusereignisse)<br>• Bestimmte Begleitmedikamente (z. B. trizyklische Antidepressiva) | • Gastrointestinale Beschwerden<br>• Kopfschmerzen<br>• Palpitationen<br>• Myalgien<br>• Arthralgien<br>• Schlafstörungen |
| Dihydroartemisinin/Piperaquin | • Herzrhythmusstörungen<br>• Elektrolytstörungen | • Kopfschmerzen<br>• Anämie |

Das früher häufig angewendete **Mefloquin** wird aufgrund psychiatrischer Nebenwirkungen nicht mehr allgemein zur Behandlung der Malaria empfohlen, es eignet sich jedoch weiterhin insbesondere zur Anwendung in der Schwangerschaft.

**INFO**

**Chloroquin zur Therapie der Malaria tropica**

Bei *Plasmodium falciparum*-Infektionen, die in Regionen mit hohen Raten Chloroquin-sensibler Erreger erworben wurden, ist grundsätzlich auch eine Behandlung mit Chloroquin möglich. Zu diesen Regionen zählen z. B. Länder der Karibik, des westlichen Zentralamerikas sowie ganz bestimmte Regionen des mittleren Ostens. Aufgrund der verfügbaren Alternativen mit deutlich geringerer Resistenzproblematik wird die Therapie der Malaria tropica mit Chloroquin in Deutschland jedoch insgesamt nicht mehr empfohlen.

Die Behandlung der unkomplizierten Malaria tertiana und Knowlesi-Malaria sollte analog der Malaria tropica erfolgen. Zur Therapie der Malaria quartana kann Chloroquin eingesetzt werden.

**PRAXISTIPP**

Nach Einleitung einer spezifischen Therapie sollten tägliche mikroskopische Blutuntersuchungen zur Bestimmung der Plasmodiendichte bis zum fehlenden Nachweis erfolgen. Spätestens nach 48 h sollte es zu einem Therapieansprechen kommen, das sich in der Abnahme der Zahl asexueller Plasmodien-Stadien manifestiert. Sollte dieses ausbleiben, so muss eine Infektion mit therapieresistenten Plasmodien und eine zügige Umstellung der Medikation in Erwägung gezogen werden.

**INFO**

**Resistenzen**

Resistenzen können grundsätzlich gegenüber allen angewendeten Wirkstoffen auftreten. Von praktischer Bedeutung ist insbesondere die nahezu weltweit verbreitete Resistenz von *Plasmodium falciparum* gegen Chloroquin. In den vergangenen Jahren werden insbesondere in Regionen Südostasiens auch zunehmend Fälle von Resistenzen gegenüber neueren Wirkstoffklassen beobachtet.

Beim Verdacht auf das Vorliegen einer Therapieresistenz sollte umgehend Kontakt mit einem Zentrum für Tropenmedizin aufgenommen werden.

## 26.12 Sie haben bei einem Reiserückkehrer, der neben Fieber keine Beschwerden aufweist, eine Malaria tropica mit niedriger Plasmodiendichte nachgewiesen. Ist eine ambulante Behandlung möglich?

Die Diagnose einer **Malaria tropica** (und **Knowlesi-Malaria**) sollte aufgrund der Möglichkeit einer plötzlichen und dramatischen Verschlechterung des klinischen Zustands zunächst zur Einleitung der Therapie unter stationären Bedingungen führen.

Hingegen können die **Malaria tertiana** und **Malaria quartana** unter engmaschiger Kontrolle des Therapieansprechens bei gutem Befinden des Patienten ambulant behandelt werden – bei einer Infektion mit *Plasmodium vivax* sollte jedoch ebenfalls die Möglichkeit schwerer Verläufe beachtet werden.

## 26.13 Welche Besonderheiten gelten für die Behandlung der komplizierten Malaria tropica?

Bei einer **komplizierten Malaria tropica** ist eine anfängliche intravenöse Behandlung auf einer **Überwachungsstation** angezeigt – auch bei gutem Befinden des Patienten und einer lediglich auf der Hyperparasitämie beruhenden Klassifizierung als komplizierte Malaria.

Zur intravenösen Therapie der komplizierten Malaria tropica geeignet sind:
- **Artesunat** (Mittel der **ersten Wahl**)
- **Chinin** (das aufgrund möglicher Resistenzen mit Doxycyclin oder Clindamycin kombiniert werden sollte)

Insbesondere die Gabe von Chinin kann mit zahlreichen toxischen Nebenwirkungen verbunden sein (▶ Tab. 26.5).

Nach Abschluss der intravenösen Behandlung sollte eine reguläre orale Anschlusstherapie erfolgen.

**Tab. 26.5 Typische Nebenwirkungen bei der Behandlung der komplizierten Malaria tropica**

| Medikament | Nebenwirkungen |
| --- | --- |
| Artesunat | • Verzögerte **Hämolyse** auch noch Wochen nach Behandlungsende (Blutbildkontrollen!) |
| Chinin | • **Herzrhythmusstörungen/QT-Zeit**-Verlängerung (Infusionsgeschwindigkeit beachten, **EKG-Kontrollen**)<br>• Hypgolykämie<br>• Sehstörungen<br>• Hörstörungen |

26

**PRAXISTIPP**
Die zur Therapie der komplizierten Malaria tropica notwendigen Medikamente sind in Deutschland nicht ohne Weiteres verfügbar:
**Artesunat** ist in Deutschland **nicht zugelassen**, aber dennoch Mittel der ersten Wahl.
**Chinin** ist ein zugelassenes Medikament, das jedoch in der für die intravenöse Verabreichung notwendigen Form **nicht** mehr regulär **vertrieben** wird.
Die Deutsche Gesellschaft für Tropenmedizin (DTG) listet auf ihrer Onlinepräsenz eine Übersicht von Krankenhäusern; die Notfallmedikamente zur Behandlung der komplizierten Malaria tropica vorrätig halten (www.dtg.org).

## 26.14 Einen Monat nach Abschluss der Behandlung einer Malaria tertiana entwickelt ein Patient erneut Fieber – woran denken Sie?

Im Lebenszyklus von *Plasmodium vivax* und *Plasmodium ovale* kommt es zur Ausbildung von **Hypnozoiten**, einem **Ruhestadium** von Plasmodien. Diese verbleiben in der Leber der infizierten Person.

Insbesondere bei einer Infektion mit *P. vivax*, seltener auch bei einer Infektion mit *P. ovale*, kann es nach vermeintlicher Ausheilung zu einem von diesen Hypnozoiten ausgehenden **Rezidiv** kommen. Dieses kann auch mehrere Monate nach der Plasmodien-Infektion auftreten und beispielsweise durch andere Infektionserkrankungen ausgelöst werden.

Bei einer Malaria tertiana sollte daher im Anschluss an die reguläre Therapie eine Behandlung mit **Primaquin** erfolgen, die sich spezifisch gegen die hepatischen Hypnozoiten richtet.

> **PRAXISTIPP**
>
> Primaquin ist kein in Deutschland zugelassenes Arzneimittel und muss über eine **internationale Apotheke** bezogen werden.
> Vor der Gabe von Primaquin muss ein **Glukose-6-Phosphatdehydrogenase (G6PDH)-Mangel** ausgeschlossen werden, da beim Vorliegen dieses Enzymdefekts ein hohes Risiko für eine schwere **Hämolyse** nach Primaquin-Einnahme vorliegt. In der **Schwangerschaft** ist die Gabe von Primaquin **kontraindiziert**.

## 26.15 Wie beraten Sie Reisewillige mit der Frage nach Maßnahmen, die einen Schutz vor der Malaria bieten?

Neben grundlegenden ökologischen und sozio-ökonomischen Maßnahmen unterscheidet man verschiedene individuell durchführbare Strategien zur Malaria-Prävention.

- **Expositionsprophylaxe:**
  Diese erste, nebenwirkungsärmste und wichtigste Ebene der individuellen Malaria-Prophylaxe bietet gleichzeitig auch Schutz vor anderen durch Mücken übertragenen Erkrankungen. Zu den Maßnahmen zählen z. B.:
  - Tragen langer Kleidungsstücke
  - Anwendung von Insektenabwehrsprays (Repellents, z. B. DEET-haltig)
  - Anwendung von (insektizid-imprägnierten) Moskitonetzen
  - Vermeidung des Aufenthalts im Freien nach Einbruch der Dämmerung (Anopheles-Mücken stechen insbesondere in der Dämmerung und nachts).
    Beachtet werden sollte, dass auch Resistenzen von Anopheles-Mücken gegen Insektizide auftreten können.

- **Chemoprophylaxe:**
  Die prophylaktische Einnahme plasmodienwirksamer Medikamente ist insbesondere bei Reisen in Endemiegebiete mit hohem Übertragungsrisiko zu empfehlen. Zum Einsatz kommen z. B.:
  - Atovaquon/Proguanil:
    **Tägliche** Einnahme ab **2 Tagen** vor Reisebeginn bis **1 Woche** nach Rückkehr.
  - Doxycyclin:
    **Tägliche** Einnahme ab **2 Tagen** vor Reisebeginn bis **1 Monat** nach Rückkehr. Wirkt sensibilisierend auf Sonnenstrahlung.
  - Mefloquin
    **Wöchentliche** Einnahme ab **1–2 Wochen** vor Reisebeginn bis **1 Monat** nach Rückkehr. Aufgrund psychiatrischer Nebenwirkungen nicht mehr allgemein empfohlen. Geeignet in der Schwangerschaft.

- **Stand-by-Medikation:**
  Beim Auftreten von Fieber in Endemiegebieten, das 1 Woche oder mehr nach Einreise auftritt, sollte bis zum Ausschluss immer von einer Malaria ausgegangen werden und eine ärztliche Vorstellung angestrebt werden. Sollte diese nicht umgehend erfolgen können, so kann eine selbstständige Behandlung der vermuteten Malaria erfolgen. Insbesondere bei Reisen in Gebiete mit eingeschränkter medizinischer Infrastruktur sollten die hierfür notwendigen Medikamente be-

reits im Heimatland erworben und mitgeführt werden.
Zur eigenständigen Notfalltherapie eignen sich beispielsweise
- Artemether/Lumefantrin
- Atovaquon/Proguanil
- Mefloquin (insbesondere in der Schwangerschaft)

**INFO**

**Malaria-Impfstoff**

Der Impfstoffkandidat RTS, S/AS01 wies in einer Phase III-Studie bei afrikanischen Kindern eine Effektivität in Bezug auf die signifikante Reduktion der Malaria-Inzidenz auf. Die Wirksamkeit nahm jedoch im Verlauf der Nachbeobachtungszeit weniger Jahre deutlich ab. Nach ersten Bewertungen durch Aufsichts- und Gesundheitsbehörden ist daher zunächst nur eine Einführung des Impfstoffes für Kinder im Rahmen von Pilotprogrammen in bestimmten afrikanischen Regionen geplant.

**Weiterführende Literatur**

Ashley, E. A., Dhorda, M., Fairhurst, R. M., Amaratunga, C., Lim, P., Suon, S. et al. (2014). Spread of Artemisinin Resistance in Plasmodium falciparum Malaria. New England Journal of Medicine, 371 (5), 411–423.

Cowman, A. F., Healer, J., Marapana, D., Marsh, K. (2016). Malaria: Biology and Disease. Cell, 167 (3), 610–624.

Crompton, P. D., Moebius, J., Portugal, S., Waisberg, M., Hart, G., Garver, L. S. et al. (2014). Malaria Immunity in Man and Mosquito: Insights into Unsolved Mysteries of a Deadly Infectious Disease. Annual Review of Immunology, 32 (1), 157–187.

Deutsche Gesellschaft für Tropenmedizin und Internationale Gesundheit. (2016). Leitlinie: Diagnostik und Therapie der Malaria.

RTS, S Clinical Trials Partnership (2015). Efficacy and safety of RTS,S/AS01 malaria vaccine with or without a booster dose in infants and children in Africa: final results of a phase 3, individually randomised, controlled trial. Lancet, 386 (9988), 31–45.

World Health Organization. (2016). World Malaria Report 2016.

**26**

# 27 Tropische Parasitosen

*C. Köhler, W. Metzger, S. Schmiedel*

## Amöbiasis

*S. Schmiedel*

### 27.1 Wie kann man einen Amöbenleberabszess (ALA) von einem bakteriellen Leberabszess unterscheiden?

Ein Amöbenleberabszess als **häufigste extraintestinale Manifestation einer Amöbiasis** ist klinisch, laborchemisch und in der sonografischen, MRT- und CT-Bildgebung **nicht** von einem bakteriellen Leberabszess zu unterscheiden. Bei beiden besteht meist Fieber, Oberbauchschmerz, ausgeprägte Leukozytose und andere Inflammationsparameter (BSG, CRP). Klinische Argumente, die für eine Amöbiasis sprechen, sind Expositionsanamnese in Hochendemiegebieten, männliches Geschlecht, Fertilität, singuläre Läsionen und Lokalisation im rechten Leberlappen. Diagnostisch beweisend ist der Nachweis von Amöben im Leberpunktat mit Mikroskopie, Kultur oder PCR. Ebenfalls stark hinweisend ist der Nachweis von Amöbenantikörpern im Blut bei Personen aus Nicht-Endemieregionen (kann auch fehlen) sowie der zeitgleiche Nachweis von vegetativen *Entamoeba histolytica*-Parasiten oder deren Zysten im Stuhl.

**27**

### 27.2 Welche Amöbenspezies sind humanpathogen?

*Entamoeba histolytica* ist die häufigste human pathogene Amöbenart und führt hauptsächlich zu Darminfektionen. Neben einigen Affenarten ist der Mensch der einzige Wirt für *Entamoeba histolytica*.

*Dientamoeba fragilis* ist fakultativ pathogen und kann ebenfalls zu Darminfektionen führen, die mit ausgeprägter Eosinophilie assoziiert sein können. *Blastozystis hominis* ist eine weitere fakultativ pathogene Amöbenart, die in tropischen Ländern bei bis zu 50 % der Gesunden gefunden wird (in Deutschland bei 20 %) und die fraglich auch eine gastrointestinale Symptomatik hervorrufen kann.

Daneben können in Gewässern und Böden vorkommende frei lebende Amöben wie *Naegleria fowleri, Balamuthia mandrillaris, Sappinia diploidia* und *Accanthamoeba spp.* nach Eindringen in die Haut oder in Schleimhäute des Respirationstrakts oder Auges eine Amöbenkeratitis (▶ Kap. 11.19) oder eine Amöbenmeningoenzephalitis (▶ Kap. 6.2), dann mit sehr hoher Letalität, hervorrufen.

## 27.3 Welche Erkrankungen werden durch *Entamoeba histolytica* (*E. histolytica*) hervorgerufen?

Die Infektion mit *Entamoeba histolytica* erfolgt durch perorale Aufnahme von Amöbenzysten, die direkt oder indirekt von anderen Menschen übertragen werden. Nur etwa 10 % der Infektionen führen zu einer klinischen Krankheit, meist einer **Amöbenkolitis** (invasive Amöbenerkrankung). Von einer Darmbesiedlung oder Kolitis (auch: Amöbenulkus, Amöbom, Amöbenappendizitis) kommt es in wenigen Fällen zu einer extraintestinalen hämatogenen Streuung, dann treten **Amöbenabszesse** in anderen Organen auf. Amöbenabszesse finden sich dann zu 95 % in der Leber, können aber auch in allen anderen Organen (Gehirn, Nieren, Lunge, Haut, Knochen, Pleura) auftreten.

## 27.4 In welchen Regionen kommen *Entamoeba histolytica*-Infektionen häufig vor?

*E. histolytica* kommt vor allem in tropischen und subtropischen Ländern vor, weniger häufig aber auch in gemäßigtem Klima. Hochendemiegebiete sind insbesondere Südasien und Südostasien, besonders in Regionen mit schlechten hygienischen Bedingungen. Man rechnet, dass etwa 0,5 Milliarden Menschen weltweit mit *E. histolytica* infiziert sind, von denen etwa 10 Mio. jährlich an einer Amöbiasis erkranken und etwa 100.000 jährlich an Komplikationen einer Amöbiasis versterben, insbesondere an Amöbenleberabszessen.

## 27.5 Wie behandelt man einen Amöbenleberabszess (ALA)?

Die bevorzugte Therapie besteht in der hochdosierten Gabe von Metronidazol (3 × 10 mg iv oder oral) über 10 Tage. Auch multiple oder große Abszesse können so sicher zur Abheilung gebracht werden. Metronidazol erreicht keinen ausreichenden Wirkspiegel im Darmlumen, sodass **immer** auch eine Therapie einer möglichen persistierenden Darmlumeninfektion mit einem im Lumen wirksamen Medikament, z.B. Paromomycin 3 × 500 mg oral über 10 Tage durchgeführt werden muss, selbst wenn keine Darmparasiten nachweisbar sein sollten.

Eine Abszesspunktion muss meist nicht durchgeführt werden, kann aber aus diagnostischen Gründen oder bei Rupturgefahr indiziert sein und ist dann ebenso wie bei einem bakteriellen Abszess möglich, eine Dauerdrainage ist jedoch niemals erforderlich. Die Rupturgefahr ist bei einem ALA selbst bei nur dünner Wand nur gering.

## 27.6 Wie diagnostiziert man eine intestinale Amöbiasis?

Eine Amöben-Darminfektion oder -Besiedlung wird durch den Nachweis von Amöbenzysten oder vegetativen, beweglichen Magna- und Minorformen (Trophozoiten) von *E. histolytica* in der Stuhlmikroskopie nachgewiesen. Bei blutigem Stuhl (Amöbenkolitis) ist der mikroskopische Nachweis von Zysten oder vegetativen *Entamoeba histolytica* diagnostisch.

Allerdings führen nur etwa 10 % der Infektionen durch *E. histolytica* zu einer klinischen Erkrankung (invasive Amöbiasis).

In den Endemiegebieten (und nach Exposition) findet sich zudem in 90 % der mittels Stuhlmikroskopie diagnostizierten Entamoeba-Infektionen ausschließlich ein Befall durch die mikroskopisch und morphologisch völlig gleichartige, jedoch apathogene *E. dispar*. Deshalb muss bei Nachweis von Entamoeba-Zysten oder Minorformen eine Stuhl-PCR aus Nativstuhl erfolgen, um eine Infektion mit der weniger häufigen pathogenen *E. histolytica* nachzuweisen. Die früher dafür eingesetzte Zymogenbestimmung (Isoenzym) wird nicht mehr durchgeführt. Der Nachweis von Amöben-Antikörpern weist ebenfalls den Kontakt mit invasiver *E. histolytica* nach, beweist aber keine aktuelle Infektion, da Antikörper über viele Jahre persistieren. Zwischen Infektion und klinischer Erkrankung liegen bei der Amöbiasis häufig Monate bis Jahre.

### 27.7 Ist der mikroskopische Nachweis von Entamoeba-Zysten im Stuhl pathogen?

Zahlreiche Amöbenarten können den Darm des Menschen kolonisieren. Neben den verschiedenen Entamöben *(E. histolytica, E. dispar, E. moshkovskii, E. hartmanni, E. coli* und *E. polecki)* sind das *Endolimax nana* und *Iodamoeba bueschlii*. Mit Ausnahme von *E. histolytica* sind alle diese Organismen reine Kommensalen und immer apathogen, selbst im Falle eines Immundefekts.

### 27.8 Kann eine Amöben-Darminfektion mit einer „Routinestuhluntersuchung" (Stuhlkultur, Stuhl auf pathogene Erreger) diagnostiziert werden?

Eine Entamoeben-Darminfektion oder Besiedlung wird von einer Routinestuhluntersuchung **nicht** erfasst. Um eine Amöbiasis zu diagnostizieren, muss eine Stuhlmikroskopie erfolgen. Hierfür ist Nativstuhl geeignet, besser wird Stuhl mit einem Konzentrationsverfahren (z. B. Merthiolat-Iodo-Formalin [MIF]-Stuhl) abgereichert und untersucht. Dabei kommen auch Fluorozenzfärbungen oder Stuhl-Antigenteste zum Einsatz, die Sensitivität der Untersuchung kann so verbessert werden. Parasitologische Stuhluntersuchungen müssen oft mehrfach wiederholt werden, da die Erregerausscheidung oft gering und nicht kontinuierlich vorhanden ist. Daneben kommen molekulare Nachweisverfahren zum Einsatz (Stuhl-PCR), welche die Sensitivität ebenfalls verbessern.

**27**

### 27.9 Ist der Nachweis von nicht-pathogenen Amöben im Stuhl klinisch bedeutsam?

Zahlreiche Amöbenarten können den Darm des Menschen kolonisieren. Neben *E. histolytica* sind dies die apathogenen Entamöben *(E. dispar, E. moshkovskii, E. hartmanni, E. coli, E. polecki)* sowie *Endolimax nana, Iodamoeba bueschlii*, außerdem die fraglich fakultativ pathogenen *Dientamoeba fragilis* und *Blastozytsis hominis*. Der Nachweis von apathogenen Amöben im Stuhl ist insbesondere deshalb klinisch bedeutsam, weil er ein starker Hinweis ist auf eine Exposition mit stuhlverunreinigtem Wasser oder Lebensmitteln bzw. einer kontaminierten Perigenitalregion eines Sexualpartners.

### 27.10 Wie wird eine Amöbiasis übertragen?

*Entamoeba histolytica*, der Erreger von Amöbenkolitis, Amöbenruhr und von Amöbenleberabszessen (u. a. Organabszessen) wird **fäkal-oral** übertragen. Ein Risiko besteht bei direktem oder indirektem Kontakt zu menschlichen Ausscheidungen

z. B. über Nahrungsmittel, verunreinigtes Trinkwasser oder oro-genito-anale Sexualpraktiken. Die Infektion erfolgt durch die orale Aufnahme 4-kerniger Zysten, die sich im Darm teilweise in die teilungsfähige, pathogene, einkernige, vegative Form (Trophozoiten) umwandeln. Amöbenzysten bleiben auch außerhalb des menschlichen Körpers über Monate infektiös.

### 27.11 Wie präsentiert sich eine intestinale Amöbiasis?

Nur etwa 10 % der Infektionen führen zu einer klinischen Krankheit, meist einer Amöbenkolitis (invasive Amöbenerkrankung). Leitsymptome sind Fieber, Bauchschmerzen und blutige Diarrhöen. Häufig liegen aber auch nur abortive Verlaufsformen mit milder Diarrhö, kaum abdominaler Symptomatik und ohne systemische Beschwerden vor. Häufig ist auch eine völlig Besiedlung mit *Entamoeba histolytica*, die aber ebenfalls eradiziert werden sollte.

## Leishmaniasis
*S. Schmiedel*

### 27.12 In welchen Regionen kommt eine Leishmaniasis vor?

Die Leishmaniasis (der Begriff Leishmaniose sollte vermieden werden) wird meist durch Stiche verschiedener Mückenarten (sog. Sandmücken, hauptsächlich mehrere Phlebotomus- und Luzomyia-Arten) übertragen und kommt natürlicherweise überall dort vor, wo es die Überträgermücken gibt. Hauptausbreitungsgebiete für die **kutanen und mukokutanen Manifestationen** sind der gesamte Mittelmeerraum, der Nahe und Mittlere Osten, das gesamte Südasien, außerdem Mexiko, Mittelamerika und die meisten Länder Lateinamerikas (Ausnahme: Chile). In Einzelfällen hat es auch Übertragungen im subsaharischen Afrika und in den südlichen USA gegeben. Die **viszerale Leihmaniasis** kommt vor allem in Brasilien, Mittelamerika, Ostafrika, der Türkei, Armenien, dem Iran, Indien und Bangladesch, aber auch im Mittelmeerraum vor. Aktuell findet eine geografische Ausdehnung der Vektoren und der Transmission auch nach Norden statt. Die humanpathogenen Leishmanienspezies werden epidemiologisch in altweltliche (Europa, Afrika, Asien) und neuweltliche Erreger (Amerikas) unterschieden.

### 27.13 Wie kann man sich vor einer Leishmanieninfektion schützen?

Auf individueller Ebene erreicht man den besten Schutz vor einer Leishmanieninfektion, die dann zu einer kutanen, mukokutanen oder viszeralen Leishmaniasis führen kann, durch einen konsequenten **Mückenschutz**. Sandfliegen sind sehr schlechte Flieger, insofern ist es oft einfach, Mücken-Mensch-Kontakte zu unterbrechen, z. B. durch konsequente Vektorbekämpfung oder Bekämpfung und Eliminierung von chronisch infizierten Reservoirtieren (z. B. Nagerpopulationen, streunende Hunde). Organtransplantate und Blut können auf Leishmanien untersucht werden, unsichere chirurgische Praktiken und „needle-sharing" sollten unterbleiben.

## 27.14 Wie erkennt man eine kutane Leishmaniasis?

Die kutane Leishmaniasis der Alten Welt ist meist ein chronisches, schmerzloses Hautulkus oder eine infiltrative Hautläsion, histologisch zeigt sich eine (nekrotisierende) Granulomatose. Gelegentlich treten multiple Läsionen auf. Oft entstehen ausgeprägte Narben. In etwa 5 % entwickelt sich nach einer Infektion mit *Leishmania (L.) tropica* eine chronische, rezidivierende Hautform.

Das klinische Bild der diffusen kutanen Leishmaniasis tritt bei der neuweltlichen kutanen Leishmaniasis auf und ist charakterisiert durch diffuse kutane Infiltrationen und nicht-ulzerierende Knoten. Das klinische Bild ähnelt der lepromatösen Lepra.

Die neuweltliche mukokutane Leishmaniasis dagegen, ist eine nekrotisierende, granulomatöse Entzündung des Nasen-Rachen-Raums.

Wegweisend für die Diagnose der kutanen (und mukokutanen) Leishmaniasis ist der Erregernachweis im Gewebe. Dieser erfolgt aus exprimierter periläsionaler Gewebeflüssigkeit oder nach Biopsie im histologischen Schnitt nach HE-, Romanowsky-, Leishman-Färbung und Mikroskopie, die genaue Speziesbestimmung erfolgt mittels PCR. Eine Speziesdifferenzierung ist erforderlich, um die geeignete antiparasitäre Therapie festlegen zu können.

## 27.15 Warum verläuft eine Leishmaniasis manchmal als kutane (CL), als mukokutane (MCL) oder als viszerale Erkrankung (VL) (Verlaufsform)?

Die Leishmanienspezies und die Immunlage des Wirtes bestimmen die klinische Manifestationsform. Bestimmte Leishmanienspezies können sowohl kutane als auch viszerale Verläufe verursachen (z. B *L. donovani, L. infantum*), andere Leishmanien manifestieren sich nur an der Haut (u. a. *L. major, L. tropica, L. aethiopica, L. braziliensis*-Komplex), manche Spezies nahezu ausschließlich viszeral (*L. chagasi*). Mukokutane Manifestationen kommen meist in der Neuen Welt (Lateinamerika) vor, vor allem bei *L. braziliensis*-Infektion.

**27**

## 27.16 Kann eine kutane Leishmaniasis (CL) auch als viszerale Verlaufsform (VL) rezidivieren?

Die Leishmanienspezies und die Immunlage des Wirtes bestimmen die klinische Manifestationsform. Bei nicht ausreichender zellulärer Immunantwort bestimmt die übertragene Leishmanienspezies, ob die Infektion lokal begrenzt bleibt (kutane Formen) oder ob eine Disseminierung in die Organe folgt (viszerale Leishmaniasis). Veränderungen der Immunlage durch Mangelernährung, HIV-Infektion oder immunsuppressive Therapie können dabei latente Infektionen (re-)aktivieren. Grundsätzlich können bei Immunsupprimierten alle Spezies viszeralisieren und rezidivieren, bei Immunkompetenten entsteht nach Abheilung klinisch eine lebenslange Immunität, allerdings persistieren Erreger über Jahrzehnte.

## 27.17 Ein drogenabhängiger, unbehandelter HIV-positiver Patient mit schlechtem Immunstatus stellt sich mit Fieber, Lymphadenopathie, Panzytopenie und ausgeprägter Hepatosplenomegalie vor. Welche wichtigen Differenzialdiagnosen müssen Sie unbedingt bedenken?

- Viszerale Leishmaniasis
- Malaria (▶ Kap. 26)
- Typhus abdominalis
- Tuberkulose (▶ Kap. 18.1)
- Akute HIV-Infektion (▶ Kap. 22)
- Brucellose (▶ Kap. 17.10)
- Histoplasmose
- Toxoplasmose
- Zytomegalie
- Castelman-Syndrom
- Atypische Mykobateriose
- Bartonellose (▶ Kap. 17.20)
- Maligne Lymphome
- Sepsis

## 27.18 Wie kann bei diesem Patienten eine viszerale Leishmaniasis diagnostiziert werden?

Der Verdacht auf eine viszerale Leishmaniasis besteht nach entsprechender geografischer Exposition und bei Auftreten typischer Symptome wie Fieber, Hepatosplenomegalie und Zytopenie. Risikofaktoren sind insbesondere auch jegliche Art von Immunsuppression. Für die definitive Diagnose ist der direkte Parasitennachweis aus Knochenmark oder Milz-, Leber-, bzw. Lymphknotenpunktat mittels Mikroskopie, Kultur oder PCR erforderlich. Meist lassen sich auch Serumantikörper nachweisen, die aber insbesondere bei Immunsuppression (z.B. HIV-Infektion) auch fehlen können.

Von der viszeralen Leishmaniasis müssen andere Erkrankungen abgegrenzt werden, die mit Fieber, Hepatosplenomegalie und Blutbildveränderungen einhergehen. Dazu zählen Malaria, Typhus abdominalis, Tuberkulose, Brucellose, Endokarditis und andere Infektionen sowie maligen Tumoren, Lymphome und Autoimmunerkrankungen.

## 27.19 Wie wird die kutane/mukokutane/viszerale Leishmaniasis übertragen? Ist eine Leishmaniasis von Mensch zu Mensch ansteckend?

Erregerreservoire für Leishmanien sind neben dem Menschen (ausschließlich in Ostafrika, Südasien und für *L. tropica*) Hunde, Nagetiere (*L. chagasi, L. infantum*), Faultiere, Nagetiere, Opossum (neuweltliche Leishmaniasis). Übertragungen erfolgen in der Regel durch Sandmückenstiche, aber auch durch Blut, Blutprodukte, Organtransplantation und als vertikale Transmission in der Schwangerschaft.

Auch direkte Erregerinokkulation auf Schleimhaut oder nicht-intakte Haut (Laborunfälle, unzureichend gereinigte chirurgische Instrumente) wurde beschrieben. Latent infizierte Menschen und Tiere sind dabei Reservoir für Leishmanien, an denen sich die Sandmücken infizieren.

### 27.20 Wie wird die kutane/mukokutane/viszerale Leishmaniasis therapiert?

Für die Therapie der Leishmaniasis stehen unterschiedliche Therapiestrategien und eine Vielzahl medikamentöser Therapieoptionen zur Verfügung.

Bei der **kutanen Leishmaniasis** kann bei minimalem Befall an kosmetisch wenig beeinträchtigender Körperregion durchaus auch der Spontanverlauf und Spontanheilung abgewartet werden. Außerdem stehen eine Vielzahl lokaler Therapieformen wie intraläsionale Injektion von antiparasitären Substanzen wie 5-wertigem Antimonpräparaten (Na-Stibogluconat [Pentostam®]), transkutane Applikation von Ketokonazol, Paromomycin, lokale Wärme (Radiowellen-) oder Kryotherapie zur Verfügung. Diese Lokaltherapien sind je nach Erregerspezies und Ausgedehntheit des Befalls unterschiedlich wirksam und gehören ebenso wie die systemischen Therapien in die Hände eines Spezialisten, damit Komplikationen, mutilierende Verläufe und Rezidive vermieden werden. Ein **ausgedehnter kutaner Befall**, große, multiple, disseminierte oder komplizierte Herde müssen systemisch behandelt werden, ebenso wie die meisten neuweltlichen Leishmanieninfektionen. Hierzu werden je nach Erregerspezies im wesentlichen liposomales Amphthericin B, Milltefosin, Ketokonazol, Flukonazol oder, mit erheblich mehr Nebenwirkungen, 5-wertige Antimonpräparate (z. B. Na-Stibogluconat [Pentostam®], Meglumin-Antimonat [Glucanthime®]) verwendet.

**Mukokutaner oder viszeraler Befall** bei Leishmaniasis, **neuweltliche Leishmaniasis** durch Vianna-Spezies und die **Leishmaniasis bei Immunsuppression** müssen immer systemisch behandelt werden. Auch hier werden je nach Erregerspezies liposomales Amphothericin B, als Zweitlinienpräparat Milltefosin oder, mit erheblich mehr Nebenwirkungen, 5-wertige Antimonpräparate (z. B. Pentacarinat, Glucanthime) eingesetzt.

## Echinokokkose
*C. Köhler, W. Metzger*

### 27.21 Wieso sollte man vor allem in Süddeutschland und Österreich im Wald keine Beeren pflücken und ungewaschen essen?

Weil den Beeren die Eier des Fuchsbandwurms (*Echinococcus multilocularis*) anhaften könnten. Die Infektion des Menschen erfolgt über das Verschlucken der Bandwurmeier. Deshalb wird Kindern in endemischen Gebieten diese Vorsichtsmaßnahme beigebracht. Die Eier sind überaus resistent gegenüber Umwelteinflüssen und können unter günstigen Bedingungen mehrere Monate infektiös bleiben. Es konnte jedoch nicht nachgewiesen werden, ob der Übertragungsweg über mit Fuchsurin verunreinigte Beeren von klinischer Relevanz ist. Der Fuchsbandwurm kann als die gefährlichste Parasitose in Mitteleuropa bezeichnet werden. Eines der Hauptendemiegebiete ist Süddeutschland.

27

## 27.22 Welche Formen von Echinococcus gibt es hauptsächlich?

Von Echinococcus gibt es vor allem **zwei Arten:**

- **Hundebandwurm** (*Echinococcus granulosus*): Erreger der zystischen Echinokokkose (ZE)
- **Fuchsbandwurm** (*Echinococcus multilocularis*): Erreger der alveolären Echinokokkose (AE)

In den meisten Fällen sind Hunde bei *E. granulosus*, und Füchse bei *E. multilocularis* der Endwirt, es können jedoch auch andere Konstellationen vorkommen. Die Eier der Bandwürmer müssen über die Ausscheidungen des Endwirtes von geeigneten Zwischenwirten aufgenommen werden. Zwischenwirte sind beim Hundebandwurm Wiederkäuer (z. B. Schafe), beim Fuchsbandwurm vor allem Mäuse. Auch hier können andere Konstellationen vorkommen. Im Gewebe des Zwischenwirts entwickeln sich die Larven. Wird der Zwischenwirt vom Endwirt gefressen, ist der Übertragungskreislauf geschlossen.

## 27.23 Was unterscheidet Echinococcus von anderen Bandwürmern?

In der Regel sind Bandwurminfektionen relativ harmlos, wenn der Mensch der Endwirt ist. So ist der Mensch beim Rinder- und Schweinebandwurm der Endwirt der geschlechtsreifen Parasiten, die sich im Darm ansiedeln (**Cave:** Beim Schweinebandwurm kann der Mensch auch zum Zwischenwirt werden, was zum Krankheitsbild der Zystizerkose führt). Bei Echinococcus ist der Mensch jedoch Zwischenwirt, genauer gesagt, er ist ein **Zwischen(fehl)wirt:** Er ist Träger der Bandwurmlarve, die nicht wie erwachsene Bandwürmer im Darm des Endwirtes, sondern im Gewebe angesiedelt ist.

Ein weiterer wichtiger Unterschied ist, dass Echinococcus weit weniger Eier ablegt als andere Bandwürmer. Dafür fallen Hunde- und Fuchsbandwürmer durch das stark proliferierende Larvengewebe im Zwischenwirt auf.

## 27.24 Warum ist Echinococcus gefährlich?

Weil durch das permanente Wachstum des Larvengewebes lebenswichtige Organe geschädigt werden können.

## 27.25 In welchen Gebieten kommt die alveoläre (bläschenförmige) Echinokokkose, wo die zystische Echinokokkose und wo die polyzystische Echinokokkose vor?

Die Erreger der **zystischen Echinokokkose (ZE)** sind weltweit zu finden und spielen global die bedeutendste Rolle. Dabei werden vermutlich ca. 95 % der weltweit geschätzten 2–3 Millionen durch Echinokokken verursachten Erkrankungen von den Erregern *E. granulosus sensu stricto*, *E. equinus*, *E. ortleppi* und *E. canadensis* verursacht. In Europa kommen sie vor allem in den Ländern Süd- und Südosteuropas vor, besonders in Regionen mit ausgeprägter Schafhaltung. In Deutschland – wo die Echinokokkose eine meldepflichtige Erkrankung ist – werden jährlich ca. 60–90 Erkrankungsfälle an ZE registriert. Die überwiegende Zahl von den in Deutschland beobachteten ZE-Erkrankungen sind importierte Infektionen. Diese treten vor allem bei Personen mit Migrationshintergrund aus Endemiegebieten auf, die sich vermutlich in den Herkunftsländern infiziert haben. Auch Infektionen durch impor-

27

tierte Hunde sind möglich. Autochthone Fälle in Deutschland sind sehr selten. Erkrankungen von Touristen, die sich auf Reisen in endemischen Gebieten infiziert haben, sind eine Seltenheit.

Dagegen kommt der Erreger der **alveolären Echinokokkose (AE)** – *E. multilocularis* – mit geschätzten 0,3–0,5 Millionen Erkrankten, davon ca. 15–45 jährlich in Deutschland gemeldeten und hauptsächlich autochthon erworbenen Fällen, bisher nur auf der Nordhalbkugel vor. Risikogruppen sind unter anderem Jäger und Landwirte. In Europa und den angrenzenden Staaten konnte der Erreger bisher in 21 Ländern in Rotfüchsen gefunden werden. Hauptendemiegebiete finden sich dabei in den Ländern Deutschland, Estland, Frankreich, Lettland, Lichtenstein, Litauen, Österreich, Polen, Schweiz, Slowakei und Tschechien. Hingegen konnte in Finnland, Irland, im Vereinigten Königreich und Norwegen in Rotfüchsen bisher kein *E. multilocularis* gefunden werden. In Norwegen wurde *E. multilocularis* allerdings im Polarfuchs nachgewiesen. Fälle wurden auch aus Russland, China, Zentralasien, Japan und Nordamerika gemeldet. Dabei soll China die höchste Prävalenzrate von ZE und AE weltweit haben.

Die Erreger der **polyzystischen Echinokokkose (PZE)** – *E. vogeli* und *E. oligarthus* – wurden bisher in ländlichen Gebieten Lateinamerikas (u.a. Panama, Ecuador, Kolumbien) gefunden.

## 27.26 Wie unterscheidet sich das Krankheitsbild der alveolären Echinokokkose (AE) von der der zystischen Echinokokkose (ZE)?

Der Mensch infiziert sich durch orale Aufnahme von infektiösen Eiern; Parasitenzysten bilden sich vor allem in der Leber, seltener auch in Lunge, Gehirn oder anderen Organen. Das klinische Bild ist sehr variabel und wird durch die Raumforderung der Zysten und Atrofierung des umgebenden Gewebes (bei ZE) bzw. das infiltrativ nekrotisierende Wachstum (bei der AE) bestimmt. Symptome treten oft erst Monate oder Jahre nach der Infektion auf.

Die mit den Erregern der **zystischen Echinokokkose (ZE)** Infizierten – alle Altersgruppen sind betroffen – merken von der Infektion zu Beginn meistens nichts. Die Inkubationszeit kann einen Zeitraum von mehreren Monaten bis hin zu Jahrzehnten umfassen. Grund ist das extrem langsame verdrängende und das umgebende Gewebe atrofierende Wachstum der Parasitenzysten, das auch sistieren kann. Die mit einer Größenzunahme von lediglich 1–5 Millimetern pro Jahr wachsenden Parasitenzysten können mit den Jahren allerdings einen Durchmesser von 30 cm und mehr erreichen. Eine ggf. auftretende klinische **Symptomatik** hängt wesentlich davon ab, wo sich die meist singuläre Parasitenzyste – es können aber auch mehrere Organe betroffen sein – im Körper befindet, welche raumfordernde Wirkung vorliegt und ob eine Kompression auf Nachbarorgane besteht. Dabei kann diese in sämtlichen Organen und Strukturen gefunden werden – zu ca. 70 % imponieren diese aber in der Leber, gefolgt von der Lunge (ca. 20 %). Die häufigsten Symptome sind daher unspezifische Beschwerden (z.B. Druckgefühl) im rechten Oberbauch, Appetitverlust, thorakale Schmerzen, unproduktiver Husten, Hämoptysen und Dyspnoe. Allerdings können auch bereits kleine Zysten in Gehirn, Orbita, Spinalkanal oder Myokard zu gravierenden Symptomen führen. Medizinische Notfälle mit einem akuten klinischen Ereignis wie Embolisierung oder Anaphylaxie (z.B. bei Zystenruptur) sowie sekundären bakteriellen Infektionen können eintreten! Die Parasitenzysten können aber auch partiell oder vollständig degenerieren und verkalken, zudem kollabieren und sich vollständig zurückbilden.

**27**

Bei der **alveolären Echinokokkose (AE)** ist die Leber nahezu immer betroffen. Hier zeigt sie in der Regel ein langsam proliferierendes und Gewebe und Organ infiltrierendes Wachstum. Die Leberkapsel kann penetriert und Nachbarorgane infiltriert werden. Eine lympho- oder hämatogene Metastasierung ist möglich. Somit können Organe wie Lunge, Niere, Knochen und das ZNS selten zusätzlich befallen werden. Symptome treten meist erst nach vielen Jahren auf. Das mittlere Erkrankungsalter liegt bei 50–60 Jahren. Die Erkrankung wird meist erst dann diagnostiziert, wenn eine schon ausgedehnte Infiltration vorliegt. Oftmals besteht ein Zufallsbefund. Klinische Symptome sind häufig unspezifisch und hängen vom Stadium der Erkrankung ab, meistens Schmerzen des Abdomens und Druckgefühl im rechten Oberbauch, zum Teil begleitet von einem cholestatischen Ikterus. Bei pulmonaler Beteiligung können Dyspnoe und Hämoptyse vorkommen. Sekundäre biliäre Zirrhose, Leberversagen, Krampfanfälle und sensomotorische Störungen sind ebenfalls möglich.

### 27.27 Wieso wird die Echinokokkose oft nur durch Zufall entdeckt?

Weil sie in den meisten Fällen über lange Zeit asymptomatisch verläuft.

### 27.28 Wie lässt sich eine Echinokokkose diagnostizieren?

Bei der diagnostischen Abklärung eines Verdachts auf eine Erkrankung mit Echinokokken ist die **Bildgebung** die Methode der Wahl, wobei immer mindestens Leber und Lunge zu untersuchen sind. Antikörpernachweisverfahren und der direkte Parasitennachweis folgen erst nachgeordnet. Eine gründliche Anamneseerhebung mit der Erfragung von möglichen Aufenthalten in Endemiegebieten ist zudem ein wesentlicher Bestandteil der Diagnosestellung. Eine Sonografie ist durchzuführen. Hierbei existiert bei der ZE eine von der WHO verabschiedete standardisierte sonomorphologische Stadieneinteilung. Kommt die Schnittbildgebung zum Einsatz, so ist aufgrund der besseren Reproduzierbarkeit dem MRT gegenüber dem CT der Vorzug zu geben. Bei spezieller Fragestellung, z. B. bezüglich Verkalkungen, extraabdominalen Läsionen oder metabolischer Aktivität, kann auch das CT bzw. das PET-CT zum Einsatz kommen. Bei der AE werden z. T. – analog zur TNM-Klassifikation beim Tumor-Staging – parasitäre Läsionen in einer PNM-Einteilung (Primärläsion/Infiltration von Nachbarorganen bzw. Lymphknoten/Metastasierung) klassifiziert, was eine prognostische Bewertung erlaubt. Die serologische Diagnostik (ELISA, IHA, IFT, Immunoblot) kann zur Bestätigung eingesetzt werden, allerdings sind hier – besonders bei der ZE – häufig falsch-negative Resultate zu beobachten. Ein negativer serologischer Befund schließt eine Echinokokkose keinesfalls aus! Serologische Kreuzreaktionen aufgrund der Erkrankung mit anderen Helminthosen sind möglich.

### 27.29 Was ist der wesentliche Unterschied im Hinblick auf die Behandlungsmöglichkeiten zwischen *Echinococcus granulosus* und *Echinococcus multilocularis*?

Da die Zysten des Hundebandwurmes durch eine Bindegewebekapsel von der Umgebung abgegrenzt sind, lassen sie sich operativ herauslösen. Das Larvengewebe des Fuchsbandwurms zeigt dagegen ein bösartiges, infiltrierendes Wachstum, dass einer Krebswucherung gleicht und deshalb schwer (oder gar nicht) operativ zu behandeln ist.

**27**

## 27.30 Wie lässt sich die Echinokokkose behandeln?

Eine Therapie sollte im möglichst interdisziplinären Konsens an spezialisierten und ausgewiesenen Zentren erfolgen.

- Bei der **alveolären Echinokokkose** – dort, wo noch machbar – wird ein kurativ resezierendes Vorgehen (Leberkapsel muss intakt sowie Resektion im Gesunden muss möglich sein) mit postoperativ medikamentöser Nachbehandlung mit Benzimidazolen angewendet. Sollte die Operation im Gesunden nicht mehr möglich sein, so sollte eine lebenslängliche Suppressionstherapie mit Benzimidazolen (Albendazol, Mebendazol – Cave: zur besseren Resorption Einnahme immer zusammen mit fetthaltiger Nahrung) durchgeführt werden.
- Bei der **zystischen Echinokokkose** werden in Abhängigkeit von der klinischen Symptomatik, des Zystenstadiums und des Allgemeinzustands des Patienten spezifische Behandlungsstrategien gewählt: Gabe von Benzimidazolen, operative Behandlung, modifizierte perkutane Techniken, Methode der Punktion-Aspiration-Injektion-Reaspiration (PAIR) oder beobachtendes Abwarten ohne aktive Therapie.

Generell gilt es, die Überwachung des Blutbildes und der Transaminasen sowie eine zum Teil lebenslange Nachsorge, inklusive regelmäßiger Bildgebung und Serologie, zu gewährleisten.

## 27.31 Wie werden Infektionen mit Hunde- und Fuchsbandwurm im Englischen bezeichnet?

Im englischen Sprachraum wird die Echinokokkose nach der blasenartigen Form des Larvengewebes benannt: **Hydatid Disease.** Damit ist normalerweise die Infektion mit dem Hundebandwurm gemeint. Die Infektion mit dem Fuchsbandwurm wird als **Alveolar Hydatid Disease** bezeichnet.

**27**

# Trypanosomiasis/Schlafkrankheit

*C. Köhler*

## 27.32 Wo kommt die humane afrikanische Trypanosomiasis vor?

Die **humane afrikanische Trypanosomiasis (HAT)** oder auch „afrikanische Schlafkrankheit" kommt bisher nur auf dem afrikanischen Kontinent im Verbreitungsgebiet der den einzelligen Erreger *Trypanosoma brucei* übertragenden Tsetsefliegen (*Glossina spp.*) vor. Momentan werden 36 afrikanische Länder als endemisch und 13 Millionen Menschen als gefährdet für die HAT beschrieben. Dabei unterscheidet sich die Inzidenz der Krankheit von einem afrikanischen Land zum anderen sowie in verschiedenen Teilen eines einzelnen Landes. Die Menschen, die den Tsetsefliegen am meisten ausgesetzt sind, leben in abgelegenen, ländlichen Gebieten. Innerhalb eines Infektionsgebietes kann die Intensität der Erkrankung von einem Dorf zum nächsten variieren.

In den letzten 10 Jahren wurden die meisten Erkrankungsfälle aus der Demokratischen Republik Kongo (DRK) gemeldet, im Jahr 2015 über 1.000 neue Fälle. Insgesamt konnten laut WHO im Jahr 2015 2.804 Erkrankungsfälle registriert werden. Diese kamen neben der DRK aus der Zentralafrikanische Republik und den Ländern Angola, Burkina Faso, Kamerun, Tschad, Kongo, Elfenbeinküste, Äquatorialguinea, Gabun, Guinea, Malawi, Nigeria, Südsudan, Uganda, Tansania, Sambia und Zimbabwe. Die Dunkelziffer nicht erkannter und nicht gemeldeter Fälle kann weit höher liegen.

### 27.33 Welche humanpathogenen Erreger rufen die humane afrikanische Schlafkrankheit hervor und wie erfolgt die Ansteckung?

Die Erreger der HAT sind die humanpathogenen Unterarten von *Trypanosoma brucei* und werden beim Stich der infizierten Tsetsefliegen mit dem Speichel auf den Menschen übertragen. Im afrikanischen Tsetsefliegen-Verbreitungsgebiet treten dabei zwei für den Menschen pathogene – morphologisch nicht voneinander unterscheidbare – Unterarten von *Trypanosoma brucei* auf:

- In momentan 24 Ländern West- und Zentralafrikas *Trypanosoma brucei gambiense*
- In momentan 13 Ländern des östlichen und südlichen Afrikas *Trypanosoma brucei rhodesiense*

Dabei kommen in Uganda beide Unterarten vor, allerdings in getrennten geografischen Zonen.

*Trypanosoma brucei gambiense* verursacht über 97 % aller HAT-Fälle und hat sein Hauptreservoir im Menschen selbst. Die Übertragung geschieht hier durch Tsetsefliegen, die hauptsächlich an Flüssen und Seenufern brüten und meist am Menschen saugen. Dagegen ist *Trypanosoma brucei rhodesiense* in den Savannengebieten Ostafrikas beheimatet und wird von eher zoophilen Tsetsefliegen in seltenen Fällen auch auf den Menschen übertragen. Das Hauptreservoir bilden hier vor allem Nutz- und Wildtiere.

Konnatale wie sexuelle Übertragungen als auch Übertragungen durch Bluttransfusionen und Transplantionen sowie mechanische Übertragungen – über Kratzwunden und durch andere blutsaugende Insekten – sind für *Trypanosoma brucei* zudem möglich.

### 27.34 Was sind die Symptome der humanen afrikanischen Schlafkrankheit?

Fieber nach Tropenaufenthalt – nach Ausschluss einer Malaria! – in für die humane afrikanische Schlafkrankheit endemischen Gebieten sowie die mögliche Erinnerung der Patienten an Angriffe aggressiver Insekten sollte differenzialdiagnostisch an die HAT denken lassen. Dies ist z. B. bei in abgelegenen ländlichen Gebieten lebenden Mitarbeitern von Hilfsorganisationen möglich. Touristen werden in der Regel sehr selten infiziert (z. B. Möglichkeit bei Besuchen von Nationalparks durch engen Kontakt zum Wildtierreservoir von *Trypanosoma brucei rhodesiense*; dies betrifft z. B. auch im Busch lebende Binnenflüchtlinge). Daher ist die **Anamnese** von besonderer Bedeutung.

Das erste mögliche **Symptom** einer erfolgten Infektion (kann aber auch fehlen, häufigeres Fehlen bei der Infektion mit *Trypanosoma brucei gambiense*) ist das Auftreten einer teilweise schmerzhaften Primärläsion, dem Inokulationsschanker, einige Tage nach dem Stich durch eine infizierten Tsetsefliege – gerne im Bereich der Waden oder im Nacken. Dieser heilt nach mehreren Wochen ab und kann ein hypopigmentiertes Areal hinterlassen.

Die Disseminierung der Erreger erfolgt vom Ort des Stichs über die lokalen Lymphbahnen mit zum Teil Schwellung der lokalen Lymphknoten. Dabei kann eine charakteristische Schwellung der Lymphkoten im hinteren Halsdreieck, das sog. „Winterbottom-Zeichen" auftreten. Es folgt eine hämolytische Phase, in der das Auftreten von unspezifischem Fieber, Abgeschlagenheit, Schweißausbrüchen, Kopf-, Muskel- und Gliederschmerzen, Exanthem sowie von generalisierten Ödemen und Pruritus möglich ist.

Im 2. Krankheitsstadium invadieren die Erreger das Zentralnervensystem. Es kommt in diesem Stadium – zum Teil unter Persistenz der Manifestationen des 1. Krankheitsstadiums – zur Ausbildung einer chronischen Enzephalopathie mit zum Teil neurologischen Erscheinungen wie Tremor, Krämpfen und Lähmungen sowie schleichender Wesensveränderung und der möglicher Verschiebung des Wach-Schlaf-Rhythmus mit zunehmendem Schlafbedürfnis, an dessen Ende der apathische – die Nahrungs- und Flüssigkeitsaufnahme verweigernde – Patient steht.

Es treten **zwei sehr unterschiedliche Krankheitsbilder** auf:

- Der klinische Verlauf der Infektion mit *Trypanosoma brucei rhodesiense* ist im Allgemeinen akut. Erste Anzeichen und Symptome werden zum Teil bereits einige Tage bis Wochen nach der Infektion beobachtet.
- Die durch *Trypanosoma brucei gambiense* verursachte Erkrankung weist eher einen chronischen Verlauf auf. Dies kann dazu führen, dass die infizierte Person für Monate oder sogar Jahre ohne größere Anzeichen oder Symptome der Krankheit lebt.

Unbehandelt führen beide Formen zum Tod des Erkrankten.

## 27.35 Wie kann man sich vor der Erkrankung durch den Parasiten *Trypanosoma brucei* schützen?

Die einzige Möglichkeit, sich vor der Erkrankung zu schützen, besteht in der Vermeidung der Stiche des Überträgers, der hauptsächlich tagaktiven Tsetsefliege. Neben dem generellen Meiden von Endemiegebieten kann dies in den endemischen Gebieten Afrikas durch entsprechende langärmelige, dicht gewebte, helle und imprägnierte Kleidung sowie imprägnierte Moskitonetze versucht werden. Eine medikamentöse Prophylaxe wird nicht empfohlen, eine Impfung ist derzeit nicht verfügbar. Die Bekämpfung der Vektoren (u. a. aufstellen von Tsetse-Fallen, versprühen von Insektiziden) wird in den Infektionsgebieten versucht.

## 27.36 Wie und wo werden die Erreger der humanen afrikanischen Trypanosomiasis im Erkrankten gefunden?

Der **mikroskopische Nachweis** von Erregern der HAT, zum Teil nach Konzentrations- und Färbungsverfahren, bildet den Goldstandard in der Diagnose. Im 1. Krankheitsstadium kann dieser im Blut, in der Lymphe und im Gewebe und im 2. Krankheitsstadium im Liquor versucht werden. Der Nachweis spezifischer Antikörper, die erst Wochen nach der Infektion gebildet werden, ist bisher nur bei *Trypanosoma brucei gambiense* möglich. Hohe Titer bleiben wohl lange bestehen. Eine PCR ist in Speziallaboratorien möglich und kann zwischen den beiden humanpathogenen Unterarten diskriminieren.

### 27.37 Wie kann die humane afrikanische Trypanosomiasis therapiert werden?

Momentan ist die antiparasitäre Therapie der HAT mit 5 Wirkstoffen möglich: Suramin und Pentamidin im 1. Krankheitsstadium sowie Nifurtimox (in Kombination mit Eflornithin: NECT-Behandlungsschema), Eflornithin und Melarsoprol im 2. Krankheitsstadium. Die Behandlung muss möglichst früh erfolgen. Zur Auswahl der geeigneten therapeutischen Option sind das klinische Krankheitsstadium sowie die Bestimmung der die Erkrankung verursachenden pathogenen Unterart von *Trypanosoma brucei* wichtig (Lumbalpunktion). Zur Behandlung beider Krankheitsstadien fehlt immer noch ein sicheres und bio-verfügbares alleiniges orales Behandlungsregime. Der Wirkstoff Fexinidazol, der alleinig oral verabreicht und zur Behandlung beider Krankheitsstadien der *Trypanosoma brucei gambiense*-Infektion in Studien eingesetzt wurde, konnte erfolgreich in diesen klinischen Studien getestet (Phase II/III) werden. Die bisher zur Therapie der HAT möglich einsetzbaren Medikamente sind meist intravenös zu verabreichen und zeigen aufgrund der Toxizität (u. a. Arsen-Enzephalopathie) oftmals schwere Nebenwirkungen. Daher sollte die Behandlung der HAT möglichst stationär erfolgen. Zulassung zur Therapie und Verfügbarkeit variieren länderspezifisch. In Deutschland stellt die Deutsche Gesellschaft für Neurologie eine Leitlinie für die Diagnostik und Therapie zur Verfügung (Leitlinien für Diagnostik und Therapie in der Neurologie, Kapitel Entzündliche und erregerbedingte Krankheiten, Atypische erregerbedingte Meningoenzephalitiden).

## Trypanosomiasis/Chagas-Krankheit
*W. Metzger*

### 27.38 Unter welchem Namen ist die amerikanische Trypanosomiasis auch bekannt?

Die amerikanische Trypanosomiasis wird auch **Chagas-Krankheit** genannt.

### 27.39 Welcher Erreger ruft die Chagas-Krankheit hervor?

Der Erreger der Chagas-Krankheit ist *Trypanosoma cruzi*, ein einzelliger Parasit.

### 27.40 Wo kommt die Chagas-Krankheit vor?

Die Übertragung von *Trypanosoma cruzi* kommt ausschließlich auf dem amerikanischen Kontinent vor. Betroffen sind vor allem ländliche Gebiete der zentral- und südamerikanischen Länder von Argentinien bis Mexiko, aber auch im Süden der USA kann es vereinzelt zu Infektionen kommen. Man nimmt an, dass heutzutage 7–8 Millionen Menschen infiziert sind und 100 Millionen dem Risiko einer Infektion in endemischen Gebieten ausgesetzt sind.

### 27.41 Wie wird *Trypanosoma cruzi* auf den Menschen übertragen?

*Trypanosoma cruzi* wird durch den Kot von Raubwanzen (Unterfamilie Triatominae; v.a. *Triatoma infestans*) übertragen. Diese Raubwanzen sind vorwiegend nachts aktiv. Sie stechen bzw. beißen schlafende Menschen und Tiere, um Blut zu saugen. Während des Saugaktes defäkiert das Insekt. Gelangt der infektiöse Kot,

z. B. durch das Reiben des Schlafenden, in die Wunde oder auf die Schleimhäute (z. B. ins Auge), kann es zur Infektion kommen. Im Transmissionszyklus von *Trypanosoma cruzi* fungiert die Raubwanze als Zwischenwirt, das Säugetier als Endwirt. Der Kot der Raubwanzen kann lange Zeit infektiös bleiben. Deshalb kann es auch durch kontaminierte Nahrungsmittel zu einer Infektion kommen, wenn etwa Rohrzucker oder Früchte (z. B. Acai) kontaminierte Faeces enthalten und zerrieben oder zu Saft verarbeitet werden. Der Erreger kann auch durch Bluttransfusionen, Organtransplantationen und diaplazentar übertragen werden.

## 27.42  Was sind die Symptome der Chagas-Krankheit?

Oft kommt es an der Eintrittsstelle – wie bei Insektenstichen – zu einer lokalen entzündlichen Hautreaktion (**Chagom**). Fand der Biss der Raubwanze in Augennähe statt, tritt häufig eine Konjunktivitis mit beidseitigem Lidödem auf (Romaña-Zeichen).

Nur ein Drittel der Infizierten entwickelt eine symptomatische Erkrankung. In der Regel nimmt die Krankheit einen zweigipfligen Verlauf, d. h. es können **drei Phasen** unterschieden werden:

- **Akute Phase:** Das akute Stadium der Krankheit beginnt 2–4 Wochen nach Infektion mit Symptomen wie Fieber, Müdigkeit, Gliederschmerzen, Luftnot, Bauchschmerzen, Diarrhö, ödematösen Schwellungen und vergrößerten Lymphknoten. Es kann zu Hepatosplenomegalie oder Krampfanfällen kommen. Ein Teil der Patienten entwickelt eine akute Myokarditis. Bei Neugeborenen, Kleinkindern und Immungeschwächten kann die erste Phase auch zu lebensbedrohlichen Komplikationen (z. B. Myokarditis, Enzephalitis) führen. In der Regel dauert die akute Phase ein paar Wochen.
- **Latenzphase:** Nach einer symptomlosen Latenzphase, die mehrere Jahre andauern kann, geht die Infektion bei einem Teil der Infizierten in die chronische Phase über.
- **Chronische Phase:** Die chronische Phase ist durch kardiale und gastrointestinale Komplikationen gekennzeichnet. Es kann zur Ausbildung von Megaorganen kommen. Ursache ist vor allem eine Schädigung parasympathischer Neuronen in Herz und Intestinum. Bei Herzbeteiligung entwickelt sich eine dilatative Kardiomyopathie mit Herzspitzenaneurysma sowie eine chronische Herzmuskelentzündung mit Herzinsuffizienz. Frühzeichen einer Herzbeteiligung sind EKG-Veränderungen. Bei gastrointestinaler Beteiligung führt die fortschreitende Zerstörung des Meißner- und Auerbachplexus zu Peristaltikstörungen und schließlich zur Bildung eines Megaösophagus oder Megakolons; die Patienten leiden an chronischen Verdauungsbeschwerden.

**27**

## 27.43  Wie wird die Chagas-Krankheit diagnostiziert?

In der akuten Phase können die Erreger im Blut (Dicker Tropfen, Buffy-coat) nachgewiesen werden. In der chronischen Phase ist die Parasitenzahl für den direkten Erregernachweis im Blut meist zu niedrig, sodass die Krankheit serologisch diagnostiziert wird. Des Weiteren kommen PCR und Xenodiagnose (Infizierung von Raubwanzen am Patienten mit nachfolgendem Nachweis von *Trypanosoma cruzi* in der Raubwanze) zum Einsatz. Kardiale Manifestationen werden mittels EKG und Echokardiografie aufgezeigt, intestinale Veränderungen können mittels Endoskopie und Kontrastmittelverfahren nachgewiesen werden.

342 27 Tropische Parasitosen

## 27.44  Wie kann die Chagas-Krankheit therapiert werden?

Diagnose und Therapie der Chagas-Krankheit sind Aufgaben für spezialisierte Einrichtungen. Mit Aussicht auf Heilung können die Patienten in der akuten Phase therapiert werden, im chronischen Stadium steht die Behandlung der Organkomplikationen im Vordergrund. Am wirkungsvollsten ist die Therapie, wenn sie so früh wie möglich begonnen wird. Die Medikamente der Wahl sind Nifurtimox und Benznidazol. Beide Substanzen sind toxisch und sollten zu Beginn möglichst stationär verabreicht werden. Die Frage, ob und wie die beiden antiparasitär wirkenden Medikamente in der chronischen Phase einzusetzen sind, ist nicht eindeutig beantwortet und Gegenstand von Fachdiskussionen. Neben der antiparasitären Therapie werden die Organbeteiligungen in der chronischen Phase symptomatisch behandelt (z.B. Diurese bei Herzinsuffizienz, Diät bei Megaösophagus, Schrittmacherimplantation bei Arrhythmien).

## 27.45  Warum ist die Chagas-Krankheit in erster Linie eine Armutserkrankung?

Raubwanzen leben vor allem in trockenen Holzritzen und Strohdächern einfacher Lehmhütten. Gefährdet sind daher Menschen, die in ärmlichen Behausungen leben. So konnte in armen ländlichen Regionen von Bolivien und Peru eine Seroprävalenz von bis zu 50 % nachgewiesen werden. Jährlich gehen etwa 7.000 Todesfälle direkt auf das Konto von Trypanosoma cruzi. Die chronische Infektion hat jedoch auch erhebliche Auswirkungen im sozialen und ökonomischen Bereich durch verminderte Arbeitsleistung und Verlust der Arbeitsfähigkeit. Allein in Brasilien ist ein jährlicher Verlust von über 1,3 Milliarden Dollar (Löhne, Produktivitätsverlust) durch an Chagas erkrankte Arbeiter zu verzeichnen. Die Chagas-Krankheit ist eine durch Armut bedingte Krankheit, die ihrerseits Armut verursacht und zu den sog. „vernachlässigten Krankheiten" gehört.

## 27.46  Warum gerät die Chagas-Krankheit wieder vermehrt ins öffentliche Interesse?

Wegen der wachsenden Flüchtlings- und Migrantenströme.

## 27.47  Warum ist die Ausrottung der Chagas-Krankheit schwierig?

Die Infektion mit *Trypanosoma cruzi* ist eine Zoonose, d.h. eine überwiegend bei Tieren vorkommende Krankheit. Der Erreger hat ein großes Wirtsreservoir und kann von etwa 150 verschiedenen Arten – unter anderem Katze, Hund und Schwein, aber auch Wildtierarten – beherbergt werden, ohne dass die Tiere Symptome zeigen. Ein weiterer wichtiger Grund ist der große Anteil von Menschen, die asymptomatisch infiziert sind und somit den Erreger zwar übertragen können, aber von ihrer Infektion nichts wissen und deshalb für Kontroll- und Eradikationsmaßnahmen schwer zu identifizieren sind.

## 27.48  Was ist ein „kissing bug"?

Raubwanzen haben viele Namen (chipo, pito, barbeiro, assasin bug). „Kissing bug" werden die blutsaugenden Triatomen deshalb genannt, weil sie beim nächtlichen Saugakt Gesichtsregionen mit dünner Haut in der Umgebung der Lippen oder Augen vorziehen.

27

## 27.49 Wie kam es zum Namen „Chagas-Krankheit"?

Die Chagas-Krankheit ist nach ihrem Entdecker, dem brasilianischen Arzt Carlos Chagas benannt, der die Krankheit erstmalig im Jahr 1909 beschrieb. Da Chagas seinen Mentor Oswaldo Cruz ehren wollte, gab er der neuen Trypanosomen-Spezies den Namen *Trypanosoma cruzi*. Es wird berichtet, dass Carlos Chagas in ein kleines Dorf im Staat Minais Gerais geschickt wurde, um dort eine Kampagne gegen Malaria durchzuführen. In seinem provisorischen Labor im Bahnhofsgebäude stieß er auf ein blutsaugendes Insekt – den Vektor der Infektion, den er auch schon vorher in den Lehmhütten der Dorfbewohner gesehen hatte. Auf die spezielle Krankheitssymptomatik war er schon aufmerksam geworden. Bereits einige Monate später gelang ihm die vollständige Darstellung des Transmissionszyklus der amerikanischen Trypanosomiasis.

### Literatur

Agudelo Higuita NI, Brunetti E, McCloskey C. Cystic Echinococcosis. J Clin Microbiol. 2016 Mar; 54 (3): 518–523

AWMF S1-Leitlinie 030–061: Atypische erregerbedingte Meningoenzephalitiden, aktueller Stand: 09/2012, gültig bis 29.9.2017 (www.awmf.org/uploads/tx_szleitlinien/030-061l_S1_Atypische_erregerbedingte_Meningoenzephalitiden_2012_verl%C3%A4ngert.pdf, letzter Zugriff 01.08.2017)

AWMF S1-Leitlinie 042–002: Diagnostik und Therapie der Amöbenruhr, aktueller Stand: 07/2016 (www.awmf.org/uploads/tx_szleitlinien/042-002l_S1_Am%C3%B6benruhr_Diagnostik_Therapie_2016-07.docx.pdf, letzter Zugriff 01.08.2017)

AWMF S1-Leitlinie 042–003: Diagnostik und Therapie des Amöbenleberabszesses, aktueller Stand: 07/2013 (www.awmf.org/uploads/tx_szleitlinien/042-003l_S1_Amoebenleberabszess_Diagnostik_Therapie_2016-07.pdf, letzter Zugriff 01.08.2017)

AWMF S1-Leitlinie 042–004: Diagnostik und Therapie der viszeralen Leishmaniasis (Kala Azar), aktueller Stand: 11/2016 (www.awmf.org/uploads/tx_szleitlinien/042-004l_S1_viszerale_Leishmaniasis_Kalar_Azar_2017-01.pdf, letzter Zugriff 01.08.2017)

AWMF S1-Leitlinie 042–007: Diagnostik und Therapie der kutanen und mukokutanen Leishmaniasis, aktueller Stand: 11/2010 (www.dtg.org/images/Leitlinien_DTG/Leitlinie_Kutane_Leishmaniasis.pdf, letzter Zugriff 01.08.2017)

Brunetti E, Kern P, Vuitton DA; Writing Panel for the WHO-IWGE. Expert consensus for the diagnosis and treatment of cystic and alveolar echinococcosis in humans. Acta Trop. 2010 Apr; 114 (1): 1–16

Cai H, Guan Y, Ma X et al. Epidemiology of Echinococcosis among Schoolchildren in Golog Tibetan Autonomous Prefecture, Qinghai, China. (www.ncbi.nlm.nih.gov/pubmed/28070013, letzter Zugriff 01.08.2017) Am J Trop Med Hyg. 2017 Jan 9. pii: 16–0479

Eichhorn ME, Hoffmann H, Dienemann H. Pulmonale Echinokokkose: chirurgische Aspekte. Zentralbl Chir. 2015 Oct; 140 Suppl 1: 29–35

Grüner B, Kern P, Mayer B et al. Comprehensive diagnosis and treatment of alveolar echinococcosis: A single-center, long-term observational study of 312 patients in Germany. GMS Infectious Diseases 2017, Vol. 5, ISSN 2195–8831

Löscher Th. Tropenmedizin in Klinik und Praxis: mit Reise-und Migrationsmedizin. Georg Thieme Verlag, 2010

Meyer Ch. G. Tropenmedizin: Infektionskrankheiten. Ecomed Medizin Verlag, 2. Aufl., 2007

Mihmanli M, Idiz UO, Kaya C, Demir U, Bostanci O, Omeroglu S, Bozkurt E. Current status of diagnosis and treatment of hepatic echinococcosis. World J Hepatol. 2016 Oct 8; 8 (28): 1169–1181

**27**

Moncayo A, Ortiz Yanine MI. An update on Chagas disease (human American trypanosomiasis). Ann Trop Med Parasitol. 2006 Dec; 100 (8): 663–677

Oksanen A, Siles-Lucas M, Karamon J et al. The geographical distribution and prevalence of Echinococcus multilocularis in animals in the European Union and adjacent countries: a systematic review and meta-analysis. Parasit Vectors. 2016 Sep 28; 9 (1): 519

Casa de Oswaldo Cruz, Fundação Oswaldo Cruz. The discovery of Trypanosoma cruzi and Chagas disease (1908–1909): tropical medicine in Brazil. Hist Cienc Saude Manguinhos. 2009 Jul; 16 Suppl 1: 13–34

Robert Koch-Institut, Berlin. Steckbriefe seltener und importierter Infektionskrankheiten 2011 (www.rki.de/DE/Content/InfAZ/Steckbriefe/Steckbriefe_120606.pdf?__blob=publicationFile, letzter Zugriff 01.08.2017)

Schwarz NG, Loderstaedt U, Hahn A et al. Microbiological laboratory diagnostics of neglected zoonotic diseases (NZDs). Acta Trop. 2017 Jan; 165: 40–65

Stich A. Die afrikanische Schlafkrankheit. Eine alte Bedrohung kehrt zurück. Pharm Unserer Zeit. 2009; 38 (6): 546–550

Stojkovic M, Kapaun A, Junghanss Th. Flug- und Reisemedizin 2014. 21 (5): 248–253, Georg Thieme Verlag

WHO Weekly Epidemiological Record (WER) 6 February 2015, No. 6, 2015, 90: 33–44 Third WHO report on NTDs, WHO 2015

www.cdc.gov/parasites/echinococcosis/ (letzter Zugriff 01.08.2017)

www.dndi.org/diseases-projects/hat/ (letzter Zugriff 01.08.2017)

www.rki.de/DE/Content/Infekt/EpidBull/Merkblaetter/Ratgeber_Echinokokkose.html (vom 25.2.2017)

www.who.int/mediacentre/factsheets/fs259/en/ (letzter Zugriff 01.08.2017)

Zagoury J, Müllhaupt B. CME: Alveoläre Echinokokkose, PRAXIS (2015), 104: 169–178, Hogrefe AG

27

# 28 Prophylaxe und Infektionen bei immunsupprimierten Patienten

*L. D. Graeff, J. J. Vehreschild*

## 28.1 Welche Funktionsstörungen der Immunität kennen Sie und welche sind die häufigsten Ursachen? Welche Erreger sind jeweils eher zu berücksichtigen?

Funktionsstörungen der Immunität gliedern sich in Störungen der angeborenen und Störungen der adaptiven Immunabwehr:

▪ **Störungen der adaptiven Immunabwehr:** Häufigste Ursache einer Schwäche der adaptiven Immunabwehr ist die länger anhaltende Störung der Funktion oder Bildung von T- und/oder B-Lymphozyten. Insbesondere die verminderte Funktion der CD4$^+$-T-Helferzellen (HIV/AIDS, Lymphome, Leukämien, T-Zell-depletierende Antikörper [ATG, Alemtuzumab], bestimmte Chemotherapien [Fludarabin], angeborene oder erworbene T-Zell-Defizienz, Calcineurininhibitoren [CNI], Stammzelltransplantation) führen zu einem allgemein gesteigerten Infektionsrisiko und dem Auftreten von spezifischen opportunistischen Infektionen: Mykobakteriosen (inkl. atypischer Mykobakterien), Viren (HSV, VZV, CMV, EBV, JCV), Parasitosen (Toxoplasmose, Mikrosporidiose) und Mykosen (Candidosen, *Pneumocystis jirovecii*, Kryptokokkose). Bei sonst normaler Lymphozytenzahl ist typischerweise ab < 200/μl CD4$^+$-T-Lymphozyten mit diesen Krankheitsbildern zu rechnen.

Störungen der B-Zell-Funktion, z. B. bei Immunochemotherapien, Leukämien (insb. CLL), Lymphomen (multiples Myelom) oder Kortisontherapie, verursachen allgemein erst spät eine manifeste Immunschwäche, die sich insbesondere aus der fehlenden Antikörperproduktion ergibt. Hierdurch drohen ein Verlust erworbener Immunitäten und die Reaktivierung latenter Virusinfektionen (HBV, HSV, VZV). Bei schwerem Antikörpermangel (nach B-Zell-Depletion oder angeboren) kommt es außerdem zu vermehrten schweren bakteriellen Infektionen, insbesondere der oberen und unteren Atemwege, aber auch des Gastrointestinaltrakts sowie viralen Meningoenzephalitiden.

▪ **Störungen der angeborenen Immunabwehr:** Schwerwiegende Infektionen entstehen hier meist durch eine Störung der Funktion des Komplementsystems und der Milz (Splenektomie, Therapie mit Ecolizumab, funktionelle Asplenie bei Osteomyelofibrose, Sichelzellanämie etc.). In diesem Fall kann es zu fulminanten Infektionen durch spezifische Bakterien kommen, insbesondere Pneumokokken, Meningokokken und *Haemophilus influenzae*.

Kommt es iatrogen durch Chemotherapien, aber auch bei Agranulozytose oder myelodysplastischen Syndromen, zu einem Abfall der neutrophilen Granulozyten unter 500/μl („Neutropenie"), besteht das Risiko schwerwiegender, fulminant verlaufender bakterieller Infektionen. Typischerweise entstehen diese Infektionen durch Translokation von Bakterien aus der körpereigenen Fauna. Zusätzlich drohen opportunistische Infektionen durch ubiquitäre Pilze, insbesondere Schimmelpilze wie *Aspergillus spp.* oder Mucorales (▶ Kap. 25.31).

**28**

## 28.2  Welche zeitlichen Phasen der Immundefekte und Risikofaktoren sind nach einer Transplantation relevant?

Organtransplantation:

■ Immundefekte: Die angewendete Immunsuppression beeinträchtigt hauptsächlich die adaptive Immunität. Man unterscheidet eine Induktionstherapie (typischerweise CNI + Mycophenolatmofetil [MMF] + hochdosierte Steroide, teilweise zusätzlich Immunadsorptionsverfahren und/oder ATG) von der Erhaltungsphase, bei der die Dosis der Medikamente deutlich reduziert und das Steroid nach Möglichkeit abgesetzt wird. Früh nach der Transplantation besteht zudem die Gefahr von postoperativen Wundinfektionen und von Erregerübertragungen durch das transplantierte Organ. Kommt es zu einer Abstoßung, so ist häufig eine rasche und durchgreifende Erhöhung der Immunsuppression erforderlich (Steroidstoß, bei Nichtansprechen zahlreiche Verfahren möglich).

■ Infektionen in den verschiedenen Phasen:
  – Bis Tag 30: bakterielle Infektionen (Wundinfektionen/lokale chirurgische Infektionen, ZVK-Infektionen, nosokomiale Pneumonie oder HWI, *C. difficile*), Pilze (Candida, Aspergillus) und Viren (HSV).
  – 1.–6. Monat: Bakterien (Nocardia), Pilze (*P. jirovecii*, Aspergillus) und Viren (CMV, VZV).
  – Nach dem 6. Monat: Es besteht ein gegenüber der gesunden Bevölkerung erhöhtes Risiko von bakteriellen und viralen Infektionen, je nach Schwere der Immunsuppression auch weiterhin durch *P. jirovecii* und VZV-Reaktivierung, seltener auch CMV oder EBV. Das allgemeine erhöhte Infektionsrisiko hängt von der weiteren Intensität der Immunsuppression ab.

■ Besonderheiten nach transplantiertem Organ:
  – Lunge: Invasiven Mykosen, insbesondere Aspergillosen der trachealen Anastomose.
  – Niere: Infektion/Reaktivierung von BK-Virus (→ Polyomavirus-Nephropathie), Harnwegsinfektionen.

Autologe Stammzelltransplantation:

■ Immundefekte: wesentlich durch Neutropeniedauer definiert, durch Stammzellrückgabe meistens < 10 Tage. Einige Therapien verursachen schwerste Mucositis (z. B. BEAM). Teilweise längere T-/B-Zelldefekte im Anschluss, daher prolongierte Prophylaxen für PCP/VZV üblich (100–365 Tage). Keine Evidenz für Messung der CD4-Zahlen.

Allogene Stammzelltransplantation (SZT):

■ Immundefekte: Patienten erhalten vor der Transplantation zunächst eine sog. Konditionierung (Chemotherapie, teilw. zusätzlich Immuntherapeutika oder sog. targeted drugs) → Immunsuppression vergleichbar zu Neutropenie nach Chemotherapie. Vor Transplantation dann zusätzliche Eindosierung von Steroiden, CNI und MMF, teilweise Anti-Thymozyten-Globulin, hierdurch kombinierte Immunsuppression bis „Engraftment", d. h. Erholung aus der Neutropenie nach Anwachsen der transplantierten Zellen. Anschließend oft länger anhaltende Lymphopenie, insbesondere T-Zell-Defizienz, Hypogammaglobulinämie, außerdem Fortsetzung der Immunsuppression in Abhängigkeit von Verträglichkeit für mindestens 100 Tage.

■ Besondere Risikofaktoren: Mukositis (nach Chemotherapie, meistens bis zum *Engraftment*), Graft-versus-Host Disease (GvHD) = Abstoßungsreaktion mit Intensivierung der Immunsuppression.

28

- Infektionen in den verschiedenen Phasen:
  - Vor Engraftment: Bakterien (grampositiv/gramnegativ inkl. *Pseudomonas aeruginosa*), Pilze (Candida, Aspergillus), Viren (HSV, respiratorische Viren).
  - Während Immunsuppression: Pilze (Aspergillus, *P. jirovecii*), Protozoen (*T. gondii*) und Viren (VZV, CMV, EBV, HHV-6, Adenovirus, RSV).
  - Auch nach Absetzen der Immunsuppression erhöhtes Risiko für bakterielle/virale Infektionen, VZV-Reaktivierung.

## 28.3 Kennen Sie weitere Risikofaktoren für Infektionen bei immunsupprimierten Patienten?

- Patienteneigene Risikofaktoren: Komorbidität, insbesondere COPD, Diabetes mellitus, vorbestehende Organschäden, Performance-Status. Alter alleine ist kein gesicherter Risikofaktor.
- Umweltfaktoren: Schimmel in häuslicher Umgebung, Renovierungsarbeiten (Aspergillus). Wenig Evidenz für relevante Bedrohung durch bestimmte Lebensmittel, aber gute Küchenhygiene sinnvoll.
- Monoklonale, dominante Darmkolonisierung mit multiresistenten Erregern (MRE): VRE, ESBL-bildende Enterobakterien, *C. difficile*
- Mukositis/neutropene Enterokolitis (nach Chemotherapie): kombinierte Barrierestörung (Schleimhaut- und Immundefekt), hohe Rate von Bakteriämien, Superinfektion durch HSV, Candida
- Intravaskuläre Zugänge (ZVK, Port-Tasche, getunnelte Katheter etc.): Bakterien (Staphylokokken, Streptokokken, Enterokokken, GNB) und Pilze (Candida). Eine subklinische Thrombose der katheterisierten Vene ist auch ein Risikofaktor für eine ZVK-Infektion (klinischer Verdacht bei nicht zu verwendendem Schenkel eines ZVK).

## 28.4 Welcher ist der wichtigste Risikofaktor bei immunsupprimierten hämatologischen und onkologischen Patienten?

Die **Neutropeniedauer** ist der definierende Risikofaktor für Infektionen. Relevant ist außerdem der Schweregrad der Neutropenie. Patienten mit mehr als 7 Tagen Neutropenie trotz Gabe von G-CSF werden als Hochrisikopatienten eingestuft. Ab ca. 5–7 Tagen mit Neutrophilen $< 200/\mu l$ ist außerdem mit invasiven Mykosen zu rechnen. Eine anhaltende Neutropenie ist mit infauster Prognose assoziiert.

## 28.5 Welche Maßnahmen zur Expositionsvermeidung sollten bei bzw. durch Hochrisikopatienten angewendet werden, um Infektionen zu verhindern?

- Die weit überwiegende Mehrheit der Infektionen bei immunsupprimierten Patienten ist endogenen Ursprungs. Patienten sollten informiert werden, dass **Expositionsvermeidung** sinnvoll sein kann, aber im Regelfall das Gesamtüberleben nicht beeinflusst und daher nicht zu einer erheblichen Einschränkung der Lebensqualität führen sollte.
- **Standardhygienemaßnahmen:** Im Mittelpunkt steht eine konsequente Händehygiene. Für weitere Maßnahmen (Schutzkittel, Handschuhe) ist ein Nutzen nicht belegt.

**28**

- **Isolation:** Ein Vorteil einer Isolation von Patienten, auch mit hohem Risiko, ist nicht belegt. In Deutschland ist eine Unterbringung von Patienten nach allogener Stammzelltransplantation in Einzelzimmern auf Isolierstationen, häufig mit raumlufttechnischen Filteranlagen, üblich, obwohl das objektive Infektionsrisiko dieser Patienten sich wenig von Patienten mit konventioneller Chemotherapie unterscheidet und die Mehrheit der Infektionen endogen ist.
- Screening (Kolonisierung): Ein Screening von Patienten via Haut- und Rektalabstrich auf Kolonisation durch **MRE** kann sinnvoll sein, um empirische Therapiestrategien zu definieren.
- Raumluft: Es gibt indirekte Hinweise auf eine Reduktion von Aspergillosen durch **raumlufttechnische Filteranlagen.** Eine Verbesserung des Überlebens ist nicht belegt.
- **Ernährung:** Es wird gute Küchenhygiene empfohlen. Andere Maßnahmen, insbesondere die sog. Aplasiekost, ist international weitgehend verlassen.

## 28.6 Welche Impfungen wären zu empfehlen? Welche Impfungen sind kontraindiziert?

Vor einer geplanten Immunsuppression jeder Art sollten, so die Zeit gegeben ist, grundsätzlich der Impfpass geprüft und fehlende Impfungen gemäß der Empfehlungen der Ständigen Impfkommission (STIKO) des Robert Koch-Institutes ergänzt werden. Bei länger anhaltenden Immundefekten, z. B. nach Transplantation, sollte außerdem regelmäßig eine Impfung gegen Pneumokokken und saisonale Influenza erfolgen. Patienten nach Splenektomie oder mit funktioneller Asplenie müssen zusätzlich gegen *Haemophilus influenzae* und Meningokokken geimpft werden. Der Hausarzt sollten über die Notwendigkeit und Periodizität der Nachimpfungen informiert werden. Nach Immunsuppression müssen Lebendimpfstoffe vermieden werden und auch Personen mit Exanthem nach diesen Impfungen sollten den Kontakt mit diesen Patienten vermeiden. Für Personal und Kontaktpersonen gilt die Empfehlung einer Impfung gegen übertragbare Infektionen zum Selbstschutz (z. B. Hepatitis) und auch zum Schutz der Patienten (z. B. Influenza).

## 28.7 Welche antimikrobiellen Substanzen sind für die Prophylaxe von Infektionen bei immunsupprimierten Patienten nützlich?

Die Anwendung von antimikrobiellen Substanzen für die Prophylaxe von Infektionen ist nützlich bei Patienten mit hohem Risiko, bestimmte Infektionen zu entwickeln, muss aber mit den Nebenwirkungen der Substanz, dem Selektionsdruck und, im Falle von Antibiotika, auch mit Folgeinfektionen wie *C. difficile* abgewogen werden. Hierzu sind lokale Protokolle notwendig, da die Häufigkeit und Schwere dieser Infektionen zwischen den Zentren und Patientenpopulationen variiert.

Folgende Substanzen können als Prophylaxe bei bestimmten Patienten mit hohem Risiko angewendet werden:
- **Antibiotika:**
  - Cotrimoxazol (Trimethoprim/Sulfamethoxazol): wird für die Prophylaxe von *P. jirovecii*-Pneumonie eingesetzt, v. a. bei Patienten mit einer akuten lymphatischen Leukämie, allogener SZT, Langzeitbehandlung mit Kortikosteroiden (> 20 mg/d über 4 Wochen), Alemtuzumab, Fludarabin/Cyclophosphamid/Rituximab und längerer Phase mit < 200 CD4$^+$-Lymphozyten/µl. Die

Prophylaxe sollte mindestens bis zum Ende der Therapie oder bis zum Erreichen von > 200 CD4$^+$-Lymphozyten/µl durchgeführt werden.
- Fluorchinolone (Ciprofloxacin): werden in manchen Zentren bei Patienten mit Neutropenie und hohem Infektionsrisiko eingesetzt, ein Überlebensvorteil im deutschen Versorgungsumfeld konnte hierdurch nicht gezeigt werden. Insbesondere längere Behandlungen über mehrere Zyklen hinweg sind nicht untersucht (hohe Wahrscheinlichkeit einer resistenten Rekolonisierung unter fortlaufender Therapie). Wenn Fluorchinolone als Prophylaxe eingesetzt wurden, sollten diese nicht für die empirische antibiotische Therapie angewendet werden.
- Isoniazid (ggf. plus Rifampicin): Eine Chemoprophylaxe mit Isoniazid wird empfohlen, um die Reaktivierung einer bekannten latenten/früheren Tuberkulose zu verhindern.
▪ **Antivirale Substanzen:**
- Aciclovir/Valaciclovir: effektiv und empfohlen für die Prophylaxe von HSV-Reaktivierungen (erste 30 Tage nach SZT) und in höheren Dosierungen für VZV-Reaktivierung (bis zu 1 Jahr nach SZT oder länger bei persistierender Immunsuppression, GvHD). Aciclovir wird auch bei der Anwendung u. a. von Alemtuzumab und Bortezomib empfohlen.
- Ganciclovir/Valganciclovir: für die Prophylaxe oder als präemptive Strategie, um eine CMV-Reaktivierung zu verhindern, v. a. bei SZT und bei Organtransplantation mit seropositiven Spender und negativen Empfänger
- Oseltamivir: Bei nicht geimpften immunsupprimierten Patienten kann eine Postexpositions-Prophylaxe der Influenza mit Oseltamivir durchgeführt werden.
- Lamivudin/Entecavir/Tenofovir: Als Rezidivprophylaxe in bestimmten serologischen Konstellationen (▶ Abb. 28.1).
▪ Antimykotika: ▶ Kap. 25

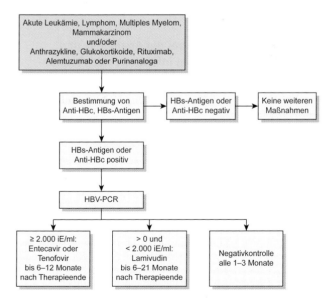

**28**

**Abb. 28.1** Hepatitis B-Sekundärprophylaxe [L231; P374]

## 28.8 Wie definiert man febrile Neutropenie? Welche Patienten haben das höchste Risiko, diesen medizinischen Notfall zu erleiden?

Die febrile Neutropenie (FN) ist definiert als Fieber (Körpertemperatur einmalig > 38,3 °C [38,5 °C bei Kindern] bzw. zwei- oder mehrmalig > 38 °C innerhalb von 2 h) **und** einer absoluten Neutrophilenzahl < 500 Zellen/µl. In dieser Situation ist immer die Durchführung einer mikrobiologischen Diagnostik und Einleitung einer empirischen antibiotischen Therapie erforderlich. Risikofaktoren für eine FN sind nicht nur der Schweregrad und die Dauer der Neutropenie (bedingt durch die Grunderkrankung oder die Chemotherapie), sondern auch Komorbidität, Performance-Status und Infektionen nach früheren Chemotherapien. Alter alleine ist kein Risikofaktor (▶Kap. 28.3).

## 28.9 Welche sind die häufigsten Erreger einer febrilen Neutropenie und woher stammen sie?

Die häufigsten Erreger stammen aus der Standortflora von Darm, Oropharynx und Haut des Patienten, sodass das Spektrum Enterobakterien (u. a. *E. coli*, Klebsiella, Enterobacter, Citrobacter), andere gramnegative Bakterien, Enterokokken und Streptokokken umfasst. Patientenindividuelle Faktoren (Zugänge, Mucositis, Enterokolitis, Tumorlokus) begünstigen den Übertritt von Bakterien in die Blutbahn. Das Risiko für Infektionen durch Candida und *Pseudomonas aeruginosa* ist wesentlich durch vorhergehende Blutstrominfektionen definiert, beide Erreger treten nur ausnahmsweise bei Erstinfektionen auf. Die Relevanz von Anaerobiern ist unklar – einige Autoren legen Wert auf eine Berücksichtigung von Anaerobiern im Spektrum, insbesondere bei Zeichen einer neutropenen Enterokolitis, ein Vorteil solcher Strategien ist jedoch nicht belegt.

## 28.10 Welche Hinweise sind bei der Anamnese und körperlichen Untersuchung bei Infektionen des Immunsupprimierten relevant?

**28**

Eine vollständige Anamnese und körperliche Untersuchung sind wichtig zur Aufdeckung eines möglichen Fokus.

> **MERKE**
>
> Aufgrund der Immunsuppression können typische Infektionsstigmata maskiert sein – ein neutropenischer Patient kann ohne Granulozyten z. B. keinen Abszess, kein eitriges Trachealsekret und keine Lobärpneumonie ausbilden.

Besonders sollte auf Warnzeichen einer Sepsis geachtet werden (▶Kap. 12).

Folgende Punkte sollten bei der **Anamnese** dazu berücksichtigt werden:
- Schweregrad der Immunsuppression: onkologische Grunderkrankung, Ersterkrankung oder Rezidiv und vorausgegangene Therapie. Ein erhöhtes Risiko haben insbesondere Patienten mit einer akuten Leukämie, nach Induktionstherapie oder mit einem Rezidiv oder > 10 Tage Neutropenie.
- Intravaskuläre Zugänge und andere implantierte Fremdkörper
- Komorbidität
- Antimikrobielle/antimykotische Prophylaxe

- Vorherige Krankenhausaufenthalte und Vorbehandlungen mit Antibiotika/ Antimykotika: Risiko für eine Kolonisierung und Infektionen durch MRE. Hierzu auch nach vorherigen *C. difficile*- oder Pilzinfektionen fragen.
- Risiko-Expositionen: kürzliche Erkrankung von Familienmitgliedern oder engen Kontaktpersonen

Bei der **körperlichen Untersuchung** sollten gezielt Hinweise eines möglichen Fokus erkundet werden. Dabei ist zu beachten, dass insbesondere bei Patienten mit Neutropenie typische Entzündungszeichen fehlen können, da die Neutrophilen direkt an deren Entstehung beteiligt sind (Abszesse, Lobärpneumonien, eitriges Sputum etc. sind ohne Neutrophile nicht möglich). Besonders folgende **Hinweise** nicht übersehen:

- Läsionen der Haut: Suche von Eintrittspforten, auf schmerzhafte intravaskuläre Zugänge achten, neu aufgetretene Exantheme, Ecthyma gangraenosum. Schmerzhafte, neu aufgetretene Hautläsionen sollten rasch biopsiert werden (Thrombozytopenie keine Kontraindikation).
- Läsionen der Schleimhaut: Mukositis, Herpes, Candida, V. a. Pilzinfektionen bei nekrotischen nasalen oder oralen Läsionen.
- Lunge: oft unauffälliger Befund. Dennoch muss man auf Husten, Dyspnoe und Schmerzen achtgeben.
- Abdomen/Perinealregion: Schmerzen, Abwehrspannung (V. a. Typhlitis, *C. difficile*), Läsionen der Perianalregion (Mukositis, Fissuren, Indurationen)
- ZNS: Neurostatus, neurologische Auffälligkeiten

## 28.11 Welche Diagnostik sollte bei Patienten mit febriler Neutropenie durchgeführt werden?

Vor Einleitung einer antibiotischen Therapie muss die Abnahme von mindestens zwei Pärchen Blutkulturen (jeweils aerobe und anaerobe Flasche) erfolgen. Die Entnahme sollte bei zentralen Zugängen zentral und peripher, sonst an zwei unterschiedlichen peripheren Stellen erfolgen. Auch bei Patienten mit schlechtem Venenstatus sollten stets zwei Paare abgenommen werden, notfalls auch aus identischer Vene, da so dennoch teilweise eine Abgrenzung von Kontaminationen ermöglicht wird.

Weitere Proben (Urin, Stuhldiagnostik [inkl. *C. difficile*], Sputum, Punktionsmaterial, Liquor) sind nur bei entsprechender Klinik sinnvoll:

- Bei Mukositis werden orale Abstriche empfohlen (HSV, Pilze)
- Bei Bauchschmerzen oder Obstipation eine Sonografie des Abdomens
- Bei unteren Atemwegs-Symptomen ein CT-Thorax und, falls < 72 h seit Aufnahme, ein Legionellen-Antigen im Urin

Die Diagnostik darf nicht dazu führen, dass das Zeitfenster zwischen Auffiebern und Antibiotikatherapie > 2 h wird, daher sollte die Antibiotikagabe vor der Bildgebung durchgeführt werden.

## 28.12 Wann kann eine ambulante Therapie der febrilen Neutropenie in Erwägung gezogen werden? Wie wäre für diese Fälle die empirische Therapie?

Für die Beurteilung einer möglichen Komplikation bei erwachsenen Patienten mit FN wurde der **MASCC-Score** (Multinational Association for Supportive Care in Cancer) validiert (▶ Tab. 28.1). Trotz berechtigter Kritik an dem System bleibt es

| Tab. 28.1 MASCC-Score | |
|---|---|
| **Merkmal** | **Punkte** |
| Außer Fieber milde/keine Symptome | 5 |
| Keine Hypotension | 5 |
| Keine COPD | 4 |
| Solider Tumor **oder** keine vorherige Pilzinfektion | 4 |
| Keine schwere Dehydratation | 3 |
| Außer Fieber nur moderate Symptome | 3 |
| Ambulanter Patient bei Fieberbeginn | 3 |
| Alter ‹ 60 Jahre | 2 |

Bestandteil von Leitlinien und schafft damit die Möglichkeit einer rechtlichen Absicherung. Patienten mit einem MASCC-Score ≥ 21 werden als FN mit niedrigen Risiko einer Komplikation eingestuft.

Voraussetzungen für eine ambulante Behandlung sind:

- Patient ist für eine orale Therapie geeignet (MASCC-Score ≥ 21, erwartete Neutropeniedauer < 10 Tage, keine Fluorchinolonprophylaxe, keine ESBL/MRSA-Kolonisierung) **und**
- Patient hat ein geeignetes Umfeld/Unterstützung (Klinik innerhalb von 30 min erreichbar, nicht alleine zu Hause, keine weitere Verschlechterung innerhalb der ersten 4 h nach Fieberbeginn, keine Notwendigkeit weiterer intravenöser Behandlungen).

Ein mögliches Therapieschema für diese Patienten wäre Ciprofloxacin 500 mg 2 ×/d p. o. plus Amoxicillin/Clavulansäure 500/125 mg 3 ×/d p. o., bei Penicillinallergie kann Amoxicillin durch Clindamycin oder ein orales Cephalosporin der 3. Generation ersetzt werden.

**28**

### 28.13 Welche Antibiotika werden bei der stationären empirischen Therapie der febrilen Neutropenie eingesetzt? Und welche bei vorhandener Kolonisierung durch multiresistente Erreger?

Nach Durchführung der mikrobiologischen Diagnostik muss innerhalb von 2 h nach dem Auffiebern eine antibiotische Erstlinientherapie initiiert werden (▶ Abb. 28.2). Wurde der Patient wegen des Fiebers hospitalisiert, empfiehlt sich zunächst die Möglichkeit einer oralen Therapie zu prüfen (▶ Kap. 28.12).

Ein gut etablierter Standard für die intravenöse Therapie ist Piperacillin/Tazobactam 3 × 4,5 g/i. v., alternativ können Ceftazidim und Cefepim eingesetzt werden, z. B. bei Patienten mit einer Penicillinallergie.

In Kliniken mit geringer Inzidenz von *Pseudomonas aeruginosa* wird teilweise noch Ceftriaxon/Gentamicin verwendet, was aufgrund des schmaleren Spektrums und höherer Toxizität aus Leitlinien verschwunden ist.

Carbapeneme (Imipenem, Meropenem) sollten initial nicht regelmäßig eingesetzt werden und Patienten im septischen Schock vorbehalten bleiben. Manche Autoren empfehlen Carbapeneme außerdem für Patienten mit bekannter ESBL-Kolonisie-

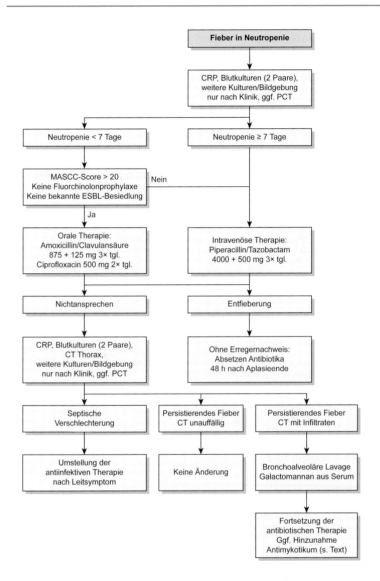

**Abb. 28.2** Diagnostik und Therapie bei febriler Neutropenie [L231; P374]

rung oder bei unbekanntem Kolonisationsstatus und einer ESBL-Prävalenz > 20 %. Bei dieser Indikation sollte nach Vorliegen einer Blutkultur ohne ESBL-Nachweis (inkl. negativer Blutkultur) eine Umsetzung auf Piperacillin/Tazobactam erfolgen. Aufgrund der deutlich schwächeren Assoziation zwischen Kolonisation und Blutstrominfektion bei MRSA- und VRE-Kolonisierung ist bei diesen Patienten eine Anpassung des Regimes nach heutigem Wissen nicht erforderlich.

Bei gesicherter ambulant erworbener Pneumonie sollte zudem eine Therapie gegen sog. atypische Bakterien erfolgen, typischerweise durch Hinzugabe eines Makrolidantibiotikums (Clarithromycin, Azithromycin). Andere Kombinationstherapien in anderen klinischen Situationen (häufig zu sehen: Fluorchinolone oder Aminoglykoside) haben sich in Studien nicht als sinnvoll erwiesen und sollten vermieden werden. Ein Mehrwert einer Erweiterung des grampositiven Spektrums bei Mukositis oder der anaeroben Wirksamkeit bei neutropener Enterokolitis ist nicht erwiesen. Eine Ausweitung der Therapie ist im Zweifel gegen vermehrte Nebenwirkungen und Komplikationen unter intensivierten Antibiotikaregimen abzuwägen.

## 28.14 Welche Maßnahmen müssen bei Patienten mit febriler Neutropenie und Lungeninfiltraten durchgeführt werden?

Eine Anpassung der antibiotischen Therapie ist üblicherweise nicht notwendig. Für eine Erregersicherung steht neben Blutkulturen die bronchoalveoläre Lavage (BAL) zur Verfügung, die auch bei Patienten in Neutropenie sicher durchgeführt werden kann. Dies sollte insbesondere bei pilzverdächtigen Infiltraten (rundliche oder keilförmige Herde mit und ohne Halo-Zeichen, Luftsichelzeichen, inverses Halo-Zeichen, Kavernen) erfolgen.

> **MERKE**
> Hochrisikopatienten mit Infiltraten, die auf eine Fadenpilzmykose oder eine PCP hinweisend sind, sollten unverzüglich kalkuliert behandelt werden.

Maßnahmen bei pilztypischen Infiltraten, positivem Aspergillus-/oder Mucor-Nachweis Pilzinfektionen ▶ Kap. 25

Die BAL sollte wie folgt untersucht werden:

- Mikroskopie mit Spezialfärbungen für Pilze (z. B. Calcofluor)
- Kultur (mit Resistenztestung)
- PCR auf atypische Pneumonieerreger
- PCR auf respiratorische Viren
- Mykobakterienkultur und TB-PCR
- Galactomannan
- Immunfluoreszenzfärbung und PCR auf *Pneumocystis jirovecii*
- PCR auf Aspergillus und panfungal

Ohne BAL kann außerdem das Blut auf Galactomannan untersucht werden. Andere Testverfahren (div. PCRs, Beta-1–3-D-Glukan) haben keinen ausreichenden Mehrwert.

Es gibt Hinweise in der Literatur, dass Patienten mit Pneumonie in Neutropenie unter G-CSF Therapie eine erhöhte ARDS-Rate entwickeln. Zudem ist ein Nutzen von G-CSF zur Verbesserung des Behandlungsergebnisses von bereits manifestierten Infektionen nicht belegt. Daher sollte G-CSF in dieser Situation nur zurückhaltend eingesetzt werden.

Andere spezifische Maßnahmen sind nicht indiziert. Die respiratorische Situation sollte regelmäßig angemessen überwacht und bei respiratorischer Insuffizienz mit frühzeitigem Einsatz nicht-invasiver positiver Druckbeatmung (CPAP, BIPAP) begonnen werden.

## 28.15 Welche Maßnahmen müssen bei Patienten mit febriler Neutropenie und abdominalen Beschwerden durchgeführt werden?

Bei Patienten mit V. a. eine abdominale Komplikation nach Chemotherapie wegen **Bauchschmerzen oder Obstipation > 3 Tage** sollte die Diagnostik um Folgendes erweitert werden:

- Abdomensonografie (bei Obstipation: Abdomenübersicht)
- Stuhluntersuchung (CDT)
- Blutkulturen wiederholen (falls bereits die antibiotische Therapie eingeleitet wurde)

Weitere Maßnahmen sind:

- Schonkost
- Symptomkontrolle bei Obstipation, Opioide meiden; bei Thrombozyten > 30.000/µl: Einlauf; bevorzugtes Laxans: Polyethylenglycol 3 ×/d
- Cephalosporine werden als alleinige Therapieregime in dieser Situation wegen der fehlenden Wirksamkeit bei Enterokokken und Anaerobiern oft kritisch beurteilt und entweder um Metronidazol ergänzt oder gegen Piperacillin/Tazobactam oder ein Carbapenem ausgetauscht.

Bei Patienten mit **FN und Diarrhö** sollte die Diagnostik um Folgendes erweitert werden:

- CDT-Schnelltest (wenn vorhanden)
- Weitere Stuhlprobe für CDT-Test und Stuhlkultur
- Falls kürzliche Aufnahme (< 72 h): Test auf ambulant erworbene Erreger (Salmonella, Shigella, Campylobacter)

Bei Patienten mit Diarrhö sollte bis zum Ausschluss einer infektiösen Ursache Loperamid vermieden werden.

## 28.16 Ist die Anwendung von G-CSF oder die Infusion von neutrophilen Granulozyten bei einer febrilen Neutropenie indiziert?

Auch wenn ein Überlebensvorteil nicht eindeutig wissenschaftlich belegt ist, konnte in zahlreichen Studien gezeigt werden, dass G-CSF die Häufigkeit einer febrilen Neutropenie und die Notwendigkeit einer Hospitalisierung deutlich reduzieren kann. Das Nebenwirkungsprofil ist im Vergleich zu Antibiotika als günstig einzustufen, die Patienten sollten auf mitunter heftige Knochenschmerzen hingewiesen und mit Bedarfsanalgetika versorgt werden. Die Gabe von G-CSF wird daher in folgenden Situationen empfohlen:

- Chemotherapie für solide Tumore ab FN-Risiko ≥ 20 %
- Chemotherapie für Hodgkin- oder Non-Hodgkin-Lymphomen ab FN-Risiko ≥ 20 %
- Induktions- und Konsolidierungstherapie für akute lymphatische Leukämie ab FN-Risiko ≥ 20 %

Dabei sollte die Gabe üblicherweise frühestens 24 h und spätestens 4 Tage nach Ende der Chemotherapie beginnen. In den meisten Indikationen kann analog Pegfilgrastim verwendet werden, was den Vorteil einer einmaligen Injektion bietet. Der Wirkstoff wurde allerdings bei kürzeren Neutropeniephasen nicht ausreichend evaluiert und sollte daher primär bei einer erwarteten Neutropeniedauer > 7 Tage angewendet werden.

Die Infusion von neutrophilen Granulozyten ist nicht ausreichend in randomisierten Studien evaluiert und stellt kein Standardverfahren zur Therapie der FN dar.

## 28.17 Wenn der Patient trotz empirischer antibiotischer Therapie weiterhin fiebert, welche Diagnostik sollte durchführt und welche Therapieänderung vorgenommen werden?

Die Mehrzahl der Patienten entfiebert innerhalb der ersten 96 h unter der empirischen antibiotischen Therapie. Ist dies nicht der Fall, sollte die mikrobiologische Diagnostik wie beim ersten Auffiebern erneut durchgeführt werden, d. h. Blutkulturen und symptomorientiert auch weitere mikrobiologische Untersuchungen. Zusätzlich sollte ein Dünnschicht-CT des Thorax insbesondere zum Ausschluss einer Pneumonie durch Fadenpilze durchgeführt werden.

MERKE

Eine Umstellung der antibiotischen Therapie, häufig fälschlich als „Eskalation" bezeichnet, ist bei klinisch stabilen Patienten ohne Fokus und Erregernachweis nicht erforderlich.

Entscheidend ist die klinische Situation des Patienten, da Temperatur und Entzündungsparameter insbesondere bei Patienten mit Mukositis oder bestehenden Virusinfektionen bis Ende der Neutropeniephase stark erhöht sein können. In manchen Fällen kann die Bestimmung von Procalcitonin zur Erkennung schwerwiegender bakterieller Infektionen hilfreich sein, der Parameter ist allerdings bei immunsupprimierten Patienten wenig validiert. Bei eindeutiger klinischer Verschlechterung, insbesondere bei schwerer Sepsis mit Organ- oder Kreislaufversagen, sollte das antiinfektive Wirkspektrum erweitert werden. Typische Optionen sind die Umstellung auf ein Carbapenem (bei V. a. gramnegativen Fokus), die Hinzunahme eines Glykopeptids (bei V. a. grampositiven Fokus) oder eines Echinocandins, sofern keine Pilzprophylaxe eingenommen wurde.

Falls zu diesem Zeitpunkt Bauchschmerzen, Obstipation oder Diarrhö vorliegen ▶ Kap. 26.15.

## 28.18 Wann kann die antibiotische Therapie abgesetzt werden?

Hierzu gibt es keine gesicherten Erkenntnisse. Bei Patienten ohne Erregernachweis und mit klinischer Verbesserung wird die antibiotische Therapie in folgenden Situationen typischerweise eingestellt:

- Patient ist fieberfrei seit > 48 h und nicht mehr neutropen
- Patient ist fieberfrei seit 7 Tagen

Bei Patienten mit einem Erregernachweis sollte die Therapiedauer der Empfehlung der jeweiligen Diagnose entsprechen (*S. aureus*, BSI, Candidämie etc.).

## 28.19 Welche Viren sind als Krankheitserreger bei immunsupprimierten Patienten relevant? Welche sind die entsprechenden häufigsten Krankheitsbilder und wie ist deren Therapie der Wahl?

- **HSV:** Eine HSV-1- oder HSV-2-Reaktivierung kann lokalisierte Läsionen (z. B. bei Mukositis) bis zu einem disseminierten Verlauf mit Organbeteiligung (Hepatitis, Pneumonitis, ZNS) verursachen. Bei Patienten mit hochgradiger Immunsuppression ist eine Therapie mit Aciclovir i. v. die erste Wahl.
- **VZV:** Die häufigste Präsentation ist die Reaktivierung mit lokalisiertem Herpes Zoster (HZ), dennoch haben diese Patienten das Risiko eines disseminierten

HZ oder einer viszeralen Disseminierung (insbesondere Hepatitis) mit schwerem Verlauf. Aciclovir i. v. ist das Mittel der Wahl.

- **CMV:** Spielt vor allen Dingen bei Patienten nach einer (Organ- oder Stammzell-)Transplantation eine wichtige Rolle. Symptome sind unklares Fieber, Zytopenie, Pneumonitis, Retinitis, Kolitis, selten Hepatitis und Enzephalitis. Darüber hinaus erhöht CMV das Risiko einer Abstoßung. Nach Transplantationen wird häufig eine Prophylaxe (Valganciclovir, Ganciclovir) bei Hochrisikopatienten oder ein aktives Screening via CMV-PCR empfohlen. Bei einer schweren Infektion/Reaktivierung wird Ganciclovir i. v. empfohlen, die in Induktion (2 × täglich für 2 Wochen) und Erhaltungstherapie bis Erreichen einer Viruslast unter der Nachweisgrenze aufgeteilt ist. Bei leichten Infektionen ist eine Therapie mit Valganciclovir p. o. mit demselben Induktions-/Erhaltungsschema zu erwägen.
- **EBV:** Eine EBV-Infektion/Reaktivierung kann zu einer lymphoproliferativen Erkrankung nach Transplantation führen (Post-transplant lymphoproliferative disorder, PTLD) und es empfiehlt sich ein aktives Screening nach Transplantation bei Hochrisikopatienten (serologisch Spender [+]/Empfänger [−] und allogene SZT). Bei Patienten nach SZT mit erhöhter Viruslast wird die Gabe von Rituximab empfohlen.
- **HHV-6:** Seltener und mitunter umstrittener Erreger von Infektionen, wahrscheinlich kann HHV-6 Fieber und Exanthem und teilweise auch eine Enzephalitis verursachen. Bei Enzephalitis ist eine Reduktion der Immunsuppression empfohlen und eine Therapie mit Foscarnet oder Ganciclovir.
- **BK-Virus:** Eine Infektion kann zu einer Verschlechterung der Transplantatfunktion bei Nierentransplantierten und/oder zu hämorrhagischer Zystitis (insbesondere nach allogener Stammzelltransplantation) führen. Bei Patienten nach Nierentransplantation wird ein Screening via BK-PCR im Urin durchgeführt, ggf. im Plasma. Die Therapie beinhaltet v. a. eine Reduktion der Immunsuppression, in ausgesuchten Fällen kommt das sehr toxische Cidofovir infrage.
- **Parvovirus B-19:** Diese Infektionen können bei hochgradig immunsupprimierten Patienten ein Krankheitsbild mit Fieber, teilweise Exanthem und Panzytopenie verursachen. Einige Autoren empfehlen die Diagnosesicherung aus flüssigem Knochenmarksaspirat. Eine gezielte antivirale Therapie ist nicht vorhanden und das Vorgehen beinhaltet eine Reduktion der Immunsuppression und die Gabe hochdosierter Immunglobuline.
- **HBV:** Am häufigsten als Reaktivierung nach Immunsuppression in seropositiven Patienten ohne Prophylaxe, dennoch ist eine primäre Infektion nach multiplen Bluttransfusionen möglich. HBV kann zu einer schweren Hepatitis mit Leberversagen führen und bei nachgewiesener Infektion/Reaktivierung besteht die Indikation einer Therapie mit Tenofovir oder Entecavir.
- **Respiratorische Viren** (inkl. Influenza, RSV): Spielen wegen ihrer Häufigkeit und der möglichen schweren Verläufe (prolongiertes Fieber, Pneumonie, ARDS) eine wichtige Rolle. Insbesondere für Patienten nach einer SZT oder Induktionstherapie bei akuter Leukämie stellen Infektionen durch RSV und Influenza ein erhöhtes Risiko einer Pneumonie mit hoher Letalität dar. Bei Nachweis dieser Erreger kann trotz mäßiger Evidenz eine Therapie mit inhalativem Ribavirin und/oder Palivizumab (monoklonaler Antikörper gegen das F-Protein von RSV) bzw. bei Influenza mit Oseltamivir in Betracht gezogen werden.

**28**

## Weiterführende Literatur
### Prophylaxe

Neumann S et al. Primary prophylaxis of bacterial infections and *Pneumocystis jirovecii* pneumonia in patients with hematological malignancies and solid tumors: Guidelines of the Infectious Diseases Working Party (AGIHO) of the German Society of Hematology and Oncology (DGHO). Ann Hematol. 2013 Apr; 92 (4): 433–442.

Sandherr M et al. Antiviral prophylaxis in patients with solid tumours and haematological malignancies-update of the Guidelines of the Infectious Diseases Working Party (AGIHO) of the German Society for Hematology and Oncology (DGHO). Ann Hematol. 2015; 94 (9): 1441–1450.

Ullman AJ et al. Infectious diseases in allogeneic haematopoietic stem cell transplantation: prevention and prophylaxis strategy guidelines 2016. Ann Hematol. 2016 Sep; 95 (9): 1435–55.

Vehreschild JJ et al. Prophylaxis of infectious complications with colony-stimulating factors in adult cancer patients undergoing chemotherapy-evidence-based guidelines from the Infectious Diseases Working Party AGIHO of the German Society for Haematology and Oncology (DGHO). Ann Oncol. 2014 Sep; 25 (9): 1709–1718.

### Febrile Neutropenie

Weissinger F et al. Antimicrobial therapy of febrile complications after high-dose chemotherapy and autologous hematopoietic stem cell transplantation-guidelines of the Infectious Diseases Working Party (AGIHO) of the German Society of Hematology and Oncology (DGHO). Ann Hematol. 2012; 91: 1161–1174.

Simon A et al. Diagnostik und Therapie bei Kindern mit onkologischer Grunderkrankung, Fieber und Granulozytopenie (mit febriler Neutropenie) außerhalb der allogenen Stammzelltransplantation. AWMF S2K Leitlinie, Register Nr. 048/14. www.AWMF.org , letzter Zugriff 01.07.2017.

### Weitere Infektionen

Ullman AJ, Maschmeyer G. Respiratory Syncytial Virus (RSV) – Infektionen bei Patienten nach hämatopoetischer Stammzelltransplantation. In: Leitlinien der Arbeitsgemeinschaft Infektionen der DGHO (AGIHO) 2012. www.onkopedia.com , letzter Zugriff 01.07.2017.

**28**

# 29 Asplenie
*S. Rieg*

## 29.1 Wie ist die Milz aufgebaut und welche Funktionen ergeben sich hieraus?

Die Milz ist das größte lymphatische Organ und spielt eine zentrale Rolle in der Immunabwehr – ungefähr ein Viertel des Gesamt-Lymphozyten-Pools befindet sich in der Milz. Darüber hinaus nimmt die Milz wichtige Filterfunktionen im Blutkreislauf wahr. Strukturell lassen sich **drei Kompartimente** unterscheiden (Di Sabatino et al. 2011):

- Die **weiße Milzpulpa** beinhaltet die Zentralarterien mit der T-Lymphozyten-reichen periarteriellen lymphatischen Scheide. In ihrem Randbereich formieren sich hauptsächlich B-Lymphozyten zu Lymphfollikeln, die abhängig von der Antigenexposition Primär- oder Sekundärfollikel darstellen.
- Die venösen Sinus der **roten Milzpulpa** beinhalten ein retikulokapilläres Netz, in dem alterierte Blutzellen filtriert und phagozytiert werden.
- Dazwischen findet sich die sog. **Marginalzone** mit spezialisierten B-Lymphozyten und Makrophagen. Insbesondere Marginalzonen-spezifische IgM-Antikörper-sezernierende B-Lymphozyten (IgM Memory-B-Zellen), die für die (frühe) Phagozytose schwach-opsonierter Pathogene eine zentrale Bedeutung haben, befinden sich hier.

## 29.2 Welche Ursachen liegen einer verminderten oder fehlenden Milzfunktion zugrunde?

Dem anatomischen Fehlen der Milz liegt zumeist eine chirurgische Entfernung (Splenektomie), sehr selten eine kongenitale Asplenie zugrunde. Der **Milzfunktionsverlust** (funktionelle Hyposplenie) kann Folge unterschiedlicher immunologischer, hämatoonkologischer und vaskulärer Erkrankungen sowie Hämoglobinopathien sein.

## 29.3 Wie häufig ist die Asplenie?

In Deutschland wird bei ca. 8.000 Menschen pro Jahr eine Splenektomie durchgeführt. Indikationen hierfür sind (Edgren et al. 2013):
- Trauma ~20 %
- Solide Tumoren 25–30 %
- Hämatologische Neoplasien 10 %
- Therapeutische Splenektomie ~20 %
- Andere Gründe ~20–25 %

Man schätzt, dass bei einem von 1.000 Bundesbürgern eine anatomische Asplenie vorliegt. Zum Vergleich: Die Prävalenz für den häufigsten angeborenen Immundefekt, das variable Immundefektsyndrom (Common Variable Immunodeficiency, CVID), liegt bei 1 : 25.000 bis 1 : 50.000.

**29**

## 29.4 Welche Erkrankungen können zu einer funktionellen Hyposplenie führen?

Ursachen für eine funktionelle Hyposplenie mit **atropher Milz** sind unter anderem (Opal, 2016; Di Sabatino et al. 2011):

- Zöliakie
- Colitis ulcerosa
- Idiopathische thrombozytopenische Purpura (ITP)
- Allogene Stammzelltransplantation und Graft-versus-host disease (GvHD)
- Milzbestrahlung oder Milzvenenthrombose
- Sichelzellkrankheit

Ursachen für eine funktionelle Hyposplenie mit **normal großer oder vergrößerter Milz:**

- Amyloidose
- Hämoglobinopathien
- Sarkoidose
- HIV/AIDS (Korrelation mit Ausmaß der CD4-Lymphozyten-Reduktion)
- c-ANCA-positive Vaskulitis/granulomatöse Polyangiitis
- Systemischer Lupus erythematodes, rheumatoide Arthritis
- Chronische Hepatopathien (chronische Hepatitis, primär biliäre Cholangitis, ethyltoxische Lebererkrankung)

Bei Patienten mit den genannten Erkrankungen sollte geprüft werden, ob eine verminderte Milzfunktion vorliegt.

**INFO**

**Vorkommen funktioneller Hyposplenie**

Eine Studie an 100.000 zufällig ausgewählten Individuen fand Howell-Jolly-Einschlusskörperchen, die auf eine eingeschränkte Milzfunktion hinweisen, in 0,5 % aller untersuchten Proben.

## 29.5  Welche Untersuchungen sind bei Verdacht auf Vorliegen einer funktionellen Hyposplenie sinnvoll?

▶ Tab. 29.1.

Im klinischen Alltag erfolgt zumeist nur eine Blutausstrich-Untersuchung auf Howell-Jolly-Einschlusskörperchen mit den genannten Limitationen hinsichtlich Sensitivität und Spezifität.

**29**

**Tab. 29.1** Diagnostische Möglichkeiten zur Evaluation der Milzfunktion

| Methode | Bemerkungen |
| --- | --- |
| Abdomen-Sonografie/CT | Klärung Vorhandensein, Morphologie, Größe der Milz |
| Szintigrafie mit hitzedenaturierten Erythrozyten ($^{99m}$Technetium gelabelt) | Morphologische Darstellung mit Bestimmung der Filterfunktion der Milz |
| Bestimmung von Howell-Jolly-Einschlusskörperchen (persistierende Mikronuklei in Erythrozyten) im Blutausstrich | Einfach durchführbare Untersuchung der splenischen Filterfunktion, Sensitivität und Spezifität unklar, keine Quantifizierung der funktionellen Hyposplenie |
| Bestimmung von „Pitted erythrocytes" mittels Phasen-Interferenz-Mikroskopie | „Goldstandard", Korrelation mit szintigrafisch erhobener Milzfunktion, spezielle Ausstattung (Nomarski-Optik) erforderlich, inverse/negative Korrelation mit IgM Memory-B-Zellen |

## 29.6 Was sind die immunologischen und hämatologischen Konsequenzen der fehlenden Milzfunktion?

Mit fehlender Milzfunktion geht der Verlust von spezialisierten Makrophagen und B-Zellen (insbesondere IgM Memory-B-Zellen) der Marginalzone der Milz einher.

Immunologische Konsequenzen umfassen (modifiziert nach Opal 2016):

- Verminderte Elimination schwach-opsonierter bakterieller Antigene
- Eingeschränkte humorale Immunantwort auf Neoantigene durch verminderte IgM- und T-Lymphozyten-unabhängige Antikörper-Produktion
- Schwache Antikörper-Antwort gegenüber Polysaccharid-Antigenen (insbesondere kapseltragende Erreger)
- Quantitative und qualitative Einschränkungen in der klassischen und alternativen Komplement-Aktivierungskaskade und dadurch abgeschwächte Opsonierung
- Vermindertes Filtern partikulärer Antigene und alterierter/älterer Blutbestandteile

## 29.7 Wie hoch ist das Risiko für schwere Infektionen nach Splenektomie?

Neuere populationsbezogene Untersuchungen berichten von Inzidenzraten von 7–8 krankenhauspflichtigen Infektionen pro 100 Patientenjahre und von einer Postsplenektomie-Sepsis (PSS)- bzw. Overwhelming Postsplenectomy Infection (OPSI)-Inzidenz von 1 pro 100 Patientenjahre. Im Vergleich zur Allgemeinbevölkerung besteht ein ca. 6-fach erhöhtes Risiko einer Sepsis-bedingten Hospitalisierung. Das relative Risiko unterscheidet sich jedoch innerhalb des Gesamt-Splenektomie-Kollektivs deutlich (3,4-fach erhöht bei posttraumatischer Splenektomie vs. 18-fach bei Splenektomie aufgrund hämatologischer Malignome; Edgren et al. 2013).

## 29.8 Welches sind wichtige Risikofaktoren für eine Postsplenektomie-Sepsis (PSS)/Overwhelming postsplenectomy infection (OPSI) bei Patienten ohne Milzfunktion?

MERKE

Das Risiko für lebensbedrohliche Infektionen nach Milzverlust ist nicht für alle Patienten gleich. Es hängt insbesondere vom Lebensalter sowie der Ausreifung des Immunsystems zum Zeitpunkt der Splenektomie, zudem von Komorbiditäten und eventueller zusätzlicher immunsuppressiver Medikation oder Therapie ab.

Risikoprädiktoren ▶ Tab. 29.2.

| Tab. 29.2 Risikofaktoren für PSS/OPSI (modifiziert nach Opal, 2016) | |
| --- | --- |
| Risikofaktor | Bemerkung |
| Säuglings- und Kleinkindes-alter (< 5 Jahre) | Unvollständig entwickelte B-Zell-Immunität |
| Hohes Lebensalter | Immunseneszenz, geringeres Ansprechen auf Impfungen, zusätzlich vorliegende Komorbiditäten |
| Kongenitale Asplenie | Ohne Penicillin-Prophylaxe ca. 50-prozentiges Risiko für schwere/invasive bakterielle Infektion im 1. Lebensjahr |
| Zeitintervall nach Splenektomie | Höchstes Risiko in den ersten 2–3 Jahren nach Splenektomie |

29

**Tab. 29.2 Risikofaktoren für PSS/OPSI (modifiziert nach Opal, 2016)** *(Forts.)*

| Risikofaktor | Bemerkung |
|---|---|
| Indikation für Splenektomie | OPSI-Risiko bei Splenektomie aufgrund Thalassämia major oder Sichelzellenanämie höher; bei Splenektomie aufgrund von Trauma geringer |
| Hämatologische Neoplasien | Höchstes Risiko bei Hodgkin-Lymphom |
| Immunsuppression | Patienten unter medikamentöser Immunsuppression und/oder Chemotherapie |
| Komorbiditäten | Leberzirrhose, Diabetes mellitus, Alkoholabusus, Mangelernährung, Niereninsuffizienz |
| Fehlen von Impfungen vor Splenektomie | Immunantwort auf Polysaccharid-Impfstoffe nach Splenektomie vermindert |

## 29.9 Wie ist die klinische Präsentation der Postsplenektomie-Sepsis (PSS/OPSI)?

Das Krankheitsbild beginnt häufig mit unspezifischen Beschwerden wie Malaise, Fieber, Schüttelfrost, gelegentlich begleitet von abdominaler Symptomatik. Ein primärer Fokus (wie Pneumonie oder Meningitis) mit hierauf hindeutenden Beschwerden ist initial oft nicht zu erkennen (Beginn als primäre Bakteriämie). Innerhalb 24–48 h kommt es zu einer dramatischen Verschlechterung mit Therapie-refraktärer Hypotonie, disseminierter intravasaler Gerinnung, respiratorischer Insuffizienz, Purpura fulminans, metabolischer Azidose und Koma (▶ Abb. 29.1).

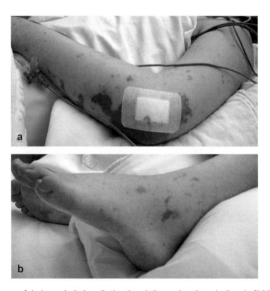

**Abb. 29.1** Purpura fulminans bei einer Patientin mit Postsplenektomie-Sepsis (PSS)/Overwhelming postsplenectomy infection (OPSI) durch Meningokokken [P348]
(Eine farbige Version dieser Abbildung findet sich im Anhang.)

**MERKE**
Wenige Krankheitsbilder in der klinischen Medizin verlaufen derart fulminant wie ein PSS/OPSI – rasche Diagnostik und Therapie sowie Präventionsstrategien sind deshalb von größter Bedeutung.

## 29.10 Welches sind die wichtigsten PSS/OPSI-Erreger?

*Streptococcus pneumoniae* ist weiterhin mit Abstand der häufigste PSS/OPSI-Erreger. In der Literatur werden zumeist > 50 % der PSS/OPSI-Fälle *S. pneumoniae* zugeschrieben. Eine aktuelle Kohortenstudie konnte bei 42 % der OPSI-Patienten *S. pneumoniae* als Erreger identifizieren (▶ Tab. 29.3).

*Neisseria meningitides* und *Haemophilus influenzae* waren lange Zeit wichtige PSS/OPSI-Erreger. Mit der Verfügbarkeit des *H. influenzae* Typ B-Konjugatimpfstoffes hat die Bedeutung von Haemophilus im Kontext der Asplenie deutlich abgenommen.

Neuere Daten weisen darauf hin, dass andere gramnegative, mitunter ebenfalls Kapsel-tragende Bakterien eine zunehmende Rolle spielen (▶ Tab. 29.3).

**Tab. 29.3 PSS/OPSI-Erreger in einer aktuellen Multicenter-Kohortenstudie (SPLEEN-OFF) (Theilacker et al. 2016)**

| Erreger | Blutstrom-Infektion n = 52 | Alle Infektionen n = 52 |
|---|---|---|
| Grampositive Erreger | 19 (37 %) | 26 (50 %) |
| *Streptococcus pneumoniae* | 16 (31 %) | 22 (42 %) |
| *Staphylococcus aureus* | – | 1 (2 %) |
| *Streptococcus pyogenes* | – | – |
| Andere *Streptokokken spp.* | 2 (4 %) | 2 (4 %) |
| Andere grampositive Erreger | 1 (2 %) | 1 (2 %) |
| Gramnegative Erreger | 4 (8 %) | 6 (12 %) |
| *Escherichia coli* | | 3 (6 %) |
| *Klebsiella pneumoniae* | 2 (4 %) | 2 (4 %) |
| *Pseudomonas aeruginosa* | 1 (2 %) | 1 (2 %) |
| Andere gramnegative Erreger | 1 (2 %) | – |
| Polymikrobielle Infektion | 3 (6 %) | 6 (12 %) |
| Keine Erregersicherung | 26 (50 %) | 14 (27 %) |

**29**

## 29.11 Welche weiteren, selteneren Erreger können zu ungewöhnlich schweren Infektionen/Manifestationen führen?

Bei Patienten ohne funktionstüchtige Milz besteht ein erhöhtes Risiko für schwere Infektionen nach Bissverletzungen durch Hunde oder Katzen (Erreger *Capnocytophaga canimorsus*) und nach Zeckenstichen (*Babesia divergens, Anaplasma phagocytophilum*). Zudem wurden schwerere Malaria-Verläufe beschrieben.

## 29.12 Wie sind PSS/OPSI-Überlebensraten und Langzeitfolgen/-komplikationen?

Die Krankenhaus-Sterblichkeit von PSS/OPSI liegt auch heute noch bei 30–50 %. Komplikationen bei Überlebenden mit schweren Verläufen umfassen Gangrän (durch Gerinnungsstörung, Mikroangiopathie und hohen Katecholaminbedarf mit Finger-, Zehen- oder Extremitätenverlust; ▶ Abb. 29.2), Critical illness-Polyneuropathie sowie ggf. Folgeschäden durch spezifische Organmanifestationen (Meningitis, Endokarditis). Nicht selten ist die Lebensqualität nach PSS/OPSI deutlich eingeschränkt.

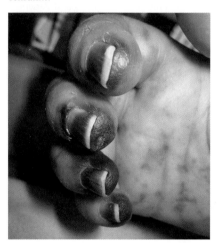

Abb. 29.2 Akrale Gangrän im Rahmen PSS/OPSI durch disseminierte intravasale Gerinnung (DIC) und hohen Katecholaminbedarf [P348] (Eine farbige Version dieser Abbildung findet sich im Anhang.)

## 29.13 Wie das diagnostische Vorgehen bei Verdacht auf eine PSS/OPSI?

Essenziell sind zunächst das Erkennen der Asplenie (anamnestische Angaben, Oberbauchnarbe, Bildgebung) sowie die Kenntnis der zur funktionellen Hyposplenie führenden Grunderkrankungen. Generell sollte bei unklaren fulminanten Krankheitsverläufen eine PSS/OPSI in Erwägung gezogen werden und ggf. frühzeitig eine Milz-Bildgebung und -Funktionsdiagnostik durchgeführt werden (▶ Kap. 29.5 und ▶ Tab. 29.1).

Darüber hinaus ist eine rasche und sorgfältige Erregerdiagnostik anzustreben:

- Blutkulturen, respiratorisches Material (Sputum, BAL), Liquor, Aszites, Pleurapunktat etc. zur Mikroskopie und Kultivierung
- Kulturelle Verfahren können durch spezifische PCR-Diagnostik (Pneumokokken, Meningokokken) oder Antigen-Tests (Pneumokokken-Antigen) komplementiert werden.
- Bei Reiseanamnese Dicker Tropfen und Blutausstrich zur Malaria-Abklärung, ebenso bei Zeckenstich-Anamnese (Nachweis Babesia intraerythrozytär, bei Anaplasmose Morulae in neutrophilen Granulozyten)
- Aufgrund der hohen Erregerlast kann bei PSS/OPSI auch eine Gramfärbung des Buffy-Coats (leukozytenreiche Interphase nach Zentrifugation einer Blutprobe) mit anschließender Mikroskopie versucht werden.

29

## 29.14 Welche weiteren Komplikationen sind durch das Fehlen der Milzfunktion zu beachten?

Nach einer Splenektomie besteht ein erhöhtes Risiko für thrombembolische Komplikationen, wobei Thrombosen im Pfortadersystem die häufigste Manifestation darstellen. Das Risiko ist unmittelbar nach der Splenektomie am höchsten (Inzidenz Pfortaderthrombose ~2–5 % in den ersten 2 Jahren). Die nach Splenektomie zu beobachtende passagere Thrombozytose stellt per se keinen eigenständigen Risikofaktor dar (Engelhardt et al. 2013).

## 29.15 Welche Präventionsmaßnahmen stehen zur Verfügung?

Die vier Säulen der **OPSI-Präventionsstrategie** sind:
- Impfungen (▶ Kap. 29.18)
- Notfall-/Stand by-Antibiotikatherapie bei Fieber oder anderen kritischen Symptomen
- Dauerhafte Antibiotika-Prophylaxe in ausgewählten Fällen
- Aufklärung des Patienten, Mitführen eines Notfallpasses

## 29.16 Welche weiteren Strategien zur OPSI-Prävention gibt es?

Verminderung der Entstehung von Asplenie/Hyposplenie durch zurückhaltende Splenektomie-Indikationsstellung (Versuch Milzerhalt nach Trauma oder Milzhämatom), subtotale Splenektomie, Versuch der Autotransplantation von Milzgewebe (in die Peritonealhöhle). In welchem Maß die letztgenannten Ansätze zur OPSI-Reduktion beitragen können, ist derzeit noch unklar.

## 29.17 Wann sollte bei geplanter Splenektomie geimpft werden?

Bei elektiver Splenektomie sollte idealerweise mehr als 2 Wochen vor der geplanten Operation geimpft werden. In der Praxis wird dies selten umgesetzt.

Nach bereits stattgehabter Splenektomie ist das Impfansprechen besser, wenn frühestens 2 Wochen postoperativ geimpft wird (Theilacker und Kern 2013).

> **PRAXISTIPP**
> Unter einer Chemotherapie oder immunsuppressiven Medikation (bei Steroiden gilt als Cut-off ≥ 20 mg Prednisolon-Äquivalt für ≥ 4 Wochen) sollte mindestens 4 Wochen bis zur ersten Impfung gewartet werden, bei Therapie mit Anti-CD20-Antikörpern (z. B. Rituximab) mindestens 6 Monate.

**29**

## 29.18 Welche Impfungen sind für Patienten mit fehlender Milzfunktion im Einzelnen empfohlen?

- **Pneumokokken-Impfung**
  Wichtigste Impfung; der Kapsel-Polysaccharid-Impfstoffe beinhaltet zwar mehr Serotypen (23-valent, PPSV23), zeichnet sich jedoch insbesondere bei Asplenie durch schlechtere Immunogenität aus. Deshalb wird von der STIKO bei Asplenie die sequenzielle Impfung mit dem 13-valenten Pneumonokken-Konjugat-Impfstoff (PCV13, Kapsel-Polysaccharid wird an adjuvantes Trägerprotein konjugiert) gefolgt vom Polysaccharid-Impfstoff PPSV23 empfohlen (▶ Tab. 29.4).

- **Meningokokken-Impfung**

  Verwendet werden sollen nur noch Konjugat-Impfstoffe. Es stehen zwei quadri-valente Konjugatimpfstoffe (MCV-ACWY, Serogruppen ACWY) und seit Kurzem auch ein Serogruppe B-Konjugatimpfstoff (MCV-B) zur Verfügung (▶Tab. 29.5). Ungefähr zwei Drittel der invasiven Meningokokken-Infektionen in Deutschland werden durch Serogruppe B-, ca. 20 % durch Serogruppe C-Isolate verursacht.

**Tab. 29.4 Impfschema zur Pneumokokken-Impfung (modifiziert nach Theilacker und Kern [2013] sowie aktuelle STIKO-Empfehlungen)**

| Alter | Grundimmunisierung | 1. Auffrischimpfung | Weitere Auffrischimpfungen |
|---|---|---|---|
| 2–24 Mo. | Grundimmunisierung bzw. Nachholimpfungen gemäß Impfkalender STIKO | PPSV23 (frühestens im 3. Lj), Abstand 6–12 Monate nach PCV | PPSV23 (nach 5–6 J.) |
| 3–18 Lj | 1 × PCV13* | PPSV23 (nach 2–6 Mo.) | PPSV23 (nach 5–6 J.)** |
| Erwachsene | 1 × PCV13 | PPSV23 (nach 2–6 Mo.) | PPSV23 (nach 5–6 J.) |

\* wenn zuvor nur PCV7 oder PCV10 geimpft wurde
\*\* Auffrischung bei Kindern < 10 J. schon nach 3 Jahren
Generell gilt, dass Patienten, die mit PPSV23 vorgeimpft sind, PCV13 erst in einem Abstand von 6–12 Monaten erhalten. Die Erforderlichkeit einer nochmaligen Auffrischimpfung mit PCV13 ist derzeit unklar (vermutlich frühestens nach 5 Jahren).
Legende: PCV = Pneumokokken-Konjugat-Vakzine (7, 10- oder 13-valent); PPSV23 = Pneumokokken-Polysaccharid-Vakzine (23-valent); Lj = Lebensjahr; Mo = Monate; J = Jahre

**Tab. 29.5 Impfschema zur Meningokokken-Impfung (modifiziert nach Theilacker und Kern [2013] sowie aktuelle STIKO-Empfehlungen)**

| Alter | Grundimmunisierung | 1. Auffrischimpfung | Weitere Auffrischimpfungen |
|---|---|---|---|
| Meningokokken Serogruppen A, C, W und Y | | | |
| 2–11 Mo. | 2 × Men-C (Abstand 2 Mo.) | Men-ACWY+ (nach 12 Mo.) | Men-ACWY (nach 6–12 Mo.)+* |
| ≥ 1 Lj u. Erwachsene | 1 × Men-ACWY+ | Men-ACWY (nach 2 Mo.) + | Men-ACWY (alle 5 J.) |

+ Zulassung beachten: Nimenrix® ab vollendetem 12. Lebensmonat, Menveo® ab dem 2. Lebensjahr,
\* spätere Auffrischungen mit MCV-ACWY alle 5 J

| Alter | Grundimmunisierung | 1. Auffrischimpfung | Weitere Auffrischimpfungen |
|---|---|---|---|
| Meningokokken Serogruppe B | | | |
| 2–5 Mo. | 3 × Men-B (Abstand 1 Mo.) | Men-B (nach 12 Mo.) | Notwendigkeit derzeit unklar |
| 6–11 Mo. | 2 × Men-B (Abstand 2 Mo.) | Men-B (2. LJ, Abstand 2 Mo.) | |
| 12–23 Mo. | 2 × Men-B (Abstand 2 Mo.) | Men-B (Abstand 12 Mo.) | |
| ≥ 2 Lj u. Erwachsene+ | 2 × Men-B (Abstand 1–2 Mo.)* | Notwendigkeit derzeit unklar | |

+ für Erwachsene > 50 Jahre liegen keine Daten vor; * bei 2–11-Jährigen Impfabstand mindestens 2 Monate
LJ, Lebensjahr; Mo, Monate; J, Jahre

**29**

■ *Haemophilus influenzae*-Impfung
Empfohlen ist eine einmalige Impfung mit dem *H. influenzae* Serotyp B-Konjugatimpfstoff.

■ Influenza-Impfung
Aufgrund des relevanten Risikos einer bakteriellen Superinfektion durch Pneumokokken wird für alle Patienten mit Asplenie oder funktioneller Hyposplenie eine jährliche Influenza-Impfung empfohlen.

## 29.19 Was versteht man unter einer Notfall-/Stand by-Antibiotikatherapie und wann soll diese durchgeführt werden?

Regelhaft sollte ein Antibiotikum zum permanenten Mitführen (insbesondere auch an Wochenenden und im Urlaub) rezeptiert werden. Alle Patienten mit Asplenie sollten sich bei Fieber, Schüttelfrost, ausgeprägtem Krankheitsgefühl oder von Ihnen kritisch eingeschätzten Symptomen umgehend beim Hausarzt, ärztlichen Notdienst oder in einer Krankenhaus-Notaufnahme vorstellen. Ist eine rasche ärztliche Untersuchung (innerhalb von 2 h) nicht zu gewährleisten, soll eine **Notfall-/Stand by-Antibiotikatherapie** begonnen (Standardsubstanz Amoxicillin/Clavulansäure 3 × 875/125 mg, alternativ Cefpodoxim oder – bei Penicillin-Allergie vom Soforttyp – Clarithromycin) und zum nächstmöglichen Zeitpunkt eine ärztliche Vorstellung angestrebt werden.

## 29.20 Wann ist eine Antibiotika-Dauerprophylaxe indiziert?

Einheitliche Empfehlungen oder eine überzeugende Evidenzlage zur prophylaktischen dauerhaften Antibiotika-Einnahme existieren nicht. Eine Antibiotika-Dauerprophylaxe wird in den meisten Leitlinien nur noch für eine ausgewählte Subgruppe der Patienten empfohlen, die man auch innerhalb der heterogenen Asplenie/Hyposplenie-Kohorte als Hochrisiko-Subgruppe ansieht (▶ Tab. 29.6; Engelhardt et al. 2013; Theilacker und Kern 2013).

Substanz der ersten Wahl ist hierbei Penicillin V (Jugendliche und Erwachsene 2 × 1 Mio. IE p.o., bei Penicillin-Allergie Erythromycin 1 × 250–500 mg p.o.).

**29**

| Tab. 29.6 Indikationen für eine Antibiotika-Dauerprophylaxe | |
|---|---|
| **Patientengruppe** | **Antibiotika-Dauerprophylaxe** |
| Kongenitale Asplenie | Lebenslang |
| Nach durchgemachter PSS/OPSI | Für 2–3 Jahre nach PSS/OPSI |
| Frühphase nach Stammzell-Transplantation | 6 Monate |
| Hämatoonkologische Malignome mit Polychemotherapie | Für die Dauer der medikamentösen Immunsuppression |
| Andere schwere Immundefekte (HIV-Infektion mit < 200 CD4⁺-Lymphozyten, Graft-versus-Host-Disease) | Für die Dauer des Immundefekts |
| Kinder | Für 2–3 Jahre nach Splenektomie, abhängig von Splenektomie-Indikation auch länger |

## 29.21 Was ist vor Reisen zu beachten?

Vor Reisen in Malaria-Endemiegebiete sollten sich Patienten mit Asplenie oder funktioneller Hyposplenie einer reisemedizinischen Beratung unterziehen. Im Rahmen dieser sollte die Notwendigkeit einer dauerhaften Malaria-Chemoprophylaxe evaluiert werden. Auf jeden Fall soll ein adäquates Notfall-/Stand by-Malaria-Präparat rezeptiert werden sowie eine Aufklärung über Expositions-Prophylaxe in Form imprägnierter Bettnetze und Repellentien stattfinden.

Bei längeren Aufenthalten in der Natur sollte zudem auf Maßnahmen gegen Zeckenstiche hingewiesen werden (lange Kleidung, Repellentien, frühzeitiges Absuchen der Körperbeugen nach Aufenthalt im Freien).

## 29.22 Weshalb ist ein Asplenie-Notfallpass sinnvoll?

Voraussetzung für Durchführung und Befolgen der Präventionsmaßnahmen ist eine umfassende Risikoaufklärung der Patienten. Diese erfolgt leider häufig unzureichend oder gar nicht. In der Praxis hat sich die Aushändigung eines Notfallpasses bewährt, der für die Patienten, den Hausarzt und ggf. andere erstversorgende Ärzte die wichtigsten Maßnahmen zusammenfasst und auch zur Dokumentation der erfolgten Impfungen herangezogen werden kann. Eine aktuelle Version des Notfallpasses kann kostenfrei über die Homepage von Asplenie-Net (www.asplenie-net. org) bezogen werden. Der Notfallpass sollte von den Patienten permanent mitgeführt werden.

• • • • • • • • • • • • • • • • •
### Weiterführende Literatur
Di Sabatino A, Carsetti R, Corazza GR. Post-splenectomy and hyposplenic states. Lancet, 2011; 378: 86–97.

Edgren G, Almqvsist R, Hartman M et al. Splenectomy and the risk of sepsis: a population-based cohort study. Ann Surg, 2014; 260: 1081–1087.

Engelhardt M, Eber SW, Germing U et al. Prävention von Infektionen und Thrombosen nach Splenektomie oder funktioneller Asplenie. www.onkopedia.com/de/onkopedia/guidelines. Version Januar 2013, letzter Zugriff: 27.12.2016.

Kim DK, Bridges CB, Harriman KH et al. Advisory Committee on Immunization Practices Recommended Immunization Schedule for Adults Aged 19 Years or Older: UnitedStates, 2016. Ann Intern Med, 2016; 164: 184–194.

Opal SM. Splenectomy and Splenic dysfunction. In: Cohen J, Powderly WG, Opal SMm, (eds.). Infectious Diseases, 4. Aufl. Edition. Amsterdam: Elsevier; 2016. 775–779.

Robert Koch-Institut. Empfehlungen der Ständigen Impfkommission (STIKO) am Robert Koch-Institut – 2016/2017. Epidemiologisches Bulletin Nr. 34, 29. August 2016.

Robert Koch-Institut. Wissenschaftliche Begründung für die Aktualisierung der Empfehlungen zur Indikationsimpfung gegen Pneumokokken für Risikogruppen. Epidemiologisches Bulletin Nr. 37, 19. September 2016.

Robert Koch-Institut. Aktualisierung der Meningokokken-Impfempfehlung: Anwendung des Meningokokken-B-Impfstoffs bei Personen mit erhöhtem Risiko für Meningokokken-Erkrankungen. Epidemiologisches Bulletin Nr. 37, 14. September 2015.

Rubin LG, Schaffner W. Clinical practice. Care of the asplenic patient. N Engl J Med, 2014; 371: 349–56.

Theilacker C, Kern WV. Sepsisprävention nach Splenektomie. Dtsch Med Wochenschr, 2017; im Druck. Dtsch Med Wochenschr, 2013; 1380: 1729–1733.

Theilacker C, Ludewig K, Serr A et al. Overwhelming Postsplenectomy Infection: A Prospective Multicenter Cohort Study. Clin Infect Dis, 2016; 62 (7): 871–878.

# 30 Impfung im Erwachsenenalter
*C. Schwarze-Zander*

## Allgemeine Grundlagen der Immunisierung

### 30.1 Was ist aktive und passive Immunisierung?

Bei der **aktiven Immunisierung** wird durch Verabreichung einer Vakzine oder eines Toxins eine primäre Immunantwort induziert. Bei Kontakt des Individuums mit dem Pathogen kommt es zur sekundären Immunantwort mit B-Zellproliferation und Antikörperbildung. Die sekundäre Immunantwort schützt das Individuum vor Krankheitsausbruch, je nach Erreger zwischen einigen Jahren und idealerweise lebenslang (z. B. Gelbfieberimpfung). Vakzine enthalten attenuierte Mikroorganismen (= Lebendimpfstoff) oder abgetötete Mikroorganismen, Fraktionen dieser Mikroorganismen oder Toxoide (= Totimpfstoff).

Bei der **passiven Immunisierung** werden Immunglobuline als intramuskuläres Immunglobulin von gepooltem humanem Serum oder Antitoxin von Serum von immunisierten Tieren verabreicht. Passive Immunisierung verleiht Kurzzeitschutz für Individuen, die mit einem spezifischen Pathogen exponiert werden oder wurden.

### 30.2 Welche zeitlichen Abstände müssen zwischen Impfungen eingehalten werden?

Lebendimpfstoffe sollten entweder gleichzeitig oder mit einem Mindestabstand von 4 Wochen verabreicht werden. Bei Totimpfstoffen ist eine Einhaltung von Mindestabständen zu anderen Lebend- oder Totimpfstoffen nicht notwendig. Immunglobuline sollten nicht mit Lebendimpfstoffen verabreicht werden. Ein Abstand von 6 Wochen bis 3 Monaten sollte eingehalten werden, da sie mit der Impfantwort interferieren können (mit Ausnahme der Gelbfieberimpfung). Das empfohlene Impfschema sollte soweit wie möglich eingehalten werden, insbesondere sollten empfohlene Impfabstände nicht unterschritten werden, um einen langdauernden Immunschutz zu gewährleisten. Eine Überschreitung der empfohlenen Impfabstände ist unproblematisch (jede dokumentierte Impfung zählt), kann aber die Entwicklung der Immunität verzögern.

### 30.3 An welcher Lokalisation sollte injiziert werden?

Die meisten Impfstoffe werden intramuskulär oder subkutan verabreicht. Die Ständige Impfkommission (STIKO) empfiehlt die Injektion in oder über den M. deltoideus. Eine Injektion in den M. gluteus sollte vermieden werden, da die Komplikationsrate erhöht und die Immunogenität vermindert sein kann. Bei simultaner Impfung sollten unterschiedliche anatomische Lokalisationen gewählt werden (z. B. anterolateraler Teil des Oberschenkels).

30

## 30.4 Was tun bei Verdachtsfällen von Nebenwirkungen und Impfkomplikationen?

Neben der Meldeverpflichtung des Zulassungsinhabers und/oder pharmazeutischen Unternehmen nach dem Arzneimittelgesetz (AMG) besteht in Deutschland eine gesetzliche **Meldeverpflichtung** über Verdachtsfälle von Impfkomplikationen nach dem Infektionsschutzgesetz (IfSG, ▶Abb. 30.1). Auf europäischer Ebene besteht für das Paul-Ehrlich-Institut auch eine Meldeverpflichtung gegenüber der europäischen Zulassungsbehörde (EMEA).

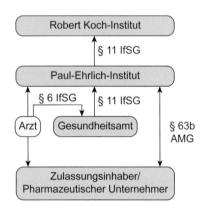

**Abb. 30.1** Meldeverpflichtung und Meldewege bei Verdacht auf Impfkomplikationen (nach Weißer et al., 2009) [L231]

## 30.5 Was ist bei Impfungen von Allergikern zu beachten?

Schwere allergische Reaktionen auf Bestandteile von Impfungen sind selten und schwer vorherzusagen. Nicht nur das Impfantigen selbst, sondern auch andere Bestandteile eines Impfstoffes können allergische Reaktionen auslösen:

- **Formaldehyd:** Bei der Herstellung einiger viraler und bakterieller Impfstoffe wird Formaldehyd zur Inaktivierung von Bakterientoxinen und Viren eingesetzt. Der Restgehalt von Formaldehyd in Impfstoffen ist auf 0,02 % begrenzt und reicht nicht aus, um eine Hautreaktion auszulösen.
- **Gelatine:** Gelatine selbst ist heute nicht mehr Bestandteil in Impfstoffen. Ein Gelatine-Abkömmling, Polygeline, ist in einigen Impfstoffen (darunter Tollwut-, MMR- und Varizellenimpfstoffe) als Stabilisator enthalten.
- **Konservierungsstoffe:**
  - Kontaktallergien auf **2-Phenoxyethanol** sind selten.
  - **Thiomersal** gehört zu den häufigsten Kontaktallergenen (Prävalenz der Sensibilisierung ca. 10–12 %), die klinische Bedeutung ist aber sehr gering. In Deutschland zugelassene Impfstoffe sind thiomersalfrei, Ausnahmen sind pandemische oder präpandemische Influenza-Impfstoffe in Mehrdosenbehältern.
  - Aluminiumhaltiges Adjuvans kann bei Kontaktallergien gegen **Aluminium** zu schmerzhaften und juckenden Knötchen an der Injektionsstelle führen.
- **Antibiotika:** Die bei der Impfstoffherstellung eingesetzten Antibiotika werden in Deutschland bevorzugt nicht klinisch verwendet und stellen daher ein niedriges allergisches Risiko dar. Hierzu gehören Neomycin, Polymyxin B, Streptomycin,

Kanamycin, Gentamicin, Chlortetracyclin, Framycetin. In Impfstoffen sind keine Penicillin- und Cephalosporin-Antibiotika enthalten.

## 30.6 Können Menschen mit Hühnereiweißallergie geimpft werden?

Hühnereiweiß ist Bestandteil der Gelbfieber-, MMR-, FSME-, Tollwut- und einiger Influenza-Impfstoffe (Ausnahme: Optaflu® ist ein hühnereiweißfreier Influenza-Impfstoff). Die Menge ist nur bei der Gelbfieberimpfung und einigen Influenza-Impfstoffen von klinischer Relevanz. MMR-, FSME- und Tollwut-Impfungen können bei Personen mit Hühnereiweißallergie eingesetzt werden (▶ Tab. 30.1). Kinder mit klinisch sehr schwerer Hühnereiweißallergie sollten unter besonderen Schutzmaßnahmen und anschließender Beobachtung geimpft werden. Vor Verabreichung der Gelbfieberimpfung sollte bei bekannter Eiallergie ein Allergologe hinzugezogen werden und ein Hauttest mit der Gelbfieberimpfung durchgeführt werden.

| Tab. 30.1 Hühnereiweißgehalt von Impfstoffen | | |
|---|---|---|
| | Hühnereiweißgehalt | Empfehlung für Hühnereiweiß-Allergiker |
| Impfstoffe aus Anzucht auf Hühnerembryonen | | |
| Gelbfieber (Stamaril®) | ++++ | Impfung kontraindiziert |
| Influenza (alle zugelassenen Influenza-Impfstoffe außer Optaflu®) | ++ | Impfung kontraindiziert |
| Impfstoffe aus Anzucht auf Hühnerfibroblasten | | |
| Masern, Mumps (alle zugelassenen Masern- und MM[R]-Impfstoffe) FSME (alle zugelassenen FSME-Impfstoffe) | + | Grundsätzlich nicht kontraindiziert, aber: Kinder mit klinisch sehr schwerer Hühnereiweißallergie ggf. im Krankenhaus impfen |
| Tollwut (nur: Rabipur®) | + | Präexpositionell kann als Alternative der Einsatz von Tollwutimpfstoff-HDC inaktiviert® erwogen werden |

+ pg bis ng
++ ‹ 1 µg
+++ µg

**30**

## 30.7 Wo findet man den Impfkalender für gesunde Erwachsene?

Jeweils in der 35. Kalenderwoche jedes Jahres veröffentlicht die STIKO die neuen Empfehlungen zu Impfungen für Säuglinge, Kleinkinder, Jugendliche und Erwachsene (www.rki.de/DE/Content/Kommissionen/STIKO/Empfehlungen/Impfempfehlungen_node.html). Hier informiert die STIKO auch über empfohlene Nachholimpfungen bei Kindern, Jugendlichen und Erwachsenen mit fehlender Erst- bzw. Grundimmunisierung.

> **PRAXISTIPP**
> Das Robert Koch-Institut bietet für Ärzte und Fachpersonal eine **Impfhotline** zur Auslegung der STIKO-Empfehlungen an (montags von 9:30 bis 11:30 Uhr und donnerstags von 12:00 bis 14:00 Uhr, Tel. 030/18754-0).

## 30.8 Muss nach einer Impfung eine serologische Kontrolle erfolgen?

Es gilt, dass keine routinemäßige Antikörperbestimmung vor oder nach Standardimpfungen durchgeführt werden sollen. Die in klinischen Laboratorien verwendeten Testmethoden haben häufig keine ausreichende Sensitivität und Spezifität und es existiert nicht immer ein sicheres serologisches Korrelat. Weiterhin kann die Antikörperantwort keinen Rückschluss geben auf die zelluläre Immunität. Die Überprüfung des Impferfolgs ist daher nur empfohlen für Impfungen bei Patienten mit Immundefizienz bzw. Immunsuppression, zur Kontrolle des Hepatitis B-Schutzes bei Personen mit Hepatitis B-Impfindikation und zur Kontrolle eines Varizellen-Schutzes bei Frauen mit Kinderwunsch und unklarer Varizellen-Anamnese.

## 30.9 Welche postexpositionellen Impfungen und Maßnahmen zur spezifischen Prophylaxe nach Exposition mit übertragbaren Erkrankungen gibt es?

In alphabetischer Reihenfolge sind dies:

**Diphtherie:**
- Indikation: Personen mit engem Kontakt zu Erkrankten
- Maßnahme: präventive antibiotische Therapie z. B. mit Erythromycin, postexpositionelle Impfung, falls Impfung > 5 Jahre zurückliegt

***Hämophilus Influenzae* Typ B (Hib):**
- Indikation: Personen mit engem Kontakt zu einem Erkrankten mit invasiver Hib-Infektion
- Maßnahme: Chemoprophylaxe mit Rifampicin zum frühestmöglichen Zeitpunkt bis 7 Tage nach Beginn der Erkrankung des Indexfalls: Erwachsene: 600 mg p. o. für 4 Tage (Schwangere: Ceftriaxon)

**Hepatitis A:**
- Indikation: Kontakt zu Hepatitis A Kranken v. a. in Gemeinschaftseinrichtungen
- Maßnahme: postexpositionelle Impfung; bei Personen mit erhöhtem Risiko (z. B. chronische HBV- und HCV-Infizierte) simultan mit 1. Impfung Gabe von Immunglobulinen

**Hepatitis B:** postexpositionelle Hepatitis B-Immunprophylaxe

**Masern:**
- Indikation: Personen mit unklarem Impfstatus, ohne Impfung oder nur einer Impfung in der Kindheit nach Kontakt zu einem Masernerkrankten
- Maßnahme: im Alter von ≥ 18 Jahren und nach 1970 geboren: Impfung mit MMR-Impfstoff; bei kontraindizierter aktiver Impfung bis zu 6 Tage nach Exposition ggf. passive Immunisierung mit Immunglobulinen bei Personen mit hohem Komplikationsrisiko (z. B. Schwangere oder Immungeschwächte)

**Meningokokken:**
- Indikation: Personen mit engem Kontakt zu einem Erkrankten mit invasiver Meningokokken-Infektion
- Maßnahme: im Alter von ≥ 18 Jahren: Rifampicin 2 × 600 mg/Tag für 2 Tage oder Cirpofloxacin 500 mg p. o. einmalig (Schwangere: Ceftriaxon). Postexpositionelle Impfung zusätzlich empfohlen, sobald die Serogruppe des Erregers des Indexpatienten bekannt ist:

Serogruppe C: Konjugatimpfstoff C
Serogruppe A, W, Y: 4-valenter Konjugatimpfstoff ACWY
Serogruppe B: Meningokokken-B-Impfstoff

**Mumps:**
- Indikation: Personen mit unklarem Impfstatus, ohne Impfung oder nur einer Impfung in der Kindheit nach Kontakt zu einem Mumpserkrankten
- Maßnahme: einmalige Impfung mit MMR-Impfstoff

**Pertussis:**
- Indikation: Personen ohne Impfschutz nach engem Kontakt zu einem Pertussiserkrankten
- Maßnahme: Chemoprophylaxe mit Makrolid

**Poliomyelitis:**
- Indikation: alle Kontaktpersonen von Poliomyelitis-Erkrankten unabhängig von ihrem Impfstatus
- Maßnahme: postexpositionelle Impfung mit IPV

**Tetanus:** ▶ Tab. 30.2

**Tollwut:** Allgemeine Maßnahmen mit unverzüglicher und großzügiger Reinigung der kontaminierten Körperstellen und Wunden mit Seife/Detergenzien/70 % Alkohol oder Iodpräparat sollten durchgeführt werden. Neben der aktiven und passiven Immunisierung (▶ Tab. 30.3) unbedingt auch an die Tetanus-Immunisierung denken (▶ Tab. 30.2)

**Varizellen:**
- Indikation:
Personengruppe 1: ungeimpfte Personen mit negativer Varizellen-Anamnese
Personengruppe 2: Personen mit erhöhtem Risiko für Varizellen-Komplikationen (ungeimpfte Schwangere ohne Varizellen-Anamnese, immunkompromittierte Patienten mit unsicherer oder fehlender Varizellen-Immunität)
- Maßnahme:
Personengruppe 1: postexpositionelle Impfung innerhalb von 5 Tagen nach Exposition oder innerhalb von 3 Tagen nach Beginn des Exanthems

**Tab. 30.2 Postexpositionelle Tetanus-Immunprophylaxe**

| Art der Wunde | Impfstoff | Anzahl der erhaltenen Tetanus-Impfstoffdosen | | | |
|---|---|---|---|---|---|
| | | Unbekannt oder keine | 1 | 2 | 3 |
| Saubere, geringfügige Wunde | Td/Tdap | Ja | Ja | Ja | Nein** |
| | TIG | Nein | Nein | Nein | Nein |
| Alle anderen Wunden+ | Td/Tdap | Ja | Ja | Ja | Nein** |
| | TIG | Ja | Ja | Nein* | Nein*** |

**30**

Td/TdaP = Tetanus-Diphtherie-Impfstoff mit verringertem Diphtherietoxoid-Gehalt (Td) und verringerter azellulärer Pertussis-Komponente (aP); bei fehlender Indikation für Pertussis-Impfung nur Td
TIG = Tetanus-Immunglobulin, 250 IE (ggf. Erhöhung auf 500 IE)
+ Tiefe und/oder verschmutzte (mit Staub, Erde, Speichel, Stuhl kontaminierte) Wunden, Gewebszertrümmerung und reduzierter Sauerstoffversorgung oder Eindringen von Fremdkörpern (Quetsch-, Riss-, Biss-, Stich-, Schusswunden)
* Ja, wenn die Verletzung > 24 h zurückliegt
** Ja, wenn die letzte Impfung > 5 Jahre zurückliegt
*** Ja, wenn die letzte Impfung > 10 Jahre zurückliegt
Td/TdaP und TIG werden simultan an kontralateralen Körperstellen verabreicht.

**Tab. 30.3 Postexpositionelle Tollwut-Immunprophylaxe (adaptiert nach Leitlinien des RKI, www.rki.de/DE/Content/Infekt/EpidBull/Merkblaetter/Ratgeber_Tollwut.html)**

| Expositionsgrad | Definition | Maßnahme |
|---|---|---|
| I | Berühren/Füttern von Tieren oder Tollwut-Impfstoffködern, Belecken intakter Haut | Keine Impfung |
| II | Nicht blutende, oberflächliche Kratzer oder Hautabschürfungen, Lecken oder Knabbern an der nicht-intakten Haut, Kontakt mit Impfflüssigkeit eines beschädigten Impfstoffköders an der nicht-intakten Haut | Tollwut-Schutzimpfung |
| III | Bissverletzungen oder Kratzwunden, Kontakt von Schleimhäuten oder Wunden mit Speichel oder Impfflüssigkeit eines beschädigten Impfstoffköders, Verdacht auf Biss oder Kratzer durch Fledermaus oder Kontakt der Schleimhäute mit einer Fledermaus | Tollwut-Schutzimpfung und simultan mit 1. Impfung (max. bis 7 Tage nach 1. Impfung) Verabreichung von Tollwut-Immunglobulin (20 IE/kgKG); Instillation von so viel wie möglich Tollwut-Immunglobulin in und um die Wunde, die verbleibende Menge wird i. m. verabreicht Übliches Schema der postexpositionellen Tollwut-Immunprophylaxe: Tag 0, 3, 7, 14, 28 |

Personengruppe 2: postexpositionelle Gabe von Varizella-Zoster-Immunglobulin innerhalb von 3 Tagen bis max. 10 Tagen nach Exposition

Tetanus: ▶ Tab. 30.2

## Impfungen in besonderen klinischen Situationen

### 30.10 Was muss beim Impfen schwangerer und stillender Frauen beachtet werden?

**30**

Eine **Schwangerschaft** ist keine Kontraindikation für die Verabreichung von Totimpfstoffen. Im 1. Trimenon sollten jedoch nur dringend indizierte Impfungen durchgeführt werden. Trotz maternaler immunologischer Adaptationen während der Schwangerschaft scheinen Impfungen bei schwangeren Frauen genauso effektiv zu sein wie bei nicht-schwangeren Frauen. Schwangeren wird zur Influenza-Impfung ab dem 2. Trimenon geraten (bei erhöhtem Risiko, z. B. Diabetes oder Asthma ab dem 1. Trimenon). Die Verabreichung von Lebendvakzinen ist kontraindiziert (hier: Nutzen-Risiko-Abwägung). Nach jeder Impfung mit einer Lebendvakzine sollte eine Schwangerschaft für 4 Wochen vermieden werden. Eine versehentliche Impfung mit einer Lebendvakzine kurz vor oder während der Schwangerschaft ist jedoch keine Indikation zur Interruptio.

Während der **Stillzeit** sollte keine Gelbfieberimpfung erfolgen, für alle anderen Impfungen bestehen keine Einschränkungen.

## 30.11  Welche Reiseimpfungen sind notwendig?

Auslandsreisende sind häufig einem erhöhten Infektionsrisiko ausgesetzt und treffen gleichzeitig im Erkrankungsfall auf eine unzureichende medizinische Versorgung. Vor einer Reise sollte daher immer eine reisemedizinische Beratung erfolgen.

Es können 3 **Kategorien von Reiseimpfungen** unterschieden werden:

1. Impfungen, die vorgeschrieben sind:

   Derzeit besteht nach den internationalen Gesundheitsbestimmungen (International Health Regulators) eine Impfvorschrift für Gelbfieber (meist nur bei Ankunft aus Endemie- bzw. Infektionsgebieten, aktualisierte Länderbestimmungen der WHO unter www.who.int/ith/2015-ith-county-list.pdf?ua=1) und Poliomyelitis (bei Ausreise aus Ländern, in denen aktuell Polioausbrüche stattfinden und Polioerkrankungen exportiert werden). Zusätzliche Impfvorschriften können durch einzelne Länder für die Ein- und Ausreise erlassen werden.

2. Impfungen, die generell empfohlen sind:

   Standardimpfungen, die der Reisende nach dem aktuellen Impfkalender der STIKO erhalten haben soll.

3. Impfungen, die bei Risiko empfohlen sind:

   Hierzu zählen die Indikationsimpfungen bei entsprechendem Risiko: Cholera, Gelbfieber, Hepatitis A und B, FSME, saisonale Influenza, japanische Enzephalitis, Meningokokken, Tollwut, Typhus. Im Hinblick auf eine mögliche Exposition müssen Stil, Dauer, Route und Ziel der Reise berücksichtigt werden und eine Risiko-Nutzen-Abwägung erfolgen.

Das Impfprogramm sollte 10–14 Tage vor Beginn der Reise abgeschlossen sein. Eine Last-Minute-Reise sollte jedoch kein Grund für einen Verzicht auf empfohlene Impfungen sein. Die Deutsche Gesellschaft für Tropenmedizin und Internationale Gesundheit gibt jährlich Empfehlungen heraus, die über Reiseimpfungen informieren. Grundlage hierfür sind die jährlich aktualisierten Empfehlungen der STIKO, der WHO sowie der Herstellerangaben zu den Impfstoffen (www.dtg.org/uploads/media/DTG_Impfungen_2016_01.pdf).

## 30.12  Welche Impfungen sind bei HIV-positiven Individuen empfohlen?

HIV-positive Individuen sollen alle von der STIKO empfohlenen Impfungen erhalten (▶ Kap. 23.11). Vorzugsweise sollen die Impfungen durchgeführt werden, nachdem die HI-Viruslast supprimiert ist und eine Immunrekonstitution stattgefunden hat (HI-Viruslast < 40 Kopien/ml und CD4-Zellzahl > 200/µl). Lebendvakzinen (Masern, Mumps, Röteln, Varizellen, Gelbfieber) sind kontraindiziert, wenn die CD4-Zellzahl < 200/µl und/oder ein AIDS-definierendes Ereignis vorliegt.

**30**

Folgende Impfungen werden zusätzlich empfohlen:

- Influenza (jährlich)
- Hepatitis A und B (Antikörper-Titerkontrollen erwägen)
- Pneumokokken (PCV13, nach 6 Monaten PPSV23, Auffrischung nach 6 Jahren mit PPSV23)
- Varizella-Zoster-Virus

## 30.13 Welche Impfungen sind bei anderen Erkrankungen, die mit Immunsuppression einhergehen, notwendig?

Verschiedene Therapien, die das Immunsystem beeinflussen, existieren im Bereich der Rheumatologie, Gastroenterologie, Hämato-Onkologie und Transplantationsmedizin. Diese Patientengruppen haben ein besonders hohes Risiko, an Infektionen zu erkranken. Daher ist es von großer Bedeutung, diese Patienten soweit möglich gegen impfpräventable Erkrankungen zu impfen. Allgemeine Empfehlungen hierzu werden von den jeweiligen Fachgesellschaften herausgegeben. Bei diesen Therapien ist jedoch besonders große Vorsicht mit der Verabreichung von Lebendimpfstoffen geboten: Diese sollten nur nach Rücksprache mit dem behandelnden Spezialisten erfolgen.

........................

### Literatur

Deutsche Gesellschaft für Tropenmedizin und Internationale Gesundheit.
    www.dtg.org/uploads/media/DTG_Impfungen_2016_01.pdf
European AIDS Clinical Society (EACS) guidelines.
    www.eacsociety.org/files/guidelines_8_0-english_web.pdf
Robert Koch-Institut. Epidemiologisches Bulletin, www.rki.de/epidbull
    Ausgabe 34/2016
Robert Koch-Institut. RKI-Ratgeber für Ärzte „Tollwut",
    www.rki.de/DE/Content/Infekt/EpidBull/Merkblaetter/Ratgeber_Tollwut.html
Weisser K, Barth I, Keller-Stanislawski B. [Vaccine safety]. Bundesgesundheitsblatt
    Gesundheitsforschung Gesundheitsschutz. Springer, 2009; 52(11): 1053–1064

30

# 31 Infektiologische Notfälle

*L. Hamacher, G. Fätkenheuer*

## 31.1 Was sind infektiologische Notfälle?

**Akut lebensbedrohliche Infektionskrankheiten** sind als Notfälle anzusehen. Hierbei handelt es sich um eine relativ überschaubare Gruppe von Infektionen, die allerdings sofort erkannt, sorgfältig diagnostiziert und richtig behandelt werden müssen. Bei diesen Erkrankungen ist eine rasche Gabe von Antiinfektiva notwendig, häufig verbunden mit der Einleitung intensivmedizinischer Maßnahmen. Auch in diesen Notfallsituationen sollte jedoch immer eine mikrobiologische Diagnostik (Blutkulturen!) durchgeführt werden.

## Sepsis

### 31.2 Wann muss man an eine Sepsis denken?

Als Sepsis bezeichnet man einen lebensbedrohlichen Zustand der Organdysfunktion, bedingt durch einen systemische Immunreaktion auf eine Infektion (▶ Kap. 12.1).

Die **Symptome einer Sepsis** sind häufig unspezifisch. Fieber, Hypotonie und Tachykardie sowie Dyspnoe können vorliegen. Die weiteren Symptome sind abhängig vom Fokus der Sepsis. So können bei einer Urosepsis Schmerzen im Flankenbereich oder eine Dysurie vorhanden sein, Pneumonien können mit atemabhängigen Schmerzen oder produktivem Husten einhergehen. Insbesondere bei älteren Patienten können diese aber fehlen, und einziges Symptom kann eine unklare Vigilanzminderung oder Sturzneigung sein.

Gemäß den neuen Sepsiskriterien von 2016 liegt eine Sepsis vor, wenn eine dokumentierte oder vermutete Infektion mit einem **SOFA-Score** (Sequential Organ Failure Assessment) von 2 oder mehr Punkten einhergeht. Die SOFA-Kriterien beinhalten Labor- und klinische Parameter zur Erfassung des Ausmaßes der Organdysfunktion:

- $PaO_2/FiO_2$
- Thrombozytenzahl
- Bilirubin
- Blutdruck
- Glasgow Coma Scale
- Kreatinin
- Diuresemenge/d

**31**

Im klinischen Alltag außerhalb der Intensivstation kann der **qSOFA** (QuickSOFA) zur Ersteinschätzung von Patienten verwendet werden. Dieser umfasst:

- Atemfrequenz > 22/min und
- Glascow Coma Scale < 15 Punkte und
- Systolischer Blutdruck < 100 mmHg

Liegt zusätzlich eine vermutete oder dokumentierte Infektion vor, ist eine Sepsis wahrscheinlich.

### 31.3 Welche diagnostischen Schritte stehen zunächst im Vordergrund?

- Gründliche körperliche Untersuchung inkl. neurologischer Einschätzung (GCS)
- Labor inkl. Blutbild, Leberparameter, Retentionsparameter, Gerinnung, CRP/ PCT
- Mikrobiologische Diagnostik: Blutkulturen, mindestens 2 × 2 Paar
- Urindiagnostik (Labor und Mikrobiologie; fehlende Diurese darf die weitere Versorgung nicht verzögern)

### 31.4 Welche Akutmaßnahmen sind einzuleiten?

- Sicherung der Vitalfunktionen
- Nach Abnahme von Blutkulturen umgehende Erstgabe der empirischen antibiotischen Therapie (▶ Kap. 12.9)
- Interventionelle Fokussanierung (Drainage von Abszessen, Entfernung einliegenden Fremdmaterials, operative Versorgung von Hohlorganperforationen)

Bei Kreislaufinstabilität:

- Substitution von Flüssigkeit (kristalline Lösungen sind zu bevorzugen)
- Versorgung mit großlumigen, zentralen Zugängen sowie arteriellem Katheter zum erweiterten Kreislaufmonitoring
- Stationäre Aufnahme, ggf. Monitoring und intensivmedizinische Versorgung

### 31.5 Was ist bei der Einleitung einer antibiotischen Therapie zu beachten?

Die umgehende Einleitung der Therapie ist bei Verdacht auf eine Sepsis für den Patienten lebensnotwendig. Mit jeder Verzögerung sinkt die Überlebenswahrscheinlichkeit.

Neben Substitution von Flüssigkeit sind eine rasche empirische antibiotische Therapie und eine interventionelle Fokussanierung (sofern vorhanden) unerlässlich.

Die empirische antibiotische Therapie richtet sich nach dem vermuteten Infektionsfokus, eventuell bestehender antibiotischer Vorbehandlung sowie nach bekannter Besiedlung mit antibiotikaresistenten Erregern und lokaler Resistenzlage.

Grundsätzlich gilt für die empirische antibiotische Therapie: so breit wie nötig, so schmal wie möglich. Eine rasche Anpassung der antibiotischen Therapie gemäß Antibiogramm nach Identifizierung des Erregers ist sinnvoll.

Die Empfehlungen zur empirischen antibiotischen Therapie können, je nach vermutetem Fokus, im entsprechenden Buchkapitel gefunden werden.

**31**

# Sonderformen des septischen Schocks

## 31.6 Was ist ein Streptokokken-Toxic-Shock-Syndrom?

Das **Streptokokken-Toxic-Shock-Syndrom** (STSS) stellt eine lebensbedrohliche Komplikation einer Infektion mit Streptokokken der Gruppe A (insbesondere *Streptococcus pyogenes*, ▶ Kap. 14.1) dar. Dieses Bakterium verursacht typischerweise oropharyngeale oder oberflächliche Hautinfektionen, kann aber auch Erreger schwerer, tiefreichender Gewebsinfektionen, Blutstrominfektionen oder Pneumonien sein.

Als Eintrittspforte dienen meist der Pharynx, Mikroläsionen der Haut oder bei Frauen der Vaginaltrakt. Durch Freisetzung von Exotoxinen, die als Superantigen fungieren, wird eine überschießende Immunantwort provoziert.

Klinisch manifestiert sich das Streptokokken-Toxic-Shock-Syndrom durch das Vorliegen einer Schocksymptomatik mit Tachykardie und Hypotonie und bestehender Organdysfunktion:

- Vigilanzminderung
- Akutes Nierenversagen
- Leberversagen
- Gerinnungsstörungen
- ARDS
- Exanthem
- Periorale Blässe

Diagnostisch steht bei Verdacht auf ein Streptokokken-Toxic-Shock-Syndrom die gründliche körperliche Untersuchung im Vordergrund. Diese sollte bei Frauen immer auch eine Inspektion des Vaginaltrakts umfassen. Ein zu lange einliegender Tampon z. B. kann ein STSS auslösen.

Darüber hinaus sind Labordiagnostik, mikrobiologische Diagnostik (Blutkulturen) und bei unklarem Fokus oder zur Beurteilung des Ausmaßes einer Weichteilinfektion eine Bildgebung anzustreben.

Therapeutische Maßnahmen umfassen die Behandlung des Schocks und der Organdysfunktion, ggf. Fokussanierung und die sofortige Einleitung einer antibiotischen Therapie. Penicillin G in hoher Dosierung (20–30 Mio. Einheiten pro Tag) ist das Mittel der Wahl. Beobachtungsstudien sprechen dafür, dass die zusätzliche Gabe von Clindamycin und von Immunglobulinen das Überleben verbessern.

Auch unter adäquater Therapie liegt die Mortalität des STSS bei 30–60 %.

## 31.7 Was ist ein OPSI bzw. ein PSS?

Patienten mit funktioneller oder anatomischer Asplenie haben ein deutlich erhöhtes Risiko, an einer schweren ambulant erworbenen Sepsis zu erkranken, die ohne adäquate Therapie innerhalb von Stunden letal enden kann. Diese Form der Sepsis wird als **Overwhelming Post Splenectomy Infection** (OPSI) oder **Post-Splenektomie-Sepsis** (PSS) bezeichnet.

**Risikofaktoren, auslösende Erreger, Klinik, Diagnostik und Prävention** ▶ Kap. 29.8

Bei Patienten mit Asplenie muss bei Fieber oder anderen Infektionszeichen, aber auch schon bei unklarem Krankheitsgefühl und unspezifischen Erkrankungszeichen umgehend an OPSI gedacht werden.

**31**

Unbedingt müssen Blutkulturen veranlasst werden, eine Lumbalpunktion ist bei neurologischer Symptomatik erforderlich. Ausstehende diagnostische Maßnahmen sollten hierbei die Einleitung einer antibiotischen Therapie unter keinen Umständen verzögern.

Die empirische antibiotische Therapie sollte oben genannte bekapselte Erreger (Pneumokokken, Meningokokken, *H. influenzae*) erfassen und z.B. aus einem Drittgenerationscephalosporin in Kombination mit einer Einmalgabe von Gentamicin bestehen.

Patienten mit Verdacht auf OPSI müssen stationär aufgenommen und engmaschig überwacht werden. Die Indikation zur intensivmedizinischen Überwachung und Versorgung sollte frühzeitig gestellt werden.

## Schwere Pneumonie

### 31.8 Wie stellt sich die schwere Pneumonie als Fokus der Sepsis klinisch dar?

Ambulant erworbene Pneumonie (AEP) ▶ Kap. 2.1

Nosokomiale Pnumonie ▶ Kap. 2.23

Eine Pneumonie ist der häufigste Fokus für eine Sepsis.

Die klinische Symptomatik kann dabei sehr typisch sein und mit Fieber, Dyspnoe, Husten und putridem Auswurf sowie atemabhängigen thorakalen Schmerzen und allgemeinem Krankheitsgefühl einhergehen. Insbesondere ältere Patienten können aber auch oligosyptomatisch sein und lediglich unspezifische Symptome aufweisen.

Darüber hinaus können sich alle Symptome einer Sepsis manifestieren.

### 31.9 Wie wird die Diagnose einer Pneumonie gestellt?

Die Diagnostik der Pneumonie umfasst die **klinische Untersuchung** des Patienten:
- Tachypnoe, Dyspnoe
- Abgeschwächter thorakaler Klopfschall bei Infiltraten und/oder Pleuraerguss
- Auskultation von Rasselgeräuschen und/oder Bronchialatmen

Entscheidend ist die rasche klinische Einschätzung des Schweregrades der Erkrankung. Hierzu ist der CRB-65 Score sehr hilfreich (▶ Kap. 2.4), zusätzlich sollten die Atemfunktion (Sauerstoffsättigung), der funktionelle Status und eventuelle Komorbiditäten evaluiert werden.

Darüber hinaus ist die Anfertigung einer **Bildgebung** sinnvoll:
- Sonografie: Pleuraergüsse? Hepatisierung der Lunge? (Große Infiltrate können auch sonografisch dargestellt werden.)
- Röntgen-Thorax: Goldstandart. Liegen Infiltrate vor? Beurteilung der Größe und Ausdehnung der Infiltrate. Sind Pleuraergüsse vorhanden?
- CT-Thorax: kann in schweren Fällen sinnvoll sein zur genaueren Erfassung des Befunds (z.B. Pleuraempyem, V.a. Pilzpneumonie, weiße Lunge im Röntgenbild).

Liegt klinisch eine Infektion vor und ist in der Bildgebung ein neu aufgetretenes Infiltrat sichtbar, kann die Diagnose einer Pneumonie gestellt werden.

**31**

### 31.10  Wie läuft die Erstversorgung bei schwerer Pneumonie ab?

Nach Abnahme von Blutkulturen ist die rasche Einleitung einer antibiotischen Therapie indiziert. Diese richtet sich nach dem Infektionssetting (ambulant oder nosokomial erworben), dem vermuteten Erregerspektrum (lokale Resistenzlage beachten; besteht eine Immunsuppression?) und sollte vor allem bei ambulant erworbener Pneumonie (▶Kap. 2.1) auch atypische Pneumonie-Erreger (Legionellen, Chlamydien, Mykoplasmen) erfassen.

Darüber hinaus müssen die Vitalfunktionen gesichert, eine ausreichende Versorgung mit Sauerstoff gewährleistet und, bei ambulanten Patienten, die Indikation zur stationären Aufnahme geprüft werden. Bei schweren Verläufen mit starker, rasch progredienter Dyspnoe und Kreislaufinstabilität muss eine rasche intensivmedizinische Versorgung erfolgen.

Weitere Informationen ▶ Kap. 2

## Meningitis/Enzephalitis

### 31.11  Was ist eine bakterielle Meningitis?
### Was unterscheidet sie von einer Enzephalitis?

Infektiöse ZNS-Erkrankungen ▶Kap. 6

Eine Meningitis ist eine lebensbedrohliche Entzündung der Meningen (Hirn- und Rückenmarkshäute).

Die häufigsten bakteriellen Erreger sind *Neisseria meningitidis* (Meningokokken) und *Streptococcus pneumoniae* (Pneumokokken), wobei sich das Erregerspektrum je nach Altersgruppe der Patienten unterscheidet.

Die bakterielle Meningitis zeichnet sich durch ein plötzlich beginnendes schweres Krankheitsgefühl aus mit der Symptomtrias Fieber, Kopfschmerzen und Meningismus. Unbehandelt kann die bakterielle Meningitis rasch zum Tode führen.

Neben der bakteriellen ZNS-Infektion sind auch virale Meningoezephalitiden zu bedenken. Sie zeichnen sich durch eine vielfältige neurologische Symptomatik aus. Häufigste Erreger sind HSV und VZV, aber auch Adenoviren und FSME. Diese können eine isolierte Infektion der Meningen auslösen, aber auch generalisierte Hirninfektionen (Enzephalitis).

### 31.12  Welche Symptome müssen an eine Meningoenzephalitis denken lassen?

**31**

Typisch für die bakterielle Meningitis ist ein plötzlicher Krankheitsbeginn mit rasch einsetzendem schwerstem Krankheitsgefühl. Bei viralen Meningitiden ist der Krankheitsverlauf oft subakut.

**Symptome,** die an eine Meningitis denken lassen müssen, sind:

- Hohes Fieber
- Kopfschmerzen
- Meningismus (Nackensteife)
- Vigilanzminderung
- Übelkeit und Erbrechen
- Lichtempfindlichkeit

Oft sind nicht alle typischen Symptome gleichzeitig vorhanden.

Im Rahmen einer Enzephalitis kann es zusätzlich zu Symptomen der Hirnschädigung kommen:
- Schwere Vigilanzstörung
- Delir
- Epileptische Anfällen bis hin zum Status epilepticus
- Aphasie und Apraxie
- Paresen
- Hirnödem

Die Meningitis/Meningoenzephalitis stellt eine wichtige Differenzialdiagnose des Leitsymptoms „Vigilanzminderung" dar. Insbesondere bei älteren Patienten oder Kindern können weitere Symptome fehlen.

## 31.13 Welche diagnostischen Schritte stehen zunächst im Vordergrund?

- Anamnese
- Körperliche Untersuchung: Nackensteife? Sind petechiale Hauteinblutungen sichtbar?
- Labor mit allgemeinen Entzündungswerten: CRP, PCT, Leukozytenzahl
- Blutkulturen 2 × 2 Paar.
- CCT oder cMRT zum Ausschluss von Hirndruck (obligat vor Lumbalpunktion).
- Lumbalpunktion mit Mikrobiologie, Virologie und Labor.
  Liegt eine bakterielle Meningitis vor, ist der Liquor oft trüb mit erhöhter Zellzahl (Granulozyten). Laktat und Eiweiß im Liquor sind ebenfalls erhöht, der Glukosegehalt erniedrigt.

> **MERKE**
> Vor Lumbalpunktion muss bei klinisch begründetem Verdacht ein erhöhter Hirndruck CT-morphologisch oder durch Augenhintergrundspiegelung ausgeschlossen werden.
> Bei Bewusstseinsstörung oder septischem Krankheitsbild darf die Lumbalpunktion die Erstgabe der antibiotischen Therapie nicht verzögern.

## 31.14 Wie sieht die empirische Therapie bei Verdacht auf Meningoenzephalitis aus?

Die rasche Einleitung einer antibiotischen Therapie ist bei Verdacht auf eine infektiöse Meningoenzephalitis unerlässlich. Die empirische antibiotische Therapie richtet sich hierbei nach der Altersgruppe der Patienten und dem vermuteten Erregerspektrum.

Weitere Informationen ▶ Kap. 6.4 und ▶ Kap. 6.5

## 31.15 Waterhouse-Friederichsen-Syndrom

Das Waterhouse-Friederichsen-Syndrom beschreibt eine fulminante Verlaufsform der Meningokokken-Sepsis mit Multiorganversagen, Verbrauchskoagulopathie bei disseminierter intravasaler Gerinnung (DIC) und bilateraler Nebennierennekrose (▶ Kap. 6.7).

Im Rahmen der Verbrauchskoagulopathie kommt es zunächst zu petechialen Hauteinblutungen, die im Verlauf rasch zu flächigen Einblutungen voranschreiten können. Die Mortalität des Waterhouse-Friederichsen-Syndroms liegt bei bis zu 40 %.

**MERKE**

Bei einem Patient mit einer Bewusstseinsstörung, rasch fortschreitenden petechialen bis großflächigen Hauteinblutungen und septischem Krankheitsbild muss unbedingt eine Meningokokken-Sepsis ausgeschlossen werden. Die umgehende Einleitung einer antibiotischen Therapie ist für den Patienten überlebensnotwendig.

# Akute Endokarditis

## 31.16 Wie stellt sich eine Endokarditis klinisch dar?

Endokarditis auch ▶ Kap. 5.2

Als Endokarditis bezeichnet man eine Entzündung des Endokards, d. h. der Herz-innenhaut. Diese kann sich am Klappenapparat, aber auch in den Vorhöfen oder Herzkammern manifestieren. Die akute bakterielle Endokarditis ist klinisch von der subakuten Form abzugrenzen und stellt sich mit folgenden **Leitsymptomen** dar, die nicht alle gleichzeitig vorhanden sein müssen:

- Fieber
- Schwäche
- Neu aufgetretenes Herzgeräusch
- Zeichen der Herzinsuffizienz
- Splenomegalie
- Septische Embolien (z. B. Janeway-Läsionen)

Im Rahmen der Sepsis kann es darüber hinaus zu Kreislaufinstabilität kommen. Thromboembolische Streuungen können zu Symptomen an anderen Organen führen, die dann klinisch sogar im Vordergrund stehen (z. B. Schlaganfall bei zerebralen Embolien).

## 31.17 Welche diagnostischen Maßnahmen sind bei Verdacht auf eine akute Endokarditis einzuleiten?

Die diagnostischen Maßnahmen bei Verdacht auf eine infektiöse Endokarditis umfassen:

- Klinische Untersuchung: Herzauskultation; endokarditische Hautläsionen?
- Labor
- Blutkulturen, mindestens 2–3 × 2 Paar
- Aussagekräftige Echokardiografie (transthorakal oder transösophageal) zur Darstellung von Klappenauflagerungen (▶ Kap. 5.7)
- Erfassung der Duke-Kriterien (▶ Kap. 5.6)

**31**

## 31.18 Wie sieht die empirische Therapie der akuten Endokarditis aus?

Auch bei der akuten Endokarditis ist die Abnahme von mehreren Blutkulturen vor der ersten Antibiotikagabe unbedingt erforderlich.

Empirische Antibiotikatherapie bei akuter Endokarditis ▶ Tab. 31.1

| Tab. 31.1  Empirische antibiotische Therapie der akuten Endokarditis | |
|---|---|
| **Klappenart** | **Antibiotische Therapie** |
| Nativklappe, Kunstklappe (Implantation vor ‹ 12 Monaten) | Ampicillin 12 g/d **plus** Flucloxacillin 12 g/d* **plus** Gentamicin 3 mg/kg KG/d bzw. Rifampicin 600 mg/d |
| Kunstklappe (Implantation vor ≥ 12 Monaten) | Vancomycin 30 mg/kg KG/d **plus** Gentamicin 3 mg/kg KG/d **plus** Rifampicin 900–1.200 mg/d |

\* bei erhöhtem MRSA-Risiko: Vancomycin

Nach Erregeridentifikation sollte die Therapie angepasst und leitliniengerecht durchgeführt werden. Nach möglichen Streuherden sollte klinisch gesucht werden; bei Verdacht auf einen Streuherd sind weitergehende Untersuchungen (z. B. CT, MRT) notwendig. Werden abgekapselte Herde gefunden (z. B. eine Spondylodiszitis), dann sollte nach Möglichkeit eine chirurgische bzw. interventionelle Fokussanierung erfolgen.

### 31.19  Wann ist die Indikation zur operativen Versorgung gegeben?

Im Rahmen der bakteriellen Endokarditis kann es zur vollständigen Zerstörung der betroffenen Herzklappe durch die Infektion kommen. Eine frühzeitige Identifizierung derjenigen Patienten, die von einer chirurgischen Therapie profitieren, ist daher notwendig.

Eine chirurgische Therapie ist indiziert, wenn folgende **Kriterien** zutreffen:
- Rasch fortschreitende Herzinsuffizienz
- AV-Blockierungen
- Hämodynamisch relevantes Klappenvitium
- Paravalvulärer Abszess
- Unkontrollierte Infektion
- Embolieprävention bei Vegetationen > 10 mm oder bereits stattgehabten Embolien

## Nekrotisierende Fasziitis/Gangrän

### 31.20  Was ist eine nekrotisierende Fasziitis, und wie kommt diese zustande?

Fasziitis ▶ Kap. 7.16

Die **nekrotisierende Fasziitis** ist eine fulminant verlaufende, lebensbedrohliche Weichteilinfektion. Sie zeichnet sich durch sich rasch ausbreitende Nekrosen entlang der betroffenen Faszien aus.

Ursächliche Erreger sind häufig Streptokokken der Gruppe A, ebenso kann eine aerobe/anaerobe Mischinfektion vorliegen.

Als Eintrittspforte für die Erreger können Verletzungen unterschiedlichen Ausmaßes dienen: von Bagatellverletzungen, die bei der klinischen Untersuchung nicht mehr auffallen, bis hin zu großen OP-Wunden. Im kurzfristigen Verlauf kommt es im Bereich der Eintrittspforte zu stärksten Schmerzen mit ausgeprägtem Krankheitsgefühl.

**31**

Eine Sonderform der nekrotisierenden Fasziitis stellt die **Fournier-Gangrän** dar, bei der die Weichteile des Beckens betroffen sind (▶ Kap. 7.21).

**MERKE**
Bagatellverletzungen – auch ohne sichtbare Hautläsionen – können Fokus einer nekrotisierenden Fasziitis sein.

### 31.21 Wie stellt sich die nekrotisierende Fasziitis klinisch dar?

Klinische **Symptome** der nektotisierenden Fasziitis sind:
- Starke Schmerzen!
- Unscharf begrenztes, sich diffus ausbreitendes Erythem
- Livide bis bräunliche Hautverfärbungen mit sich ausbreitenden Hautnekrosen
- Ggf. Blasenbildung im Bereich der Nekrosen
- Septisches Krankheitsbild mit Fieber und Somnolenz/Verwirrtheit

Die diagnostische Bedeutung starker Schmerzen (auch bei zunächst wenig ausgeprägtem klinischem Befund) kann nicht überschätzt werden, und die Stärke der Schmerzen ist ein guter Hinweis auf den Schweregrad der Infektion.

### 31.22 Wie sieht die Akutdiagnostik aus?

Die **Akutdiagnostik** bei Verdacht auf eine nekrotisierende Fasziitis umfasst:
- Anamnese: Bagatellverletzung erinnerlich?
- Klinische Untersuchung
- Labor inkl. Blutbild, CRP, PCT und Leukozyten
- Blutkulturen 2 × 2 Paar
- Wundabstriche
- Bildgebung: Sonografie und CT bzw. MRT der betroffenen Region

**MERKE**
Bei Verdacht auf eine nekrotisierende Fasziitis müssen eine sofortige empirische Antibotikatherapie sowie eine chirurgische Exploration erfolgen.

### 31.23 Welche Maßnahmen sind einzuleiten? Was steht hierbei im Vordergrund?

Bei Verdacht auf eine nekrotisierende Fasziitis sind umgehend therapeutische Maßnahmen einzuleiten. Hierbei steht vor allem die operative Sanierung der betroffenen Region im Vordergrund. Ein ausgedehntes chirurgisches Débridement ist unerlässlich für das Überleben des Patienten.

Darüber hinaus ist die Einleitung einer antibiotischen Therapie notwendig. Da es sich häufig um Mischinfektionen handelt, sollte eine breit wirksame Therapie gestartet werden, die angepasst wird nach Erregeridentifizierung und klinischer Stabilisierung. Infrage kommen z. B.:
- Piperacillin/Tazobactam
- Cefotaxim/Ceftriaxon plus Metronidazol
- Meropenem oder Imipenem

Zusätzlich sollte eine Therapie mit Clindamycin erfolgen.

**31**

•••••••••••••••••
## Weiterführende Literatur
### Sepsis
Arbeitsgemeinschaft der Wissenschaftlichen Medizinischen Fachgesellschaften. Ewig, S. et al: Behandlung von erwachsenen Patienten mit ambulant erworbener Pneumonie und Prävention – Update 2016 25.2.2016 [zitiert am 01.07.2017]. www.awmf.org/uploads/tx_szleitlinien/020-020l_S3_ambulant_erworbene_Pneumonie_Behandlung_Praevention_2016-02-2.pdf

Chaudhary T, Hohenstein C, Bayer O. Med Klin Intensivmed Notfmed (2014) 109: 104.

Dreger NM, Degener S, Ahmad-Nejad P, Wöbker G, Roth S: Urosepsis-etiology, diagnosis and treatment. Dtsch Arztebl Int 2015; 112: 837–848.

Singer M et al. The Third International Consensus Definitions for Sepsis and Septic Shock (Sepsis-3), JAMA February 23, 2016 Volume 315, Number 8.

www.infektionsnetz.at/InfektionenSepsis.phtm, aufgerufen am 01.07.2017

### Streptokokken-Toxic-Schock-Syndrom
Carapetis JR, Jacoby P, Carville K, Ang SJJ, Curtis N, Andrews R. Effectiveness of Clindamycin and Intravenous Immunoglobulin, and Risk of Disease in Contacts, in Invasive Group A Streptococcal Infections. Clin Infect Dis 2014; 59 (3): 358–365.

Linnér A et al. Clinical efficacy of polyspecific intravenous immunoglobulin therapy in patients with streptococcal toxic shock syndrome: a comparative observational study. Clin Infect Dis. 2014 Sep 15; 59 (6): 851–857.

Parks T et al. Invasive streptococcal disease: a review for clinicians. British Medical Bulletin, 2015, 115: 77–89.

### OPSI/PSS
Deutsche Gesellschaft für Hämatoonkologie. Engelhardt M. et al. Leitlinie Prävention von Infektionen und Thrombosen nach Splenektomie oder funktioneller Asplenie. (zitiert am 01.07.2017) www.onkopedia.com/de/onkopedia/guidelines/praevention-von-infektionen-und-thrombosen-nach-splenektomie-oder-funktioneller-asplenie/@@view/html/index.html

Rubin LG, Schaffner W. Clinical practice. Care of the asplenic patient. N Engl J Med 2014; 371: 349.

### Pneumonie
Arbeitsgemeinschaft der Wissenschaftlichen Medizinischen Fachgesellschaften. Ewig S et al. Behandlung von erwachsenen Patienten mit ambulant erworbener Pneumonie und Prävention – Update 2016 25.2.2016 [zitiert am 01.07.2017]. www.awmf.org/uploads/tx_szleitlinien/020-020l_S3_ambulant_erworbene_Pneumonie_Behandlung_Praevention_2016-02-2.pdf

### Bakterielle Meningitis
Pfister HW et al. S2k-Leitlinie Ambulant erworbene bakterielle (eitrige) Meningoenzephalitis im Erwachsenenalter. 2015. In: Deutsche Gesellschaft für Neurologie, Hrsg. Leitlinien für Diagnostik und Therapie in der Neurologie. Online: www.dgn.org/leitlinien (abgerufen am 01.07.2017).

Meyding-Lamadé U et al. S3-Leitlinie: virale Meningienzephalitis. AWFM Register Nummer 030/100.

### Akute Endokarditis
Frantz S et al. Kommentar zu den 2015-Leitlinien der Europäischen Gesellschaft für Kardiologie zur Infektiösen Endokarditis; Kardiologe 2016 · 10: 142–148.

### Nekrotisierende Fasziitis
Kujath P; Eckmann C. Die nekrotisierende Fasziitis und schwere Weichteilinfektionen durch Gruppe-A-Streptokokken: Diagnose, Therapie und Prognose. Dtsch Arztebl 1998; 95 (8): A-408/B-345/C-322.

Hof H, Dörries R. Duale Reihe Medizinische Mikrobiologie, 2009 Georg Thieme Verlag KG, Stuttgart. S. 647.

**31**

# 32 Tier- und Menschenbisse, Tollwut

*M. Breuninger*

## Tier- und Menschenbisse

### 32.1 Wie häufig sind Bisswunden? Welche Spezies sind meist verantwortlich?

Bisswunden sind sehr häufig und für rund 1 % aller Vorstellungen in der Notaufnahme verantwortlich. Die klinische Bandbreite reicht hierbei von meist trivialen Verletzungen über Cellulitiden, Abszesse, septische Arthritiden, Osteomyelitiden bis hin zu Sepsis und Tod. Mit Abstand am häufigsten sind Hundebisse, gefolgt von Bissen durch Katzen und Menschen.

### 32.2 Auf was muss man bei der Erstversorgung einer Bisswunde achten?

Die **sorgfältige Spülung**, ggf. gefolgt von einem vorsichtigen **Débridement** der Wunde sind essenziell. Prinzipiell sollten Bisswunden, insbesondere solche der Hand, **sekundär verschlossen** werden. Ausnahmen hiervon sind Wunden im Gesicht.

Eine gezielte Anamnese und körperliche Untersuchung (▶ Kap. 32.13) hilft bei der Beantwortung von **entscheidenden Fragen in der Erstversorgung von Bisswunden:**
- Erscheint eine knöcherne Verletzung möglich?
  Falls ja, sollte ein Röntgenbild angefertigt werden, um diese auszuschließen bzw. zu sichern. Bei einem evtl. später auftretenden Verdacht auf eine Osteomyelitis kann ein Ausgangsbild des Knochens ebenfalls hilfreich sein.
- Ist eine Tetanus- (oder Tollwut-)Impfung indiziert? (▶ Kap. 30.9)
- Ist eine antibiotische Prophylaxe/Therapie indiziert?

Vor Beginn einer empirischen antibiotischen Therapie sollten Wundproben für die mikrobiologische Diagnostik entnommen werden (Gramfärbung, aerobe und anaerobe Kultur). Hierbei sollte dem mikrobiologischen Labor mitgeteilt werden, dass es sich um eine Bisswunde handelt, da das erwartete Erregerspektrum schwer anzüchtbare Erreger beinhaltet (▶ Kap. 32.6, ▶ Kap. 32.8 und ▶ Kap. 32.10).

### 32.3 Wann ist eine Bisswunde besonders gefährdet, sich zu infizieren?

Bei Weitem nicht alle Bisswunden infizieren sich (laut Studien nur 2–30 %). Entgegengesetzt zur Häufigkeit ihres Auftretens infizieren sich Bisswunden durch Menschen und Katzen weitaus häufiger als Bisswunden durch Hunde. Wichtige **Risikofaktoren für eine Infektion** sind:
- Ein eingeschränkter Immunstatus des Patienten (Asplenie, Diabetes mellitus, Alkoholismus, chron. Leberinsuffizienz, Medikamente)
- Die Tiefe der Wunde

**32**

- Eine Lokalisation der Wunde an Händen (und Füßen): Das erhöhte Infektions-risiko ist bedingt durch eine Ausbreitung der Erreger entlang von Sehnenfächern und die oberflächliche Lage von Gelenken und Knochen, welche komplizierte Verläufe mit septischer Arthritis und Osteomyelitis begünstigt.
- Ein eingeschränkter lokaler Immunstatus (pAVK, Ödeme)

## 32.4 Wann ist eine antibiotische Prophylaxe indiziert?

Eine routinemäßige antibiotische Prophylaxe bei Bisswunden ist **nicht** indiziert. Jedoch ist es schwer vorherzusagen, welche Wunden sich infizieren. Die Bakterienar-ten, die aus nicht-infizierten Wunden isoliert werden, unterscheiden sich nicht von denen infizierter Wunden. Erwogen werden sollte eine **antibiotische Prophylaxe** bei:

- Patienten, die sich spät vorstellen (i. d. R. später als 8 h nach dem Biss)
- Mittelschweren und schweren Verletzungen
- Bisswunden an Händen, Füßen und im Gesicht; gelenk- und knochennahe Wunden
- Tief penetrierende Wunden, die nicht ausreichend gesäubert werden können

> **MERKE**
> Nicht jeder Patient mit einer Bisswunde muss eine antibiotische Prophylaxe erhalten!

## 32.5 Welche bakteriellen Pathogene spielen eine wesentliche Rolle in der Infektion von Hunde- und Katzenbissen?

Neben der Mundflora des beißenden Tiers und der Hautflora des Patienten sind Bakterien aus der Umwelt zu bedenken. Meist handelt es sich um Mischinfektionen, am häufigsten lassen sich *Pasteurella spp.* isolieren. Daneben finden sich Strepto-kokken, Staphylokokken, *Capnocytophaga canimorsus* und Anaerobier.

## 32.6 Was ist *Pasteurella multocida?* Wie ist der typische klinische Verlauf einer Infektion?

*Pasteurella multocida* ist ein fakultativ anaerobes, gramnegatives, kokkoides bis stäbchenförmiges Bakterium, das im Rachenraum der meisten Hauskatzen und vieler Hunde nachgewiesen wird. Infektionen mit *Pasteurella multocida* werden meist **rasch symptomatisch** (< 24 h) in Form einer schmerzhaften Schwellung und Rötung der betroffenen Stelle und phlegmonöser oder eitrig abszedierender Entzün-dung. Lokale Komplikationen (Osteomyelitis, septische Arthritis, Tendovaginitis) sind möglich, systemische Ausbreitungen hingegen selten.

## 32.7 Welche Antibiotika eignen sich am besten für die Behandlung von Infektionen mit *P. multocida?*

*P. multocida* ist in der Regel sensibel gegenüber Penicillin, Beta-Laktam-Beta-Lak-tamase-Inhibitor-Kombinationen, Carbapenemen, Fluorchinolonen, Cephalospori-nen ab der 3. Generation und Cotrimoxazol – jedoch häufig resistent gegenüber Clindamycin und Vancomycin.

**32**

## 32.8 Was ist *Capnocytophaga canimorsus?* Welche Patienten haben das größte Risiko für schwere Infektionen?

*Capnocytophaga canimorsus* ist ein anspruchsvolles, gramnegatives Stäbchenbakterium, das ebenfalls einen Bestandteil der normalen Mundflora von Katzen und Hunden darstellt. Die Eintrittspforte bildet eine häufig nur geringfügige Biss- oder Kratzverletzung. Die klinische Bandbreite einer Infektion mit C. *canimorsus* reicht von einer verzögert auftretenden lokalen Weichteilinfektion bis hin zu seltenen, jedoch schwersten systemischen Verläufen mit fulminanter Sepsis. Insbesondere – aber nicht ausschließlich – scheinen asplenische, alkoholabhängige oder anderweitig immunsupprimierte Patienten gefährdet für schwere Infektionen. Mittel der Wahl gegen C. *canimorsus* ist Penicillin G.

## 32.9 Wie unterscheiden sich Hunde- und Katzenbisse in Hinblick auf das Infektionsrisiko?

Hundebisse führen häufig zu oberflächlichen Rissquetschwunden, während Katzenbisse tiefer reichende Verletzungen verursachen. Demnach infizieren sich Wunden durch Katzenbisse um ein Vielfaches häufiger als Hundebisse und haben öfter ernste Komplikationen wie Osteomyelitiden und septische Arthritiden zur Folge.

## 32.10 Welche Pathogene müssen bei Menschenbissen bedacht werden?

In erster Linie muss die bakterielle Mundflora des Verursachers berücksichtigt werden, die häufig auch *Eikenella corrodens* beinhaltet. *E. corrodens* ist ein anspruchsvolles gramnegatives, fakultativ anaerobes Stäbchenbakterium, welches ein ähnliches Resistenzmuster wie *P. multocida* aufweist. Analog zu Tierbissen kann es auch zu einer Inokulation von Erregern der Hautflora des Gebissenen und aus der Umwelt kommen.

Darüber hinaus muss die seltene, jedoch mögliche Infektionsgefahr durch Viren bedacht werden (HBV, HCV, HIV, HSV 1 und 2). Alle Patienten ohne Hepatitis B-Impfung und/oder ohne Anti-HBs-Titer, die von einer HBsAg-positiven Person gebissen werden, sollten passiv und aktiv gegen Hepatitis B immunisiert werden. Gleiches gilt, wenn der Angreifer unbekannt ist.

Das Risiko einer Übertragung von HIV und HCV durch Speichel ist sehr gering. Sollte der Speichel des Angreifers hingegen Blut enthalten, ist eine Beratung bezüglich einer HIV-Postexpositionsprophylaxe indiziert (▶ Kap. 22).

## 32.11 Welche Art von menschlicher Bisswunde sollte aufgrund ihres möglichen komplizierten Verlaufs besonders ernst genommen werden?

**32**

Die sog. „**clenched fist injury**" beschreibt die Verletzung der Hand des Angreifers während eines geballten Faustschlags in die Mundregion seines Opfers und stellt somit ebenfalls eine Art Bisswunde dar. Aufgrund der anatomischen Erhabenheit kommt es hierbei meist zu einer Verletzung im Bereich der Metacarpophalangeal-Gelenke (seltener der proximalen Interphalangealgelenke), welche nur durch eine dünne Gewebeschicht geschützt sind. Beim anschließenden Öffnen der Faust wer-

den die Bakterien direkt in die Gelenkkapsel oder entlang der Sehnenscheiden beför-
dert, beides ideale Orte für eine Vermehrung. Erschwerend kommt hinzu, dass die
augenscheinlichen Verletzungen oftmals gering ausfallen und die Betroffenen erst
bei bereits manifester Infektion medizinische Hilfe aufsuchen. Ein komplizierter
Verlauf – einhergehend mit einem möglichen Funktionsverlust der Hand – ist dann
meist nicht mehr abzuwenden. Folgende **Maßnahmen** sind indiziert:

- Anfertigung eines Ausgangsröntgenbilds (knöcherne Verletzung? Fremdkörper?)
- Ausgiebige Spülung mit Débridement und Entnahme mikrobiologischer Proben
- Immobilisierung in der Gipsschiene
- Intravenöse Antibiotikatherapie (▶ Kap. 32.12)

## 32.12  Welche Antibiotika eignen sich für die Prophylaxe und empirische Therapie einer Bisswundeninfektion?

MERKE

Clindamycin mono ist keine adäquate empirische antibiotische Therapie einer Biss-
wundeninfektion, da *Pasteurella multocida* und *Eikenella corrodens* hiervon nicht erfasst
werden.

Meist handelt es sich um polimikrobielle Infektionen, im Schnitt können 3(–5) verschiedene Bakterien isoliert werden (hierunter wiederum finden sich meist 1[–3] Anaerobier). Orales Mittel der Wahl ist Amoxicillin/Clavulansäure, alternativ kann
Clindamycin + Moxifloxacin oder Clindamycin + Cotrimoxazol gegeben werden.
Die übliche Therapiedauer beträgt 3–5 Tage. Für eine kalkulierte intravenöse Therapie empfiehlt sich Ampicillin/Sulbactam, Piperacillin/Tazobactam oder Ceftriaxon + Metronidazol. Bei Beta-Laktam-Allergie sind mögliche Alternativen Ciprofloxacin + Metronidazol oder ein Carbapenem.

## 32.13  Welche (einfache) zusätzliche Maßnahme kann für die erfolgreiche Therapie einer Bisswundeninfektion entscheidend sein?

Das **Hochlagern der betroffenen Extremität** zur Ödemrückbildung ist essenziell für
den Heilungsverlauf. Einhergehend damit sollte die entsprechende Körperregion
immobilisiert werden. Hierfür kann – insbesondere bei Handverletzungen – eine
Gipsschiene erforderlich sein.

PRAXISTIPP

**Erstversorgung von Bisswunden**

Anamnese
1. Tierart?
2. Situation des Tieres (aggressives Verhalten? Halter? Aufenthalt?)
3. Aktuelle Beschwerden?
4. Zeitpunkt der Verletzung?
5. Vorerkrankungen des Patienten (liegt eine medikamentöse, lokale oder systemische Immunsuppression vor?)
6. Allergien?
7. Impfstatus (Tetanus, ggf. Tollwut und Hepatitis B)?

**32**

Untersuchung
1. Klinik: Tiefe der Verletzung, beteiligte Strukturen, pDMS, Hinweise auf eine Infektion?
2. Röntgenbild, falls ein Fremdkörper oder knöcherne Verletzung vermutet wird
3. Mikrobiologische Proben (anerob + aerob, Kennzeichnung: Bisswunde) **vor** Débridement und Beginn einer empirischen antibiotischen Therapie, falls eine Infektion vermutet wird
4. Labor: CRP, kleines Blutbild

Therapie
1. Ausgiebige Wundspülung
2. Vorsichtiges Débridement
3. Prophylaktische/therapeutische Antibiotikagabe indiziert?
4. Tetanus und/oder Tollwut- bzw. Hepatitis B-Impfung indiziert?
5. Immobilisation
6. Hochlagern
7. **Kein** primärer Wundverschluss bei Wunden an Händen und Füßen sowie Wunden, die älter als 12 h sind und/oder klinische Zeichen einer Infektion zeigen!

# Tollwut (Rabies)

## 32.14 Was ist Tollwut?

Tollwut ist eine durch neurotrope Viren ausgelöste **Meningoenzephalitis** mit nahezu ausnahmslos tödlichem Verlauf. Es handelt sich hierbei um RNA-Viren aus der Gattung der Lyssaviren (in der griech. Mythologie verkörpert *lyssa* den Wahnsinn und die wütende Raserei) und der Familie der Rhabdoviren (*rhabdos* griech. für Stäbchen). Zu der verschiedene Serotypen und Genotypen umfassenden Gattung der Lyssaviren zählen neben dem klassischen Rabiesvirus auch die europäischen Fledermaus-Tollwutviren (EBLV 1 und 2).

## 32.15 Wie und durch wen werden die Viren übertragen?

Tollwut gehört zu den Zoonosen, die wichtigsten Überträger stellen Hunde, Fledermäuse, Füchse und Waschbären dar. Erkrankte Tiere scheiden Tollwutviren über ihren Speichel aus. Durch Bissverletzungen oder Kontakt von Speichel mit offenen Wunden oder Schleimhäuten findet eine Übertragung statt. Bereits ein frischer oberflächlicher Kratzer kann als Eintrittspforte dienen.

## 32.16 Wo kommt Tollwut vor? Wie hoch ist das Risiko in Deutschland?

Weltweit sterben jährlich ca. 60.000 Menschen an Tollwut, darunter viele Kinder. Damit ist Tollwut die Zoonose mit den meisten Todesopfern. Ressourcenschwache Länder sind besonders betroffen: 99 % der Fälle sind auf die in Teilen Afrikas und Asiens endemische Hunde-Tollwut zurückzuführen. Der letzte menschliche Tollwutfall in Deutschland ereignete sich 2007, hierbei fand die Ansteckung durch den Biss eines streunenden Hundes in Marokko statt. Deutschland gilt nach der groß angelegten Auslage von Impfködern für Füchse seit 2006 als **frei von klassischer Tollwut** (ausgelöst durch das Rabiesvirus in Wild- und Haustieren). Es besteht je-

32

doch weiterhin ein bedeutendes **Tollwutreservoir in Fledermäusen** (ausgelöst durch europäische Fledermaus-Tollwutviren [EBLV 1 und 2]). Diese sind für den Menschen prinzipiell genauso gefährlich wie das klassische Rabiesvirus, eine Exposition mit betroffenen Fledermäusen jedoch sehr selten.

## 32.17 Wie geht die Replikation und Ausbreitung der Tollwut-Viren im Körper vonstatten?

Ausgehend von einer Kratz- oder Bisswunde kommt es zu Kontakt von Tierspeichel zu Muskelgewebe, von wo aus sich die im Speichel enthaltenen Viren nach einer variablen Inkubationszeit zielgerichtet ihren Weg in Richtung ZNS bahnen: Über den synaptischen Spalt der muskulären Endplatte erfolgt die Aufnahme in die primären Motoneuronen. Via retrograden axonalen Transport gelangen die Viren in die neuronalen Zellkörper, wo die Replikation und Zusammensetzung neuer Viruspartikel stattfindet und über den folgenden synaptischen Spalt die Ausbreitung in das nächste Neuron beginnt. Dieser Ablauf der streng trans-synaptischen Ausbreitung wiederholt sich, bis sich das Virus weit im ZNS verbreitet hat und von hier aus später zentrifugal extraneuronale Organe (v. a. Speicheldrüsen, Kornea, Herz, Nebennieren) befällt – und somit eine Weiterverbreitung sicherstellt. Kennzeichnend und Gegenstand der aktuellen Forschung ist das fehlende histopathologische Korrelat eines Schadens an dem betroffenen Gewebe mit Ausnahme pathognomonischer eosinophiler Einschlüsse (sog. Negri-Körperchen; Davis 2015).

## 32.18 Wie lange dauert es, bis sich erste Symptome zeigen? Wie verläuft die Erkrankung?

Die Inkubationszeit ist variabel (meist 3–8 Wochen, seltener wenige Tage oder bis zu einem/mehrere Jahre) und ist abhängig von der Distanz der Bissstelle zum ZNS. Während der Inkubationszeit befinden sich die Viren erfahrungsgemäß nahe der Eintrittspforte. Bei Ausbruch der Krankheit zeigt sich zunächst eine unspezifische Prodromalphase über 2–10 Tage. Mögliche Symptome sind Abgeschlagenheit, Fieber, Reizbarkeit und Appetitlosigkeit sowie Parästhesien oder Schmerzen an der Eintrittsstelle.

Die klinischen Verläufe lassen sich vereinfacht in **zwei Formen** unterscheiden: Während die **enzephalitische Form** die klassischen Tollwut-Symptome einschließlich Hydrophobie (pharyngeale Spasmen), Hypersalivation und ausgeprägte Agitation – unterbrochen von klaren Intervallen – umfasst, stehen bei der **paralytischen Tollwut** aufsteigende Lähmungen im Vordergrund. Beide Formen führen schließlich zu zunehmenden Lähmungen, Bewusstseinsverlust und Koma und durch Herz- und Kreislaufstillstand sowie Atemversagen innerhalb weniger Tage zum Tod.

Der genaue Mechanismus, durch den die Tollwut-Viren zu einer Verhaltensänderung und dem fast ausnahmslos tödlichen Verlauf führen, ist bislang ungeklärt.

Einzelfälle von Überlebenden einer symptomatisch gewordenen Tollwut-Infektion sind beschrieben, werden jedoch kontrovers diskutiert und ändern aktuell nichts an der fatalen Prognose.

**32**

## 32.19 Welche Maßnahmen sind nach einer möglichen Tollwut-Exposition indiziert? Wie lange nach Exposition ist eine Postexpositionsprophylaxe sinnvoll?

In Anbetracht der hohen Letalität nach Ausbruch der Krankheit kommt der Prävention ein besonderer Stellenwert zu. Die **Postexpositionsprophylaxe** (PEP) besteht aus der gründlichen Reinigung der Wunde und simultanen (passiven + aktiven) Immunisierung (s. Praxistipp).

Die PEP sollte so früh wie möglich begonnen werden und ist – wenn rechtzeitig appliziert – sehr effektiv. In Anbetracht der möglichen langen Inkubationszeit sollte eine PEP unabhängig von der seit der Exposition verstrichenen Zeit erwogen werden.

In Falle von Verletzungen durch bekannte Hunde (oder Katzen) kann das Tier nach Exposition durch das örtliche Veterinäramt über einen Zeitraum von 10 Tagen unter Beobachtung gestellt werden. Zeigt es hiernach keine Krankheitszeichen, kann die bereits parallel begonnene PEP vorzeitig beendet werden.

> **PRAXISTIPP**
> **Mögliche Tollwut-Exposition ohne Impfschutz**
> 1. Wunde gründlich mit Wasser und Seife spülen und desinfizieren (Iod, Alkohol).
> 2. Passive Immunisierung mit Tollwut-Immunglobulin (20 IE/kg KG), dabei so viel Immunglobulin wie möglich in die Wundränder injizieren und den verbleibenden Teil an einer entfernten Körperstelle intramuskulär verabreichen.
> 3. Aktive Immunisierung mit Tollwut-Impfstoff i. m. sofort = Tag 0 (anderen Applikationsort als für das Immunglobulin wählen) und an den Tagen 3, 7, 14 und 28.

> **PRAXISTIPP**
> **Mögliche Tollwut-Exposition mit Impfschutz**
> 1. Wunde gründlich mit Wasser und Seife spülen und desinfizieren (Iod, Alkohol).
> 2. Aktive Booster-Impfung an den Tagen 0 und 3; weitere Impfungen abhängig von einer an Tag 14 durchgeführten Serokontrolle (notwendig, falls Titer < 0,5 IE/ml).

> **MERKE**
> Krankheitsverdacht, Erkrankung und Tod an Tollwut sowie der Kontakt mit einem tollwutverdächtigen Tier sind namentlich meldepflichtig (IfSG § 6)!

## 32.20 Wie kann man Tollwut diagnostizieren?

Der klinische oder epidemiologische Verdacht allein rechtfertigt den Beginn einer Postexpositionsprophylaxe und Therapie. Erst spät im Erkrankungsverlauf lässt sich die Diagnose durch den Nachweis neutralisierender Anti-Rabies-Antikörper im Serum bzw. Liquor und den Nachweis von Rabiesvirus-Antigen oder RNA in Hautbiopsien und Flüssigkeiten (Speichel, Liquor) sichern.

**32**

## 32.21 Wie wird eine bereits symptomatisch gewordene Tollwut therapiert?

Bei einer bereits manifesten Tollwut-Infektion ist nur eine symptomatische, rein palliative Therapie möglich. Die Therapieansätze, die in den Fallberichten der wenigen Überlebenden angewandt wurden, konnten nicht wirksam reproduziert werden.

## 32.22 Ein Kind wird in Köln von einem fremden Hund gebissen. Der Hund läuft weg und ist nicht auffindbar, der Halter unbekannt. Ist eine PEP indiziert?

Ja. Das Risiko, dass es sich um einen tollwütigen Hund handelt ist zwar als sehr gering einzustufen, kann aber nicht ausgeschlossen werden. Deutschland gilt zwar als frei von klassischer Tollwut, jedoch könnte es sich bei dem Hund um ein illegal importiertes Tier handeln. In diesem Falle besteht demnach die Indikation zur PEP (▶ Tab. 32.1).

## 32.23 Ein Mann wird beim Spielen mit dem Hund eines Bekannten in die Hand gebissen. Der Hund lebt seit vielen Jahren beim Halter und ist bisher nie durch aggressives Verhalten aufgefallen. Ist eine PEP indiziert?

In diesem Fall besteht keine Indikation zur PEP. Ein Hund, der sich ausschließlich in tollwutfreiem Gebiet aufgehalten hat und klinisch unauffällig verhält, hat kein Risiko für eine Tollwut-Erkrankung.

## 32.24 Eine Frau findet eine lebende, auf dem Boden liegende Fledermaus, hebt sie auf und bringt sie in eine Fledermauspflegestation. Zu Hause bemerkt sie eine leichte Kratzwunde an der Hand. Ist eine PEP indiziert?

Ja, eine PEP ist dringend indiziert (▶ Tab. 32.1). Die Inzidenz von Tollwut bei Fledermäusen wird kaum überwacht und kann demnach nirgendwo ausgeschlossen werden.

## 32.25 Für wen ist eine präexpositionelle Immunprophylaxe indiziert?

Eine **präexpositionelle Tollwutimpfung** sollte gemäß STIKO erwogen werden für:
- Tierärzte, Jäger, Forstpersonal und andere Personen im Umgang mit Tieren in Gebieten mit neu aufgetretener Wildtiertollwut
- Personen mit beruflichem oder sonstigem engen Kontakt zu Fledermäusen
- Laborpersonal mit Expositionsrisiko gegenüber Tollwutviren
- Reisende in Regionen mit hoher Tollwutgefährdung (insbesondere, wenn eine zeitnahe [< 24 h] Versorgung mit Tollwut-Immunglobulinen oder Impfstoff nicht gewährleistet ist)

**32**

**Tab. 32.1 RKI-Empfehlungen zur postexpositionellen Tollwut-Immunprophylaxe**

| Grad der Exposition | Art der Exposition | | Immunprophylaxe |
|---|---|---|---|
| | Durch ein tollwutverdächtiges oder tollwütiges Wild- oder Haustier oder eine Fledermaus | Durch einen Tollwut-Impfstoffköder | |
| I | Berühren/Füttern von Tieren, Belecken der intakten Haut | Berühren von Impfstoffködern bei intakter Haut | Keine Impfung |
| II | Nicht-blutende, oberflächliche Kratzer oder Hautabschürfungen, Lecken oder Knabbern an der nicht-intakten Haut | Kontakt mit der Impfflüssigkeit eines beschädigten Impfstoffköders mit nicht-intakter Haut | Impfung |
| III | Bissverletzungen oder Kratzwunden, Kontakt von Schleimhäuten oder Wunden mit Speichel (z. B. durch Lecken), Verdacht auf Biss oder Kratzer durch eine Fledermaus oder Kontakt der Schleimhaut mit einer Fledermaus | Kontamination von Schleimhäuten und frischen Hautverletzungen mit der Impfflüssigkeit eines beschädigten Impfstoffköders | Tollwut-Schutzimpfung und einmalig mit der ersten Impfung simultan Verabreichung von Tollwut-Immunglobulin (20 IE/kg KG) |

Das Impfschema zur aktiven Immunisierung beinhaltet Impfungen an den Tagen 0, 7, 21 (oder 28). Eine Auffrischimpfung sollte erstmals nach 1 Jahr und anschließend (je nach verwendetem Impfstoff) alle 2–5 Jahre erfolgen.

● ● ● ● ● ● ● ● ● ● ● ● ● ● ● ●
## Weiterführende Literatur
### Tier- und Menschenbisse

Ellis C, Ellis R. Dog and Cat Bites. American Family Physician 2014; 90 (4): 239–243.

Goldstein EJC, Abrahamian FM. Bites. In: Bennett JE, Dolin R, Blase MJ, (eds.). Mandell, Douglas, and Bennett's Principles and Practice of Infectious Diseases – Eighth Edition. Philadelphia: Elsevier Saunders; 2015. 3510–3515.

Griego RD, Rosen T, Orengo IF, Wolf JE. Dog, cat, and human bites: A review. J Am Acad Dermatol 1995; 33: 1019–1029.

Plemmons RM. Bite Wound Infections. In: Gates RH (ed.). Infectious Disease Secrets – 2. Aufl. Philadelphia: Hanley & Belfus, Inc; 2003. 62–65.

### Tollwut

Davis BM, Rall GF, Schnell MJ. Everything You Always Wanted to Know About Rabies Virus (But Were Afraid to Ask). Annu. Rev.Virol. 2015. 2: 451–471.

Jackson AC. Human Rabies: a 2016 Update. Curr Infect Dis Rep. 2016. 18: 38.

Jelinek T. Impfung gegen Tollwut. Therapeutische Umschau. 2016. 73 (5), 257–260.

Robert Koch-Institut: RKI-Ratgeber für Ärzte – Tollwut. www.rki.de/DE/Content/Infekt/EpidBull/Merkblätter/Ratgeber_Tollwut.html, Stand: 30.7.2013.

**32**

# 33 Wichtige Hinweise aus der klinischen Untersuchung

N. Jung, C. Lehmann

## Maculae und Fieber

**Fallbeispiel 1**

Eine 45-jährige Patientin wird in das Krankenhaus überwiesen wegen einer Hemiplegie links, Dyspnoe und seit 1 Woche bestehendem Fieber bis 39 °C. Die Patientin wird aktuell im Polamidonprogramm substituiert.

Auffälligkeiten im Labor: CRP: 150 mg/l (< 5 mg/l), Leukozyten: 24.000/µl (< 110.000/µl), Quick: 61 % (> 70 %). In der Blutkultur Nachweis von *S. aureus*. Bei der körperlichen Untersuchung fallen schmerzlose Maculae an den Fingerkuppen auf (▶ Abb. 33.1).

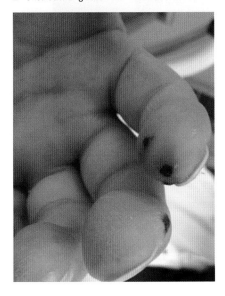

Abb. 33.1 Maculae [P371]

**33**

## 33.1 Welche Ursache vermuten Sie, und wie würden Sie die Maculae benennen?

Die im Foto dargestellten Maculae werden **Janeway-Läsionen** genannt; diese entsprechen Mikroabszessen der Dermis mit Thrombosen der kleinen Gefäße und stellen charakteristische Hautzeichen einer Endokarditis dar. Risikofaktoren sind neben prädisponierenden Klappenveränderungen v. a. der i. v. Drogenabusus. **Zerebrale Embolien** (s. o. Hemiplegie) stellen mit ca. 15–20 % die häufigsten extrakardialen und zugleich schwersten Komplikationen dar.

**Fortsetzung Fallbeispiel 1**
In der transösophagealen Echokardiografie zeigt sich ein paravalvulärer Abszess mit flottierenden Auflagerungen.

# Halsschmerzen

**Fallbeispiel 2**
Eine 19-jährige Patientin stellt sich beim Hausarzt mit Fieber von 39,5 °C, Halsschmerzen und starker Abgeschlagenheit vor. Zusätzlich zeigen sich in der körperlichen Untersuchung vergrößerte druckdolente Halslymphknoten und eine tastbare Milz. Bei Verdacht auf eine bakterielle Infektion erhält die Patientin Amoxicillin für 5 Tage. Daraufhin entwickelt sie einen Hautausschlag (▶ Abb. 33.2). Es wird Blut abgenommen und ein Ausstrich angefertigt (▶ Abb. 33.3).

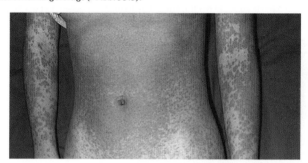

Abb. 33.2 Hautausschlag [R375]

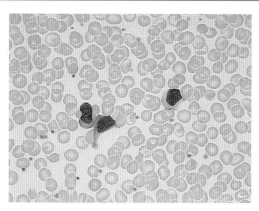

Abb. 33.3 Peripherer Blutausstrich (mit freundlicher Genehmigung von Prof. Dr. K.-A. Kreutzer, Klinik I für Innere Medizin, Uniklinik Köln) [P434]

## 33.2 Was ist Ihre Verdachtsdiagnose?

Bei der Patientin liegt eine akute **Epstein-Barr-Virusinfektion** vor.

## 33.3 Welche typische klinische Trias weist diese Erkrankung auf?

* Fieber
* Tonsilläre Pharyngitis
* Lymphadenopathie

## 33.4 Passen die im peripheren Blutbild nachgewiesenen Zellen zu der Erkrankung (▶ Abb. 33.3)?

Ja, im Differenzialblutbild treten in bis zu über 70 % **atypische lymphatische Zellen** auf, die sich häufig den umliegenden Erythrozyten anlegen.

Werden bei der akuten EBV-Infektion Antibiotika (v. a. Ampicillin oder Amoxicillin) verabreicht, tritt gehäuft ein **makulopapulöser Hautausschlag** auf. Der genaue Mechanismus ist unklar, es wird ein transienter virusinduzierter Verlust der Antigentoleranz diskutiert, der zu einer reversiblen Hypersensitivitätsreaktion vom verzögerten-Typ führt.

### Fortsetzung Fallbeispiel 2

Nach Absetzen des Amoxcillins zeigt sich eine rasche Rückbildung des Hautausschlags und das Fieber sistiert nach einer weiteren Woche unter ausschließlich symptomatischer Therapie.

33

## Follikuläres Lymphom und Chemotherapie

> **Fallbeispiel 3**
> Ein 72-jähriger Patient mit follikulärem Lymphom (ED vor 2 Jahren) wird mit Chemotherapie (Rituximab + Bendamustin) behandelt. Der Patient stellt sich 5 Tage später in der Notaufnahme mit Verwirrtheit, Tachykardie (110/min) und Hypotonie (90/60 mmHg) vor. Er beklagt diskrete Schmerzen im rechten Bein mit diffuser Rötung und Schwellung.
> Auffälligkeiten im Labor: CRP: 340 mg/l (‹ 5 mg/l), Leukozyten: 600/µl (› 4.000/µl) und Thrombozyten: 116.000/µl (› 150.000/µl).

### 33.5   Welche Differenzialdiagnosen fallen Ihnen ein?

- Sepsis in Aplasie
- Nekrotisierende Fasziitis
- Thrombose

> **Fortsetzung Fallbeispiel 3**
> Eine Thrombose und nekrotisierende Fasziitis werden mittels Doppler- bzw. MRT-Untersuchung ausgeschlossen. Am nächsten Tag entwickelt der Patient verschiedene makulopapulöse Effloreszenzen u. a. mit zentraler Nekrose am rechten Unterschenkel (▶ Abb. 33.4).

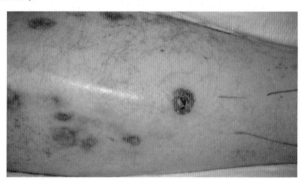

Abb. 33.4   Rechter Unterschenkel [P371]

### 33.6   Auf welchen Erreger könnten die in ▶ Abb. 33.4 gezeigten Veränderungen hinweisen, und wie nennt man diese Hautveränderungen?

Bei den Hautveränderungen handelt es sich um ein **Ecthyma gangraenosum**, das meist bei neutropenen Patienten auftritt. Es ist typischerweise mit einer *Pseudomonas-aeruginosa*-Blutstrominfektion vergesellschaftet, die eine sehr hohe Letalität aufweist. Initial liegen wenige schmerzlose erythematöse Maculae vor, die sich dann rasch vergrößern, hämorrhagische Bullae bilden und häufig eine zentrale Nekrose ausbilden. Verschiedene Stadien können zur selben Zeit vorliegen. Histologisch zeigt sich charakteristisch eine bakteriell bedingte **Vaskulitis** ohne Thrombose.

**Fortsetzung Fallbeispiel 3**

Aus Blutkulturen und Kulturen von Hautbiopsien lässt sich *Pseudomonas aeruginosa* anzüchten. Als wahrscheinlicher Fokus der Bakteriämie wird eine Analvenenthrombose identifiziert. Der Patient wird nach Abnahme der Blutkulturen noch in der Notaufnahme umgehend antibiotisch behandelt und kann nach 2 Wochen wieder entlassen werden.

# Petechien und plötzliche Zustandsverschlechterung

**Fallbeispiel 4**

Ein 21-jähriger Patient, bis zum vorherigen Tag noch gesund und leistungsfähig, stellt sich in der Notaufnahme vor mit plötzlich aufgetretener ausgeprägter Abgeschlagenheit, Muskelschmerzen und leichten Kopfschmerzen. In der körperlichen Untersuchung fallen diskrete Petechien an den Unterschenkeln, in der Laboruntersuchung eine leichte Thrombopenie von 90.000/µl (> 150.000/µl) auf. Wenige Stunden später wird der Patient erneut in die Notaufnahme gebracht, mit ausgeprägter Nackensteifigkeit, Bewusstseinstrübung und ausgedehnten Purpura (▶ Abb. 33.5).

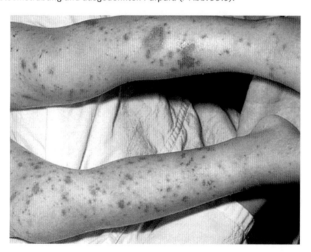

**Abb. 33.5** Ausgedehnte Purpura [E503]

## 33.7 Welchen Erreger vermuten Sie?

Bei dem Patienten liegt eine schwere **Meningokokkeninfektion** in Form eines septischen Schocks bei Meningoenzephalitis mit disseminierter intravasaler Koagulopathie vor. Typisch ist die zu Beginn noch milde Krankheitsaktivität, die aber innerhalb weniger Stunden zum septischen Schock führen kann. Da die klassische Meningitis-Trias (Fieber, Nackensteifigkeit und Verwirrtheit) häufig zu Beginn noch fehlt, sollte eine intensive körperliche Untersuchung bei dem Patienten erfolgen, da > 50 % der Patienten zu Beginn bereits Hauteinblutungen zeigen.

**Fortsetzung Fallbeispiel 4**

Trotz antibiotischer Therapie und Substitution von Gerinnungsfaktoren stirbt der Patient wenige Stunden später.

**33**

## Ausschlag und Halsschmerzen

**Fallbeispiel 5**

Ein 26-jähriger Patient stellt sich in der Notaufnahme der Klinik wegen eines Ausschlags am gesamten Körper vor. Seit gestern habe er zusätzlich Halsschmerzen. Bei der körperlichen Untersuchung ist der Patient in gutem Allgemeinzustand, kein Fieber, Blutdruck 125/65 mmHg, Puls regelmäßig, Herzfrequenz 74/min. Auskultation des Herzens und der Lunge unauffällig, keine Lymphknoten tastbar, Abdomen weich, indolent, keine Hepatosplenomegalie, Stamm: feinretikuläres Exanthem. Hände und Füße ▶Abb. 33.6.

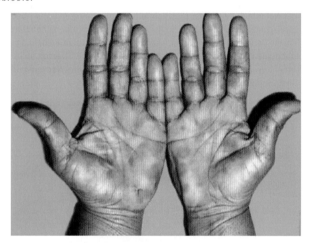

Abb. 33.6  Palmoplantares makuläres Exanthem [G651]

### 33.8  Welche Verdachtsdiagnose haben Sie?

Es ist ein palmoplantares makuläres Exanthem sichtbar. Bei diesem klinischen Befund handelt es sich um eine **Syphilis** im Stadium II. Das palmoplantare Exanthem ist pathognomonisch für die Syphilis.

### 33.9  Welche weiteren diagnostischen Schritte führen Sie durch? Wann und wie behandeln Sie diese Infektion?

Es sollte eine serologische Untersuchung auf Syphilis durchgeführt werden (▶Kap. 10). Da der klinische Befund pathognomonisch ist, kann auch ohne Erhalt des serologischen Befunds sofort eine antibiotische Therapie mit Benzylpenicillin eingeleitet werden (Janier M. et al 2014).

### 33.10  Welche weitere Grunderkrankung muss ausgeschlossen werden?

Es muss zusätzlich eine **HIV-Serologie** durchgeführt werden, da die Syphilis sehr häufig als Koinfektion bei Männern, die Sex mit Männern (MSM) haben, auftritt.

**33**

# Fieber und Ausschlag

**Fallbeispiel 6**

In Ihrer Praxis stellt sich ein 40-jähriger Mann, den sie seit vielen Jahren hausärztlich betreuen, wegen Fieber vor. Seit etwa 6 Tagen habe er Temperaturen bis 40 °C, Kopfschmerzen, einen Gewichtsverlust von 3 kg sowie subjektiv ein schweres Krankheitsgefühl. Sie wissen, dass er in einer gleichgeschlechtlichen Partnerschaft lebt. Die Krankenvorgeschichte ist unauffällig.

In der körperlichen Untersuchung zeigt sich der Patient in einem deutlich reduzierten Allgemeinzustand. Fieber 40 °C, Blutdruck 125/65 mmHg, Puls regelmäßig, Herzfrequenz 94/min. Auskultation des Herzens und der Lunge unauffällig, vergrößerte Lymphknoten an Hals, Achsel und inguinal tastbar, Abdomen weich, indolent, Hepatosplenomegalie, Integument: ▶ Abb. 33.7.

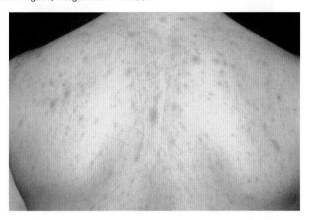

Abb. 33.7  Feinmakuläres Exanthem, Integument [G652]

## 33.11  Welche Verdachtsdiagnose haben Sie?

Es ist ein disseminiertes feinmakuläres Exanthem sichtbar. Bei diesen Symptomen und der Anamnese könnte es sich um eine akute HIV-Infektion handeln. Differenzialdiagnostisch könnte auch eine Syphilis vorliegen. Daher sollte rasch eine HIV- und Syphilis-Serologie durchgeführt werden (European Center for Disease Prevention, Control. Annual Epidemiological Report 2013. ecdc.europa.eu. 2013).

33

# Fieber und Bläschen

**Fallbeispiel 7**

Eine 69-jährige Dame stellt sich mit leichtem Fieber, Müdigkeit und Abgeschlagenheit und starken Schmerzen auf Höhe des Nierenbeckenlagers links vor. Aus der Vorgeschichte ist ein Mammakarzinom bekannt. In der klinischen Untersuchung zeigt sich ein reduzierter Allgemeinzustand Fieber 38,5 °C, Blutdruck 135/80 mmHg, Puls regelmäßig, Herzfrequenz 90/min. Auskultation des Herzens und der Lunge unauffällig, keine Lymphknoten tastbar, Abdomen weich, indolent, keine Hepatosplenomegalie. ▶ Abb. 33.8 zeigt den Befund am Integument.

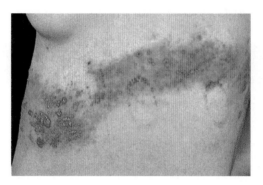

**Abb. 33.8** Erythem, Integument [R132-001]

## 33.12 Um welche Erkrankung handelt es sich?

Es liegt ein **Herpes Zoster** vor. Zu erkennen ist ein gürtelförmiges Erythem mit gruppiert stehenden bis zu reiskorngroßen prall gespannten Bläschen als klassische Kennzeichen eines Herpes Zoster. Der Herpes Zoster tritt häufig bei immunsupprimierten Patienten sowie bei älteren Menschen auf.

## Chemotherapie und schmerzhafte Beläge im Mund

**Fallbeispiel 8**

Eine 68-jährige Patientin mit einem follikulären Lymphom im Stadium II erhält eine neoadjuvante Therapie mit Rituximab. Sie kehrt frühzeitig aus ihrem langersehnten Urlaub auf Gran Canaria zurück, da sie stärkste und brennende Schluckbeschwerden hat. In der klinischen Untersuchung zeigen sich bis auf die Auffälligkeiten im Mund keine wegweisenden Befunde (▶ Abb. 33.9).

**33**

## 33.13 Um welche Infektion handelt es sich?

Die Patientin leidet an einem oralen **Soor** (**Candidiasis**). Die Candidiasis der Mundschleimhaut (abwischbare weiße Beläge) tritt bei einer Immunsuppression auf. Sie ist oft die erste Manifestation von AIDS, tritt aber auch im Rahmen von Chemo- oder Immuntherapien auf. Die mukokutane Candidiasis wird mit Fluconazol behandelt.

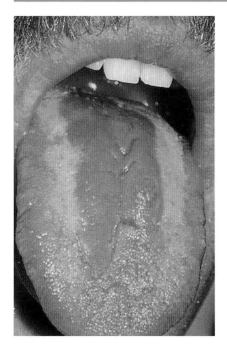

Abb. 33.9 Belag im Mund [E375]

# Penisinfektion

**Fallbeispiel 9**

Ein MSM (Mann, der Sex mit Männern hat) stellt sich mit folgendem Befund am Penis vor (▶ Abb. 33.10). Es ist keine HIV-Infektion bekannt.

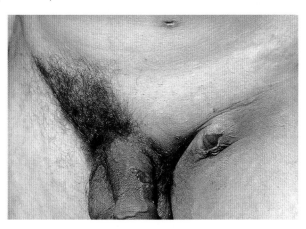

**33**

Abb. 33.10 Ulkus Penis [R233]

## 33.14 Nennen Sie die Erreger, die differenzialdiagnostisch infrage kommen.

- Herpes-simplex-Virus, Typ I und II (HSV-1 und HSV-2)
- *Treponema pallidum* (Erreger der Syphilis)
- *Haemophilus ducreyi* (Erreger des Ulcus molle)
- *Chlamydia trachomatis* Serovare L1–3 (Erreger des Lymphogranuloma inguinale; LGV)
- Akute HIV-Infektion

www.who.int/mediacentre/factsheets/fs110/en/ (letzter Zugriff 01.08.2017)

# HIV-Infektion und Atembeschwerden

**Fallbeispiel 10**

Eine 41-jährige Patientin wird am Freitag von ihrem Hausarzt wegen Dyspnoe in der Notaufnahme vorgestellt. Die Patientin hat eine bekannte HIV-Infektion und nimmt anamnestisch seit einigen Jahren keine antiretrovirale Therapie mehr ein.

Es zeigt sich eine kachektische Patientin mit Tachypnoe, Atemfrequenz 30/min, trockenem Husten. Kein wegweisender pulmonaler Auskultationsbefund.

## 33.15 Welche weiterführenden einfachen und schnellen Untersuchungen sind erforderlich?

- Röntgen-Thorax in 2 Ebenen
- Arterielle Blutgase
- Immunstatus
- Bestimmung der Laktatdehydrogenase (LDH) und CRP

**Fortsetzung Fallbeispiel 10**

Folgende Befunde werden erhoben:
- Röntgen-Thorax (▶Abb. 33.11)
- Blutgase: $pO_2$ 65 mmHg
- Immunstatus: CD4-T-Zellen 110/μl (12 %)
- LDH: 350 U/ml
- CRP: 10 mg/dl

**33**

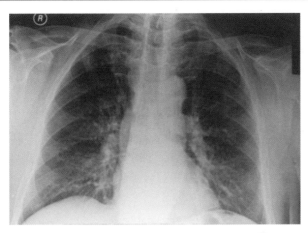

**Abb. 33.11** Bihiläre symmetrische retikulonoduläre Verdichtungen [H018-001]

## 33.16 Welche Verdachtsdiagnose haben Sie?

Es könnte sich um eine *Pneumocystis*-Pneumonie handeln. Im Röntgen-Thorax sind bihiläre symmetrische retikulonoduläre Verdichtungen des Interstitiums sichtbar (schmetterlingsförmig). Die Blutgase zeigen eine respiratorische Partialinsuffizienz mit deutliche Erniedrigung des arteriellem $pO_2$. Es zeigen sich ein Immundefekt mit CD4-Zellen < 200 sowie eine Erhöhung der LDH.

Die Anamnese sowie die erhobenen Befunde sind hochverdächtig auf eine **PCP** (▶ Kap. 24).

**Literatur**
**Endokarditis**
Hoen, B. et al. Infective Endocarditis. NEJM 2013; 368: 1425–1433
**EBV-Infektion**
Evans, A. S. The history of infectious mononucleosis. Am J Med Sci 1974; 267 (3): 189
Thompson, D. F., Ramos, C. L. Antibiotic-induced rash in patients with infectious mononucleosis. Annals of pharmacotherapy 2017; 51(2): 154–162
**Ecthyma gangraenosum**
Agger W. A., Mardan A. Pseudomonas aeruginosa infections of intact skin. Clin Infect Dis 1995; 20(2): 302–308
**Meningokokkensepsis**
Thompson, D. F. et al. Clinical recognition of meningococcal disease in children and adolexcent Lancet 2006; 367, 397
**Syphilis**
Janier M. et al. European guideline on the management of syphilis. 2014
European Center for Disease Prevention, Control. Annual Epidemiological Report 2013. ecdc.europa.eu. 2013.
www.who.int/mediacentre/factsheets/fs110/en/ (letzter Zugriff 01.08.2017)

# 34 Über- und Unterversorgung in der Infektiologie

*G. Fätkenheuer, U. Seybold*

Die Initiative „Klug entscheiden" der Deutschen Gesellschaft für Innere Medizin (DGIM) in Anlehnung an die amerikanische „Choosing-wisely"-Initiative hat die Deutsche Gesellschaft für Infektiologie (DGI) zur Formulierung von Empfehlungen veranlasst, welche die Aspekte einer Über- und Unterversorgung in jeweils fünf Bereichen der Infektiologie adressieren [1]. Die Empfehlungen der DGI sind hier aufgenommen worden. Darüber hinaus wurden weitere Aspekte beleuchtet, bei denen nach Auffassung der Autoren eine Über- oder Unterversorgung besteht. Die verschiedenen Themen wurden nach den Bereichen Prophylaxe, Diagnostik und Therapie gegliedert.

## Prophylaxe – Überversorgung

### 34.1 Wie sinnvoll ist das Screening auf MRSA?

Zum Umgang mit Patienten, die mit Methicillin-resistentem *Staphylococcus aureus* besiedelt oder erkrankt sind, hat die Kommission für Krankenhaushygiene und Infektionsprävention (KRINKO) beim Robert Koch-Institut (RKI) Empfehlungen herausgegeben [2]. Danach wird ein **MRSA-Screening** empfohlen für Patienten, die ein erhöhtes Risiko für eine MRSA-Besiedlung aufweisen. Ziel ist die Vermeidung einer nosokomialen Übertragung, die durch Isolierung der Patienten und Dekolonisierungsmaßnahmen erreicht werden soll. Eine wissenschaftliche Evidenz, dass diese Maßnahme wirksam ist, gibt es nicht [3]. Dennoch wird diese Maßnahme breit angewandt und vielfach wird sogar ein universelles Screening bei Krankenhausaufnahme durchgeführt, d. h., eine Untersuchung von allen Patienten ohne Berücksichtigung von möglichen Risikofaktoren. Klinische Studien und die klinische Praxis haben gezeigt, dass die konsequente Anwendung von Standardhygienemaßnahmen, insbesondere eine konsequente Händedesinfektion sowie Dekolonisierungsmaßnahmen mindestens ebenso effektiv sind wie Screening und Isolierung [4, 5].

> **MERKE**
> MRSA-Screening ist keine effiziente Maßnahme zur Infektionsprävention. Stattdessen sollten allgemeine Hygienemaßnahmen stärker umgesetzt werden.

**34**

## 34.2 Sind bei der Behandlung von Patienten mit HIV-, HBV- und HCV-Infektion besondere Hygiene-Vorkehrungen zu beachten?

Eine relevante Gefährdung durch Patienten mit blutübertragenen Viruserkrankungen besteht im Gesundheitswesen ausschließlich durch **direkten Kontakt einer virushaltigen Körperflüssigkeit** (meist Blut) mit Schleimhaut bzw. nicht-intakter Haut oder bei Stich- bzw. Schnittverletzungen. Ein Risiko für eine sonstige, z.B. aerogene, Tröpfchen- oder Kontakttransmission besteht bei keiner dieser Infektionen.

In Deutschland sind inzwischen etwa 85 % der bekannt HIV-infizierten Menschen therapiert [6] und damit zum größten Teil selbst bei z.B. Nadelstich nicht relevant infektiös. Neben den knapp 13 000 nicht-therapierten HIV-positiven Menschen leben in Deutschland aber auch > 12 600 Menschen mit noch nicht diagnostizierter und damit ebenfalls nicht behandelter Infektion. Grundlegende Hygienemaßnahmen zur Vermeidung der Transmission von Viruserkrankungen auch von nicht als infiziert bekannten Patienten sind daher unabdingbarer Standard im Gesundheitswesen.

Nicht sinnvoll für die Behandlung von Patienten mit HIV-Infektion oder Virushepatitis sind insbesondere die spezifische Vergabe von Terminen z.B. an das Ende des Tagesprogramms, gesonderte Behandlungsräume, eine über den Standard (je nach Prozedur etwa Handschuhe, Kittel, ggf. Gesichtsschutz) hinausgehende persönliche Schutzausstattung sowie eine über den Standard hinausgehende Händedesinfektion [7]. Diese Maßnahmen sind in der Praxis immer wieder anzutreffen und führen zumindest zu einer starken Stigmatisierung der betroffenen Patienten, möglicherweise auch zu einer schlechteren Behandlungsqualität.

**MERKE**

Bei der Behandlung von Patienten mit bekannter HIV-, HCV- oder HBV-Infektion müssen im medizinischen Alltag keine über die ohnehin geforderten Standardhygienemaßnahmen hinausgehende Vorkehrungen getroffen werden.

## 34.3 Über welchen Zeitraum sollte eine perioperative Antibiotikaprophylaxe erfolgen?

Die prä- und ggf. perioperative Gabe von Antibiotika zur Prophylaxe von chirurgischen Wundinfektionen muss klar von der **Therapie einer bereits vorhandenen Infektion** zum Zeitpunkt einer Operation abgegrenzt werden. Im zweiten Fall ist sowohl die Auswahl des Antibiotikums als auch die geplante Therapiedauer nicht primär von der Operation, sondern von **Art und Ausmaß der Infektion** abhängig. Für den Fall der Prophylaxe ist in den allermeisten Fällen aber die einmalige präoperative Gabe eines Antibiotikums ausreichend. Bei sehr lange dauernden Operationen (länger als das 2,5-Fache der Eliminationshalbwertszeit des verwendeten Medikaments) können weitere Dosen notwendig sein. Studiendaten zeigen klar, dass eine Verlängerung über 48 h hinaus nicht zu einer Senkung der postoperativen Wundinfektionsrate führt, aber mit der Zunahme von unerwünschten Nebenwirkungen und Antibiotikaresistenzen assoziiert ist. Auch die Einlage von Drainagen oder intravaskulären Kathetern ist kein Grund für eine Verlängerung einer perioperativen Antibiotikaprophylaxe [1, 8].

**MERKE**

Die perioperative Antibiotikaprophylaxe erfolgt üblicherweise als Einmalgabe, eine Verlängerung auf über 24 h soll nicht stattfinden.

# Prophylaxe – Unterversorgung

## 34.4 Welche Impfungen sollten alle Erwachsenen auch ohne besondere medizinische oder Reise-Indikation erhalten?

Die Ständige Impfkommission (STIKO) am Robert Koch-Institut empfiehlt, dass jeder Arztbesuch zur Überprüfung und ggf. Ergänzung des Impfstatus genutzt werden sollte (▶ Tab. 34.1) [9]. Trotzdem sind die Impfquoten in Deutschland für manche Impfungen (etwa gegen Masern, Influenza, Pneumokokken) v. a. bei Erwachsenen z. T. weit unterhalb der von der ECDC/WHO empfohlenen Zielgrößen.

Alle Erwachsenen sollten mindestens alle 10 Jahre eine Auffrischung der Tetanus- und Diphtherie-Kombinationsimpfung (Td) erhalten. Zusätzlich sollte einmal im Erwachsenenalter (zusätzlich zur in der Kindheit abgeschlossenen Impfserie) jeweils eine zusätzliche Dosis einer Pertussis-(aP) und einer intramuskulären Polio-Impfung (IPV) gegeben werden. Am einfachsten erfolgt also zumindest einmal die Gabe eines Vierfach-Impfstoffs (T-d-aP-IPV: Boostrix® Polio oder Repevax®). Die Gabe von mehr als einer Dosis Pertussis- oder Polio-Impfstoff oder die Unterschreitung des 10-Jahres-Intervalls für eine oder mehrere der Komponenten ist hierbei völlig unproblematisch.

Nach 1970 geborene Menschen mit weniger als 2 dokumentierten Masern-Impfungen in der Kindheit (und ohne serologische Dokumentation einer Immunität) sollten einmalig einen Masern-Mumps-Röteln-Impfstoff (MMR) erhalten [1]. Für Frauen im gebährfähigen Alter sollten mindestens 2 Impfungen mit Röteln-Impfstoff dokumentiert sein bzw. mit dem MMR-Impfstoff nachgeholt werden. Auch hier ist eine mögliche „Über"-Impfung völlig unproblematisch.

Schwangere Frauen ab dem 2. Trimenon und Menschen über 60 Jahren sollten jeden Herbst die aktuelle Influenzaimpfung erhalten [1]. Die Verwendung eines tetravalenten Impfstoffs erscheint theoretisch vorteilhaft, allerdings ist eine Überlegenheit gegenüber dem trivalenten Standardimpfstoff nicht ausreichend belegt und die Kostenübernahme durch die Kassen nicht gesichert.

Ebenfalls für alle Menschen über 60 Jahren ist die einmalige Gabe einer Pneumokokken-Impfung empfohlen [1]. Die STIKO hält bisher wohl v. a. aufgrund der größeren Erfahrung, des weiteren Spektrums an Serotypen und des günstigeren Preises an der Empfehlung des 23-valenten Polysaccharid-Impfstoffs (PPSV23, Pneumovax® 23) fest. Gesichert ist für diesen allerdings nur eine Schutzwirkung gegen invasive Pneumokokken-Infektionen, nicht gegen unkomplizierte Pneumonien. Außerdem ist PPSV23 eher schlecht immunogen, bei wiederholter Impfung kann es zum Phänomen der „Hyporesponsiveness" kommen. Studiendaten aus den letzten Jahren sprechen vermehrt für die Verwendung des 13-valenten Konjugatimpfstoffs (PCV13, Prevenar® 13) auch im Erwachsenenbereich. Für diesen konnte bei > 65-Jährigen ein protektiver Effekt auch bzgl. der durch die Impfstoff-Serotypen verursachten Pneumokokken-Pneumonie (auch ambulant erworben, auch nicht bakteriämisch) gezeigt werden [10]. Daher bevorzugen die deutschsprachigen wissenschaftlichen Fachgesellschaften [11] für ältere Menschen die Gabe von PCV13. Zur Erweiterung des Spektrums der Serotypen empfiehlt die US-amerikanische Impfkommission (ACIP) [12, 13] die zusätzliche PPSV23-Gabe mindestens 12 Monate später.

34

**Tab. 34.1 Impfempfehlungen für gesunde Erwachsene (nach abgeschlossener Grundimmunisierung für Tetanus/Diphtherie)**

| Impfung | Alle Erwachsenen | Schwangere | Über 60-Jährige |
|---|---|---|---|
| Td | alle 10 Jahre | | |
| aP | einmalig | | |
| IPV | einmalig | | |
| MMR | 1×, falls nach 1970 geboren und nicht 2× Masernimpfung dokumentiert | bis 2× Röteln-Impfung dokumentiert | |
| Influenza | | generelle Indikation ab 2. Trimenon | jährlich |
| Pneumokokken | | | 1× PCV13[1], nach › 1 a PPSV23 |

[1] Bisher nicht durch STIKO empfohlen
Td: Tetanus/Diphtherie; aP: (azellulärer) Pertussisimpfstoff; IPV: intramuskuläre Polio-Vakzine; MMR: Masern/Mumps/Röteln; PCV13: 13-valenter Pneumokokken-Konjugatimpfstoff; PPSV23: 23-valenter Pneumokokken-Polysaccharidimpfstoff

## 34.5 Welche Impfungen sollten Mitarbeiter im Gesundheitswesen erhalten?

Mitarbeiter im Gesundheitswesen sollten neben dem oben erwähnten Standard unabhängig vom Alter die folgenden Impfungen erhalten [9]:
- Influenza jährlich
- Pertussis (aP) und Polio (IPV) regelmäßig alle 10 Jahre

Am zweckmäßigsten ist die Verwendung eines **4-fach-Impfstoffs** (T-d-aP-IPV, Boostrix® Polio oder Repevax®).

Außerdem sollte die **Immunität** gegen
- Masern, Mumps, Röteln, Windpocken sowie
- Hepatitis A und B

dokumentiert und ggf. durch entsprechende Impfungen sichergestellt werden.

## 34.6 Welche Maßnahmen tragen am besten dazu bei, Infektionen zu vermeiden?

Eine **konsequente Händedesinfektion** mit alkoholischen Lösungen gilt als einfache und universell anwendbare Maßnahme, die eine Infektionsübertragung wirksam verhindert. Notwendig ist dabei eine Desinfektion vor und nach jedem Patientenkontakt. Außerdem sollte eine Händedesinfektion vor allen aseptischen Eingriffen erfolgen sowie nach Kontakt mit potenziell infektiösem Patientenmaterial und nach Kontakt mit der unmittelbaren Patientenumgebung (z. B. Bettwäsche). Viele Studien haben gezeigt, dass die Compliance mit dieser Maßnahme nicht ausreichend ist. Insbesondere wird die Händedesinfektion häufig von Ärzten nicht oder nicht ausreichend durchgeführt, während die Compliance beim Pflegepersonal oft besser ist. Schulungsmaßnahmen sind geeignet, die Compliance zu verbessern, sie müssen jedoch regelmäßig wiederholt werden.

Das Tragen von **Handschuhen** ersetzt nicht die Händedesinfektion und eine „Hände"-Desinfektion mit Handschuhen sollte unterbleiben.

Bei einigen Erregern reicht die normale Händedesinfektion nicht aus. Zur Inaktivierung von **Noroviren** müssen hochprozentige alkoholische Lösungen verwendet werden und eine sichere Inaktivierung von *Clostridium-difficile*-Sporen ist nur durch Händewaschen mit antiseptischer Seife zu erreichen.

**M E R K E**

Standardmaßnahmen der Hygiene, insbesondere eine **konsequente Händedesinfektion** sind eine entscheidende Säule der Infektionsprävention.

## Diagnostik – Überversorgung

### 34.7 Welche diagnostischen Maßnahmen sind bei *Clostridium-difficile*-assoziierter Diarrhö (CDAD) sinnvoll?

Bei Verdacht auf eine CDAD sollte eine Untersuchung des Stuhls auf *Clostridium-difficile*-Toxin (CDT) erfolgen. Nur wenn wirklich eine Diarrhö besteht (> 3 ungeformte Stühle pro Tag), sollte eine mikrobiologische Untersuchung auf CDT durchgeführt werden. Eine spezifische Diagnostik ohne Diarrhö ist grundsätzlich nicht sinnvoll. Zur Sicherung einer positiven Diagnose sollten zwei voneinander unabhängige Tests verwendet werden. Besteht eine Diarrhö bei negativem CDT-Test weiter und liegen Risikofaktoren für eine CDAD vor, dann sollte der Test wiederholt werden. Nicht sinnvoll sind bei gesicherter CDAD Kontrolluntersuchungen des CDT unter Therapie bzw. nach Abschluss einer Therapie. Der Therapieerfolg wird ausschließlich klinisch kontrolliert, d. h. durch das Sistieren der Diarrhö [14, 15].

**M E R K E**

Eine Untersuchung auf *Clostridium-difficile*-Toxin (CDT) sollte nur bei Diarrhö sowie klinischem Verdacht erfolgen und nach Diagnosesicherung nicht wiederholt werden.

### 34.8 Welche infektionsserologischen Untersuchungen sollten bei Chronic-Fatigue-Syndrom (CFS) oder unspezifischen Allgemeinsymptomen erfolgen?

Für das Verständnis der multifaktoriellen Ätiologie des Chronic-Fatigue-Syndroms hat sich die Unterscheidung zwischen **prädisponierenden, auslösenden und perpetuierenden Faktoren** bewährt [16]. Neben einem breiten Spektrum anderer Ereignisse kann auch eine akute Infektion einen auslösenden Faktor darstellen. Allerdings entwickeln die meisten Menschen nach einer Infektion durch einen der Erreger, die in diesem Setting häufig serologisch untersucht werden (Borrelien, Chlamydien, Epstein-Barr-Virus etc.) eben kein CFS. Der alleinige serologische Nachweis beweist auch nicht die akute Infektion. **Spezifische klinische** oder zumindest **epidemiologische Hinweise** auf das Vorliegen einer bestimmten Infektion sind die unbedingte Voraussetzung auch für den prädiktiven Wert serologischer Untersuchungen [1].

Zudem ergibt sich aus keinem Ergebnis einer solchen Untersuchung eine Therapieindikation, da eine mögliche Infektion allenfalls die Rolle eines auslösenden und

**34**

nicht eines perpetuierenden Faktors hat. So ließ sich auch für antiinfektive Therapien keine Wirksamkeit bei CFS nachweisen.

Die Fokussierung auf eine infektiöse Genese und damit auch auf einen entsprechenden Therapieansatz verhindert oder verzögert vielmehr die in diesen Situationen wichtige physikalisch-medizinische, psychosomatische oder psychiatrische Diagnostik. Diese sind aber die Voraussetzung für die differenzialdiagnostische Abgrenzung zu z. B. depressiven Störungen und eine effektive Behandlung z. B. durch eine kognitive Verhaltenstherapie oder Bewegungstherapie [17].

**MERKE**
Eine serologische Infektionsdiagnostik ist bei CFS in aller Regel **nicht sinnvoll**.

## 34.9 Sollte nach antibiotischer Therapie einer Borrelien-Infektion eine serologische Verlaufskontrolle erfolgen?

Die Diagnose einer Infektion mit Borrelien (*B. afzelii, B. garinii, B. burgdorferi, B. bavariensis, B. spielmanii*) basiert auf der typischen klinischen Präsentation mit für das jeweilige Stadium der Erkrankung spezifischen Symptomen. Zur Stützung der Diagnose wird häufig auch eine serologische Stufentestung bestehend aus einem ELISA-Test und einem Immunoblot angewendet. In manchen Fällen kann ein Titeranstieg im Initialstadium der Infektion die Diagnosesicherheit erhöhen. Der isolierte Nachweis eines IgM im Borrelien-ELISA ist häufig unspezifisch, somit hat dieser Befund alleine keinen diagnostischen Wert. Im Gegensatz dazu ist bei einer Borreliose ab Stadium III (Lyme-Arthritis, Neuroborreliose) üblicherweise von der oft isolierten Nachweisbarkeit eines IgG auszugehen [18].

Nach stadiengerechter antibiotischer Therapie der Borreliose, üblicherweise mit Doxycyclin im Stadium I und mit Ceftriaxon ab Stadium II können sowohl IgM (spezifisch wie unspezifisch) als auch IgG über sehr lange Zeit in variabler Konzentration nachweisbar sein. Der Titerverlauf gibt daher keinen Hinweis auf die Effektivität einer Therapie oder die Persistenz der Infektion. Bei adäquater Therapie kann aber praktisch immer von einem sicheren Abtöten der Borrelien ausgegangen werden [19]. Die längere oder erneute Gabe von Antibiotika hat keinen positiven Effekt auf möglicherweise persistierende Symptome [19, 20].

**MERKE**
Eine **serologische Verlaufskontrolle** nach Therapie einer Borreliose hat **keine relevante Konsequenz** und sollte nicht durchgeführt werden [1].

## 34.10 Sollte nach Therapie einer Pneumonie eine radiologische Erfolgskontrolle erfolgen?

Der Nachweis von Infiltraten im Röntgenbild des Thorax gilt als Standardmethode für die Diagnose einer ambulant erworbenen Pneumonie. Für die Beurteilung des Therapieerfolges dient der **klinische Verlauf**, d. h. der Rückgang von Fieber, Husten und ggf. Luftnot. Laborchemische Entzündungsparameter (C-reaktives Protein, Procalcitonin) können herangezogen werden, um die notwendige Therapiedauer besser einschätzen zu können, die bei unkomplizierten Fällen 5–7 Tage beträgt. So haben Studien gezeigt, dass bei einer Normalisierung (eines zuvor erhöhten) Procalcitonin-Werts die Antibiotika gefahrlos abgesetzt werden können [21]. Radiologische Kontrolluntersuchungen sind jedoch i. d. R. nicht geeignet, den Therapie-verlauf einer Pneumonie zu steuern. Es ist bekannt, dass die Normalisierung des radiologischen Befunds der klinischen Besserung nachhinkt. Dies gilt sowohl für die Röntgenaufnahme wie auch für die Computertomografie. In besonderen Situationen kann allerdings eine radiologische Kontrolluntersuchung indiziert sein. Dies gilt z. B. für den Fall einer klinischen Verschlechterung unter Therapie und/oder beim Verdacht auf das Vorliegen eines Pleuraempyems [11].

**MERKE**
Eine **radiologische Verlaufskontrolle** (Röntgenbild, Computertomografie) ist bei der unkomplizierten ambulant erworbenen Pneumonie **nicht indiziert.**

## 34.11 Welche Diagnostik sollte bei Verdacht auf eine unkomplizierte Harnwegsinfektion (HWI) durchgeführt werden?

Klinisch zu unterscheiden sind die untere Harnwegsinfektion (Zystitis) und die obere HIW (Pyelonephritis). Die Diagnose einer Zystitis kann klinisch gestellt werden, eine Urinkultur erhöht die diagnostische Sicherheit nur marginal, ist aber mit dem Risiko falsch positiver Befunde verbunden. Eine mikrobiologische Diagnostik wird deshalb bei **unkomplizierter Zystitis** nicht empfohlen [22]. Auch Urinteststreifen führen nur zu einer geringen Verbesserung der diagnostischen Sicherheit [23]. Keinesfalls sollten Urinkultur oder Urinteststreifen bei asymptomatischen Patienten eingesetzt werden, da sie dort keinerlei Wertigkeit haben und nur zu überflüssigen Antibiotikabehandlungen führen. Die in dieser Situation hauptsächlich empfohlenen Antibiotika (Nitrofurantoin, Fosfomycin, Pivmecillinam) weisen eine sehr gute Wirksamkeit gegen Enterobakterien auf, Resistenzen sind kaum bekannt. Sie können deshalb gut empirisch verwendet werden.

Bei der **Pyelonephritis**, die auch in erster Linie eine klinische Diagnose ist, wird generell eine Urinkultur empfohlen [22]. Hier sind Fluorochinolone bzw. Cephalosporine die Mittel der Wahl, und Resistenzen von Enterobakterien gegen diese Substanzen kommen gehäuft vor, sodass die mikrobiologische Diagnostik hier der Therapiesicherheit dient.

**MERKE**
Bei **unkomplizierter Zystitis** ist eine Urindiagnostik (Kultur, Teststreifen) **nicht indiziert.**

## Diagnostik – Unterversorgung

### 34.12 In welchen Situationen sollte ein HIV-Test erfolgen?

Generell sollte ein HIV-Test im Abstand von mindestens 6 Wochen nach einer möglichen Exposition erfolgen. Falls ein Schnelltest zum Einsatz kommt, beträgt der Abstand mindestens 3 Monate. Dies kann bei Personen mit häufigeren Risikosituationen zur Empfehlung einer regelmäßigen z. B. 3-monatlichen Testung führen, wie sie auch während der Einnahme einer HIV-Präexpositionsprophylaxe erfolgen sollte [24].

Ohne bekannte oder vermutete Exposition ist ein Test bei folgenden Situationen indiziert (▶ Tab. 34.2):
- Jede Schwangerschaft (GBA-Richtlinie, Dokumentation der Durchführung im Mutterpass [25])

**34**

**Tab. 34.2  Erkrankungen, die eine Indikation für einen HIV-Test darstellen (Auswahl, nach [26])**

| Kategorie | Beispiele |
|---|---|
| Symptome/Befunde unklarer Genese | Orale Haarleukoplakie, Fieber, Gewichtsverlust, Lymphadenopathie, Mononukleose, Leukozytopenie, Thrombozytopenie/ITP, TTP, chronische Diarrhö, chronisches Nierenversagen |
| Dermatologische Erkrankungen | Seborrhoische Dermatitis, schwere/therapierefraktäre Psoriasis, Herpes Zoster, häufiger/lang anhaltender und/oder ulzerierender Herpes simplex, rezidivierende oder chronische genitale/orale Candidose |
| Sexuell übertragbare Infektionen | **Alle!** Syphilis, Gonorrhö, Chlamydien, Hepatitis B, Hepatitis C, ggf. Shigellose, Salmonellose etc. |
| Sonstige (schwere) Infektionen | Tuberkulose, ubiquitäre Mykobakteriose, (rezidivierende) bakterielle Pneumonien, invasive Pneumokokken-Erkrankung, Pneumocysten-Pneumonie, Herpes-Pneumonitis, zerebrale Toxoplasmose, Kryptokokkose, Histoplasmose, viszerale Leishmaniasis, pulmonale/ösophageale Candidose, Candidämie, Salmonellen-Sepsis, CMV-Pneumonitis/-Enteritis/-Retinitis |
| Neurologische Erkrankungen | Mononeuritis, Polyneuropathie, Guillain-Barré-Syndrom, unklare zerebrale Raumforderung, Symptome einer Multiplen Sklerose, subkortikale Demenz |
| Maligne Erkrankungen | Kaposi-Sarkom, malignes Lymphom, Analkarzinom (Vorstufen), Zervixkarzinom (Vorstufen), Lungenkarzinom |

- Geplante immunsuppressive Therapie
- AIDS-definierende oder HIV-assoziierte Erkrankung (z. B. Tuberkulose, Lymphom)
- Sonstige klinische Situation, die mit einer erhöhten HIV-Prävalenz assoziiert ist
- Situation, in der die Diagnose einer HIV-Infektion das medizinische Management signifikant verändern würde [26]

## 34.13  Wann sollte eine Untersuchung auf Syphilis durchgeführt werden?

Die Prävalenz der Syphilis ist in den letzten Jahren in Deutschland stark angestiegen, vorwiegend in der Gruppe der Männer mit homosexuellen Kontakten („Männer, die Sex mit Männern haben", MSM). Es ist außerdem mit einer erheblichen Dunkelziffer zu rechnen. Auf jeden Fall sollte eine serologische Untersuchung (*Treponema-pallidum*-Hämagglutinin-Test [TPHA], Rapid-Plasma-Reagin-Test [RPR]) bei den typischen Symptomen wie genitales Ulkus oder makulopapuläres Exanthem erfolgen. Da die Syphilis eine sehr vielgestaltige Erkrankung ist, sollte eine Syphilis-Serologie auch bei allen Personen mit unspezifischen Symptomen und einem Risikoverhalten durchgeführt werden. Bei Personen mit sehr hohem Risiko (HIV-infizierte MSM) empfiehlt sich eine regelmäßige serologische Testung alle 6–12 Monate unabhängig vom Vorliegen von Symptomen, da die Syphilis häufig auch asymptomatisch verläuft [27].

> **MERKE**
> Bei allen **unklaren Krankheitsbildern** sollte auf Syphilis untersucht werden; regelmäßige Untersuchungen sind bei **Personen mit hohem Risiko** zu empfehlen.

## 34.14 Wie oft sollte bei HIV-infizierten Personen eine analzytologische Untersuchung erfolgen?

Bei HIV-infizierten Personen liegt die Prävalenz von Humanem-Papillomvirus-(HPV-)assoziierten analen Läsionen und damit auch von Analkarzinomen deutlich über dem Bevölkerungsschnitt. Außerdem ist die Progression von präkanzerösen Läsionen zum invasiv wachsenden Tumor deutlich kürzer. Wie beim Zervixkarzinom der Frau stellt die Identifikation bzw. Kontrolle und dann ggf. Behandlung bzw. Entfernung zytologisch auffälliger Areale eine effektive präventive Maßnahme dar.

> **MERKE**
> Daher soll gemäß deutsch-österreichischer Leitlinie bei allen **HIV-infizierten Männern und Frauen** einmal jährlich eine zytologische Untersuchung des Analrands und distalen Analkanals erfolgen („Anal-Pap-Abstrich"). Gegebenenfalls kann eine weitere Abklärung oder ein kürzeres Intervall der zytologischen Folgeuntersuchungen notwendig werden [28].

## 34.15 Wann und wie sollen Blutkulturen abgenommen werden?

Bei allen Patienten mit **Fieber** und mit einer **Indikation zur stationären Aufnahme** sollten Blutkulturen abgenommen werden. Die Abnahme erfolgt nach sorgfältiger alkoholischer Desinfektion und ausreichend langer Einwirkzeit (30 s) durch zwei unabhängige Punktionen bzw. durch eine Punktion und eine Abnahme aus einem liegenden Venenkatheter. Die Abnahme mindestens eines Paares Blutkulturen muss immer erfolgen, bevor erstmals Antibiotika gegeben werden. Dies gilt auch für infektiologische Notfälle wie Meningitis oder septischer Schock. Bei positivem Befund müssen die Blutkulturen kontrolliert werden, bis ein negativer Befund vorliegt. Wenn keine klinische Indikation besteht, sollte die Entnahme von Blutkulturen unterbleiben, da dann bei niedriger Prätest-Wahrscheinlichkeit die Rate falsch positiver Ergebnisse ansteigt.

> **MERKE**
> Blutkulturen sollten bei dem klinischen Bild einer schweren Infektion immer **vor erster Gabe von Antibiotika** abgenommen werden.

## 34.16 Welche Untersuchungen sind bei einer Blutstrominfektion (BSI) mit *Staphylococcus aureus* erforderlich?

Die Blutstrominfektion mit *S. aureus* zählt zu den häufigsten und schwersten Infektionen mit einer Mortalität von 20–30 %. Eine Bakteriämie mit *S. aureus* ist deshalb immer ernst zu nehmen. Mögliche **Eintrittsquellen** müssen nach Möglichkeit mittels Anamnese und klinischer Untersuchung ermittelt werden, ebenso wie **Beteiligungen anderer Organe** (v. a. Herz, Wirbelsäule). Zum Ausschluss bzw. Nachweis einer Endokarditis muss i. d. R. eine Echokardiografie durchgeführt werden. Zwingend not-

**34**

wendig sind Kontrolluntersuchungen der Blutkulturen in ein- bis zweitägigen Abständen, bis die Kulturen negativ sind. Von der Dauer der positiven Blutkulturen hängt entscheidend auch die Therapiedauer ab (mindestens 2 Wochen intravenöse Therapie bei unkomplizierter BSI, 4–6 Wochen bei komplizierter BSI bzw. Endokarditis). Bei anhaltender Bakteriämie sind weitere Untersuchungen unbedingt notwendig, um einen möglichen Herd zu finden und diesen ggf. operativ zu beseitigen. Diese Untersuchungen umfassen eine Reihe verschiedener bildgebender Maßnahmen: Sonografie, Computertomografie (Thorax, Abdomen), Kernspintomografie (Wirbelsäule, Kopf) bis hin zur Positronenemissionstomografie (PET) [1, 29, 30].

**MERKE**

Bei *S.-aureus*-BSI müssen Kontrollblutkulturen abgenommen werden, bis sie negativ sind. Bei anhaltend positiven Blutkulturen muss eine umfassende und konsequente Fokussuche und Fokussanierung erfolgen.

## 34.17  Wann sollen bei chronischer Virushepatitis sonografische Verlaufskontrollen erfolgen?

Eine chronische Hepatitis-B- oder C-Virusinfektion ist mit einem **erhöhten Risiko für das Auftreten eine Leberfibrose** oder **Zirrhose** sowie einer **erhöhten Inzidenz für hepatozelluläre Karzinome** (HCC) assoziiert. Die Therapie einer chronisch-persistierenden HBV-Infektion mit Nukleosid- oder Nukleotidanaloga kann zwar sogar zu einer Regression von fibrotischen Veränderungen führen und senkt auch das HCC-Risiko deutlich. Allerdings bleibt dieses Risiko immer noch signifikant über dem Bevölkerungsschnitt, selbst bei Patienten ohne strukturelle Leberveränderungen. Bei Patienten mit HCV-assoziierter Leberzirrhose kann die jährliche HCC-Inzidenz bis zu 5 % betragen. Die für alle Patienten mit HCV-Infektion zu erwägende antivirale Therapie kann sich mittelfristig möglicherweise auch günstig auf den Verlauf von fibrotischen oder zirrhotischen Veränderungen auswirken. Das erhöhte HCC-Risiko persistiert in diesen Fällen aber auch über die Ausheilung der HCV-Infektion hinaus.

Daher soll bei folgenden Patientengruppen eine regelmäßige halbjährliche sonografische Verlaufskontrolle zur Früherkennung eines HCC erfolgen [1, 31]:
- Chronische HBV-Infektion (auch ohne Fibrose/Zirrhose)
- Chronische HCV-Infektion mit fortgeschrittener (≥ Metavir F3) Leberfibrose/Zirrhose

Diese Empfehlung ist unabhängig von
- der virologischen Situation (chronische Infektion, Serokonversion bzw. Ausheilung),
- weiteren Coinfektionen wie HIV oder Hepatitis Delta.

## Therapie – Überversorgung

## 34.18  Sollten bei erhöhtem C-reaktiven Protein (CRP) Antibiotika eingesetzt werden?

Entzündungsparameter wie CRP oder Procalcitonin sind bei vielen Infektionskrankheiten erhöht und können deshalb zur Diagnose einer Infektionskrankheit beitragen. Allerdings sind sie nicht spezifisch für Infektionen, sondern sie können auch bei vielen anderen Erkrankungen erhöht sein, z. B. bei chronisch entzündlichen Erkrankungen aus dem rheumatischen Formenkreis oder bei Tumorerkrankungen. Die Sensitivität und Spezifität von CRP und Procalcitonin sind für unterschiedliche Infektionen verschieden. Zur Unterscheidung von bakteriellen und viralen Infektionen gilt das Procalcitonin als etwas besserer Parameter im Vergleich zum CRP [32]. Erhöhte Entzündungsparameter sind also häufig wichtige Bausteine in der Diagnosestellung einer Infektion, sie können aber niemals alleine eine Infektion beweisen und sind damit per se keine Indikation für die Gabe von Antibiotika [1].

**MERKE**

Antibiotika sollten niemals alleine wegen eines erhöhten CRP eingesetzt werden, sondern nur auf dem Boden einer möglichst spezifischen klinischen (Verdachts-)Diagnose.

## 34.19 Sollen bei Bronchitis Antibiotika verschrieben werden?

Respiratorische Infektionen sind die häufigste Indikation für die Verschreibung von Antibiotika [33]. Ein großer Teil dieser Verschreibungen erfolgt beim Vorliegen einer Bronchitis [34]. Während der Einsatz von Antibiotika bei einer Pneumonie klar indiziert ist und leitliniengerecht erfolgen sollte, stellt eine Bronchitis keine Indikation für Antibiotika dar. Fast immer handelt es sich um virale Infektionen, die mit Antibiotika nicht beeinflusst werden können, sodass die Therapie nur Nebenwirkungen verursacht [1]. Auch ein gelblich gefärbtes Sputum bei Bronchitis stellt keine Indikation dar, da der Verlauf der Infektion durch Gabe von Antibiotika nicht beeinflusst wird [35].

**MERKE**

Bei einer **Bronchitis** sollten **keine Antibiotika** verabreicht werden; sie ändern den Krankheitsverlauf nicht und verursachen nur Nebenwirkungen.

## 34.20 Wie sollte auf den Nachweis von Bakterien im Urin reagiert werden, wenn keine Symptome einer Harnwegsinfektion bestehen?

Der Nachweis von Bakterien mit mindestens 105 Kolonien bildenden Erregern pro Milliliter Urin ohne klinische Symptome wird als **asymptomatische Bakteriurie** bezeichnet bzw. als **asymptomatische Candidurie,** wenn es sich um *Candida spp.* handelt. Häufig werden in dieser Situation Antibiotika (bzw. Antimykotika) verabreicht unter der Vorstellung, dass damit eine latente Infektion behandelt bzw. der Entwicklung einer manifesten Harnwegsinfektion vorgebeugt wird. Viele Studien haben jedoch gezeigt, dass der Einsatz von Antibiotika in dieser Situation keinen klinischen Nutzen hat [36, 37]. Dies gilt auch für Patienten mit chronischen Erkrankungen (Diabetes mellitus, rheumatologische Erkrankungen etc.). Es sollten auch keine mikrobiologischen Urinkulturen ohne das Vorliegen klinischer Symptome veranlasst werden (Screening), da sich daraus keine therapeutischen Konsequenzen ergeben. Eine Ausnahme stellen schwangere Frauen dar, wo gegenwärtig ein Screening und die Behandlung von Frauen mit einer Bakteriurie empfohlen werden. Nach einer neueren Studie in den Niederlanden, wo diese Empfehlung nicht existiert, ist dieses Vorgehen jedoch auch infrage zu stellen [38].

**34**

> **MERKE**
> Eine asymptomatische Bakteriurie (Candidurie) ist **keine Indikation** zur antimikrobiel-
> len Therapie [1].

## 34.21 Wie ist der Nachweis von *Candida spp.* im Trachealsekret zu bewerten?

Eine Besiedlung mit *Candida spp.* in nicht-sterilen Kompartimenten (Mundhöhle, Darm) ist häufig und beweist noch keine Infektion [1]. Im Trachealsekret findet sich normalerweise kein Candida. Eine Behandlung mit Antibiotika fördert allerdings die Besiedlung der Atemwege mit Hefepilzen. Deshalb wird im Trachealsekret von Patienten auf Intensivstationen häufig Candida nachgewiesen. Eine Behandlungsin-dikation ergibt sich daraus nicht, da es praktisch nie über eine Kolonisation zu einer invasiven Pneumonie kommt. Die Vorstellung, dass eine Besiedlung mit Candida bei Intensivpatienten die Vorstufe einer Candidämie darstellt und deshalb mit Anti-mykotika zu behandeln ist, lässt sich nach einer neueren Studie nicht aufrechterhal-ten [39, 40]. Auch für andere wenig pathogene Erreger wie koagulasenegative Staphylokokken oder Enterokokken spp. treffen dieselben Aussagen zu: Sie werden häufig durch Antibiotikatherapien selektiert und besiedeln dann die Atemwege. Da es aber so gut wie keine Pneumonien durch koagulasenegative Staphylokokken oder Enterokokken gibt, bestehen auch hier keine Behandlungsindikationen.

> **MERKE**
> Der Nachweis von *Candida spp.* im Trachealsekret ist **nicht behandlungsbedürftig**. Dies
> gilt auch für die Kolonisierung mit **Enterokokken** und **koagulasenegativen Staphylo-
> kokken**.

## 34.22 Wann und wie sollte eine kalkuliert begonnene Antibiotika-therapie angepasst werden?

In vielen Situationen einer möglichen schweren bakteriellen Infektion ist der rasche Beginn einer kalkulierten Antibiotikatherapie notwendig (s. u.). Dabei kommen meist intravenös verabreichte Antibiotika mit breitem Wirkspektrum zum Einsatz. Oft ergibt sich allerdings durch die Untersuchung der initial gewonnenen bakterio-logischen Proben oder aus dem klinischen Verlauf eine Konkretisierung der vorlie-genden Erkrankung oder die Identifikation eines spezifischen Krankheitserregers. In vielen Fällen kann dann die Optimierung einer Therapie zu einer Vermeidung der unnötigen Verwendung von Medikamenten mit sehr breitem Wirkspektrum führen.

Daher sollte bei Therapiestart festgelegt werden, 48–72 h später und regelmäßig im weiteren Verlauf die mögliche Optimierung der antibiotischen Therapie zu über-prüfen [1]. Folgende Punkte müssen berücksichtigt werden:

- Optimale Wirksamkeit der Substanz gegen den identifizierten Erreger
- Möglichst spezifische Wirkung gegen den identifizierten Erreger, d. h. möglichst schmales Wirkspektrum
- Nach Möglichkeit orale Applikation des Antibiotikums (falls generell ausrei-chende orale Bioverfügbarkeit und ausreichende enterale Absorption sicher-gestellt sind)

## 34.23 Wann sollte die Beendigung einer Antibiotikatherapie geplant werden?

Erfolgt die Verordnung einer Antibiotikatherapie ohne vordefiniertes Ende, wird dies im Behandlungsalltag oft und aus einer Vielzahl möglicher Gründe zu einer unnötigen und damit sowohl für den Patienten als auch die generelle Resistenzsituation schädlichen Verlängerung von antibiotischen Therapien führen. Für viele klinische Situationen gibt es inzwischen gute Evidenz, dass eine Verkürzung der Therapie im Vergleich zu bisherigen Standards ohne Nachteil für die Patienten möglich ist [41]. Die Fortführung einer antibiotischen Therapie über die empfohlene Dauer hinaus ist weder bei eingetretenem Therapieerfolg noch für die überwiegende Zahl der Fälle mit verzögertem oder ausbleibendem Ansprechen sinnvoll [1]. Das Ausbleiben eines adäquaten Therapieerfolgs muss vielmehr die Reevaluation der Diagnose und damit auch der aktuellen Therapie zur Folge haben.

MERKE

Somit ist die Erstverordnung nach Stellung der Diagnose bereits der ideale Zeitpunkt für die leitlinienbasierte Festlegung/Begrenzung der Therapiedauer.

## 34.24 Ist zur Therapie von Infektionen durch anaerobe Bakterien die zusätzliche Gabe von z. B. Metronidazol notwendig?

Eine im Rahmen von Antibiotic Stewardship einfach identifizierbare Art von Antibiotika-Überversorgung ist die doppelte Therapie von anaeroben Erregern wie etwa *Bacteroides spp*, sowohl in der kalkulierten Therapie als auch nach mikrobiologischer Identifikation. Viele in solchen Situationen eingesetzten Medikamentenklassen sind ohnehin gegen Anaerobier wirksam, sodass der zusätzliche Einsatz von etwa Metronidazol (und damit eine „double anaerobic coverage") dann nicht notwendig ist und unterbleiben sollte [42]. Eine Ausnahme dieser Regel ist lediglich die kalkulierte Therapie von **Gallenwegsinfektionen** in bestimmten Situationen, für die die aktuelle IDSA-Leitlinie eine solche Kombination empfiehlt [43].

Bei folgenden Medikamenten ist zur Therapie von Anaerobiern üblicherweise **keine zusätzliche Substanz** notwendig:

- Carbapeneme
- Penicilline mit Betalaktamaseinhibitor (z. B. Amoxicillin/Clavulansäure, Piperacillin/Tazobactam)
- Moxifloxacin
- Tigecyclin

# Therapie – Unterversorgung

## 34.25 Wann und wie sollte bei schweren Infektionen eine antibiotische Therapie eingeleitet werden?

Bakterielle Infektionen sind häufige Ursachen akuter Erkrankungen. Oft ist aber zum Zeitpunkt der Vorstellung eine definitive Erregerdiagnose und damit eine spezifische Therapie nicht möglich. Die Verzögerung der Therapie (etwa bis zum Vorliegen der mikrobiologischen Ergebnisse) würde bei schweren Infektionen (Pneu-

34

monie, Sepsis, Peritonitis, schwere Haut-Weichgewebeinfektion, Meningitis, etc.) zu einer signifikanten Zunahme von Morbidität und Mortalität führen. Die Zeitdauer bis zur Einleitung einer antibiotischen Therapie ist daher ein Qualitätsmerkmal z. B. bei der Versorgung der ambulant erworbenen Pneumonie. Wichtig bleiben aber auch bei unverzüglicher Therapieeinleitung Maßnahmen zur **Erregeridentifikation** vor der ersten Antibiotikagabe (Urin- oder Blutkulturen etc.).

Die unabdingbare Voraussetzung für eine kalkulierte Therapie ist eine möglichst **spezifische klinische Diagnose** (z. B. „ambulant erworbene Pneumonie, leichtgradig, ohne Ko-Morbidität"). Aus dieser ergeben sich dann, dokumentiert in der entsprechenden Leitlinie, folgende essenzielle Aspekte:

- Relevantes Erregerspektrum
- Umfang und optimaler Zeitpunkt erforderlicher mikrobiologischer Untersuchungen
- Art, Applikationsart und Dauer (s. o.) der antibiotischen Therapie

MERKE

Bei einer **schweren bakteriellen Infektion** muss auf Basis einer spezifischen klinischen Diagnose nach Durchführung der notwendigen Diagnostik sofort eine **(leitliniengerechte) kalkulierte Antibiotikatherapie** eingeleitet werden [1].

## 34.26 Wie wird eine Blutstrominfektion (BSI) mit *Staphylococcus aureus* behandelt?

Bei einer Bakteriämie mit *S. aureus* ist immer von einer relevanten Infektion auszugehen, auch wenn es sich gelegentlich um eine Kontamination handeln kann. Eine unzureichende Behandlung birgt ein hohes Risiko für metastatische Absiedlungen von *S. aureus* in unterschiedliche Organe mit dann sehr schwerem Verlauf. Der Erfolg der Therapie muss zu Beginn durch Kontrollblutkulturen engmaschig kontrolliert werden. Standardmittel zur Behandlung sind **β-Lactamantibiotika** (Flucloxacillin, Cefazolin), die hoch dosiert und ausreichend lange verabreicht werden müssen [1]. Bei (dokumentierter!) Allergie gegen β-Lactame oder Vorliegen von MRSA sind Daptomycin oder Vancomycin die Mittel der Wahl. Die Therapiedauer richtet sich v. a. danach, ob es sich um eine unkomplizierte oder eine komplizierte BSI handelt und ob eine Endokarditis vorliegt. Eine unkomplizierte *S.-aureus*-BSI ist nur dann anzunehmen, wenn Kontrollblutkulturen innerhalb von 72 h nach Therapiebeginn negativ sind und keine Hinweise auf eine Beteiligung anderer Organe vorliegen. Intravenöse Katheter sollten immer sofort entfernt werden. In diesen Fällen beträgt die Therapiedauer 2 Wochen, sie muss aber über den ganzen Zeitraum intravenös erfolgen. In allen anderen Fällen muss über 4 Wochen intravenös behandelt werden, zudem müssen evtl. vorhandene Foci interventionell oder operativ entfernt werden [1]. Bei einer Endokarditis beträgt die Therapiedauer i. d. R. 6 Wochen. Der häufigste Fehler bei der Behandlung der *S.-aureus*-BSI ist die zu kurze Behandlung überhaupt oder die Umstellung einer intravenösen auf eine orale Therapie. Bei einer oralen Therapie mit β-Lactamantibiotika kann i. d. R. nicht davon ausgegangen werden, dass die notwendigen Plasmaspiegel erreicht werden und damit eine Gleichwertigkeit mit der intravenösen Therapie gegeben ist. Wenn irgend möglich, sollten Infektiologen in die Therapieplanung einbezogen werden. In mehreren Studien konnte gezeigt werden, dass sich hierdurch die Prognose der Patienten verbessert [44, 45].

**MERKE**

Die Behandlung einer *S.-aureus*-BSI muss ausreichend lange (mindestens über 2 Wochen) mit intravenös verabreichten Antibiotika erfolgen. Die Einbeziehung von Infektiologen verbessert die Prognose der Erkrankung.

## 34.27 Was muss bei der Therapie einer Candidämie beachtet werden?

*Candida spp.* sind eine häufige Ursache von Blutstrominfektionen, die mit einer hohen Mortalität assoziiert sind. Eine ursächliche Rolle spielen bei nicht-neutropenen Patienten v. a. zentrale Venenkatheter, während in der Neutropenie auch der Gastrointestinaltrakt eine wichtige Quelle von Candidämien ist. Die Diagnose von Candidämien wird durch die relative Insensitivität von Blutkulturen, ihre Behandlung u. a. durch das immer häufigere Auftreten von Azol-resistenten Stämmen erschwert.

Zentraler Bestandteil der Therapie ist die Elimination möglicher Quellen und damit v. a. die Entfernung (oder zumindest der Wechsel) von Venenkathetern. Für die medikamentöse Therapie kommen inzwischen aufgrund der guten Wirksamkeit und des überlegenen Nebenwirkungsprofils primär die **Echinocandine** zum Einsatz. Vor allem *C. glabrata* und *C. parapsilosis* können Echinocandin-resistent sein, sodass hier eine Empfindlichkeitstestung erfolgen sollte. Regelmäßige Verlaufs-Blutkulturen alle 24–48 h sind notwendig zur Dokumentation des Therapieerfolgs und Festlegung der Therapiedauer.

Die leitliniengerechte [46] Therapie einer nachgewiesenen **Candidämie** bei nicht neutropenen Patienten

- sollte mit einem Echinocandin begonnen werden (Caspofungin, Anidulafungin, Micafungin).
- kann bei entsprechender Empfindlichkeit und gutem klinischen Ansprechen nach 5–7 Tagen auf Fluconazol umgestellt werden.
- sollte bei klinischem Versagen eines Echinocandins auf liposomales Amphotericin B umgestellt werden.
- sollte bei unkompliziertem Verlauf (keine Streuherde, keine Organmanifestation) 2 Wochen über die Klärung des Blutstroms und klinische Symptome hinaus weitergeführt werden.

## 34.28 Wann sollte die kalkulierte Therapie einer Pneumonie Oseltamivir beinhalten?

Bei etwa einem Viertel der Patienten, die mit ambulant erworbener Pneumonie intensivmedizinisch behandelt werden müssen, liegt eine virale Genese vor, bei jedem 12. eine Influenza-Infektion [47]. Während saisonaler Influenzawellen oder Epidemien/Pandemien kann dieser Anteil auch höher sein. Daher muss die Influenza bei schwerer Pneumonie v. a. im Winterhalbjahr als Differenzialdiagnose erwogen und ggf. auch bei der Diagnostik berücksichtigt werden. Die Sensitivität der inzwischen meist eingesetzten Nukleinsäureamplifikationsverfahren ist hoch, allerdings würde das Abwarten der virologischen Untersuchungen den Therapiestart ggf. verzögern. Die Effektivität einer antiviralen Therapie einer Influenza-Infektion mit den Neuraminidasehemmern Oseltamivir (Tamiflu®) oder Zanamivir (Relenza®) sinkt aber mit zunehmender Dauer der Infektion.

**34**

Bei hoher saisonaler Aktivität oder einer Pandemie schlägt daher die Deutsche S3-Leitlinie zur Behandlung erwachsener Patienten mit ambulant erworbener Pneumonie die Erwägung von Oseltamivir als Teil der kalkulierten Therapie vor, die US-amerikanischen Centers for Disease Control and Prevention (CDC) empfehlen die antivirale Therapie für Patienten mit möglicher oder gesicherter Influenza, die entweder stationär behandelt werden oder besondere Risikofaktoren aufweisen [11, 48].

> **MERKE**
>
> Bei stationärer Therapie einer Pneumonie und epidemiologisch möglicher Influenza sollte frühzeitig **Oseltamivir** als zusätzliche Komponente der kalkulierten Therapie erwogen werden.

## Weiterführende Literatur

[1] Jung N, Koop H, Riessen R et al. „Klug entscheiden" bei Infektionskrankheiten: Zu häufig Antibiotika – zu wenig Impfungen. Internist (Berl) 2016; 57: 527–31

[2] Kommission für Krankenhaushygiene und Infektionsprävention (KRINKO) beim Robert Koch-Institut. Empfehlungen zur Prävention und Kontrolle von Methicillin-resistenten Staphylococcus aureus-Stämmen (MRSA) in medizinischen und pflegerischen Einrichtungen. Bundesgesundheitsblatt Gesundheitsforschung Gesundheitsschutz 2014; 57: 696–732

[3] Fätkenheuer G, Hirschel B, Harbarth S. Screening and isolation to control meticillin-resistant Staphylococcus aureus: sense, nonsense, and evidence. Lancet 2015; 385: 1146–1149

[4] Huang SS, Septimus E, Platt R. Targeted decolonization to prevent ICU infections. N Engl J Med 2013; 369: 1470–1471

[5] Edmond MB, Masroor N, Stevens MP et al. The Impact of Discontinuing Contact Precautions for VRE and MRSA on Device-Associated Infections. Infect Control Hosp Epidemiol 2015; 36: 978–980

[6] Robert Koch-Institut. Epidemiologisches Bulletin. 2016; 38: 407–430

[7] Kassenärztliche Bundesvereinigung. Leitfaden Hygiene in der Arztpraxis 2014. Verfügbar unter www.hygiene-medizinprodukte.de/fileadmin/user_upload/dokumente/Hygieneleitfaden/Hygiene_in_der_Arztpraxis_Ein_Leitfaden.pdf (letzter Zugriff 01.08.2017)

[8] Bratzler DW, Dellinger EP, Olsen KM et al. Clinical practice guidelines for antimicrobial prophylaxis in surgery. Am J Health Syst Pharm 2013; 70: 195–283

[9] Robert Koch-Institut. Empfehlungen der Ständigen Impfkommission (STIKO) am Robert Koch-Institut – 2016/2017. Epid Bull 2016; 34: 301–338

[10] Bonten MJ, Huijts SM, Bolkenbaas M et al. Polysaccharide conjugate vaccine against pneumococcal pneumonia in adults. N Engl J Med 2015; 372: 1114–1125

[11] Ewig S, Hoffken G, Kern WV et al. Behandlung von erwachsenen Patienten mit ambulant erworbener Pneumonie und Prävention – Update 2016. Pneumologie 2016; 70: 151–200

[12] Tomczyk S, Bennett NM, Stoecker C et al. Use of 13-valent pneumococcal conjugate vaccine and 23-valent pneumococcal polysaccharide vaccine among adults aged ≥ 65 years: recommendations of the Advisory Committee on Immunization Practices (ACIP). MMWR Morb Mortal Wkly Rep 2014; 63: 822–825

[13] Kobayashi M, Bennett NM, Gierke R et al. Intervals Between PCV13 and PPSV23 Vaccines: Recommendations of the Advisory Committee on Immunization Practices (ACIP). MMWR Morb Mortal Wkly Rep 2015; 64: 944–947

[14] Debast SB, Bauer MP, Kuijper EJ, European Society of Clinical Microbiology and Infectious Disease. Update of the treatment guidance document for Clostridium difficile infection. Clin Microbiol Infect 2014; 20 Suppl 2: 1–26

[15] Hagel S, Epple HJ, Feurle GE et al. S2k-Leitlinie Gastrointestinale Infektionen und Morbus Whipple. Z Gastroenterol 2015; 53: 418–459

[16] Prins JB, van der Meer JW, Bleijenberg G. Chronic fatigue syndrome. Lancet 2006; 367: 346–355

[17] Larun L, Brurberg KG, Odgaard-Jensen J, Price JR. Exercise therapy for chronic fatigue syndrome. Cochrane Database Syst Rev 2016: CD003200

[18] Nationales Referenzzentrum Borrelien. Borreliose: Diagnostik. 2008. Verfügbar unter: www.lgl.bayern.de/gesundheit/infektionsschutz/infektionskrankheiten_a_z/borreliose/lyme_diagnostik.htm (letzter Zugriff 01.08.2017)

[19] Nemeth J, Bernasconi E, Heininger U et al. Update of the Swiss guidelines on post-treatment Lyme disease syndrome. Swiss Med Wkly 2016; 146: w14353

[20] Berende A, ter Hofstede HJ, Vos FJ et al. Randomized Trial of Longer-Term Therapy for Symptoms Attributed to Lyme Disease. N Engl J Med 2016; 374: 1209–1220

[21] Schuetz P, Briel M, Christ-Crain M et al. Procalcitonin to guide initiation and duration of antibiotic treatment in acute respiratory infections: an individual patient data meta-analysis. Clin Infect Dis 2012; 55: 651–662

[22] Leitlinienprogramm DGU: Interdisziplinäre S3 Leitlinie: Epidemiologie, Diagnostik, Therapie, Prävention und Management unkomplizierter, bakterieller, ambulant erworbener Harnwegsinfektionen bei erwachsenen Patienten. Langversion 1.1–2, 2017 AWMF Registernummer: 043/044. Verfügbar unter www.awmf.org/uploads/tx_szleitlinien/043-044l_S3_Harnwegsinfektionen_2017-05.pdf

[23] Hooton TM. Clinical practice. Uncomplicated urinary tract infection. N Engl J Med 2012; 366: 1028–1037

[24] Deutsche AIDS-Gesellschaft (DAIG). Vorläufige Empfehlungen der DAIG zur Durchführung einer Präexpositionsprophylaxe (PrEP). Verfügbar unter www.daignet.de/site-content/news-und-presse/newsmeldungen/aktuelle-newsmeldungen-1/Vorlaufige%20Hinweise%20der%20DAIG%20zur%20PrEP%20August%2024%202016_final.pdf

[25] Gemeinsamer Bundesausschuss (GBA). Richtlinien des Gemeinsamen Bundesausschusses über die ärztliche Betreuung während der Schwangerschaft und nach der Entbindung („Mutterschafts-Richtlinien"). Verfügbar unter www.g-ba.de/downloads/62-492-1223/Mu-RL_2016-04-21_2016-07-20.pdf

[26] Lazarus JV, Hoekstra M, Raben D et al. The case for indicator condition-guided HIV screening. HIV Med 2013; 14: 445–448

[27] Hook EWR. Syphilis. Lancet 2016

[28] Esser S, Kreuter A, Oette M et al. Deutsch-Österreichische Leitlinie Anale Dysplasien und Analkarzinome bei HIV-Infizierten: Prävention, Diagnostik, Therapie. J Dtsch Dermatol Ges 2015; 13: 1302–1319

[29] Kaasch AJ, Barlow G, Edgeworth JD et al. Staphylococcus aureus bloodstream infection: a pooled analysis of five prospective, observational studies. J Infect 2014; 68: 242–251

[30] Thwaites GE, Edgeworth JD, Gkrania-Klotsas E et al. Clinical management of Staphylococcus aureus bacteraemia. Lancet Infect Dis 2011; 11: 208–222

[31] Leitlinienprogramm Onkologie (Deutsche Krebsgesellschaft DK, AWMF). Diagnostik und Therapie des hepatozellulären Karzinoms, Langversion 1.0, 2013. AWMF Registrierungsnummer: 032–053 OL. Verfügbar unter www.dgvs.de/leitlinien/hepatozellulaeres-karzinom/ (letzter Zugriff 01.08.2017)

[32] Simon L, Gauvin F, Amre DK, Saint-Louis P and Lacroix J. Serum procalcitonin and C-reactive protein levels as markers of bacterial infection: a systematic review and meta-analysis. Clin Infect Dis 2004; 39: 206–17

[33] Shapiro DJ, Hicks LA, Pavia AT, Hersh AL. Antibiotic prescribing for adults in ambulatory care in the USA, 2007–09. J Antimicrob Chemother 2014; 69: 234–240

[34] Barnett ML, Linder JA. Antibiotic prescribing for adults with acute bronchitis in the United States, 1996–2010. JAMA 2014; 311: 2020–2022

**34**

[35] Little P, Stuart B, Moore M et al. Amoxicillin for acute lower-respiratory-tract infection in primary care when pneumonia is not suspected: a 12-country, randomised, placebo-controlled trial. Lancet Infect Dis 2013; 13: 123–129

[36] Fätkenheuer G. Asymptomatische Bakteriurie. Dtsch Med Wochenschr 2016; 141: 173–175

[37] Zalmanovici Trestioreanu A, Lador A, Sauerbrun-Cutler MT, Leibovici L. Antibiotics for asymptomatic bacteriuria. Cochrane Database Syst Rev 2015; 4: CD009534

[38] Kazemier BM, Koningstein FN, Schneeberger C et al. Maternal and neonatal consequences of treated and untreated asymptomatic bacteriuria in pregnancy: a prospective cohort study with an embedded randomised controlled trial. Lancet Infect Dis 2015; 15: 1324–1333

[39] Timsit JF, Azoulay E, Schwebel C et al. Empirical Micafungin Treatment and Survival Without Invasive Fungal Infection in Adults With ICU-Acquired Sepsis, Candida Colonization, and Multiple Organ Failure: The EMPIRICUS Randomized Clinical Trial. JAMA 2016; 316: 1555–1564

[40] Siddharthan T, Karakousis PC, Checkley W. Empirical Antifungal Therapy in Critically Ill Patients With Sepsis: Another Case of Less Is More in the ICU. JAMA 2016; 316: 1549–1550

[41] Spellberg B. The New Antibiotic Mantra-„Shorter Is Better". JAMA Intern Med 2016; 176: 1254–5

[42] Brook I. Spectrum and treatment of anaerobic infections. J Infect Chemother 2016; 22: 1–13

[43] Solomkin JS, Mazuski JE, Bradley JS et al. Diagnosis and management of complicated intra-abdominal infection in adults and children: guidelines by the Surgical Infection Society and the Infectious Diseases Society of America. Clin Infect Dis 2010; 50: 133–164

[44] Rieg S, Kupper MF. Infectious diseases consultations can make the difference: a brief review and a plea for more infectious diseases specialists in Germany. Infection 2016; 44: 159–166

[45] Vogel M, Schmitz RP, Hagel S et al. Infectious disease consultation for Staphylococcus aureus bacteremia – A systematic review and meta-analysis. J Infect 2016; 72: 19–28

[46] Pappas PG, Kauffman CA, Andes DR et al. Clinical Practice Guideline for the Management of Candidiasis: 2016 Update by the Infectious Diseases Society of America. Clin Infect Dis 2016; 62: e1–50

[47] Wiemken T, Peyrani P, Bryant K et al. Incidence of respiratory viruses in patients with community-acquired pneumonia admitted to the intensive care unit: results from the Severe Influenza Pneumonia Surveillance (SIPS) project. Eur J Clin Microbiol Infect Dis 2013; 32: 705–710

[48] Fiore AE, Fry A, Shay D et al. Antiviral agents for the treatment and chemoprophylaxis of influenza – recommendations of the Advisory Committee on Immunization Practices (ACIP). MMWR Recomm Rep 2011; 60: 1–24

# 35 Anhang

## 35.1 Farbtafeln

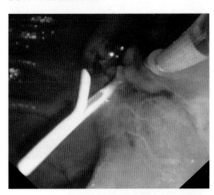

Tafel 4.4 Eitrige Sekretion aus der Papille bei Cholangitis (ERCP-Bild) [P346]; Abb. 4.4, S. 40

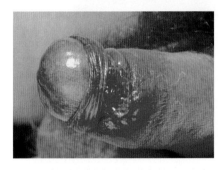

Tafel 10.1 Ulcus durum (Lues I) [R233]; Abb. 10.1, S. 131

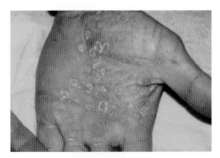

Tafel 10.2 Palmoplantares Exanthem (Lues II) [E355]; Abb. 10.2, S. 131

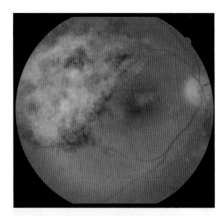

**Tafel 11.1** CMV-Retinitis mit Makula-beteiligung bei einem HIV-Patienten [P344]; Abb. 11.1, S. 148

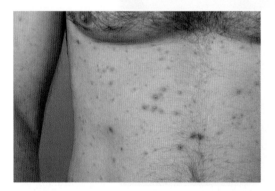

**Tafel 21.1** Heubner'sche Sternenkarte bei Varizella-Zoster-Erstmanifestation (Windpocken). berkörper bei einem männlichen Patienten: polymorphes Exanthem mit erythematösen Makulae und Bläschen. [X360]; Abb. 21.1, S. 251

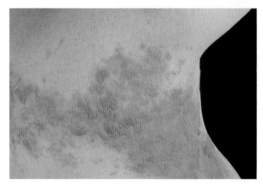

**Tafel 21.2** Herpes Zoster. Einseitige flächige Makulae am Rumpf mit teils konfluierenden Bläschen. [X360]; Abb. 21.2, S. 252

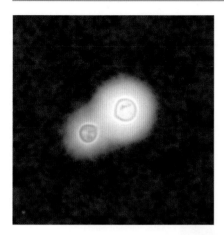

Tafel 25.2 *C. neoformans* im Tusche-präparat [P368]; Abb. 25.2, S. 293

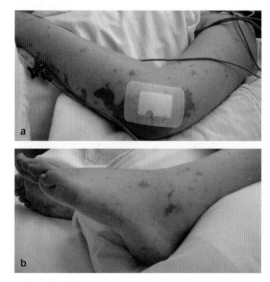

a

b

Tafel 29.1 Purpura fulminans bei einer Patientin mit Postsplenektomie-Sepsis (PSS)/Over-whelming postsplenectomy infection (OPSI) durch Meningokokken [P348]; Abb. 29.1, S. 362

35

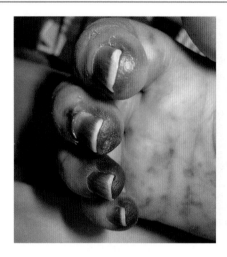

**Tafel 29.2** Akrale Gangrän im Rahmen PSS/OPSI durch disseminierte intravasale Gerinnung (DIC) und hohen Katecholaminbedarf [P348]; Abb. 29.2, S. 364

# Register